W. Kraft
U. M. Dürr

Klinische Labordiagnostik
in der Tiermedizin

4. Auflage

Klinische Labordiagnostik in der Tiermedizin

Herausgeber

W. Kraft

U. M. Dürr

Unter Mitarbeit von

B. Ballauf

H. Bostedt

I. Dietz

H.-K. Dreier

M. Fürll

A. Grabner

M.-A. Hasslinger

K. Heinritzi

J. Hirschberger

R. Mischke

A. Moritz

A. Weber

W. Wirth

4., überarbeitete und erweiterte Auflage

Mit 172 einfarbigen Abbildungen,
168 mehrfarbigen Abbildungen auf 9 Tafeln
und 45 Tabellen

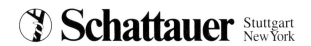

Schattauer Stuttgart New York

Die Deutsche Bibliothek – CIP-Einheitsaufnahme

Klinische Labordiagnostik in der Tiermedizin: mit 45 Tabellen
/ Hrsg. W. Kraft; U. M. Dürr. Unter Mitarb. von B. Ballauf ...
– 4., überarb. und erw. Aufl. – Stuttgart; New York:
Schattauer, 1997
   ISBN 3-7945-1754-7
NE: Kraft, Wilfried [Hrsg.]; Ballauf, Brigitte

1997 by F. K. Schattauer Verlagsgesellschaft mbH, Lenzhalde 3, D-70192 Stuttgart, Germany
Printed in Germany

1. und 2. Auflage erschienen im Verlag M. & H. Schaper, Hannover, unter dem Titel »Kompendium der klinischen Laboratoriumsdiagnostik bei Hund, Katze, Pferd«

Umschlaggestaltung und Layout: Bernd Burkart
Satz, Druck und Einband: Mayr Miesbach, Druckerei und Verlag GmbH, Am Windfeld 15, 83714 Miesbach, Oberbayern, Germany
Gedruckt auf chlor- und säurefrei gebleichtem Papier.

ISBN 3-7945-1754-7

Vorwort zur 4. Auflage

Die dritte, zum ersten Mal auch auf die landwirtschaftlichen Nutztiere erweiterte Auflage der »Labordiagnostik« war so stark gefragt, daß bereits ein halbes Jahr nach ihrem Erscheinen eine Neuauflage notwendig wurde. Die Herausgeber haben sich dazu entschlossen, eine Reihe von Änderungen und Erweiterungen vorzunehmen; insbesondere mußten einige seit der Manuskripterstellung zur dritten Auflage bekannt gewordene neue Untersuchungsergebnisse – soweit sie von praktischer Bedeutung waren – berücksichtigt werden. Auch hat es sich ergeben, daß das eine oder andere Kapitel gestrafft, andere dagegen erweitert werden mußten, um ihrer Aufgabe in der täglichen Praxis besser gerecht werden zu können.

Als neuer Mitautor konnte Manfred Fürll aus Leipzig zur Bearbeitung der rinderspezifischen Themen gewonnen werden. In den Text aufgenommen wurden vermehrt diagnostische Entscheidungsschritte und Tabellen. Zusätzlich erstellt wurde ein Kapitel »Bewertung von Laborbefunden in der tierärztlichen Praxis«. Es soll besonders auch wissenschaftlich arbeitende Kolleginnen und Kollegen, nicht zuletzt Doktorandinnen und Doktoranden, einen raschen Überblick über die Berechnung der Aussagefähigkeit von Laborergebnissen vermitteln. Die Kapitel, die sich mit zytologischen Untersuchungen befassen, wurden ebenfalls erweitert und umfangreicher illustriert. Die Angaben zu den Referenzbereichen mußten zu einem geringen Teil aktualisiert werden. Es sei noch einmal darauf hingewiesen, daß sie Anhaltspunkte und Richtlinien darstellen, die für die jeweils verwendete Methode in den untersuchenden Labors gelten und im eigenen Labor überprüft werden sollten. Widerstanden haben wir Ratschlägen, aus der »Labordiagnostik« ein Lehrbuch für Innere Medizin mit Laborschwerpunkt zu machen. Dies hätte den Umfang und die weiterhin angestrebte Prägnanz und Übersichtlichkeit gesprengt.

Besonderen Dank schulden wir allen, die uns mit Vorschlägen und konstruktiver Kritik, aber auch mit anerkennenden Worten ermuntert haben, den eingeschlagenen Weg weiterzugehen und Verbesserungen anzubringen. Unseren Mitautorinnen und -autoren, die sich sehr rasch mit der Neubearbeitung auseinandersetzen mußten, insbesondere auch dem Schattauer-Verlag, gilt wiederum unser herzlicher Dank für die einfühlsame und hilfreiche Behandlung dieser Neuauflage.

München und Bremen, im Frühjahr 1997

Wilfried Kraft
Ulrich M. Dürr

Vorwort zur 3. Auflage

Seit der zweiten Auflage des damaligen »Kompendium der Klinischen Laboratoriumsdiagnostik bei Hund, Katze, Pferd« hat die Labordiagnostik ihren festen Platz in der Tiermedizin behauptet und weiter gefestigt. In diese Zeit fallen eine ganze Reihe von Entwicklungen auf diesem Fachgebiet, die in der vorliegenden Auflage berücksichtigt werden mußten. Insbesondere sollte die bisherige Beschränkung auf Pferd, Hund und Katze aufgegeben und auf die landwirtschaftlichen Tiere ausgedehnt werden. Die Herausgeber kommen damit einem vielfach geäußerten Wunsch aus der tierärztlichen Praxis gerne nach. Uns ist es gelungen, dazu eine Reihe der bekanntesten Wissenschaftler aus den jeweiligen Fachgebieten zu gewinnen, die sich mit Enthusiasmus der Aufgabe gewidmet haben. Die vorliegende Auflage sollte darüber hinaus aus dem Stadium des »Kompendiums« herausgehoben werden und – unter Beibehaltung der bisherigen Übersichtlichkeit und Prägnanz – mehr den Charakter des Nachschlagewerkes und Lehrbuchs erhalten, das auch den wissenschaftlich tätigen Kolleginnen und Kollegen ermöglichen soll, rasch die gewünschte Auskunft zu erhalten. Für Anregungen, die sich aus der täglichen praktischen Arbeit mit dem »Laborbuch« ergeben, sind Herausgeber und Verlag dankbar.

Für die vorliegende dritte Auflage mußten zum Teil neue Referenzbereiche nach modernen Kriterien aufgestellt werden. Zu diesem Zweck wurden an der I. Medizinischen Tierklinik der Universität München eine ganze Reihe von Dissertationen angefertigt (siehe Literaturverzeichnisse). Für Pferd, Hund und Katze wurden jeweils mindestens 500, zum Teil mehr als 1000 Probanden zugrunde gelegt, die sowohl nach Rasse, Alter und Geschlecht ausgewogen ausgewählt waren und der im mitteleuropäischen Raum vorhandenen Verteilung in etwa nahekamen. Besonderer Wert wurde auf die »Gesundheit« gelegt, wobei wir uns über die Problematik dieses Begriffes wohl bewußt sind. Die Probanden wurden nach dem an der Klinik üblichen Untersuchungsverfahren untersucht. Sie durften allenfalls Bagatellkrankheiten haben und mußten sich in möglichst ausgeglichenem »seelischen« Zustand befinden. Zur Errechnung der Referenzbereiche wurde die Verteilung geprüft. Bei normal verteilten Meßgrößen wurde der $(x - 2s)$- bis $(x + 2s)$-Bereich, bei nicht normal verteilten das sogenannte 95%-Perzentil-Intervall herangezogen.

Ein besonderer Dank gilt dem Schattauer Verlag. Er hat sich sofort bereit erklärt, den gestiegenen Anforderungen, die die Herausgeber an die dritte Auflage gestellt haben, Rechnung zu tragen. Durch das außerordentlich kooperative Entgegenkommen und das professionelle »Know-how« des Verlags hat sich eine reibungslose Zusammenarbeit ergeben.

München und Bremen im Sommer 1995

Wilfried Kraft
Ulrich M. Dürr

Verzeichnis der Herausgeber und Autoren

Herausgeber

Prof. Dr. Wilfried Kraft
I. Medizinische Tierklinik der Universität München,
Veterinärstr. 13, 80539 München

Dr. Ulrich M. Dürr
Kleintierklinik
Schwachhauser Ring 86, 28209 Bremen

Autoren

Dr. Brigitte Ballauf
I. Medizinische Tierklinik der Universität München
Veterinärstr. 13, 80539 München

Prof. Dr. Hartwig Bostedt
Ambulatorische und Geburtshilfliche Veterinärklinik
der Universität Gießen, Frankfurter Str. 106,
35392 Gießen

Ilona Dietz
I. Medizinische Tierklinik der Universität München
Veterinärstr. 13, 80539 München

Dr. Hans-Klaus Dreier
Kleintierklinik, Erzherzogin-Isabelle-Str. 41
2500 Baden, Österreich

Dr. habil. Manfred Fürll
Universität Leipzig, Veterinärmedizinische Fakultät
Medizinische Tierklinik, Zwickauer Str. 53,
04103 Leipzig

Priv.-Doz. Dr. Arthur Grabner
I. Medizinische Tierklinik der Universität München
Veterinärstr. 13, 80539 München

Prof. Dr. Martin-Albrecht Hasslinger
Institut für Vergleichende Tropenmedizin und Parasitologie der Universität München, Kaulbachstr. 37,
80539 München

Prof. Dr. Karl Heinritzi
II. Medizinische Tierklinik der Universität München
Veterinärstr. 13, 80539 München

Priv.-Doz. Dr. Johannes Hirschberger
I. Medizinische Tierklinik der Universität München
Veterinärstr. 13, 80539 München

Dr. Reinhard Mischke
Klinik für kleine Haustiere, Tierärztliche Hochschule
Hannover, Bischofsholer Damm 15
30173 Hannover

Dr. Andreas Moritz
Medizinische und Gerichtliche Veterinärklinik
der Justus-Liebig-Universität Gießen
Frankfurter Str. 126, 35392 Gießen

Prof. Dr. Dr. habil. Albert Weber
Rosenau 4, 91304 Forchheim

Prof. Dr. Wolfgang Wirth
Klinik für kleine Haustiere, Tierärztliche Hochschule
Hannover, Bischofsholer Damm 15
30173 Hannover

Inhaltsverzeichnis

1 Referenzbereich, »Normalbereich«, »Normbereich«, »Normalwert«

Wilfried Kraft

Die Diskussion über die »Normalwerte« in der Labordiagnostik ist so alt wie die Labordiagnostik selbst. Der Begriff des »Normalen« setzt definitionsgemäß absolute Gesundheit, darüber hinaus auch Reaktionslosigkeit auf Umwelteinflüsse voraus. Beides ist nicht zu definieren, d. h., ein absolut gesundes Individuum, das außerdem keine Reaktion auf seine Umwelt zeigt, gibt es nicht. Zynisch ausgedrückt: »Ein gesunder Proband ist ein nicht richtig untersuchter Proband«. Daher gibt es auch keine Probandengruppe, anhand derer aufgrund eines ausreichend großen Stichprobenumfangs »Normalwerte« erstellt werden könnten. Man hat sich deshalb darauf geeinigt, nicht mehr von Normalwerten zu sprechen, sondern zieht den Begriff des Referenzbereichs oder des Referenzintervalls vor.

> Unter dem **Referenzbereich** versteht man einen quantitativen Wert eines bestimmten Untersuchungsmerkmals oder -parameters (besser: Meßgröße), der unter exakt definierten Bedingungen von einer ausreichend beschriebenen Gruppe von Probanden gewonnen und mit einer bestimmten mathematisch-statistischen Methode ermittelt wurde.

Der Referenzbereich ist also von einer bestimmten definierten Probandengruppe abgeleitet, für die er unter definierten Bedingungen gilt. Er erhebt also nicht den Anspruch, für alle Individuen einer Rasse oder Art zu gelten. Die Probandengruppe soll möglichst der Verteilung der Grundgesamtheit nahekommen. Es darf beispielsweise keine Rasse- oder Altersbevorzugung stattfinden (beim Hund etwa ausschließlich Beagles), da sich einige Meßgrößen als rasse- oder altersabhängig erwiesen haben. Soweit dies bekannt ist, wird in den folgenden Kapiteln speziell darauf hingewiesen. Für die Routinediagnostik bedeutet dies, daß der Referenzbereich eine *Vergleichsgröße* darstellt, mit der ein aktueller Patientenwert verglichen werden kann, der unter möglichst gleichen Bedingungen gewonnen wurde. Je stärker die Untersuchungsbedingungen – von seiten des Patienten etwa Aufregung, körperliche Anstrengung, Fütterung, von seiten der Probengewinnung zu festes Stauen, Schütteln der Probe, verwendetes Antikoagulans, zu langes Aufbewahren, Abweichungen der chemischen Reagenzien, Temperatur usw. – von denen bei der Erstellung des Referenzbereichs abweichen, um so unsicherer wird die Vergleichszuverlässigkeit.

Die Kriterien, die zur Ermittlung von Referenzbereichen führen, müssen möglichst exakt beschrieben werden: bei den Probanden Zahl, Alter, Rasse, Geschlecht, »Gesundheit«, Zeit und Methode der Probengewinnung, bei der labortechnischen Verarbeitung die genaue Beschreibung der Methodik einschließlich Aufbewahrungszeit, -art und -temperatur der Probe bis zur Verarbeitung, ferner die analytischen Methoden einschließlich der verwendeten Reagenzien und Berechnungsarten sowie Angaben zu Präzision, Richtigkeit und Qualitätskontrolle.

Eine besondere Bedeutung kommt der mathematisch-statistischen Methode zur Berechnung des Referenzbereichs zu. Folgende Methoden können herangezogen werden:

◆ Meßbereich, Spannweite oder Range

Die Grenzen werden an Hand des kleinsten und des größten gemessenen Wertes einer Grundgesamtheit festgelegt. Nachteilig ist bei dieser Methode besonders, daß »*Ausreißer*« den so ermittelten Referenzbereich bestimmen und nahezu unbrauchbar machen können, da er viel zu weit gefaßt ist. Dies bedeutet, daß zu viele erniedrigte oder erhöhte (also »krankhafte«) Werte als innerhalb des Referenzbereichs angesehen werden, also nicht als abweichend (»krankhaft«) diskriminiert werden.

◆ »Klassischer« Referenzbereich

Er wird errechnet aus dem mathematischen Mittelwert minus bis plus der doppelten Standardabweichung [$(x - 2\,s)$ bis $(x + 2\,s)$]. Dabei handelt es sich um ein sogenanntes *parametrisches Berechnungsverfahren*, das nur anwendbar ist, wenn eine Normalverteilung der Werte vorliegt, die zur Berechnung des Referenzbereichs herangezogen werden. In der Medizin (wie überhaupt in der Biologie) ist dies aber nur selten der Fall; vielmehr besteht bei den meisten Meßgrößen die Tendenz einer schiefen Kurve, wobei wiederum die meisten Verteilungskurven links steil und rechts flach verlaufen, selten umgekehrt. Wenn man also den »klassischen« Referenzbereich berechnen will, muß man sich über die Verteilungsart klargeworden sein. Bei Linkssteilheit der Verteilungskurve kann man bisweilen mit Logarithmieren der Werte (bei Rechtssteilheit mittels e-Funktion) eine (mehr oder weniger annähernde) Normalverteilungskurve erzwingen und damit den »klassischen« Referenzbereich ermitteln. In den meisten Fällen wird man aber auch dann an einer Seite der Verteilungskurve (links oder rechts) zu viele Werte »abschneiden« bzw. übriglassen, so daß sich gerade in den wichtigen Grenzbereichen ein aktueller Patientenwert oft nicht sicher als »nichterhöht« oder »erhöht« bzw. als »nichterniedrigt« oder »erniedrigt« interpretieren läßt. Der »klassische« Referenzbereich bleibt dadurch ebenfalls unbefriedigend, hat aber den Vorteil, daß »Ausreißer« im Gegensatz zur Spannweite nicht berücksichtigt werden.

◆ Nichtparametrischer Referenzbereich

Er ist von der Verteilung der Meßwerte unabhängig und kommt damit biologisch-medizinischen Verhältnissen am nächsten. Im allgemeinen wird ein 95%-Perzentil-Intervall bevorzugt. Dabei werden bei zweiseitigen Referenzbereichen (z. B. Glukose 60 bis 95 mg/dl) sowohl »links« als auch »rechts«, also im Bereich der niedrigsten und der höchsten gemessenen Werte, jeweils 2,5% der Meßdaten ausgeschlossen (»abgeschnitten«). Bei einseitigem Referenzbereich, bei dem nur eine einzige Grenze festgelegt werden muß, werden beim 95%-Perzentil-Intervall nur an einer Seite 2,5% der Werte eliminiert (z. B. »reicht« das Enzym ALT »bis« 50 IU/l, ohne daß das Festlegen einer unteren Grenze sinnvoll wäre).

Die in diesem Buch angegebenen Referenzbereiche für Pferd, Hund und Katze wurden nach der nichtparametrischen Methode ermittelt, wobei das 95%-Perzentil-Intervall als Referenzbereich definiert ist. Die meisten Referenzbereiche für die landwirtschaftlichen Tiere wurden nach der Methode des »klassischen« Referenzbereichs bestimmt.

Aus dem bisher Angeführten geht folgendes hervor:
– Da nur 95% der Werte, bei einseitiger Grenze (wie bei den meisten Enzymen) 97,5%, einer definierten Grundgesamtheit (Probandengruppe) zur Berechnung des Referenzbereichs herangezogen werden, *müssen* 5% (bzw. 2,5%) »gesunde« Tiere außerhalb des Referenzbereichs liegen, sind also scheinbar »krankhaft«. Dies muß bei der Interpretation von patientenbezogenen aktuellen Laborergebnissen berücksichtigt werden.
– Da sich Patienten beim Besuch des Tierarztes in der Regel nicht in der definierten Situation befinden, in der Referenzbereiche erstellt werden (Aufregung, Fütterung, tageszeitliche Unterschiede u. v. a.), ergibt sich in aller Regel schon dadurch eine gewisse, merkmalsspezifische Abweichung (Beispiel: Aufregung führt etwa bei der Katze zu einer erheblichen Erhöhung der Leukozyten- und Glukosewerte).
– Es ist falsch, einen über (unter) der oberen (unteren) Referenzgrenze liegenden Wert eo ipso als »krankhaft« zu bezeichnen; er ist zunächst als erhöht (erniedrigt) anzusehen.
– Kein aktueller Laborwert eines Patienten darf also als absolut, unverrückbar, »gottgegeben«, als starres Diagnoseinstrument angesehen werden; er bedarf vielmehr der sorgfältigen Interpretation durch den Tierarzt.
– Bei Zugrundelegung fremder Referenzbereiche muß immer eine besonders sorgfältige Interpretation beim Vergleich mit aktuellen Patientenwerten erfolgen, da sie in der Regel verfahrensbedingt abweichen können. Streng genommen müßte also jedes Labor seine eigenen Referenzbereiche ermitteln – eine Forderung, die jedoch wegen des ungeheuren Aufwandes nicht realistisch ist. In wissenschaftlichen Untersuchungen können sogar für jede Krankheit Referenzbereiche eben speziell für die zu untersuchende Krankheit festgelegt werden.

Literatur

Die folgenden Arbeiten wurden zur Erstellung von Referenzbereichen speziell angefertigt oder herangezogen.
1. Benjamin MM. Outline of Veterinary Clinical Pathology, 3rd ed. Ames, Iowa: Iowa State University Press, 1978.
2. Bickhardt K. Kompendium der Allgemeinen Inneren Medizin und Pathophysiologie für Tierärzte. Pareys Studientexte 69. Berlin, Hamburg: Parey, 1992.
3. Bostedt H. Der Einfluß der normalen und gestörten Geburt auf einige klinisch-chemisch feststellbare Blutparameter bei Rind und Schaf. Habilitationsschrift München, 1972.
4. Bostedt H. Vergleichende Untersuchungen über die Entwicklung des Enzymprofiles im Blut von Kälbern und Lämmern in der neonatalen Adaptationsperiode. Berl Münchn Tierärztl Wochenschr 1983; 96: 431.
5. Dereser R. Blutchemische Referenzbereiche in der Labordiagnostik des Hundes. Diss. München, 1989.

6. Dietl A. Zur Wertigkeit der Kenngrößen Trijodthyronin, Thyroxin und Freies Thyroxin zur Diagnostik der Hypothyreose beim Hund. Diss. München, 1993.

7. Dirksen G. Indigestionen beim Rind. Konstanz: Schnetztor, 1981.

8. Dirksen G. Verdauungsapparat. In: Die klinische Untersuchung des Rindes. Dirksen G, Gründer H-D, Stöber M, Hrsg. 3. Aufl. Berlin, Hamburg: Parey, 1990. Konstanz: Schnetztor, 1990.

9. Doll K. Liquorentnahme und Liquordiagnostik in der Rinderpraxis. Prakt Tierarzt 1988; 69, coll. vet. 75.

10. Faußner H. Der »Zweifarbstofftest« beim Hund als quantitative Leberfunktionsprobe. Diss. München, 1985.

11. Federhen C. 5'-Nucleotidase und Leucinarylamidase in der Diagnostik von Lebererkrankungen des Hundes. Diss. München, 1985.

12. Fisher EW, Martinez AA. Studies in neonatal calf dirrhoea. VII. The effects of milk intake. Br Vet J 1978; 139: 234.

13. Gawatz M. Vergleich der Serumaktivitäten von AST, ALT, AP und GLDH in der Diagnostik von Lebererkrankungen der Katze. Diss. München, 1984.

14. Gibaldi M, Perrier D. Pharmacokinetics. 2. Aufl. New York, Basel: Dekker, 1982.

15. Grimminger-Heigl G. Referenzbereiche in der Labordiagnostik des Pferdes: Blutglucose, Gesamteiweiß, CK, AST, AP, LDH, a-HBDH, G-GT, GLDH. Diss. München, 1993.

16. Gründer H.-D. Harnapparat. In: G. Rosenberger: Die klinische Untersuchung des Rindes. Dirksen G, Gründer H-D, Stöber M, Hrsg. 3. Aufl. Berlin, Hamburg: Parey, 1990.

17. Gürtler H. Mittelwerte und Streuungsbereiche diagnostisch nutzbarer Parameter. In: Schweinekrankheiten. Neuendorf R, Seidel H, Hrsg. 3. Aufl. Stuttgart: Enke, 1987; 1–19.

18. Habel H. Der Laktose-Toleranz-Test als Diagnostikum beim Malassimilationssyndrom des Hundes. Diss. München, 1982.

19. Hacklechner B. Referenzbereiche in der Labordiagnostik beim Pferd. Diss. München, 1993.

20. Hähnle B. Der Kortikosterotropin-Releasing-Hormon-Stimulationstest in der Untersuchung der Hypothalamus-Hypophysen-Nebennierenrinden-Achse bei klinisch gesunden Hunden und Hunden mit Cushing-Syndrom. Diss. München, 1992.

21. Hamadeh ME. Untersuchungen über stoffwechselrelevante Parameter bei Schafen in der perinatalen Periode unter besonderer Berücksichtigung der Fetenzahl. Diss. Gießen, 1988.

22. Hammerl J. Die Blutkörperchensenkungsreaktion mit unterschiedlichen Methoden, vergleichend bei verschiedenen Pferderassen. Diss. München, 1982.

23. Hartmann K. Referenzbereiche in der Labordiagnostik der Katze. Diss. München, 1990.

24. Hausmann H. Die Definition des stabkernigen neutrophilen Granulozyten bei der Katze. Diss. München, 1986.

25. Heinritzi K, König HE. Anästhesie beim Schwein. Tierärztl Prax 1988; 16: 45.

26. Hörauf A. Neue Möglichkeiten der Diagnostik von Nephropathien bei Hund und Katze: Harnproteinanalyse mittels SDS-PAGE und histologische Nieren-Bioptat-Untersuchung. Diss. München, 1992.

27. Iraki M. Untersuchungen über den Einfluß des Hämatokrits auf den Ausfall der Ergebnisse einer Modifikation des koagulometrischen Tests zur semiquantitativen Kalziumbestimmung im Blut nach Sandholm und Mitarbeitern. Diss. Hannover, 1992.

28. Jöhnssen G. 5'-Nucleotidase und Leucinarylamidase in der Diagnostik von Lebererkrankungen der Katze. Diss. München, 1986.

29. Kamuf M. Intragastrische pH-Metrie über 24 Stunden am Hund; Erstellen eines Referenzbereichs. Diss. München, 1989.

30. Kaneko JJ. Clinical Biochemistry of Domestic Animals, 4th ed. San Diego: Academic Press, 1989.

31. Klee W. Untersuchungen über die Nierenfunktion bei gesunden und bei an akutem Durchfall erkrankten Kälbern. Habilitationsschrift München, 1985.

32. Köhler P. Die Definition des stabkernigen neutrophilen Granulozyten beim Hund. Diss. München, 1982.

33. Kraft W, Hartmann K. Aktuelles Lexikon (Begriffe zum Thema Referenzbereich) Tierärztl Prax 1991; 19: 569.

34. Krebs C. Die Gamma-Glutamyl-Transferase-Aktivität bei der Katze. Diss. München, 1979.

35. Küentzle E. Prüfung der Salzsäuresekretion im Magen des Hundes. Diss. München, 1983.

36. Linsenhoff B. Referenzwerte für den GGT-Kreatinin-Quotienten im Harn von Rindern. Diss. Hannover, 1990.

37. Lohss E. Die Ornithin-Carbamyl-Transferase als Diagnostikum von Hepatopathien beim Hund. Diss. München, 1986.

38. Lotthammer K-H. Klinisch-chemische Untersuchungen bei bestandsweise auftretenden Fruchtbarkeitsstörungen. In: Fertilitätsstörungen beim weiblichen Rind. Grunert E, Bechthold M, Hrsg. Berlin, Hamburg: Parey, 1982.

39. Mayr B. Untersuchungen über morphologische Blutbestandteile sowie über den Serumeisen- und -kupfergehalt bei Mutterschafen in der peripartalen Periode und bei Lämmern in den ersten Lebenstagen. Diss. München, 1974.

40. Mengistu D. Phenol-Bestimmung beim Hund unter besonderer Berücksichtigung von Gastroentropathien. Diss. München, 1990.

41. Neu P. Die Bedeutung der sogenannten »isolierten GLDH-Erhöhung« bei Hund und Katze. Diss. München, 1991.

42. Merk G. Einfluß von Alter, Rasse, Haltung, Fütterung und Fortpflanzungsstadium auf Serumenzymwerte beim Schwein. Diss. München, 1992.

43. Plank G. Untersuchungen über den Einfluß der Infektion mit Eperythrozoon suis auf das Hämostasepotential des Schweines. Diss. München, 1988.

44. Pelt van RW, Conner GH. Synovial fluid from the normal bovine tarsus. I. Cellular constituents, volume, gross appearance. Am J Vet Res 1963; 24: 112.

45. Poincilit S. Contribution à l'étude du test à la B.S.P. chez le chat. Thèse, Alfort, 1982.

46. Plonait H., Bickhardt K. Blutkrankheiten. In: Lehrbuch der Schweinekrankheiten. Plonait H, Bickhardt K, Hrsg. Berlin, Hamburg: Parey, 1988.

47. Popella E. Creatinin im Plasma und Harn des Hundes – Vergleich zweier Analysenmethoden. Diss. München, 1982.

48. Poulsen E. Renal clearance in the cow. Yearbook 1957, Royal Vet. Agricult. Coll. Copenhagen, 1957.

49. Reusch C. Untersuchungen zur Aussagekraft von Proteinurie und Enzymurie für die Diagnostik von Nierenerkrankungen bei Hund und Katze unter besonderer Berücksichtigung diabetogener Nierenveränderungen. Habilitationsschrift München, 1992.

50. Römer Ch. Die Bedeutung der Serumgallensäuren als Indikator von Lebererkrankungen beim Göttinger Miniaturschwein. Diss. Berlin, 1984.

51. Sayk J. Ergebnisse neuer liquor-zytologischer Untersuchungen mit dem Sedimentierkammerverfahren. Ärztl Wochenschr 1954; 9: 1042.

52. Schalm OW. Veterinary Hematology, 2nd ed. Philadelphia: Lea & Febiger, 1967.

53. Scholz U. Das Trockenchemie-System Kodak Ektachem DT 60. Diss. München, 1988.

54. Schürmann HD. GGT-Kreatinin-Quotient und Kreatininausscheidung im Harn neugeborener Kälber. Diss. Hannover, 1992.

55. Schumacher M. Zum Eliminationsverhalten der Creatin-Kinase (CK), Aspartat-Amino-Transferase (AST), Glutamat-Dehydrogenase (GLDH), Sorbit-Dehydrogenase (SDH) und der Gamma-Glutamyl-Transferase (G-GT) im Blutplasma von Rindern unterschiedlichen Alters. Diss. Hannover, 1992.

56. Seiffert U. Sorbit-Dehydrogenase und 5'-Nucleotidase in der Diagnostik von Leberkrankheiten der Katze. Diss. München, 1988.

57. Sonnewald M. Die Ornithin-Carbamyl-Transferase als Diagnostikum von Hepatopathien bei der Katze. Diss. München, 1990.

58. Stöber M, Gründer H-D. Kreislauf. In: Die klinische Untersuchung des Rindes. Dirksen G, Gründer H-D, Stöber M, Hrsg. 3. Aufl. Berlin, Hamburg: Parey, 1990.

59. Vogel G. Beiträge zur Kenntnis der Nierenphysiologie einiger Haussäugetiere. Zbl Vet Med, Beiheft 3. Berlin, Hamburg: Parey, 1962.

60. Waldmann KH. Klinische Untersuchungen zur Nierenfunktion des Schweines bei normalem und gestörtem Flüssigkeitshaushalt. Habil. Hannover, 1994.

61. Warko G. Methodisch vergleichende Immunglobulin-G-Bestimmungen im Serum und Milch von Stuten und Fohlen im peripartalen respektive neonatalen Zeitraum unter Berücksichtigung des Einflusses von speziesfremdem (bovinem) Kolostrum. Diss. Gießen, 1993.

62. Warmbier M. Der Indocyaningrün-Leberfunktionstest zur Beurteilung von Leberkrankheiten des Hundes. Diss. München, 1984.

63. Wendt M. Untersuchungen zur Diagnostik und zur Charakterisierung von Harnwegsinfektionen der Sau unter besonderer Berücksichtigung von Eubacterium suis. Habilitationsschrift Hannover, 1993.

64. Wosnik M. Einfluß der normalen Geburt auf Enzymaktivität und Selenkonzentration im Blutplasma von Ziegen und ihren Lämmern. Diss. Gießen, 1991.

65. Zeilmann M. Laborwerte und deren Verlaufskontrolle bei Pferden mit Kolikerkrankung unter besonderer Berücksichtigung der freien Serumphenole. Diss. München, 1990.

2 Maßeinheiten

Wilfried Kraft

Die im Prinzip begrüßenswerte Absicht zur *Vereinheitlichung der Maßeinheiten* hat in der klinischen Labordiagnostik zu einem Nebeneinander verschiedener Systeme geführt. Während in der Bundesrepublik Deutschland sich das Système International d'Unité mit den SI-Einheiten nicht voll durchsetzen konnte und, wo dies durchaus sinnvoll erschien, das alte System auch mit Billigung der Deutschen Gesellschaft für Klinische Chemie zum Teil beibehalten wurde, haben sich die Nachbarländer den SI-Einheiten wesentlich konsequenter zugewandt. Um allgemein verständlich zu bleiben, werden daher im folgenden beide Systeme berücksichtigt, wo es sinnvoll erscheint.

Da die Verwendung unterschiedlicher Maßsysteme zu erheblichen Irrtümern und schwerwiegenden Fehlentscheidungen führen kann, ist es immer erforderlich, bei Angaben von Laborergebnissen die Maßeinheit anzugeben. Folgende Maßeinheiten sind in der Labordiagnostik üblich:

Massenangaben:

g	= Gramm	
kg	= Kilogramm (10^3 g)	(= SI-Basiseinheit)
mg	= Milligramm (10^{-3} g)	
µg	= Mikrogramm (10^{-6} g)	
ng	= Nanogramm (10^{-9} g)	
pg	= Pikogramm (10^{-12} g)	
fg	= Femtogramm (10^{-15} g)	

Volumenangaben:

l	= Liter
ml	= Milliliter (10^{-3} l)
µl	= Mikroliter (10^{-6} l)
nl	= Nanoliter (10^{-9} l)
pl	= Pikoliter (10^{-12} l)
fl	= Femtoliter (10^{-15} l)

Längenangaben:

m	= Meter
dm	= Dezimeter (10^{-1} m)
cm	= Zentimeter (10^{-2} m)
mm	= Millimeter (10^{-3} m)
µm	= Mikrometer (10^{-6} m)
nm	= Nanometer (10^{-9} m)
pm	= Pikometer (10^{-12} m)
fm	= Femtometer (10^{-15} m)

Stoffmengenangaben:

mol	= Mol
mmol	= Millimol (10^{-3} mol)
µmol	= Mikromol (10^{-6} mol)
nmol	= Nanomol (10^{-9} mol)
pmol	= Pikomol (10^{-12} mol)
fmol	= Femtomol (10^{-15} mol)

> **1 Mol** ist die Menge eines Stoffes in so viel Gramm, wie sein Molekulargewicht angibt (»Molekulargewicht in Gramm«).

Einheit der Enzymaktivität:

$$1 \text{ IU/l} = 1 \text{ Internationale Einheit (unit) pro Liter}$$
$$= 1 \text{ ImU/ml}$$
$$1 \text{ IU/l} = 1000 \text{ ImU/l}$$

> **1 IU** ist die Enzymaktivität, die pro Minute unter definierten Bedingungen die Umwandlung von einem Mikromol Substrat katalysiert.

1 kat/l	= 1 Katal/Liter
1 mkat	= Millikatal (10^{-3} kat/l)
1 µkat	= Mikrokatal (10^{-6} kat/l)
1 nkat	= Nanokatal (10^{-9} kat/l)

Zum Umrechnen der konventionellen Maßangaben in die SI-Einheiten und umgekehrt können die in Tabelle 2.1 angegebenen Umrechnungsfaktoren herangezogen werden.

Rechenbeispiele:

(1) Gemessen worden sind 178 mg Triglyzeride/dl. Gesucht wird der Wert in der SI-Einheit.
Rechnung: $178 \times 0{,}0114 = 2{,}0292$.
178 mg/dl entsprechen also 2,03 mmol/l.

(2) Gemessen worden sind 30,9 nmol Thyroxin/l. Gesucht wird der Wert in der konventionellen Einheit.
Rechnung: $30{,}9 \times 0{,}0777 = 2{,}4$.
30,9 nmol/l entsprechen also 2,4 µg/dl.

Tab. 2.1: Umrechnungsfaktoren der Maßeinheiten

Meßgröße (Parameter)	→ SI-Einheit	→ konventionelle Einheit
ACTH	0,2202 ng/l	4,541 pmol/l
Alanin-Aminotransferase (ALT)	siehe Enzyme	
Albumin	144,93 µmol/l	0,0069 g/dl
Alkalische Phosphatase (AP)	siehe Enzyme	
Ammoniak	0,5873 µmol/l	1,703 µg/dl
Aspartat-Aminotransferase (AST)	siehe Enzyme	
Basenüberschuß, -exzeß (BE)	1,0 mmol/l	1,0 mval/l
Bikarbonat	1,0 mval/l	1,0 mmol/l
Bilirubin	17,104 µmol/l	0,0585 mg/dl
Chlorid	0,2821 mmol/l	3,5453 mg/dl
Cholesterin	0,0259 mmol/ l	38,664 mg/dl
Cholinesterase, Pseudo- (CHE)	siehe Enzyme	
CO_2 partial	0,1333 kPa	7,502 mmHg oder Torr
Creatinkinase (CK)	siehe Enzyme	
Eisen	0,1791 µmol/l	5,5847 µg/dl
Eisenbindungskapazität	0,1791 µmol/l	5,5847 µg/dl
Enzyme	16,67 nkat/l	0,05999 IU/l
Erythrozyten	1,0 T/l	1,0 Mio/µl
Erythrozytenhämoglobin MCH	0,6207 fmol	1,611 pg
Erythrozytenvolumen MCV	1,0 fl	1,0 µm^3
Fettsäuren, freie	1,0 µmol/l	0,001 mval/l
Fibrinogen	0,01 g/l	100,0 mg/dl
Fruktose	0,0555 mmol/l	18,016 mg/dl
Galaktose	0,0555 mmol/l	18,016 mg/dl
γ-Glutamyltransferase (GGT)	siehe Enyzme	
Glukose	0,0555 mmol/l	18,016 mg/dl
Glutamat-dehydrogenase (GLDH)	siehe Enzyme	
Hämatokrit	0,01 l/l	100,0 %
Hämoglobin	0,6207 mmol/l	1,611 g/dl
Harnstoff	0,1665 mmol/l	6,006 mg/dl
Harnstoff-Stickstoff	0,3561 mmol/l	2,808 mg/dl
α-Hydroxybutyratdehydrogenase (α-HBDH)	siehe Enzyme	
Insulin	172,12 pmol/l	0,00581 ng/ml
Kalium	0,2557 mmol/l	3,9102 mg/dl
Kalzium	0,2494 mmol/l	4,008 mg/dl
Kohlendioxid (CO_2 partial)	0,1333 kPa	7,502 mmHg oder Torr
Kortisol	27,58 nmol/l	0,0364 µg/dl
Kreatin	76,254 µmol/l	0,0131 mg/dl
Kreatinin	88,402 µmol/l	0,0113 mg/dl
Kupfer	0,1574 µmol/l	6,3546 µg/dl
Laktat	0,1110 mmol/l	9,008 mg/dl
Laktat-dehydrogenase (LDH)	siehe Enyzme	
Leukozyten	0,001 G/l	1000,0/µl
Lipide	0,01 g/l	100,0 mg/dl
Lipoprotein	0,01 g/l	100,0 mg/dl
Magnesium	0,4113 mmol/l	2,4312 mg/dl
Molalität	1,0 mmol/l	1,0 mosm/kg
Natrium	0,435 mmol/l	2,2989 mg/dl
O_2 partial	0,1333 kPa	7,502 mmHg oder Torr
Phosphat, anorganisch	0,323 mmol/l	3,0974 mg/dl
Protein	10,0 g/l	0,1 g/dl
Sauerstoff (O_2 partial)	0,1333 kPa	7,502 mmHg oder Torr
Somatotropin	45,454 pmol/l	0,022 pmol/l
Sorbitdehydrogenase (SDH)	siehe Enzyme	
Thrombozyten	1 G/l	1 /µl
Thyroxin	0,0777 nmol/l	12,871 µg/dl
Triglyzeride	0,0114 mmol/l	87,5 mg/dl
Trijodthyronin	1,536 nmol/l	65,1 ng/dl

3 Leistungsumfang des klinischen Labors

Wilfried Kraft und Ulrich M. Dürr

Die *Einführung der Trockenchemie* (s. Kap. 5) hat viele Bestimmungsmethoden so vereinfacht, daß eine große Anzahl der früher dem »großen Labor« vorbehaltenen Bestimmungsmethoden heute im Routinelabor bewältigt, ja selbst von gut eingewiesenen Laien durchgeführt werden kann. Der Rahmen des Praxislabors hat sich dadurch erneut erheblich vergrößert. Trotzdem wird man je nach Ausstattung des eigenen Labors mit Personal und Geräten, insbesondere aber auch abhängig von der Zahl bestimmter aufwendigerer Untersuchungsverfahren, einige aufwendigere und fehleranfällige Untersuchungen weiterhin an Speziallabors delegieren.

Je seltener eine Methode durchgeführt wird, um so geringer sind *Erfahrung und Routine* und um so größer ist die *Gefahr von Fehlern.* Darüber hinaus wird die Einzelbestimmung bei Methoden, die auf Serie ausgelegt sind, unverhältnismäßig *teuer,* da oft bei jeder Bestimmungsserie aufwendige Standard- und Kontrollbestimmungen durchgeführt werden müssen und teure Chemikalien nicht selten verfallen.

Sind *Mangel an Zeit oder Personal* der Grund, Laboruntersuchungen zu vergeben, so sollte bedacht werden, daß dabei immer ein mehr oder weniger erheblicher Zeitverlust bis zum Erhalt des Ergebnisses eintritt. Auch verbietet sich bei einigen Untersuchungsmethoden, etwa der LDH oder der SDH, der Versand, da diese Parameter eine sofortige Untersuchung verlangen. Ein **Minimalprogramm** sollte daher im Rahmen der sogenannten Primär- oder Präsenzdiagnostik in jeder tierärztlichen Praxis direkt vorgenommen werden können. Diese Forderung ist heute um so leichter zu stellen, als (fast) alle wichtigen Untersuchungsparameter in Schnellverfahren bestimmt werden können. Folgende Untersuchungen sollten in Form eines »Minimalprogramms« in jeder Praxis durchzuführen sein:

◆ Minimalprogramm

Blut (Kleintier, Pferd):
- Hämatokrit
- Hämoglobin
- Leukozytenzählung (Kammerzählung oder elektronische Zählgeräte)
- Differentialblutbild
- Blutkörperchensenkungsreaktion
- Thrombozyten
- Serum-(Plasma-)Gesamtprotein (Refraktometer, Trocken-, Naßchemie)
- Serum-(Plasma-)Harnstoff (Trocken-, Naßchemie)
- Blut-Glukose (semi- oder vollquantitativ, Trocken-, Naßchemie)
- Serum-(Plasma-)ALT
- Serum-(Plasma-)AST
- Serum-(Plasma-)AP
- Serum-(Plasma-)LDH

Blut (Großtierpraxis):
- Erythrozytenzählung
- Hämoglobin
- Hämatokrit
- Leukozytenzählung
- Differentialblutbild
- Serum-(Plasma-)Harnstoff (Trocken- oder Naßchemie)
- Blut-Glukose (semi- oder vollquantitativ, Trocken-, Naßchemie)
- Serum-(Plasma-)GLDH
- Serum-(Plasma-)CK
- Serum-(Plasma-)AST
- Serum-(Plasma-)LDH
- Kalzium (semi- oder vollquantitativ)
- Magnesium
- Phosphat, anorganisch (P_a)

Harn:
- spezifisches Gewicht (Dichte)
- Nitrit
- pH-Bestimmung
- Protein
- Glukose
- Ketonkörper
- Bilirubin
- Urobilinogen
- Blut und Blutfarbstoff (Muskelfarbstoff)
- Sedimentuntersuchung

Kot:
- Flotationsverfahren
- Auswanderverfahren

Haut:
- parasitologische Untersuchung eines Geschabsels

Ergüsse:
- spezifisches Gewicht
- Protein
- Rivalta-Probe

4 Laborgeräte und Verbrauchsmaterial

Wilfried Kraft und Ulrich M. Dürr

◆ Kleines Labor:

- Mikroskop, Wechselobjektive, Lupe, 10fach, 40fach, 100fach vergrößernde Objektive, 8fach, besser 10fach vergrößernde Okulare, höhenverstellbarer Kondensor, Irisblende, in zwei Richtungen verstellbarer Objekttisch. Beim Kauf auf Randschärfe achten! Zur Kontrolle Blutkörperchen-Zählkammer bei 100- und 400facher Vergrößerung selbst einstellen; die Linien müssen leicht sichtbar und bis zum Rand scharf sein. Bei 1000facher Vergrößerung gefärbten Blutausstrich selbst beurteilen; die Zellen müssen bis zum Rand scharf sein, Fehlfarben dürfen nicht auftreten. Vorsicht vor billigen Geräten!
- Zentrifuge
- Hämatokritzentrifuge
- Refraktometer (Messung von Urin-Dichte und Serum-Protein)
- Bunsenbrenner
- Kühlschrank
- Kurzzeituhr
- Ständer für die Blutkörperchensenkungsreaktion
- ggf. Färbegestell
- mechanisches Zählgerät

◆ Mittleres Labor zusätzlich:

- Photometer für die Trockenchemie
- Hubkolbenpipetten für spezielle Volumina
- Registriergerät zur Differenzierung von Blutausstrichen
- Brutschrank
- Thermostat
- Taschenrechner
- Schüttelgerät für Blutmischpipetten
- Färbebank

◆ Großes Labor:

- Photometer für die Naßchemie (Filter 365/66 nm, evtl. 334 nm, 405 nm, 546 nm, 578 nm, für ICG-Messung auch im Infrarotbereich 805 nm; keine Rundküvettengeräte!) Keine Geräte erwerben, die nur für die Produkte einer einzigen Firma brauchbar sind! Temperierbarer Küvettenhalter, bei Anfall größerer Serien Absaugeinrichtung. Moderne Geräte haben mehrere Speicher für Faktoren und zeigen sofort die Substratmenge oder Enzymaktivität an und drucken die Werte aus.
- Hubkolbenpipetten verschiedener Größen (mindestens 5, 10, 20, 50, 100, 200, 500, 1000 µl)
- evtl. Hubkolbenpipetten mit mehreren Meßbereichen
- Blutmischgerät
- automatisches Färbegerät für Blutausstriche
- Blutgasanalysegerät
- Flammenphotometer (Natrium, Kalium, Kalzium)
- ISE (Natrium, Kalium)
- Chloridmeter (Chloride)
- Thrombelastograph
- Mikrowaage

◆ Kleinmaterial:

- Entnahmegefäße für die Blutgewinnung, evtl. Unterdruckgefäße
- Blutgefäße mit unterschiedlichen Gerinnungshemmern (Heparin, EDTA, Zitrat, Fluorid) oder mit Gerinnungshilfen (für die Serumgewinnung)
- Leukozytenmischpipetten
- Erythrozytenmischpipetten
- Thrombozytenkapillaren
- Gefäße mit Reaktionsflüssigkeit für die Thrombozytenzählung

- Pipettierhilfen
- Zählkammer (nach Neubauer alt oder »verbessert«, nach Türk)
- Zählkammer (nach Rosenthal für die Zählung von Liquorzellen)
- Glaspipetten verschiedener Größe ≥ 2 ml
- Pipettenspitzen (für Hubkolbenpipetten bis 100 µl, über 100 µl)
- Blockschälchen
- Reagenzgläser und Reagenzglasständer
- Reaktionsgefäße und -ständer, ggf. temperierbar
- Zentrifugengläser, Spitzzentrifugengläser (Harnsediment)
- Objektträger, Deckgläser
- Mikrohämatokritröhrchen, Knetmasse
- Pipetten für die Blutkörperchensenkungsreaktion, passend zum Ständer
- Erlenmeyer-Kolben
- Meßkolben verschiedener Größe für größere Flüssigkeitsmengen
- Bechergläser
- Trichter
- Filter
- Glasstäbe
- Spatel
- Platindrahtösen
- Wachsfilmfolien (z. B. Parafilm)
- Laborbuch zur Befunddokumentation

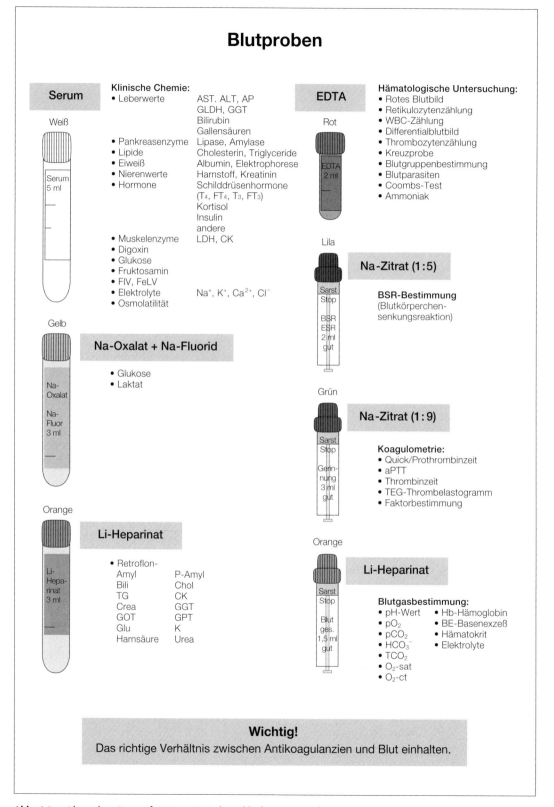

Blutproben

Serum

Weiß

Serum
5 ml

Klinische Chemie:
- Leberwerte — AST. ALT, AP
  GLDH, GGT
  Bilirubin
  Gallensäuren
- Pankreasenzyme — Lipase, Amylase
- Lipide — Cholesterin, Triglyceride
- Eiweiß — Albumin, Elektrophorese
- Nierenwerte — Harnstoff, Kreatinin
- Hormone — Schilddrüsenhormone
  (T_4, FT_4, T_3, FT_3)
  Kortisol
  Insulin
  andere
- Muskelenzyme — LDH, CK
- Digoxin
- Glukose
- Fruktosamin
- FIV, FeLV
- Elektrolyte — Na^+, K^+, Ca^{2+}, Cl^-
- Osmolatilität

EDTA

Rot

EDTA
2 ml

Hämatologische Untersuchung:
- Rotes Blutbild
- Retikulozytenzählung
- WBC-Zählung
- Differentialblutbild
- Thrombozytenzählung
- Kreuzprobe
- Blutgruppenbestimmung
- Blutparasiten
- Coombs-Test
- Ammoniak

Lila

Sarst
Stop

BSR
ESR
2 ml
gut

Na-Zitrat (1:5)

BSR-Bestimmung
(Blutkörperchen-
senkungsreaktion)

Gelb

Na-
Oxalat

Na-
Fluor
3 ml

Na-Oxalat + Na-Fluorid

- Glukose
- Laktat

Grün

Sarst
Stop

Gerin-
nung
3 ml
gut

Na-Zitrat (1:9)

Koagulometrie:
- Quick/Prothrombinzeit
- aPTT
- Thrombinzeit
- TEG-Thrombelastogramm
- Faktorbestimmung

Orange

Li-
Hepa-
rinat
3 ml

Li-Heparinat

- Retroflon-
  Amyl — P-Amyl
  Bili — Chol
  TG — CK
  Crea — GGT
  GOT — GPT
  Glu — K
  Harnsäure — Urea

Orange

Sarst
Stop

Blut
ges.
1,5 ml
gut

Li-Heparinat

Blutgasbestimmung:
- pH-Wert — Hb-Hämoglobin
- pO_2 — BE-Basenexzeß
- pCO_2 — Hämatokrit
- HCO_3^- — Elektrolyte
- TCO_2
- O_2-sat
- O_2-ct

Wichtig!
Das richtige Verhältnis zwischen Antikoagulanzien und Blut einhalten.

Abb. 4.1: Blutproben (Entwurf: I. Dietz, I. Med. Tierklinik, LMU München)

5 Allgemeine Labortechnik

Wilfried Kraft und Ulrich M. Dürr

Probengewinnung

Blutgewinnung

Vorbereitung des Patienten

Wenn möglich sollte der Patient mindestens 12 Stunden vor der Blutentnahme *zum letzten Mal gefüttert* worden sein. Bei Pferden und landwirtschaftlichen Tieren ist dies im allgemeinen nicht zu erreichen. Einige Blutbestandteile werden in unterschiedlicher Weise von kürzlich stattgefundener Futteraufnahme beeinflußt. Dies sind insbesondere Glukose, Harnstoff, Fette und Phosphat. Da eine Reihe von Untersuchungsparametern einem tageszeitlichen Rhythmus unterworfen ist, sollte möglichst immer *zur gleichen Tageszeit,* am besten morgens zwischen 8 und 10 Uhr, Blut entnommen werden.

Durch *Aufregung und körperliche Anstrengung* (Adrenalin- und Blutdruckerhöhung) werden ebenfalls – tierartlich in unterschiedlicher Intensität – einige Laborwerte beeinflußt; vorwiegend die Katze und das Schwein sind hiervon stark betroffen. Besonders die Erythrozytenzahl (Hämatokrit, Hämoglobin; Freisetzen aus den Blutspeichern beim Pferd), die Leukozytenzahl (Abnahme des marginalen zugunsten des »zentralen« Leukozytenpools), die Glukose-, die Serum-Laktat- und -Pyruvat-Konzentration, nach wenigen Minuten möglicherweise auch die Streßhormone werden erheblich verändert. Dem Patienten sollten daher vor der Blutgewinnung möglichst keine körperlichen Hochleistungen abverlangt worden sein (Jagd, Leistungssport bei Hunden und Pferden, Treiben von Schweinen).

Eine Reihe von *Medikamenten* kann das Untersuchungsergebnis beeinflussen. Dies gilt insbesondere für Hormone (Kortikosteroide), Zytostatika, zum Teil Antibiotika, aber auch für Kreislaufmittel, Glukose- oder Elektrolytinfusionen und selbstverständlich Bluttransfusionen.

Die Blutentnahme sollte *bald nach Untersuchungsbeginn* oder aber nach einer Beruhigungsphase erfolgen.

Hunde und Katzen sollten nicht lange im Wartezimmer in aufregender Umgebung warten müssen (fremde Menschen, Jagdhunde in der Nähe von Katzen). Beim Schwein ist die Blutentnahme rasch nach der Fixation vorzunehmen.

Blutentnahme

Für die meisten Untersuchungen wird **venöses Blut** verwendet. Die Entnahme erfolgt bei Hund und Katze in der Regel aus der Vena saphena antebrachii, beim Hund auch aus der Vena femoralis, zur Entnahme größerer Mengen auch aus der V. jugularis. Bei Pferd und Wiederkäuern wird die V. jugularis herangezogen. Beim Ferkel wird die Vena cava cranialis, beim größeren Schwein die V. jugularis externa oder interna punktiert. Zur Gewinnung kleiner Blutmengen kann in Ausnahmefällen auch die Ohrrandvene verwendet werden. Bei dieser Entnahmemethode ist das Serum oftmals hämolytisch und somit nicht für alle Untersuchungen verwendbar.

In manchen Fällen ist die Untersuchung **arteriellen Blutes** unumgänglich. Dies trifft besonders für die Blutgasanalyse zu, die im arteriellen Schenkel weitergehende Aussagen erlaubt. Bei Hund und Katze geschieht die Blutentnahme am besten aus der Arteria femoralis (Innenseite des Oberschenkels), beim Pferd aus der A. carotis auf der rechten Seite des Halsansatzes, handbreit über dem Buggelenk, beim Rind aus der Ohrarterie.

Soweit möglich sollte die Blutentnahme immer *in der gleichen Körperlage* durchgeführt werden. Dies ist beim Großtier in der Regel die stehende Position, beim Kleintier die Brust-Bauch-Lage. Durch Lageveränderungen können Veränderungen im Hämatokrit auftreten, die bei der Interpretation berücksichtigt werden müssen.

Die Blutentnahme selbst muß so *schonend wie möglich* durchgeführt werden. Die oft geforderte Blutentnahme ohne Gefäßstauung ist besonders beim Kleintier, aber auch beim Pferd unrealistisch. Die Stauung sollte aber schonend geschehen, d. h., der Staudruck darf nur so stark sein, daß sich die Vene gerade gut darstellt. Zu starkes Stauen komprimiert auch die Arterie, so daß kein Blut mehr in die Venen fließen kann; außerdem werden Gewebsschäden ausgelöst mit der Folge einer eventuellen Verfälschung der Blutwerte (Protein, CK, LDH).

Das Blut soll möglichst *frei fließen* oder mit der Spritze aspiriert werden. Das »Herausquälen« eines jeden Blutstropfens aus der Kanüle durch pumpende Bewegungen mit dem Gliedmaßenende ist zu unterlassen. Auf keinen Fall dürfen die Blutstropfen in das Gefäß hineinfallen. Sie sollen vielmehr an der Gefäßwand herunterfließen. Auch das Hineinspritzenlassen des Blutstrahls führt zu Zellschäden und damit zum Austritt von Erythrozyten-, Leukozyten- und Thrombozytenbestandteilen. *Unterdruckgefäße* sind nicht billig, bieten aber die Gewähr, daß das Blut nicht kontaminiert wird. Andererseits kann damit aber bei sehr kleinen Patienten die Blutentnahme oft nur mit Mühe erfolgen. Hier ist das Abfließenlassen und Auffangen mit dem Gefäß vorzuziehen.

Die bisweilen empfohlene **Blutentnahme aus dem Kapillarsystem** (Anstechen oder Anritzen der Schleimhaut, des Ohrrandes, des Krallenbettes, der Schwanzspitze) kann für gewisse Untersuchungen (Blutparasiten) durchaus Vorteile bieten. Insbesondere in der Notfallmedizin (Blutgasanalyse, Blutzuckerbestimmung) versagt die Methode aber oft, da die Peripherie so schlecht durchblutet ist, daß kein Blut mehr spontan abfließt und zuviel Gewebsflüssigkeit hineingepreßt wird.

Gefäße

Verwendet werden heute nur noch kommerziell erhältliche *Einmalgefäße*. Bei allem Verständnis für Müllvermeidung erfordert hier die medizinische Sorgfaltspflicht die Ausschaltung der durch schlecht gereinigte Gefäße, Kontamination durch Reinigungsmittel oder Infektionserreger verursachten Fehler und Gefahren.

Gerinnungshemmer (Antikoagulanzien)

Nur ausnahmsweise wird in der Tiermedizin Nativblut verwendet. In der Regel wird das Blut durch Gerinnungshemmer ungerinnbar gemacht. Damit braucht die weitere Verarbeitung nicht sofort vorgenommen zu werden. Da die Antikoagulanzien *Laboruntersuchungen beeinflussen* können, muß vor der Blutentnahme ein Gerinnungshemmer ausgewählt werden, der für

die geplanten Untersuchungen geeignet ist. Eine entsprechende Auflistung zeigt Tabelle 5.1.

Das **Mischen des Blutes** mit dem im Auffanggefäß vorhandenen Antikoagulans muß in jedem Falle vorsichtig geschehen. Dazu wird das mit dem Stopfen (nicht mit dem Finger!) verschlossene Gefäß *mehrmals vorsichtig (!) gewendet* (»über den Kopf gedreht«), so daß sich das Antikoagulans lösen und mit dem Blut vermischen kann. Jegliches Schütteln muß unterbleiben, um Schäden an korpuskulären Bestandteilen und Proteinen, vor allem Enzymen, zu verhindern.

Serumgewinnung

Zur Beschleunigung der Gerinnung und damit zur möglichst weitgehenden Vermeidung von Hämolyse und dem Übertritt von Inhaltsstoffen oder Enzymen aus den Blutzellen werden **Gerinnungshilfen** verwendet; sie sind bei Verwendung von Plastikröhrchen unbedingt erforderlich, da diese die Gerinnung wesentlich stärker verzögern als Glasröhrchen. Entsprechend vorbereitete Gefäße sind im Handel fertig zu erhalten.

Nach vollständiger Gerinnung wird das Blut am Rand vorsichtig (!) mit einem Plastikspatel gelöst (auf keinen Fall umrühren!) und bei etwa 3000 U/min etwa fünf bis zehn Minuten zentrifugiert. Es muß unbedingt darauf geachtet werden, daß das Vollblut

- nicht zu lange aufbewahrt wird (möglichst weniger als eine halbe Stunde)
- nicht erwärmt wird (nicht über Zimmertemperatur)
- nicht gefriert (zu tief eingestellter Kühlschrank; keinesfalls im Gefrierfach!)
- nicht geschüttelt wird
- nicht mit Detergenzien (Spülmittel) in Berührung kommt
- nicht mit Wasser in Berührung kommt.

Kann das Blut nicht sofort zentrifugiert werden, muß das Gefäß verschlossen (Verdunstung) *im Kühlschrank aufbewahrt* werden. Eine Stunde sollte diese Verzögerung der Zentrifugation jedoch nicht überschreiten. Absolut unbrauchbar für Serum- oder Plasmauntersuchungen werden Proben, die als Vollblut mit oder ohne Gerinnungshemmer versandt worden sind.

Die Frage, ob Blutplasma oder Blutserum verwendet werden sollte, hängt von den zu bestimmenden Meßgrößen ab. Generell können alle Substrate und Enzyme, die in Erythrozyten, Leukozyten oder Blutplättchen vorhanden sind, bei Verwendung von Serum zu einer Erhöhung, diejenigen, die nur oder überwiegend im Serum vorhanden sind, zu einer Erniedrigung führen, wenn bis zur Zentrifugation zu lange Zeit verstreicht oder wenn gar hämolytisches Serum verwendet wird. Einige Parameter zeigen immer unterschiedliche Konzentrationen in Plasma und Serum. Dies trifft etwa für Gesamtprotein zu, da im Serum kein Fibrinogen mehr vorhanden ist; dadurch ist im Serum immer etwas weniger Protein nachweisbar als im Plasma. Anorganisches Phosphat sollte ebenfalls nur im Plasma untersucht werden. Kalium ist in den Erythrozyten und Thrombozyten in höherer Konzentration als im Plasma vorhanden. Bei der Blutgerinnung tritt es zumindest aus den Thrombozyten aus, so daß eine höhere Konzentration im Serum als im Plasma resultiert. Gleiches gilt für die Laktatdehydrogenase (LDH). Bei diesen drei Meßgrößen sollte daher immer Plasma verwendet werden. Denkbar wäre zwar die Aufstellung spezieller Referenzbereiche für Serum; allerdings sind sie wegen der Abhängigkeit von Thrombozytenzahl (und Erythrozyten, beim Pferd auch der alkalischen Phosphatase bei Leukozytose) einem größeren methodischen Fehler als die Plasmameßgrößen unterworfen. Bei Verwendung von Trenngelen (Polyacryle, Silikone oder Polyester) werden diese Fehler erheblich vermindert; die Gele gelangen bei der Zentrifugation aufgrund ihrer Dichte zwischen Serum und korpuskuläre Bestandteile, so daß keine Berührung entsteht und damit keine wesentliche Beeinflussung des Serums durch Zellbestandteile.

Glukose wird fast ausschließlich als Blutglukose untersucht; im Plasma oder Serum ist die Glukosekonzentration um etwa 12 bis 18% höher als im Vollblut. Man sollte daher die Glukosebestimmung für die üblichen klinischen Fragestellungen immer sofort und aus Vollblut vornehmen. Einige Trockenchemiesysteme ergeben bei hohem Hämatokritwert fehlerhafte Ergebnisse; eine Serum-Glukosebestimmung ist in solchen Fällen zur Kontrolle heranzuziehen oder sofort Naßchemiemethoden anzuwenden.

Für die Bestimmung von Ammoniak wird EDTA-Plasma verwendet. Im Serum ist die Konzentration zu hoch. Die Untersuchung sollte möglichst sofort nach Gewinnung des Blutes eingeleitet werden (Zentrifugation innerhalb von höchstens 30 min); die Aufbewahrung des EDTA-Plasmas kann höchstens zwei Stunden bei 4 °C erfolgen. Hämolytisches Serum ergibt kein zuverlässiges Ergebnis.

Bei den übrigen in der Tiermedizin üblichen Meßgrößen sind die Unterschiede vernachlässigbar klein, wenn

- das Blut ordnungsgemäß gewonnen wurde (frei ablaufend oder vorsichtig aspiriert)
- die Gerinnung beschleunigt wurde (Gerinnungshilfen)
- die Zentrifugation innerhalb von 15 bis 20 min nach Gewinnung durchgeführt wurde
- das Serum sofort nach Zentrifugation abpipettiert wurde.

Längeres Stehenlassen oder gar Transportieren des geronnenen Vollblutes führt – wie auch des ungerinnbar gemachten Blutes – zu erheblichen Fehlern.

Plasmagewinnung

Die meisten Untersuchungen sind mit Serum oder Plasma möglich (s. Tab. 5.1). Bei Untersuchung von Parametern, die auch in den Blutzellen enthalten sind, empfiehlt sich aber die Verwendung von Plasma. Bei einigen wenigen Untersuchungen ist Plasma unbedingt erforderlich. Dabei ist darauf zu achten, daß ein Antikoagulans verwendet wird, das die geplante Untersuchung nicht stört (s. Tab. 5.1). Wichtig ist ferner, daß die **Menge des Antikoagulans** nicht zu groß wird. Besonders bei den salinischen Antikoagulanzien kann es andernfalls zur *Hämolyse* kommen. Bei den im Handel erhältlichen Gefäßen wird dieses Dosierungsproblem vermieden, wenn die auf dem Röhrchen angegebene Blutmenge aufgefangen und weder wesentlich über- noch unterschritten wird.

Das Antikoagulans wird durch *vorsichtiges Schwenken* des Probengefäßes gelöst, das Blut bei 3000 U/min fünf bis zehn Minuten zentrifugiert und danach das überstehende Plasma vorsichtig abpipettiert, ohne daß der auf den Erythrozyten sitzende Saum von Leukozyten (und Thrombozyten) berührt oder angesaugt wird.

Aufbewahrung von Serum oder Plasma

Kann Serum oder Plasma nicht sofort verarbeitet werden, muß es **im Kühlschrank bei 4 °C** aufbewahrt werden. Aber selbst dabei verändern sich einige Parameter so nachhaltig, daß ihre Bestimmung oft schon nach wenigen Stunden nicht mehr sinnvoll ist. Dies gilt zum Teil für die Laktatdehydrogenase (LDH), ganz besonders aber für die Sorbitdehydrogenase (SDH); selbst Tiefgefrieren kann den Aktivitätsverlust nicht verhindern. Soll Glukose später bestimmt werden, so muß Fluorid-Blut oder -Plasma verwendet werden. Blutgase sollen innerhalb einer halben Stunde, bei Kühlung spätestens innerhalb zwei Stunden bestimmt werden. Bei Anwendung moderner Methoden zur Bestimmung von Aktivitäten der gängigen Enzyme in Serum oder Plasma sind die Proben auch nach mehrtägiger Aufbewahrung bei Kühlschranktemperatur noch verwendbar. Sollen sie länger aufgehoben werden, müssen die Proben bei –20 °C, besser jedoch bei –70 °C **eingefroren** werden.

Tab. 5.1: Einfluß von Antikoagulanzien

| | Antikoagulanzien-Konzentrationen im Blut | | | | | | |
	Ammonium-Heparinat 0,75 mg/1 ml	Lithium-Heparinat 0,75 mg/1 ml	Natrium-Heparinat 0,75 mg/1 ml	EDTA 1 mg/1 ml	Zitrat 5 mg/1 ml	Oxalat 2 mg/1 ml	Natrium-fluorid 2 mg/1 ml
Alkalische Phosphatase opt.	0	0	0	X	X	X	X
ALT, konventionell und optimiert	0	0	0	0	0	X	0
Ammoniak (enzymatischer UV-Test)	X	X	X	0	X	X	X
AST, konventionell und optimiert	0	0	0	0	0	X	0
Bilirubin, Jendrassik-Methode	0	0	0	0	0	0	0
Bilirubin, DPD-Methode	0	0	0	0	X	X	X
Cholesterin, chemischer Farbtest	0	0	0	0	0	0	0
Cholesterin, Katalase-Methode[1]	0	0	0	0	0	0	0
Cholesterin, CHOD-PAP-Methode	0	0	0	0	0	0	0
Eisen, Methode mit Enteiweißung	0	0	0	X	X	X	0
Eisen, Methode ohne Enteiweißung	X	X	X	X	X	X	0
Gesamteiweiß	0	0	0	0	0	0	0
Gesamtlipide	0	0	0	X	0	0	0
GLDH aktiviert	0	0	0	0	0	0	X
Glukose, GOD-Perid®-Methode	0	0	0	X	X	X	0
Glukose, HK-Methode, mit							
Perchloressigsäure-Enteiweißung	0	0	0	0	0	0	0
mit URAC®-Enteiweißung	0	0	0	0	X	0	X
Glukose, GOD-Perid®-Methode							
mit Dialyse des Plasmas	0	0	0	0	0	0	0
mit URAC®- Enteiweißung	0	0	0	0	X	X	X
γ-GT neu (L-γ-Glutamyl-3-carboxy-4-nitroanilid)							
Start mit Probe	X	X	X	0	X	X	X
Start mit Startreagenz	0	0	0	0	X	X	X
γ-GT (L-γ-Glutamyl-p-nitroanilid)	0	0	0	0	X	X	X
Harnsäure, Uricase-Methode	0	0	0	X	X	X	X
Harnsäure, Urica quant®	0	0	0	0	0	0	0
Harnsäure, Uricase-PAP-Methode[2]	0	0	0	0	0	0	0
Harnstoff, Berthelot							
und UV-Methode	X	0	0	0	0	0	0
α-HBDH opt.	X	X	X	0	0	X	0
Kalium	0[3]	0[3]	0[3]	X	X	X	X
Kalzium	0	0	0	X	X	X	X
Kreatinkinase NAC-aktiviert							
CK-Gesamtaktivität	0	0	0	0	X	X	X
Isoenzym CK-MB	X	X	X	X	X	X	X
Kreatinin, mit und							
ohne Enteiweißung	0	0	0	X	X	X	X
LDH opt.	0[3]	0[3]	0[3]	0[3]	0[3]	X	0
Phosphor anorganisch	0	0	0	0	0	0	0
SDH	0	0	0	X	0	0	X
Triglyzeride (Neutralfett)	0	0	0	0	X	X	X

0 = kein Einfluß auf die Bestimmung

X = Bestimmung wird gestört

[1] 2–8% niedrigere Werte für Zitrat-, Oxalat- und Fluorid-Plasma

[2] für Auto-Analyzer® und SMA®-Geräte (eingetragene Warenzeichen der Firma Technicon Instruments Corporation, Tarrytown, NY, USA)

[3] im Plasma niedriger als im Serum, wenn für die Serumgewinnung kein Trenngel verwendet wird

In jedem Falle ist es wichtig, daß die Proben *frei von Bakterien* sind und *vor Verdunstung geschützt* werden (sicheres Verschließen mit Wachspapier, Kunststoffstopfen o.ä., Gefäßgröße dem Probenvolumen anpassen).

Sollen mehrere Untersuchungen aus einer Serum-(Plasma-)Probe vorgenommen werden, so empfiehlt es sich, die Probe in mehrere *kleine Portionen aufzuteilen* und getrennt einzufrieren. Bei zahlreichen, insbesondere eiweißhaltigen Substraten und Enzymen stört wiederholtes Einfrieren und Auftauen erheblich.

Nach der Aufbewahrung oder dem Auftauen muß die Serum- oder Plasmaprobe durch *mehrmaliges Schwenken gemischt* werden, da sich bei Gefrier- und Auftauvorgang das Serumwasser von den übrigen Bestandteilen absetzt. Schütteln ist unbedingt zu vermeiden. Auch können sich feine Koagula bilden, die sich durch Schwenken lösen oder aber entfernt werden müssen, um nicht die Pipetten zu verstopfen.

Versand von Proben

Serum oder Plasma muß in *auslaufdichten Plastikgefäßen* versandt werden. In der warmen Jahreszeit ist, abhängig von der Art der gewünschten Untersuchung, ggf. eine *Kühlung* erforderlich.

Der Versand von Vollblut macht keine Plasma-(Serum-)Untersuchungen möglich!

Der Untersuchungsstelle ist ein *exakter Untersuchungsauftrag* zu erteilen. Die Untersuchung auf »alles, was möglich ist« ist nicht nur teuer, sondern deutet auch auf diagnostische Unsicherheiten und Überforderung der Labordiagnostik als Ersatz für eine nicht richtig durchgeführte klinische Untersuchung hin.

Abmessen von Flüssigkeiten

Je nach der erforderlichen Genauigkeit werden Mensuren, Meßkolben, Pipetten oder Büretten verwendet. Grundsätzlich unterschieden werden müssen Meßgeräte, die auf Einguß, Auslauf, Ausblasen, doppelte Justierung oder Abtropfen geeicht sind.

- **Einguß** (Markierung »In«), bei Pipetten auch Nettopipetten: Füllung bis zur Meßmarke, Ausblasen und Auswaschen durch mehrmaliges Aufsaugen und Ausblasen. Von der Flüssigkeit verbleibt also nichts in der Pipette.

- **Auslauf** (oder Ablauf, Markierung »Ex«), bei Pipetten auch Bruttopipetten: Sie sind geeicht auf die angegebene Marke, wobei der beim Auslauf durch Adhäsion an der Glaswand zurückbleibende Flüssigkeitsrest berücksichtigt ist. Sie dürfen also auf keinen Fall ausgeblasen werden! Die Auslaufpipetten sind nicht so genau wie die Nettopipetten, da die Restflüssigkeit von Viskosität und Wärme abhängig ist. Unterschieden werden:

  a) Auslaufpipetten ohne untere Begrenzung, bei der die gesamte abgemessene Flüssigkeit ausläuft. Man hält die Pipettenspitze an die Wand des Auffanggefäßes, läßt den Inhalt auslaufen und wartet noch 10 bis 15 Sekunden, bis durch Adhäsion der

Tab. 5.2: Blutgerinnungshemmer und andere Zusätze

Blutzusatz	Indikation
Heparin	Enzymaktivitätsbestimmung, chemische Analysen
EDTA	hämatologische Untersuchung, Blutglukose, Ammoniak, chemische und Enzymanalysen (s. Tab. 5.1) einige Trockenchemiemethoden
Serum/Trenngel	chemische Analysen, Enzymaktivitätsbestimmungen kein Ammoniak (LDH, anorganisches P, Kalium, Glukose bedingt möglich; Glukose in Blut und Serum/Plasma ergibt unterschiedliche Werte)
Fluorid	Glukose, Laktat
Zitrat	Gerinnungsanalysen; Blutkörperchensenkungsreaktion (unterschiedliche Zitratkonzentrationen!)

Tab. 5.3: Verwendung von Serum oder Plasma. Bei der Anwendungsmöglichkeit verschiedener Zusätze berücksichtigt die folgende Empfehlung vorzugseise Serum und den am häufigsten anwendbaren Zusatz Heparin

Meßgröße	EDTA	Zitrat	Heparin	Fluorid	Serum (Trenngel)
Alkalische Phosphatase			+		+
ALT			+		+
Ammoniak	+				
α-Amylase			+		+
AST			+		+
Bilirubin (Jendrassik)			+		+
Bilirubin (DPD)			+		+
Cholesterin			+		+
Eisen, Enteiweißung			+		+
Eisen, ohne Enteiweißung				+	
Eiweiß (Gesamtprotein)			+		(+)
Eiweißelektrophorese			+		(+)
GLDH			+		+
Glukose (GOD-Perid)	+[1]		+[1]	+[1]	
Glukose (Hk)			+[1,2]	+[1,2]	
γ-GT			+		+
Harnstoff	+		+		+
α-HBDH					+
Kalium			+		(+)
Kalzium			+		+
Creatinkinase (CK)			+		+
CK-MB-Isoenzym					+
Kreatinin			+		+
Laktat				+	+
LDH			+		(+)
Lipase					+
Lipide			+		+
Phosphat, anorganisch			+		(+)
SDH			+		+
Triglyzeride			+		+

[1] Verwendung von Vollblut
[2] Enteiweißung mit Perchloressigsäure

restliche Inhalt ausgelaufen ist. Danach zieht man die Spitze gleitend an der Gefäßwand zurück.

b) Auslaufpipetten *mit unterer Begrenzungsmarke,* bei der die Flüssigkeit nur bis zur unteren Begrenzungsmarke (»Null«) ausläuft. Man wartet auch hier 10 bis 15 Sekunden, bis man den Flüssigkeitsmeniskus erneut auf die untere Eichmarke korrigiert. Auch hier entfernt man die Pipette durch Zurückziehen an der Gefäßwand. Der Restinhalt wird verworfen (nicht etwa in den Vorratsbehälter zurückblasen!).

c) Auslaufpipetten als *Vollpipetten,* bei denen nur eine *obere Begrenzungsmarke* für eine bestimmte Flüssigkeitsmenge angebracht ist und die vollständig auslaufen; Handhabung wie unter (a).

d) Auslaufpipetten als *Vollpipetten,* bei denen eine *obere und eine untere Eichmarke* als Begrenzungs-

marke für nur eine bestimmte Flüssigkeitsmenge vorhanden sind; Handhabung wie unter (b).

e) *Enzympipetten,* wie sie früher verwendet wurden, sind heute durch *Hubkolbenpipetten* ersetzt worden.

● **Ausblaspipetten** (Kennzeichnung durch »Ex« und »Ausblasen«): Man läßt den Inhalt zunächst ablaufen und bläst dann den Rest aus.

● **Tropfpipetten:** Sie dienen als Tropfenzähler. Die Flüssigkeitsmenge hängt dabei von der Viskosität und der Wärme ab. Im Falle von destilliertem Wasser entsprechen 20 Tropfen bei 15 °C recht genau einem Gramm.

Mensuren sind Meßzylinder oder Spitzgläser, die auf Einguß justiert sind. Sie sind wegen ihrer Ungenauigkeit nur für qualitative Analysen geeignet. Die Abmessung muß in Augenhöhe erfolgen. Der untere Meniskusrand der Flüssigkeit gilt als Begrenzung.

Meßkolben dienen der genaueren Abmessung größerer Flüssigkeitsmengen (z. B. bei der Herstellung von Normallösungen, Verdünnungen u. ä.). Sie sind jeweils auf eine bestimmte Menge geeicht, die durch eine Ringmarke gekennzeichnet ist. Meßkolben sind meistens auf Einguß geeicht, bestimmend ist die untere Grenze des Flüssigkeitsmeniskus.

Büretten sind senkrecht fixierte Glaspipetten, die am unteren Auslauf durch einen Quetsch- oder besser Glas- oder Teflonhahn verschlossen sind. Die Bürette wird mit der abzumessenden Flüssigkeit über den obersten Eichstrich gefüllt und dann durch Betätigen des Verschlußhahnes bis zum obersten Eichstrich abgelassen (unterer Meniskusrand). Zum Abmessen wird die jeweils benötigte Flüssigkeitsmenge ins Auffanggefäß abgegeben.

Pipetten sind Glas- oder Kunststoffgefäße, die der genauen Abmessung von Flüssigkeiten zur quantitativen Analyse dienen. *Glaspipetten* werden heute i. a. nur noch für Flüssigkeitsmengen über 1 ml verwendet. Für geringere Mengen werden die Hubkolbenpipetten mit Einmalkunststoffspitzen herangezogen. Man achte unbedingt darauf, wie die Pipette geeicht ist (s. o.)!

– **Hubkolbenpipetten** sind im allgemeinen auf eine bestimmte Flüssigkeitsmenge geeicht; einige Fabrikate können durch Umstellen auf mehrere Mengen geeicht sein. Die Einmalpipettenspitzen sind in den meisten Fällen für Mengen bis einschließlich 100 µl einheitlich und unterscheiden sich von denen für über 100 µl. Man setzt die Spitze durch leichtes Drehen fest auf die Pipette auf, saugt die zu pipettierende Flüssigkeit an. Bei Pipetten bis 100 µl saugt man an, bläst aus und saugt erneut an. Die Pipettenspitze wird dann an die innere Wand des Aufnahmegefäßes gehalten und die Pipette bis zum ersten Druckpunkt ausgeblasen, danach bis zum zweiten nachgedrückt, so daß der Rest ausgeblasen wird. Danach wird die Pipettenspitze abgedreht oder ausgestoßen.
   Die **gröbsten Fehler,** die zum Eindringen von Flüssigkeit und damit zur Ungenauigkeit der Hubkolbenpipetten führen, sind das »Auf-den-Kopf-Stellen« der Pipette, das zu rasche Aufsaugen von Flüssigkeit und zu langes Verweilen einer feuchten Pipettenspitze auf der Pipette.

– **Halbautomatische Pipettiereinrichtungen** werden bei Reihenuntersuchungen zum Pipettieren immer gleicher Mengen verwendet und reichen in der Regel bis zu 10 ml. Sie entsprechen Hubkolbenpipetten.

Die Hubkolbenpipetten wie auch die halbautomatischen Pipettiereinrichtungen bedürfen **regelmäßiger Kontrolle (»Eichung«)** und **Wartung.** Man sollte sie je nach Gebrauch, insbesondere wenn mehrere Personen damit arbeiten, mindestens einmal pro Woche kontrollieren. Dazu wird Aqua dest. gewogen. Um bei kleinen Mengen eine größere Genauigkeit zu erzielen, kann man zehnmal die Menge abwiegen. Bei zu großer Ungenauigkeit muß die Pipette auseinandergebaut und der Glaszylinder sorgfältig gereinigt werden. Verletzungen des Zylinders sind streng zu vermeiden!

Abmessen fester Körper (Wägen)

Im Labor fallen in der Regel kleine bis sehr kleine Massen an, die mit der *Präzisionswaage* gemessen werden. Waagen mit offener Waagschale haben eine Genauigkeit bis zu ± 10 mg, während Analysenwaagen einen geschlossenen Waageraum besitzen, der Genauigkeiten bis zu 0,1 mg zuläßt. Die einzelnen Fabrikate sind recht unterschiedlich, so daß die Arbeitsanleitung berücksichtigt werden muß. Waagen sind absolut horizontal, erschütterungs- und staubfrei, vor Sonnenlicht und Zugluft geschützt aufzustellen. Die meisten Waagen gestatten das Bestimmen des Gefäßes, in dem gewogen werden soll (Tara).

Herstellen von Lösungen

Zur Herstellung von Lösungen werden die zu lösenden festen Körper oder Flüssigkeiten gewogen und ins Lösungsmittel verbracht. In der klinischen Labordiagnostik werden in der Regel als Lösungsmittel Aqua dest. oder Aqua bidestillata verwendet, seltener Säuren oder organische Lösungsmittel. Zur Herstellung von verdünnten Säuren oder Laugen wird immer die Säure/Lauge unter Rühren ins Wasser gegeben, nicht umgekehrt.

Molare Lösungen

> Unter einer **molaren (oder einmolaren) Lösung** versteht man die Lösung eines Mols einer Substanz in einem Liter Lösungsmittel.

In der Regel wird das Molekulargewicht einer Substanz vom Hersteller angegeben. Ist dies nicht der Fall, so kann man es sich leicht selbst errechnen unter Zuhilfenahme der Atomgewichte in Gramm.

Beispiel 1:
Herstellung einer einmolaren Kochsalzlösung:
Natriumchlorid = NaCl entspricht Na-Atomgewicht
+ Cl-Atomgewicht

Na	=	22,99 g
Cl	=	35,46 g
Summe	=	58,45 g

Zur Herstellung einer einmolaren NaCl-Lösung gibt man also 58,45 g Natriumchlorid in einen Liter Wasser.

Beispiel 2:
Herstellung einer 0,1molaren Natriumbikarbonat-Lösung:
Natriumbikarbonat = Na_2CO_3 entspricht

$2 \times$ Na	=	$2 \times 22,99$ g	= 45,98 g
$1 \times$ C	=	$1 \times 12,01$ g	= 12,01 g
$3 \times$ O	=	$3 \times 16,00$ g	= 48,00 g
Summe	=	105,99 g	

Zur Herstellung einer einmolaren Natriumbikarbonat-Lösung sind 105,99 g Natriumbikarbonat in 1 l Wasser zu lösen, für eine 0,1molare Lösung 10,599 g.

Normallösungen

Normallösungen sind einander äquivalent. Im Gegensatz zur molaren Lösung, in der das Mol die Grundeinheit darstellt, bezieht sich die Normallösung auf das Äquivalentgewicht.

> Das **Äquivalentgewicht** ist definiert als Molekulargewicht dividiert durch die Wertigkeit. Damit ist eine **einnormale Lösung** definiert als ein Val eines Stoffes in einem Liter Lösungsmittel.

Errechnet wird das Val bei Elementen aus Atomgewicht dividiert durch Wertigkeit, bei Verbindungen aus Molekulargewicht dividiert durch Wertigkeit. Für das klinische Labor sind im Handel *Stammlösungen* erhältlich, aus denen die Lösungen unterschiedlicher Konzentration hergestellt werden können.

Prozentuale Lösungen

> Für prozentuale Lösungen wird die zu *lösende Substanz in g in 100 g (!) des Lösungsmittels* gelöst. Hierbei wird also auch das Lösungsmittel abgewogen!

Dient Aqua dest. als Lösungsmittel, verwendet man in der Regel das Raummaß, also 100 ml, da unter gewöhnlichen Bedingungen 100 ml Aqua dest. grob 100 g entsprechen. Bei anderen Lösungsmitteln muß jedoch abgewogen werden.

Kompliziert wird die Rechnung beim Vorliegen von Kristallwasser, das in der Rechnung berücksichtigt werden muß.

Beispiel:
Gefordert wird eine 1%ige Magnesiumsulfat-Lösung. Magnesiumsulfat enthält pro Molekül sieben Moleküle Kristallwasser, also $MgSO_4 + 7 H_2O$.

Atomgewicht von Mg	=	24,32 g
Atomgewicht von S	=	32,066 g
Atomgewicht von O	=	$16,00 \times 4 = 64,00$ g
Summe	=	$120,386 + [7 \times (16,000 + 2)] = 246,386$ g

Danach ergibt sich:

$$x = \frac{MgSO_4 + 7 H_2O}{MgSO_4} = \frac{246,4}{120,4} = 2,05 \text{ g}$$

Zur Herstellung einer 1%igen Magnesiumsulfatlösung werden also 2,05 g Magnesiumsulfat in 100 g (!) Wasser gelöst. Wird eine höherprozentige Lösung gewünscht, so muß der Wert mit der gewünschten Prozentzahl multipliziert werden.

Photometrie

Absorptionsphotometrie

(Griech. *photós* = Licht, Helligkeit; *métron* = Maß, Messung). Schickt man Licht durch eine mit Flüssigkeit gefüllte Küvette, so wird ein Teil des Lichts zurückgehalten (absorbiert), ein Teil geht hindurch (wird transmittiert). Die Absorption beruht auf der Aufnahme von Lichtenergie durch die Moleküle in der Flüssigkeit. Je nach ihrer chemischen Struktur wird Licht bestimmter Wellenlänge absorbiert. Zur Messung wird deshalb *monochromatisches (einwelliges) Licht* verwendet, wobei sich die Wellenlänge nach der zu untersuchenden Lösung richtet. Die zu messende Substanz muß also gelöst vorliegen.

Das Meßgerät heißt **Absorptionsphotometer**, kurz auch Photometer genannt. Es besteht im wesentlichen aus der Lichtquelle, einer Optik mit Linse, einem Filter oder Monochromator, der Blende, der Küvette mit dem Reaktionsgemisch oder der Lösung, dem Strahlungsempfänger, der das Licht in elektrische Energie umwandelt, und dem Galvanometer (Abb. 5.1). Als Lichtquellen dienen u. a. Quecksilber- oder Kadmiumdampflampen, Wolfram-, Wasserstoff- und Deuterium-lampen. Durch die Vorschaltung von Filtern oder durch Lichtzerlegung mit Hilfe von Prismen wird einwelliges Licht erzeugt. Durch die Blende wird sichergestellt, daß das Licht ausschließlich durch die Meßlösung fällt und nicht daran vorbeitritt.

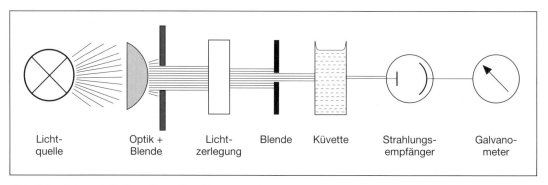

| Licht-quelle | Optik + Blende | Licht-zerlegung | Blende | Küvette | Strahlungs-empfänger | Galvano-meter |

Abb. 5.1: Schematische Darstellung eines Absorptionsphotometers

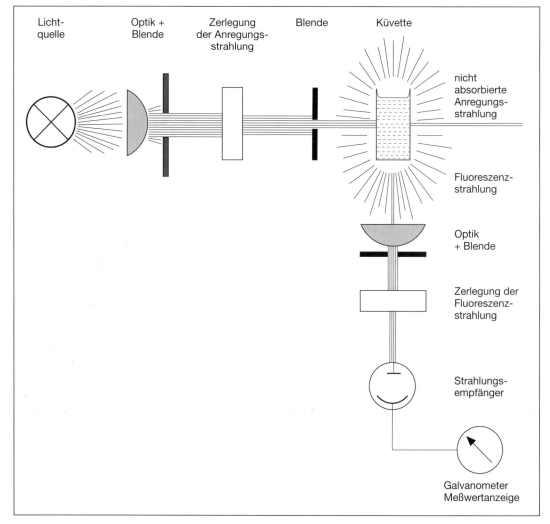

Abb. 5.2: Schematische Darstellung des Strahlengangs in einem Fluorimeter

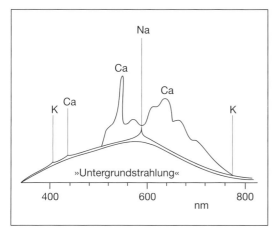

Abb. 5.3: Emissionsspektrum von Natrium, Kalium und Kalzium

Die **Transmission** hängt von der Konzentration einer Lösung ab: Je konzentrierter die Lösung einerseits und je dicker die Schicht (Küvette) andererseits ist, um so mehr Lichtenergie wird absorbiert, um so weniger Licht wird also transmittiert. Durch den Vergleich mit einer Standardlösung läßt sich die Konzentration in der Probe berechnen.

Gemessen wird im sichtbaren Bereich des Lichts (etwa 400 bis 760 nm), im ultravioletten Bereich (unterhalb 400 nm) oder – selten – im Infrarotbereich (über 760 nm). Prinzipiell besteht kein Unterschied zwischen Messungen im sichtbaren und nichtsichtbaren Bereich; jedoch sind an das Photometer größere Anforderungen zu stellen, wenn im nichtsichtbaren Bereich gemessen werden soll.

Fluorimetrie

Hierbei wird von der gelösten Substanz das eingestrahlte, von der Lichtquelle kommende Licht (Primärstrahlung) in einer veränderten Wellenlänge, nämlich einer längeren, abgegeben (Sekundärstrahlung). Dies bezeichnet man als **Fluoreszenz**. In der Regel wird ultraviolettes Licht in grünlich schimmerndes Licht umgewandelt. Die Intensität dieses Lichts wird gemessen. Da bei geradem Lichtweg neben dem fluoreszie-

renden Licht auch das einfallende Licht gemessen würde, muß das ausfallende Fluoreszenzlicht in einem Winkel zum einfallenden gemessen werden (s. Abb. 5.2)

Wenn die Meßlösung keine fluoreszierenden Substanzen enthält, entsteht keine Sekundärstrahlung. Die Fluoreszenzphotometrie ist sehr empfindlich und störanfällig. Im Routinelabor ist sie kaum anzutreffen.

Flammenemissionsphotometrie

Werden in eine nichtleuchtende Flamme Salze der Alkali- (z. B. Lithium, Natrium, Kalium) oder Erdalkalimetalle (z. B. Magnesium, Kalzium) eingesprüht, dann leuchtet sie. Dies kommt dadurch zustande, daß die in die Flamme gelangten Atome »angeregt« werden. Die *Anregung* erfolgt durch Anheben von Elektronen auf ein höheres Energieniveau und ihr Zurückfallen in den Ausgangszustand. Beim Zurückfallen wird Energie frei, die in Form von Licht emittiert wird, dessen Wellenlänge für die verschiedenen Alkali- und Erdalkalimetalle charakteristisch ist (s. Abb. 5.3). Die ausgesendete (emittierte) Strahlung ist um so intensiver, je mehr Atome vorhanden sind.

Das zu untersuchende Element muß in *gelöste Form* gebracht werden. Dazu wird in der Regel Wasser verwendet, das in der Flamme verdampft. Um die Atome anzuregen, ist eine *bestimmte Temperatur* erforderlich: für die Alkalimetalle 1900 °C, für die Erdalkalimetalle 2300 °C. Diese Temperaturen werden mit Propanpreßluft bzw. Azetylenpreßluft erzielt.

Das **Flammenphotometer** (s. Abb. 5.4) besteht im wesentlichen aus der Zerstäuberkammer, in die die Preßluft mit der Untersuchungsflüssigkeit eingebracht wird. Dabei wird die Flüssigkeit mit dem Element zerstäubt. Überflüssige Flüssigkeit tropft ab. In den Nebel wird das Brenngas eingeblasen. In der Flamme, die im Brenner entsteht, erfolgt die »Anregung« der Atome. Aus dem ausgesendeten Linienspektrum wird ähnlich wie im Absorptionsphotometer durch ein Filter oder einen Monochromator eine diskrete Wellenlänge zur Messung herausgefiltert. Eine Blende verhindert, daß Licht ähnlicher Wellenlänge auf das Galvanometer trifft. Die Lichtintensität der Meßwellenlänge wird durch Umwandlung in elektrische Energie gemessen.

Trockenchemie _____ J. Hirschberger

Klinisch-chemische Untersuchungen mittels automatisierter Trockenchemiesysteme gewinnen in der tierärztlichen Praxis an Bedeutung. Kleine Tischgeräte stehen für das Praxislabor, große Analysenautomaten für das Einsendelabor zur Verfügung. Selbst kleine Tischgeräte bieten ein hinreichend großes Parameterspektrum (Tab. 5.4) für Suchprogramme und zum Teil auch für Organprofile.

Den Trockenchemiesystemen gemeinsam ist ihre einfache Handhabung. Angelerntes Personal kann die Untersuchungen durchführen. Reagenzien brauchen nicht vorbereitet zu werden. Sie sind in einem **Trockenreagenzträger** enthalten, der durch seinen inneren Aufbau und die Verteilung der Reagenzien den chemischen Ablauf steuert (Abb. 5.5 und 5.6). Die Kontrolle über die Wahl des richtigen Trockenreagenzträgers, die Einhaltung der Inkubationszeiten und der Meßintervalle sowie die Wahl der Meßwellenlänge für die reflexionsphotometrische Auswertung finden automatisch statt. Die Ergebnisberechnung und die Linea-

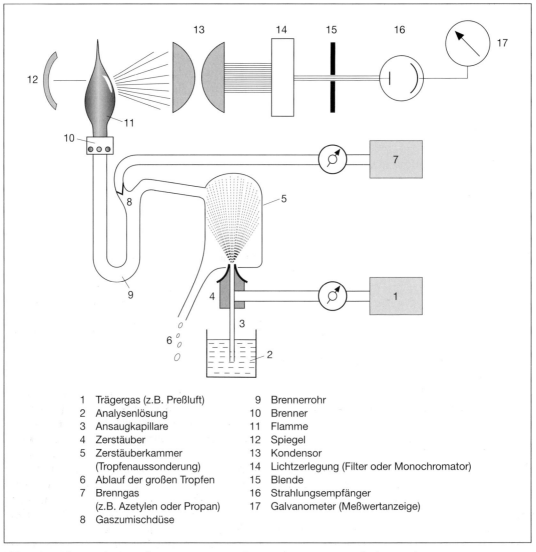

1	Trägergas (z.B. Preßluft)	9	Brennerrohr
2	Analysenlösung	10	Brenner
3	Ansaugkapillare	11	Flamme
4	Zerstäuber	12	Spiegel
5	Zerstäuberkammer	13	Kondensor
	(Tropfenaussonderung)	14	Lichtzerlegung (Filter oder Monochromator)
6	Ablauf der großen Tropfen	15	Blende
7	Brenngas	16	Strahlungsempfänger
	(z.B. Azetylen oder Propan)	17	Galvanometer (Meßwertanzeige)
8	Gaszumischdüse		

Abb. 5.4: Schematische Darstellung eines Emissions-Flammenphotometers mit Indirektzerstäuber

Tab. 5.4: Parameterspektrum von Trockenchemiesystemen

	Ektachem®	Seralyzer®	Reflotron®	VetTest 8008®
Gesamtbilirubin	X	X	X	X
Cholesterin	X	X	X	X
HDL-Cholesterin	X			
Triglyzeride	X	X	X	X
Kreatinin	X	X	X	X
Gesamteiweiß	X			X
Albumin				X
Glukose	X	X	X	X
Hämoglobin	X	X	X	
Harnsäure	X	X	X	
Harnstoff	X	X	X	X
Amylase	X		X	X
Lipase				X
Alk. Phosphatase	X			X
GGT	X		X	X
CK	X	X		X
AST	X	X	X	X
ALT	X	X	X	X
LDH	X	X		X
Ammoniak	X			X
Bikarbonat	X			
Chlor	X			
Kalium	X	X		
Natrium	X			
Magnesium	X			X
Phosphor	X			X
Kalzium	X			X
Theophyllin	X	X		
Carbamazepin		X		
Phenobarbital		X		
Phenytoin		X		

ritätsprüfung werden ebenfalls von der Elektronik übernommen. **Einzelergebnisse** liegen nach Minuten vor. **Serienbestimmungen** sind wegen der sequentiellen Arbeitsweise entsprechend zeitaufwendiger. Allein das VetTest 8008® ist auf Serienbestimmungen ausgerichtet. Ein Trockenchemiegerät erlaubt nur die Verwendung von systemspezifischen Trockenreagenzträgern und systemspezifischem Kontrollmaterial. Hierdurch entsteht eine nicht zu unterschätzende Abhängigkeit vom Hersteller in bezug auf das Parameterspektrum, die Analysenmethode und die Qualitätskontrolle des Systems.

Probenmaterial

Als Untersuchungsgut dient allgemein **Serum** oder **Plasma**. Im Reflotron®-System kann auch Vollblut, als Frischblut oder mit Antikoagulanzien versehen, verwendet werden.
Lithiumheparinat ist das in der Trockenchemie am vielseitigsten einsetzbare Antikoagulans. Bei der Verwendung von anderen Antikoagulanzien müssen in

Abhängigkeit von Parameter und Gerätesystem Einschränkungen beachtet werden. *EDTA* kann Kofermente inhibieren und die Analysenergebnisse verfälschen. *Natrium-Fluorid (NaF)* wird als Antikoagulans oft bei Glukosebestimmungen eingesetzt, es kann aber in der Trockenchemie zu Reaktionen mit dem Chromogensystem führen. Die Angaben des Herstellers sind genau zu beachten.

Bei der Verwendung von **Vollblut** als Probenmaterial spielt der Hämatokrit der Blutprobe eine große Rolle, denn es wird nur die im Plasmaanteil der Probe enthaltene Substratmenge bestimmt. Bei sehr hohen Hämatokritwerten reicht unter Umständen die Plasmamenge zur Analyse nicht mehr aus. Glukosebestimmungen aus Vollblut mit einem Hämatokrit von über 55% können zu *falsch-niedrigen* Meßwerten führen. Glukosebestimmungen sollten deshalb aus Plasma erfolgen, sofern der Hämatokrit der Probe unbekannt ist.
Ein gründliches Durchmischen der Vollblutprobe durch mehrmaliges Schwenken des Probengefäßes ist unbe-

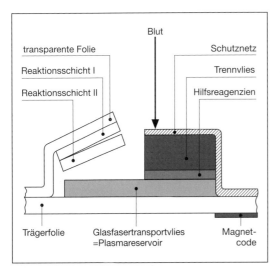

Abb. 5.5: Prinzipieller Aufbau eines Reflotron-Trocken-reagenzträgers

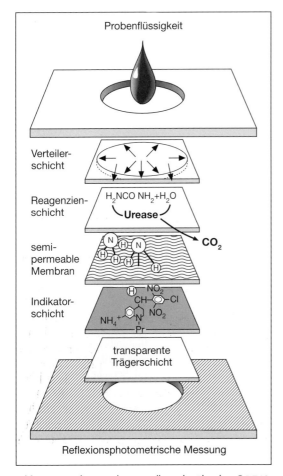

Abb. 5.6: Schematische Darstellung des Ektachem® DT60-Harnstoffplättchens

dingt erforderlich. Bei Rindern und bei Katzen scheint es auf dem Trennvlies des Reflotron®-Reagenzträgers zu Spontanhämolysen zu kommen, welche besonders bei Bilirubinbestimmungen zu Meßfehlern führen. Durch Verwendung von Plasma oder Serum wird diese Gefahr vermieden.

Urin und **Zerebrospinalflüssigkeit** können nur im Ektachem®-System zur Untersuchung gelangen. Hämolytische, ikterische und lipämische Proben führen auch in der Trockenchemie zu *Interferenzen*.

Informationsübertragung und Kalibration

Die **Reflotron®-Reagenzträger** besitzen auf ihrer Unterseite einen Magnetstreifen, der die parameter- und chargenspezifischen Informationen enthält. Diese werden vom Gerät gelesen. Die Kalibration des Systems erfolgt für jeden Parameter chargenspezifisch über den Informationsgehalt des Magnetstreifens. Ein manuelles Kalibrieren des Gerätes ist nicht möglich.
Im **Ektachem®-System** werden dem Gerät über einen Barcode parameterspezifische Informationen gegeben. Das System muß für jede Charge, spätestens alle drei Monate, neu kalibriert werden. Zur Kalibration können nur firmeneigene Kalibratoren herangezogen werden.
Das **VetTest 8008®** kann wie das Reflotron nicht kalibriert werden. Es erhält die chargenspezifischen Informationen über einen Barcode der Testplättchen.
Die parameterspezifische Informationsübertragung erfolgt im **Seralyzer®-System** über ein Meßmodul, ein einsteckbares Kunststoffgehäuse, das für jeden Parameter eigens in das Gerät eingesteckt wird. Das Seralyzer®-System muß bei Anbruch einer neuen Teststreifenpackung oder monatlich kalibriert werden.
(Siehe hierzu auch Kapitel »Qualitätskontrolle im Labor«, S. 26 ff.)

Meßbereich

Auch in der Trockenchemie richten sich die Meßbereiche der Reagenzträger wie in der sogenannten Naßchemie nach den Referenzbereichen und Belangen der Humanmedizin. Den **Referenzbereich der Amylase** beim Hund (bis 1650 U/l) und bei der Katze (bis 1850 U/l) schöpft der Meßbereich der Trockenreagenzträger nicht aus. Niedrige **Gesamt-Bilirubinspiegel** unter 0,5 mg/dl werden vom Reflotron®-System nicht angezeigt. Bei Werten, die an der Grenze des Meßbereichs liegen, muß immer von einer gewissen Unrichtigkeit ausgegangen werden.

Tab. 5.5: Getestete Parameter und Korrekturen in Prozent bei Reflotron®

	Hund	Katze	Pferd	Schwein	Schaf	Rind[1]
Gesamtbilirubin	X	X[1]	X			
Glukose	X	X		X	X	X[1]
Harnstoff	X	X		X	X	X[1]
Hämoglobin	X	X		X	X	
Amylase	X	X				
GGT	X			X[2]		
AST	+19%	+25%		−1%	X[2]	−35%[1]
ALT	+16%	+38%				
Cholesterin						X[1]
Kreatinin	X	X				
Kalium	X	X				

X getestet, keine Korrektur notwendig
[1] nur Plasma oder Serum
[2] systematische und zufällige Fehler, nicht durchführbar

Tab. 5.6: Getestete Parameter und Korrekturen in Prozent bei Ektachem®

	Hund	Katze	Pferd	Rind (Milch)
Gesamtbilirubin	X	−55%	X	
Kreatinin	−13%	−13%	−16%	
Gesamteiweiß	X	X	X	
Glukose	X	X		
Harnstoff	X	X		X
Amylase	X	X		
Alk. Phosphatase	X	X	X	
GGT			−31%	
CK	X	−25%	X	
AST			X	
ALT	+20%	+16%		
LDH			−14%	−20%
Kalium	X	X	X	
Natrium	X	X	X	

Präzision und Richtigkeit

Die **Präzision** der Trockenchemiesysteme ist gut. Aus technischen Gründen ist man gezwungen, Routinemethoden zu verändern. Die Systeme sind aber soweit adaptiert, daß trotz methodischer Unterschiede gleiche Meßresultate ausgegeben werden. Diese Anpassung erfolgt allein für das humanmedizinische Probengut. In der Tiermedizin treten allerdings Probleme auf. Die tierartlich unterschiedliche Enzymspezifität, die physikochemischen Eigenschaften der Enzyme und die Viskosität von Serum und Plasma sind von Bedeutung. Die Rheologie des Vollbluts ist tierartlich sehr verschieden. So weisen gerade Enzymbestimmungen aus Probenmaterial vom Tier in der Trockenchemie oft systematische Fehler auf.

Solange die verglichenen Methoden gut miteinander korrelieren, können im Einzelfall Meßwertdifferenzen über die *Multiplikation mit einem Faktor* ausgeglichen werden, oder die anerkannten Referenzwerte werden über eine Umrechnung korrigiert. Die angegebenen Korrekturen der Tabellen 5.5 und 5.6 sind zum Teil der Literatur entnommen. Sie gleichen lediglich im oberen Normalbereich Meßwertdifferenzen des Trockenchemiesystems zu einer Routinemethode aus. Im Gegensatz zu Enzymbestimmungen scheinen Substratbestimmungen recht problemlos zu sein.

6 Qualitätskontrolle und Fehlermöglichkeiten

Ulrich M. Dürr und Wilfried Kraft

Die Qualitätskontrolle dient dazu, die Meßergebnisse im Labor zuverlässig und damit aussagekräftig zu gestalten. Sie erstreckt sich auf
- die Vorbereitung des Patienten
- die Probenentnahme
- die Verarbeitung und
- die Dokumentation der Ergebnisse.

Am schwersten nachzuweisen sind Fehler der »Zuordnung« der Probe oder des Analysenergebnisses zum zugehörigen Patienten, mit anderen Worten Verwechslungen. Eine sofortige ordnungsgemäße Beschriftung des Probengefäßes in Übereinstimmung mit dem Laborantrag und eine sorgfältige Untersuchungsplanung, insbesondere bei Reihenuntersuchungen, sind unbedingt erforderlich. Dies gilt auch für automatisierte Laborarbeiten.

Bei allen Enzym-, Substrat- oder Hormonbestimmungen führt man ein **Kontrollserum** mit. Kontrollseren sind Seren, in denen der zu untersuchende Parameter der Größe nach bekannt ist. Viele Hersteller bieten Kontrollseren in der Gegend des menschlichen Referenzbereichs und andere im pathologischen Bereich an. Das verwendete Kontrollserum soll möglichst nahe am Referenzbereich des untersuchten Parameters liegen.

Kontrollseren kann man sich selbst herstellen. Dazu sammelt man das täglich anfallende, nichtverbrauchte Serum (Plasma) in *einem* Gefäß, bis eine Menge zusammengekommen ist, die etwa für ein Jahr reicht. Dann füllt man dieses »Poolserum« nach gutem Durchmischen in Tagesportionen in kleine Plastikgefäße (etwa Reaktionsgefäße) ab und friert es bei −20 °C oder tiefer ein.

Die Zuverlässigkeit von Analysenergebnissen läßt sich anhand zweier Kriterien überwachen, nämlich der Überprüfung der
- Präzision, mit der man zufällige Fehler erkennt, und der
- Richtigkeit, mit der systematische Fehler erkannt werden.

Bei **Serienuntersuchungen** müssen in bestimmten Abständen zwischen die Patientenseren Kontrollseren eingeschoben werden, um eventuell unerwünschte Reaktionen während des Meßvorgangs nachweisen zu können. Je nach Arbeitsgang wird man nach fünf, zehn oder zwanzig Patientenseren ein Kontrollserum einfügen.

Definition von Begriffen der Qualitätskontrolle

◆ Präzision

> Unter **Präzision** versteht man die Streuung der Einzelwerte eines Kontrollserums um deren Mittelwert.

Je kleiner die Streuung um diesen Mittelwert ist, um so präziser ist die Methode. Jede Methode hat eine gewisse unvermeidbare Streuung. Sie wird verursacht durch »zufällige« Fehler. Deren Ursachen können *sachbezogen* sein, wenn ungeeichte Meßgefäße (Pipetten), dem Volumen nicht angepaßte Meßgefäße, falsche Reaktionstemperaturen (Enzyme) verwendet werden (systematischer Fehler mit Einfluß auf die Richtigkeit) oder wenn eine mangelhafte Präzision methodenimmanent ist; oder sie sind *personenbezogen,* wenn etwa unsauber pipettiert oder abgelesen wird.

Die Präzision sagt nichts über die Richtigkeit aus. Trotz guter Präzision können die Werte völlig »unrichtig« sein, wenn sie zwar eng beieinander, aber allesamt weit vom »wahren« Wert entfernt liegen.

◆ Richtigkeit

> Die **Richtigkeit** zeigt an, wie nah der gefundene Wert (»Istwert«) eines Kontrollserums am »wahren« Wert oder am »Sollwert« liegt, d. h. wie groß die Differenz zum erwarteten Wert ist.

- Wenn alle Werte eines Kontrollserums sehr eng um den Sollwert liegen, sind die Richtigkeit und die Präzision gut.

– Kommt der Mittelwert mehrerer gemessener Werte dem Sollwert sehr nah, liegen jedoch die Einzelwerte weit auseinander, so ist zwar die Richtigkeit gut, die Präzision aber schlecht.
– Eine mangelhafte Richtigkeit wird in der Regel durch **systematische Fehler** ausgelöst: falsche oder unbrauchbar gewordene Lösungen, falsche Mengen, fehlerhafte Eichkurve (Bezugskurve), falsche Temperaturwahl (Enzyme), falscher Rechenfaktor. Dabei weichen die Istwerte immer nach einer Richtung vom Sollwert ab.

◆ Zuordnung

> Die **Zuordnung** ist das Maß für die Identität von Probe und Befund mit dem Individuum, dem die Probe zugeschrieben ist, d. h. es liegt keine Verwechslung vor.

Zur Zuordnung wird aber auch die Übereinstimmung des *Zustandes* der Probe zum Zeitpunkt der Untersuchung mit dem Zustand zum Zeitpunkt der Probennahme gerechnet, d. h. es sind keine (schwerwiegenden) Veränderungen zwischen Entnahme und Untersuchung eingetreten. Der Gegenbegriff heißt **Veränderung**.

◆ Sollwert

> Der **Sollwert** ist der Wert, der durch die Einwaage einer Substanz exakt definiert und durch Lösung in einer ebenfalls genau festgelegten Menge eines Lösungsmittels in seiner Konzentration genau definiert und bekannt ist.

Als Beispiel können Standardlösungen angesehen werden.

◆ Sollbereich

Der Sollbereich ist der Bereich, innerhalb dessen unterer und oberer Grenze der Sollwert liegt.

◆ Istwert

> Der **Istwert** ist der Wert, der durch Einfach- oder Mehrfachbestimmung in einem Labor oder in Vergleichsuntersuchungen durch Einfach- oder Mehrfachbestimmungen in einer mehr oder weniger großen Zahl von Labors ermittelt wird.

◆ Kontrollproben oder Kontrollseren

> **Kontrollproben** oder **Kontrollseren** sind flüssige oder gefriergetrocknete, meist durch Wasser rekonstituierte Lösungen, die den Proben ähnlich sind und meist aus einem Seren- oder Plasmenpool hergestellt worden sind.

◆ Präzisionskontrollproben

Sie werden nur zur Feststellung der *Reproduzierbarkeit* eines Tests verwendet, dienen also zur Feststellung der Präzision.

◆ Richtigkeitskontrollproben

Sie werden zur Untersuchung des »*wahren*« *Wertes* eines Parameter verwendet, dienen also der Überprüfung der Richtigkeit.

◆ Standardlösungen

Sie sind meistens probenunähnlich; sie enthalten eine genau bestimmte Menge (oder Aktivität) des zu untersuchenden Merkmals zur Errechnung, bei Eichkurven zum Ablesen des zu untersuchenden Merkmals (Parameters) in der Probe.

Durchführung der Qualitätskontrolle

Bei der Einführung eines Kontrollprogramms empfiehlt es sich, nicht sofort mit dem vollen Programm zu beginnen, also nicht gleichzeitig für alle im Labor durchgeführten Tests die Qualitätskontrolle durchzuführen. Es sollten zunächst nur eine oder zwei Methoden überprüft werden.

Die **Einrichtung eines Kontrollprogramms** wird im folgenden beschrieben.

1. Vorperiode

In einer sog. Vorperiode von 20 Arbeitstagen wird die Konzentration des betreffenden Bestandteils in einem Kontrollserum täglich einmal bestimmt. Die Werte werden in einen Berechnungsbogen eingetragen (Abb. 6.1). Aus diesen 20 Werten werden **Mittelwert, Standardabweichung** und **Variationskoeffizient** berechnet. Für die Berechnung gelten die in Abbildungen 6.1 und 6.2 wiedergegebenen Formeln.

Interne Qualitätssicherung
Kontrollseren Boehringer Mannheim

Statistisches Rechenblatt

mannheim boehringer

Datum Serie	n	x_i	$x_i - \bar{x}$	$(x_i - \bar{x})^2$
	1			
	2			
	3			
	4			
	5			
	6			
	7			
	8			
	9			
	10			
	11			
	12			
	13			
	14			
	15			
	16			
	17			
	18			
	19			
	20			
	21			
	22			
	23			
	24			
	25			
	26			
	27			
	28			
	29			
	30			
	31			
	$\Sigma x_i =$		$\Sigma(x_i - \bar{x})^2 =$	

Bestandteil: ——————————

Methode: ——————————

Kontrollserum: ——————————

Chargen-Nr.: ——————————

Maßeinheit: ——————————

1. Mittelwert

$$\bar{x} = \frac{\Sigma x_i}{n} = \text{————} = $$

2. Standardabweichung

$$s = \sqrt{\frac{\Sigma(x_i - \bar{x})^2}{n-1}} = \sqrt{\text{———}}$$

$$= \sqrt{\text{———}} = \text{———}$$

3. Variationskoeffizient

$$VK = \frac{s \cdot 100}{\bar{x}} = \text{———} = \text{———} \%$$

4. Warngrenzen

obere: $\bar{x} + 2s = $ ————

untere: $\bar{x} - 2s = $ ————

5. Kontrollgrenzen

obere: $\bar{x} + 3s = $ ————

untere: $\bar{x} - 3s = $ ————

Bemerkungen: ————————————————

————————————————

————————————————

———————————— Datum

———————————— Unterschrift

Abb. 6.1: Berechnungsbogen für die Qualitätskontrolle

◆ **Die Kontrollkarte**

Das Anlegen einer Kontrollkarte ist für die Qualitätskontrolle unerläßlich.

Die Kontrollkarten werden von den Herstellerfirmen der Kontrollseren zur Verfügung gestellt. Sie sind in 24

größere mit jeweils 100 kleineren Quadranten unterteilt (Abb. 6.3). Auf der Abszisse wird der Monatstag vermerkt. Auf der Ordinate wird der errechnete *Mittelwert* $\bar{x}$ so eingetragen, daß er möglichst mit der Mittellinie der Kontrollkarte übereinstimmt. Diese Linie wird dann als Zentrallinie des statistischen Systems bezeichnet. Danach wird die Ordinate so eingeteilt, daß der Mittelwert plus bzw. minus der dreifachen Stan-

---

I. Anleitung zu den Berechnungen

1. Mittelwert

Die Einzelwerte (Spalte x_i) werden addiert und durch die Zahl der Bestimmungen (Spalte n) dividiert.

$$\bar{x} = \frac{\Sigma x_i}{n} = \frac{x_1 + x_2 + x_3 \ldots}{n}$$

2. Standardabweichung

2.1 Es wird die Differenz zwischen Einzelwert und Mittelwert gebildet und in die Spalte $x_i - \bar{x}$ eingetragen.
z.B.: $(x_1 - \bar{x})$; $(x_2 - \bar{x})$; $(x_3 - \bar{x})$; ...

2.2 Die gebildeten Differenzen zwischen Einzelwert und Mittelwert werden mit sich selbst multipliziert (quadriert) und in die Spalte $(x_i - \bar{x})^2$ eingetragen. Man erhält die einzelnen Differenzenquadrate $(x_1 - \bar{x}) \cdot (x_1 - \bar{x})$
$$(x_2 - \bar{x}) \cdot (x_2 - \bar{x})$$
$$(x_3 - \bar{x}) \cdot (x_3 - \bar{x}); \ldots$$

2.3 Diese Zahlen der Spalte $(x_i - \bar{x})^2$ werden addiert und man erhält die Summe der Differenzenquadrate.
$$\Sigma (x_i - \bar{x})^2$$

2.4 Diese Summe wird durch die Zahl der Bestimmungen -1 = (n-1) dividiert. Z. B.: Bei 20 Bestimmungen wird die oben (2.3) berechnete Summe durch 19 geteilt.

2.5 Aus dem Ergebnis von 2.4 wird die Wurzel gezogen und man erhält die (absolute) **Standardabweichung s**.

$$s = \sqrt{\frac{\Sigma (x_i - \bar{x})^2}{n-1}}$$

3. Variationskoeffizient

(relative Standardabweichung): Die berechnete Standardabweichung s wird mit 100 multipliziert und durch den Mittelwert $\bar{x}$ dividiert. Man erhält den VK in %.

$$VK\ (\%) = \frac{s \cdot 100}{\bar{x}}$$

4.+5. Warn- und Kontrollgrenzen

Zum Mittelwert x wird die zweifache bzw. dreifache (2 · s bzw. 3 · s) Standardabweichung addiert (obere Grenze) und subtrahiert (untere Genze).
Warngrenzen: $\bar{x} + 2s$; $\bar{x} - 2s$
Kontrollgrenzen: $\bar{x} + 3s$; $\bar{x} - 3s$

II. Verwendete Abkürzungen

x_i = Einzelbestimmungen $(x_1; x_2; x_3 \ldots)$
$\bar{x}$ = Mittelwert
Σ = Summenzeichen
n = Zahl der Bestimmungen

s = Standardabweichung (absolute)
VK = Variationskoeffizient
(relative Standardabweichung)

Abb. 6.2: Anleitung zu den Berechnungen für die Qualitätskontrolle

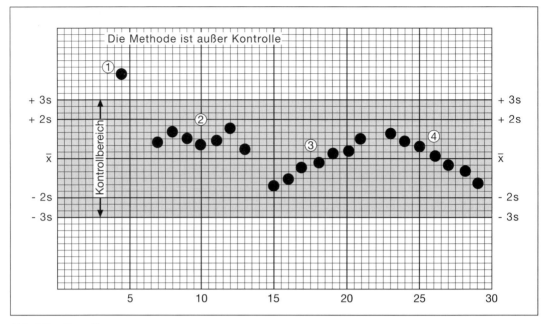

Abb. 6.3: Kontrollkarte

dardabweichung etwa jeweils in der Mitte der oberen bzw. unteren Hälfte zu liegen kommt. Im Abstand der zweifachen und dreifachen Standardabweichung vom Mittelwert werden Parallelen zur Zentrallinie über den ganzen Bereich der Kontrollkarte gezogen. Diese Linien werden als *Warn- bzw. Kontrollgrenzen* bezeichnet. Der Kontrollbereich umfaßt also insgesamt sechs Standardabweichungen.

Dieser Kontrollkartentyp stellt eine Normalverteilung (Gauß-Verteilung) entlang einer Zeitachse dar. Die Eintragung der Werte kann durch die Verwendung von selbstklebenden Markierungspunkten vereinfacht werden.

Die Kontrollkarte dient zur *Überprüfung der Präzision* einer Methode. Sie zeigt aber auch plötzliche oder allmähliche Änderungen der *Richtigkeit* an. Jede Kontrollkarte gilt nur für ein Kontrollserum, d. h. für einen bestimmten Mittelwert des ausgewählten Bestandteils des Kontrollserums. Chargennummer und Laufzeit des Kontrollserums sind deshalb zu beachten, damit Mittelwert und Standardabweichung nicht zu oft neu bestimmt werden müssen!

◆ Interpretation einer Kontrollkarte

Eine Analysenmethode ist **außer Kontrolle** (Abb. 6.3), wenn
– ein Kontrollserumwert außerhalb der Kontrollgrenzen (± 3 s) liegt (Abb. 6.3 ①),

– sieben aufeinanderfolgende Werte oberhalb (Abb. 6.3 ②) oder unterhalb der Zentrallinie liegen,
– sieben aufeinanderfolgende Werte eine steigende (Abb. 6.3 ③) oder abfallende (Abb. 6.3 ④) Tendenz zeigen.

Das Auftreten eines Trends kann der Situation ① vorausgehen. Der siebte Wert zeigt bereits an, daß die Methode wahrscheinlich außer Kontrolle geraten ist, auch wenn alle Werte noch innerhalb der Warn- bzw. Kontrollgrenzen liegen.

> Gerät die Methode außer Kontrolle, dürfen die Befunde von Patientenproben dieser Serie nicht zur Diagnose verwendet werden.

Anzustreben sind **Variationskoeffizienten** von 2–5% bei Metabolitenbestimmungen und 4–10% bei Enzymaktivitätsbestimmungen (Präzision von Tag zu Tag).

2. Kontrollperiode

Während in der Vorperiode nur die Präzision (Reproduzierbarkeit) kontrolliert wird, werden in der darauffolgenden Kontrollperiode kontinuierlich **Präzision** und **Richtigkeit kontrolliert.** Für die Überwachung der Präzision wird eine Charge 6–12 Monate lang verwendet. Deshalb ist auf die Chargennummer zu achten. Die Firmen stellen von jeder Charge so viel her, daß die Qualitätskontrolle über einen längeren Zeitraum mit identischen Seren durchgeführt werden kann. Wird eine neue Charge eingeführt, muß rechtzeitig mit der Vorperiode begonnen werden, bevor die alte Charge ausgeht.

Anmerkung: Kontrollseren zur Kontrolle der Präzision werden ohne Angabe eines Sollwertes geliefert, da sie nur der Kontrolle der Reproduzierbarkeit dienen, und sind deshalb preisgünstiger. Kontrollseren für die Richtigkeit sind ebenso wie die sog. Universalseren (mit Sollwerten) teurer. Für das tierärztliche Labor empfiehlt sich der Gebrauch von Universalseren.

Zusammenfassung

1. Analyse der Präzisionskontrollprobe in jeder weiteren Serie, auch eine Einzelbestimmung ist eine Serie.
2. Eintragung in Protokollbogen und Kontrollkarte.
3. Sind Kontrollkarte/Protokollbogen nach einem Monat verbraucht (außer beim Durchlauf größerer Serien, bei denen nach 15 Bestimmungen eine Kontrolluntersuchung durchgeführt werden soll), müssen anhand des vollen Protokollbogens Mittelwert und Standardabweichung neu berechnet werden. Damit wird überprüft, ob sich die Präzision verbessert oder verschlechtert hat oder gleichgeblieben ist.
4. Die Kontrollperiode endet nach 6–12 Monaten, wenn eine andere Charge eines Kontrollserums eingesetzt werden muß. Es beginnt eine neue Vorperiode mit der neuen Charge.

Hat man eine Methode in bezug auf Präzision und Richtigkeit intern unter Kontrolle, sollte mit der externen Qualitätskontrolle durch Teilnahme an sogenannten **Ringversuchen** begonnen werden. Die Teilnahme an Ringversuchen ist für Kassenärzte in der Humanmedizin vorgeschrieben. So kann versucht werden, sich dort anzuschließen.

Fehlermöglichkeiten —————————— Wilfried Kraft

Ein »**Fehler**« ist allgemein ein Mangel, der bei der Erarbeitung eines Laborbefundes auftritt. Fehler können bei der Gewinnung, Aufbewahrung und Untersuchung von Laborproben, schließlich bei der Dokumentation der Ergebnisse entstehen. Eine ständige Kontrolle und Verbesserung sind daher erforderlich.

Als **groben Fehler** bezeichnet man einen Mangel, der durch Verwechslung (Probe/Patient; falsche Chemikalien usw.), Versehen (falsches Filter usw.), Veränderung (Verfall) oder technische Störung eintritt. Er führt zu »*Ausreißern*«. Bei genügender Aufmerksamkeit ist er zu vermeiden. Die Dunkelziffer dürfte unterschiedlich hoch, zum Teil beträchtlich sein.

Ein **zufälliger Fehler** ist ein Mangel, der zu einer Abweichung des gefundenen Laborwertes (»Istwert«) vom zu erwartenden Wert (»Sollwert«) führt. Die Meßwerte streuen mehr oder weniger stark um einen Mittelwert. Der zufällige Fehler ist *unvermeidbar*. Das Ausmaß ist zufallsbedingt unterschiedlich. Er ist sach-, proben- oder personenbedingt.

Ein **systematischer Fehler** ist ein Mangel, der, wie der Name sagt, systembedingt ist und zu einer Abweichung der Meßwerte vom wahren Wert führt. Ausmaß und Vorzeichen des systematischen Fehlers sind unter gleichen Bedingungen gleich. Der systematische Fehler ist abhängig von der ausführenden Person, von den Maßen, Konzentrationen, der Probe und der Reihung der Proben. Der systematische Fehler ist bei genügender Aufmerksamkeit *erkennbar und vermeidbar*. Zufällige und systematische Fehler sowie Präzision und Richtigkeit hat Büttner treffend am Beispiel von Gewehreinschüssen auf einer Schießscheibe erläutert, wie es die Abbildung 6.4 zeigt.

Beurteilungsfehler beruhen auf ungewöhnlichen Reaktionen des Organismus, fehlerhafter Einschätzung eines Laborwertes, insbesondere auch der Überschätzung und Verabsolutierung von Einzelbefunden, auch auf fehlerhaften Referenzbereichen.

Zuordnungsfehler entstehen durch Verwechslung und Veränderung von Proben:
- Verwechslung von Patienten: Anordnungsfehler (falscher Patient bezeichnet), Beschriftungsfehler, Karteifehler
- Verwechslung der Probe: Vertauschung der Probe bei Entnahme oder auf dem Weg ins Labor oder im Labor
- Probenbeeinflussung: kurz vorher stattgefundene Nahrungsaufnahme, Aufregung, Transport, Medikamente

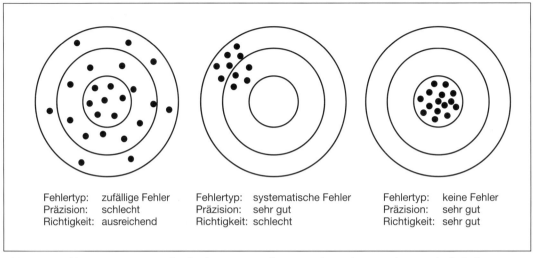

Abb. 6.4: Fehlertypen, Präzision und Richtigkeit am Beispiel von Gewehreinschüssen auf einer Schießscheibe

- Fehler bei der Entnahme: zu starkes, zu langes Stauen, zu starke Massage der Gliedmaße, Hämolyse, Kontaminierung
- Fehler bei der Probenvorbereitung: mechanische Hämolyse (Schütteln o.ä.), Kontaminierung, unsaubere Gewinnung, falsche Zusätze (Gerinnungshemmer)
- Fehler bei der Aufbewahrung: zu langes Aufbewahren vor der Weiterverarbeitung (Austritt von Zellbestandteilen, Inaktivierung, Zerfall, Denaturierung; abhängig vom Substrat oder Enzym), Lichteinwirkung, Wärmeeinwirkung, Kälteeinwirkung (Gefrieren von Blutproben), Verdunstung

Bedienungsfehler am Photometer:

- falsche Wellenlänge (Filter)
- Filtercharakteristik verändert (Schmutz, Feuchtigkeit, Fingerabdrücke, Alterung)
- Temperieren der Photometerlampe nicht abgewartet (Quecksilber)
- Nullabgleich kontrollieren (Substratbestimmung)
- Meßraum nicht gegen Licht geschützt
- Blende zu groß für Küvette
- Ablesefehler
- falscher Faktor

Küvettenfehler:

- Verschmutzung (Fingerabdrücke, Nässe von außen)
- bei Mehrfachküvetten: Kontamination mit Wasser, Chemikalien, Probenresten; Zerkratzen
- unterschiedliche Schichtdicke (Einmalküvetten)
- Schichtdicke nicht definierbar (Rundküvetten)

Pipetten- und Pipettierfehler:

- ungeeichte Pipetten
- Glaspipetten:
  - Graduierung unleserlich
  - Pipettengröße ungeeignet für Volumen
  - verletzter Eingang (Spitze)
  - fehlerhaftes Pipettieren: Schiefhalten, nicht in Augenhöhe, Meniskus nicht richtig eingestellt, Bedienungsfehler (»Auslauf«, »Ausblasen« etc.)
- Verschmutzung (Veränderung des Kolbenhubs, Volumenänderung)
- Hubkolbenpipette undicht
- Pipettenspitze nicht fest aufgesetzt
- Pipettenspitze nicht benetzt (bis 100 µl)
- zu schnelles Ausblasen

Photometerfehler:

- keine Anzeige:
  - Stromnetz prüfen (Sicherung, Stromausfall)
  - Netzanschluß prüfen
  - Photometerlampe prüfen
  - Gerätesicherung prüfen
  - Verstärker ausgefallen
  - Trockenchemie: Ulbrich-Kugel ausgefallen
- keine Anzeige trotz leuchtender Photometerlampe:
  - Verstärker ausgefallen
  - Skalenlampe ausgefallen (alte Photometer)
  - falscher Meßbereich (Wellenlänge prüfen)
- Anzeige verändert sich nicht:
  - Lichtweg versperrt
  - falscher Filterbereich (Wellenlänge)

– falsche Verstärkung (ältere Photometer)
– Küvette nicht richtig eingesetzt
– Küvettenhalter nicht richtig eingesetzt
● Meßwertschwankungen:
– Schlierenbildung
– Schwebestoffe
– Küvette von außen feucht
– Reaktion im Testansatz nicht beendet
– starke Netzschwankungen
– Beeinflussung durch Außenlicht (Sonne, direkte Deckenbeleuchtung)
● Meßwertfehler:
– unsaubere Küvette
– Filterfehler
– Temperaturfehler

Fehler durch falschen Zusatz:

● falsches Antikoagulanz
● Serum statt Plasma

Mängel im Arbeitsraum und am Arbeitsplatz:

● zu geringe Größe (»Platzangst«, Durcheinander)
● zu unruhig (ständiges Stören durch Unterhaltungen, Fragen etc.)
● zu heiß, zu kalt
● Geräte nicht arbeitsgerecht aufgestellt
● schlechte Sitzgelegenheiten
● schlechte Lichtverhältnisse
● große grelle Farbflächen
● Staubaufwirbelung

● Haustiere im Labor
● Essen, Trinken, Rauchen, Küssen usw.

Störung durch Hämolyse:

● Erhöhung von Kalium (besonders beim Rind und Pferd), Magnesium, Kreatinin, Eisen, LDH, AST, ALT
● Extinktionsabweichungen durch Hämoglobin, Interferenz mit Hämoglobin.

Ursachen der Hämolyse:

● zu lange Stauung
● zu starke Aspiration (Spritze)
● zu robustes Mischen (Schütteln)
● zu robustes Ausspritzen des Blutes
● zu langes Warten bis zum Mischen mit Antikoagulans
● zu langes Stehenlassen als Vollblut
● Kontamination mit Detergenzien, Wasser o. a.
● zu starkes Erwärmen (Heizung) oder Einfrieren (Kühlschrank)

Vermeidung der Hämolyse:

● Verwendung von Einmalartikeln (trotz Müllvermeidung gerechtfertigt)
● vorsichtige Aspiration
● Verwendung von Plasma statt Serum (wo dies möglich ist)
● kein Vollblutversand
● kein Vollblut einfrieren
● nicht schütteln

7 Bewertung von Laborbefunden in der tierärztlichen Praxis

Wilfried Kraft

Ein Laborergebnis eines bestimmten Individuums zu einem bestimmten Zeitpunkt, unter bestimmten Umständen gewonnen, ist als ein Zeichen, ein Symptom, aufzufassen. Nur in seltenen Fällen ist ein bestimmtes Zeichen, sei es im Labor, sei es durch die »klassischen« Untersuchungsmethoden, durch Röntgen, Ultraschalluntersuchung o. a. gewonnen, als ausreichend für eine Diagnose zu werten. Es bedarf vielmehr der Interpretation unter Berücksichtigung der Gesamtheit der Befunde. Es sei daher noch einmal darauf hingewiesen, daß vor der Entscheidung für bestimmte labordiagnostische Untersuchungen die klinische Untersuchung zu geschehen hat, aufgrund derer die Auswahl diagnostischer Tests erfolgt.

Die Interpretation von Laborbefunden geschieht im Vergleich mit Referenzbereichen, die aufgrund definierter Probandenkollektive unter definierten Bedingungen gewonnen worden sind. Dabei sind zwei Wege der Interpretation möglich:

1. aufgrund der Erfahrung, nach der die untersuchten Meßgrößen bei bestimmten Krankheiten häufig verändert sind;
2. aufgrund pathogenetischer, pathophysiologischer und biochemischer Forschungsergebnisse werden die Entstehung einer Krankheit und ihre biochemischen und pathophysiologischen Auswirkungen ätiologisch verstanden, die Meßergebnisse können pathophysiologisch interpretiert werden.

Der unter (1) aufgeführte Interpretationsweg ist der der empirischen Erfahrungsmedizin. Er soll nicht gering geachtet werden, stellt er doch jahrtausendealtes medizinisches Kulturgut dar, auf dem die moderne Medizin aufbaut; ohne die klinische »Erfahrung« ist auch heute keine erfolgreiche Medizin denkbar. Allerdings reicht die Empirie nicht mehr aus. Es ist vielmehr das Ziel, die beobachteten Veränderungen, seien sie labordiagnostischer oder anderer Art, kausal zu erklären, gewissermaßen aus der Ätiologie und Pathogenese/Pathophysiologie der Krankheit heraus. Auf diese Weise lassen sich viele Befunde zwanglos ohne Auswendiglernen erkennen und erklären, sie gestatten Schlüsse auf bestimmte Krankheiten, ihre Ätiologie und Therapie.

Auf dieser Basis ist auch die sinnvolle Auswahl von Labormeßgrößen (sogenannten Parametern) zu treffen. Die Laboruntersuchung soll die Diagnosefindung ermöglichen oder erleichtern, oder sie soll den Therapieerfolg und den Krankheitsverlauf beurteilen helfen. Voraussetzung ist, daß der Test ausreichend zuverlässig, d. h. richtig und präzise ist (s. Kapitel 6: Qualitätskontrolle). Aber auch wenn die Zuverlässigkeit des Tests nachgewiesen ist, ist es nicht sicher, ob ein Testergebnis eine verwertbare Information liefert.

Um eine Beurteilung über die Aussagefähigkeit eines Tests abgeben zu können, hat man den Begriff der Validierung oder Validität eingeführt. Man versteht darunter die Qualität eines Testverfahrens zur Lösung des bestehenden Problems. Tatsächlich ergibt kaum ein einzelner Test ein Ergebnis, der die sichere Entscheidung »krank« oder »nicht krank« gewährleistet.

Um Aussagen über die Validität eines Tests treffen zu können, hat man einige Begriffe vereinbart:

Sensitivität (oder Empfindlichkeit)

Sie gibt Auskunft über die Sicherheit, mit dem Test eine Krankheit richtig erkennen zu können. Die Sensitivität eines Tests wird mit folgender Formel errechnet:

$$\text{Sensitivität} = \frac{\text{Anzahl der testpositiven Kranken}}{\text{Gesamtzahl der Kranken}}$$

Spezifität

Der Begriff gibt an, mit welcher Sicherheit der Test in der Lage ist, das Nichtvorhandensein einer Krankheit richtig auszuschließen.

$$\text{Spezifität} = \frac{\text{Anzahl der testnegativen Nichtkranken}}{\text{Gesamtzahl der Nichtkranken}}$$

Prädiktive Werte

Der *prädiktive Wert des positiven Testergebnisses* (prädpos) sagt aus, wie groß die Wahrscheinlichkeit des Vorliegens der zu untersuchenden Krankheit ist, wenn der Test positiv ausfällt. Er wird nach folgender Formel errechnet:

$$\text{prädpos} = \frac{\text{Anzahl der kranken Testpositiven}}{\text{Gesamtzahl der Testpositiven}}$$

Er beantwortet mit anderen Worten die Frage: Wie hoch ist der Anteil der richtig-positiven unter allen positiven Werten?

Der *prädiktive Wert des negativen Testergebnisses (prädneg)* gibt dagegen bei negativem Testergebnis an, wie hoch die Wahrscheinlichkeit von Nichterkrankung unter allen negativen Testergebnissen ist. Die Berechnung erfolgt nach folgender Formel:

$$\text{prädneg} = \frac{\text{Anzahl der nichtkranken Testnegativen}}{\text{Gesamtzahl der Testnegativen}}$$

Hieraus läßt sich erkennen, daß bei idealen Voraussetzungen der Test eine Spezifität und Sensitivität von 100% und prädiktive Werte von 1,0 ergeben sollte – Idealwerte, die unter normalen Bedingungen durch die biologische Variabilität allenfalls annähernd zu erreichen sind. Dies wäre der Fall, wenn im aktuellen Test alle Kranken »testpositiv« reagierten, wenn also alle Kranken einen »pathologischen« Wert ergäben und wenn keiner der »Gesunden« einen »pathologischen« Wert aufwiese (was unter Zugrundelegung der mathematisch errechneten Referenzbereiche unwahrscheinlich ist). Sensitivität und Spezifität ergeben Aussagen über die Validität eines Tests unter idealen Voraussetzungen, während die prädiktiven Werte Aussagen über die tatsächlichen Bedingungen machen.

Die mathematisch errechneten Referenzbereiche werden im allgemeinen als 95%-Bereiche definiert, sei es als x ± 2 s-Breich (bei Normalverteilung) oder als 95%-Perzentil. Dadurch werden immer einige – exakt 5% – Gesunde in den »krankhaften« Bereich zu liegen kommen.

In der Medizin versucht man durch Kombination zweier oder mehrerer Tests die Validität zu verbessern. Im Idealfall sollten die Tests voneinander unabhängig sein. Allerdings ist dies in der Medizin kaum einmal der Fall, sie sind vielmehr häufig korreliert. Je stärker Tests voneinander abhängig sind, d.h. je stärker sie korreliert sind, um so weniger verbessert eine Kombination die Validität. Beispiel: ALT-Aktivitätssteigerungen gelten als »leberspezifisch« und deuten auf eine Hepatopathie hin. Gleiches gilt für GLDH, die jedoch im Ge-gensatz zu ALT an die Mitochondrien gebunden sind. Die AP ist ein membrangebundenes Enzym, das jedoch auch in anderen Organen als der Leber vorkommt. Die drei genannten Merkmale sind zwar abhängig voneinander (korreliert), der Korrelationskoeffizient erreicht aber wegen der untschiedlichen Lokalisation bei weitem nicht 1. Kombiniert man nun die drei Merkmale, so sollte sich daher die Validität erhöhen. Es gibt dabei zwei Entscheidungsregeln:

1. Das Ergebnis wird nur dann als positiv angesehen, wenn alle (im vorliegenden Beispiel: drei) Meßgrößen positiv (= erhöht) sind.
2. Das Ergebnis wird bereits als positiv angesehen, wenn nur ein Merkmal positiv ist.

Ziel der Merkmalskombination ist die Verbesserung der Validität. Man muß jedoch festlegen, welche Entscheidungsregel man bevorzugt. Die Entscheidungsregel (1) wählt man dann, wenn man beispielsweise eine Vermutungsdiagnose absichern will. Damit wird die Spezifität höher, die Sensitivität dagegen geringer. Wählt man die Entscheidungsregel (2), etwa um erste Hinweise auf das Vorliegen einer Krankheit zu erhalten, dann wird die Senstivität höher, die Spezifität dagegen geringer als wenn jeweils nur ein Test durchgeführt worden wäre.

Die Merkmalskombination hat einen bemerkenswerten Nachteil: Die Definition der Referenzbereiche als x ± 2 s-Bereich oder als 95%-Perzentil bedeutet, daß in jedem der kombinierten Merkmale 5% der Ergebnisse im krankhaften Bereich liegen werden. Damit ist die Aussicht, daß bei steigender Zahl von in die Kombination einbezogenen Merkmalen vermehrt Meßgrößen in den krankhaften Bereich geraten. Man hat errechnet, daß bei der Kombination von 12 Meßgrößen nur bei 50% gesunder Probanden sämtliche Meßgrößen innerhalb der Referenzbereiche liegen, bei der anderen Hälfte befindet sich mindestens eine Meßgröße außerhalb, würde also als »krankhaft« erkannt. Hier ist die kritische medizinische Interpretation erforderlich, um nicht unnötig »Befundkranke« zu diagnostizieren. Diese Tatsache muß insbesondere auch Gutachtern vor Gericht geläufig sein.

Effizienz

Die Effizienz eines Tests bezeichnet das Verhältnis aller richtigen Testresultate zu allen Testresultaten (Galen und Gambrino) und errechnet sich nach folgender Formel:

$$\text{Effizienz} = \frac{\text{n Richtigpositive + n Richtignegative}}{\text{n Richtigpositive + n Richtignegative + n Falschpositive + n Falschnegative}}$$

Likelihood

Um die Entscheidung sicherer zu machen, hat man die »Likelihood-Ratio« (L) erfunden. Die Frage »Krankheit liegt vor?« wird duch Likelihood-Quotienten ausgedrückt:

$$L = \frac{\text{Sensitivität}}{1\text{-Spezifität}}$$

Auch hierbei muß zunächst entschieden werden, ob bei Testkombinationen jedes Testergebnis »positiv« (d. h. also »krankhaft«) ausfallen soll, oder ob der positive Ausfall *eines* Testergebnisses ausreicht.

Prävalenz

Die Prävalenz bezeichnet die relative Anzahl der Kranken in einer Population zu einem bestimmten Zeitpunkt.

Inzidenz

Sie bezeichnet das Auftreten einer Krankheit in einer Population innerhalb einer bestimmten Zeitspanne, etwa innerhalb eines Jahres. Beispiel: Die Prävalenz der FIV-Infektion in Bayern beträgt 2,3%, d. h., es sind 2,3% der bayrischen Katzen mit dem FIV infiziert. Wenn die Population der Katzen in Bayern mit 700 000 angenommen wird und – hochgerechnet – pro Jahr 5000 neue FIV-Fälle aufträten, so läge die Inzidenz bei 0,071‰.

Literatur

1. Bush BM. Interpretation of Laboratory Results for Small Animal Clinicans. Oxford: Blackwell Sci Pub 1991.
2. Greiling H, Gressner AM. Lehrbuch der Klinischen Chemie und Pathobiochemie. 3. Aufl. Stuttgart, New York: Schattauer 1995.
3. Keller H. Klinisch-chemische Labordiagnostik für die Praxis. Stuttgart: Thieme 1986.
4. Willard MD, Tvedten H, Turnwald GH. Small Animal Clinical Diagnose by Laboratory Methods. Philadelphia: Saunders 1989.

8 Wirtschaftlichkeit und Kostenerfassung im Labor

Ulrich M. Dürr

Die Wirtschaftlichkeit eines Labors hat grundsätzlich zwei Aspekte. Die »direkte« Wirtschaftlichkeit läßt sich direkt aus den entstandenen Kosten in Relation zu den erzielten Einnahmen ablesen. Die »indirekte« Wirtschaftlichkeit, anders ausgedrückt die Einnahmen aus tierärztlichen Tätigkeiten als Folge einer mit dem Labor erzielten verbesserten Diagnostik und Therapie, läßt sich kaum erfassen. Die Auswirkungen der durch ein Labor verbesserten Qualität einer Praxis lassen sich daher schwer abschätzen.

Die Leistungen im Labor werden durch den Einsatz menschlicher Arbeitskraft sowie durch Geräte und Material erbracht. Bei betriebswirtschaftlichen Analysen ist eine genaue Kenntnis der **Kosten** notwendig. Dazu müssen die Kosten, die für das Labor anfallen, erfaßt werden. Bei einer Praxis mit integriertem Labor müssen also die Kosten für das Labor und die Kosten für die Praxis getrennt werden. Dazu wird die Erfassung aller angefallenen Kosten und ihre Gliederung erforderlich.

Es ist unproblematisch, die Kosten zu erfassen; die entsprechenden Belege müssen nur mit dem Vermerk »Labor« bezeichnet werden. Dies läßt sich in praxi einfach durchführen, indem bei Durchsicht der eingehenden Rechnungen Laborkosten entsprechend gekennzeichnet werden. Hiermit werden jedoch nur **Sachkosten** erfaßt. Die Sachkosten gehören zu den Einzelkosten. **Einzelkosten** sind diejenigen Werte, die direkt dem Labor zugerechnet werden können. Hierzu zählen auch die **Personalkosten** und die **Kapitalkosten.** Die Personalkosten errechnen sich aus dem prozentualen Anteil der im Labor verbrachten Arbeitszeit in Relation zu den gesamten Personalkosten. Die Kapitalkosten

ergeben sich aus dem prozentualen Anteil des im Labor gebundenen Kapitals am gesamten gebundenen Kapital der Praxis.

Die Erfassung der Einzelkosten ist ohne goßen Aufwand möglich, schwieriger wird die Zuordnung der **Gemeinkosten,** die auf das Labor entfallen. Nach betriebswirtschaftlichen Grundsätzen müssen mit Hilfe genauer Betriebsabrechnungsbögen geeignete Schlüssel gefunden werden, nach denen die Gemeinkosten zugeordnet werden können. Dieses Verfahren ist jedoch so zeitraubend, daß es in praxi nicht durchführbar ist. Dabei sollte auch bedacht werden, daß ein Labor so weitgehend in die Praxis integriert ist, daß sich die Auswirkungen der Labortätigkeit auf die Praxis in Form von Folgeleistung aufgrund von Laborbefunden sowieso nicht erfassen lassen.

Zusammenfassung

Für praktische Belange genügt es, die sogenannten Einzelkosten (Sachkosten, Personalkosten, Kapitalkosten) zu erfassen, die auf das Labor entfallen. Diese Kosten können dem Ertrag aus den Labortätigkeiten gegenübergestellt werden. Der Ertrag aus Laborleistungen läßt sich aus der Zahl und Art der durchgeführten Untersuchungen errechnen, die dem Laborjournal zu entnehmen sind. Die Erträge aus Folgeleistungen, die erheblichen Umfang erreichen können, bleiben dabei unberücksichtigt.

Daraus kann abgeleitet werden, daß die Wirtschaftlichkeit eines kleinen bis mittleren Praxislabors in jedem Falle gegeben ist. Es ist jedoch unerläßlich, die Laborkosten zumindest grob zu erfassen, wenn beurteilt werden soll, auf welche Größe ein Labor sinnvollerweise begrenzt werden soll.

9 Suchprogramme und Organprofile

Ulrich M. Dürr und Wilfried Kraft

> Ein **Suchprogramm** ist eine Zusammenstellung von Untersuchungen, die dazu dienen, den klinischen Untersuchungsbefund zu ergänzen, bei äußerlich Gesunden diesen Zustand zu bestätigen oder verborgene Krankheitszustände aufzudecken oder bei unklarer und ohne labordiagnostische Untersuchungen nicht einzuordnender Symptomatik einen Beitrag zur Diagnose zu leisten.

> Unter einem **Organprofil** versteht man eine sinnvolle Kombination von Untersuchungen, die geeignet ist, nach der Erhebung des klinischen Untersuchungsbefundes einen physiologischen Zustand oder eine Krankheit zu erkennen und einer Diagnose näherzubringen.

Die Labordiagnostik ist *ein* diagnostisches Hilfsmittel unter mehreren. In den meisten Fällen läßt die Labordiagnostik eine Aussage zu, *ob* ein Organ erkrankt ist oder eine Funktionsstörung besteht (z. B. metabolische Azidose, renale Urämie), nur selten, um welche spezifische Krankheit es sich handelt (z. B. Leukämie, hämolytische Anämie). Zur weiteren Diagnose sind ggf. durch weitere Untersuchungsverfahren ergänzende Informationen einzuholen (z. B. Biopsie, Allergietest). Es sei nochmals betont, daß sich die Entscheidung zu labordiagnostischen Untersuchungen und welche im einzelnen durchgeführt werden sollen, nach den klinischen Untersuchungsbefunden richtet, daß sie erst nach Erhalt dieser Befunde eingeleitet und durchgeführt werden sollten und die Ergebnisse nur unter Berücksichtigung der klinischen Untersuchungsbefunde interpretiert werden dürfen.

Suchprogramme und Organprofile bieten den Vorteil, den klinischen Untersuchungsbefund zu ergänzen und abzurunden und eine exaktere und fundiertere Diagnose stellen zu können. Der dabei erforderliche erhöhte Aufwand an Zeit und Kosten muß der *Kosten-Nutzen-Analyse* unterworfen werden.

Die hier vorgeschlagenen Suchprogramme und Organprofile sollen keine starren Richtlinien darstellen. Sie müssen vielmehr nach den gegebenen Möglichkeiten, vor allem aber in Abhängigkeit vom klinischen Untersuchungsbefund *variiert* werden. Auch werden sie in den meisten Fällen nicht sofort in ihrer Gesamtheit sondern je nach Befund *schrittweise durchgeführt*. So ist es beispielsweise unnötig, bei einer Katze mit blutigem Durchfall, Fieber, hochgradig gestörtem Allgemeinbefinden, Hämokonzentration und hochgradiger Leukopenie die Untersuchungen zur Leber oder zum Pankreas anzuschließen. Erforderlichenfalls können die Suchprogramme durch Organprofile ergänzt werden.

Suchprogramme

Allgemeinuntersuchung, Vorsorge-untersuchung, Ankaufsuntersuchung

- Hämatokrit
- Hämoglobin
- Leukozyten
- Differentialblutbild
- (Blutkörperchensenkungsreaktion)
- Harnstoff
- Kreatinin
- Blut-Glukose (Hund, Katze)
- ALT (Hund, Katze)
- AP
- AST (Katze, Pferd, Wiederkäuer)
- γ-GT (Pferd, Wiederkäuer)
- CK vor und nach Belastung (Pferd)
- Harnuntersuchung:
  - spezifisches Gewicht
  - Protein
  - Blutfarbstoff
  - (Sediment)
- parasitologische Kotuntersuchung

Speziell für das Schwein:

- CK
- Serum-Eisen

Präoperatives Suchprogramm

- Hämatokrit
- Hämoglobin
- Leukozytenzahl
- Differentialblutbild einschließlich Blutparasiten und -rickettsien
- Serum-Protein
- Blut-Glukose (Hund, Katze)
- Kreatinin
- ALT (Hund, Katze)
- AP
- AST (Katze, Pferd, Rind)
- Thrombozytenzahl
- partielle Thromboplastinzeit

Suchprogramm bei Kreislaufschock

- Hämatokrit
- (Hämoglobin)
- Leukozytenzahl
- (Differentialblutbild)
- Serum-Protein
- Kreatinin

- Harnmenge
- Blutgasanalyse
- Blut-Glukose (Hund, Katze)
- ggf. Laktat
- ggf. Ketonkörper (Urin; Hund, Katze, Rind)
- ggf. Blut-Ammoniak
- ggf. α-Amylase, Lipase (Hund)
- ggf. Kalium, Kalzium

Suchprogramm bei Dermatosen

- Leukozytenzahl
- Differentialblutbild
- direkte Eosinophilenzählung
- parasitologische Hautuntersuchung (Geschabsel)
- parasitologische Kotuntersuchung (besonders Hund)
- mykologische Hautuntersuchung
- Hautbioptat, histologische Untersuchung
- ggf. Allergietest
- weitere Untersuchungen (Leishmaniose, ANA)

Je nach klinischem Bild vervollständigen durch:

- Serum-Thyroxin, ggf. mit TSH-/TRH-Stimulationstest
- Serum-Kortisol, Dexamethason-Suppressionstest, ACTH-Stimulationstest

Suchprogramm bei Erbrechen

- Hämatokrit
- (Hämoglobin)
- Leukozytenzahl
- Differentialblutbild
- Serum-Protein
- Blutgasanalyse
- Harnstoff
- Kreatinin
- Glukose
- Natrium
- Kalium
- Chloride
- ALT (Hund, Katze)
- AST (Katze)
- AP
- α-Amylase (Hund)
- Lipase (Hund)
- okkultes Blut im Kot
- ggf. Magen-, Dünndarmbioptat, histologische Untersuchung,
- Untersuchung auf Helicobacter

◈ Suchprogramm bei Durchfall

- Hämatokrit
- Hämoglobin
- Leukozytenzahl
- Differentialblutbild
- Serum-Protein
- Blutgasanalyse
- Harnstoff
- Kreatinin
- Kalium
- Natrium
- Chloride
- ALT (Hund, Katze)
- AST (Katze, Pferd, Rind)
- AP
- γ-GT (Pferd, Rind)
- parasitologische Kotuntersuchung
- virologische Kotuntersuchung (Hund, Katze)
- Chymotrypsin (Kot; Hund, Katze)
- Muskelfasern, Fett, Stärke (Kot; Hund, Katze)
- ggf. Serum-Thyroxin

◈ Suchprogramm bei Polydipsie/Polyurie

- Hämatokrit
- Leukozytenzahl
- Serum-Protein
- Blut-Glukose
- Serum-Harnstoff
- Serum-Kreatinin
- Urin: spezifisches Gewicht; erforderlichenfalls Konzentrationsversuch (Hund, Katze)
- Urin-Protein/Kreatinin-Verhältnis (U-P/C)
- ggf. Serum-Kortisol, Dexamethason-Suppressionstest, ACTH-Stimulationstest

◈ Anämie-Suchprogramm

- Hämatokrit
- Hämoglobin
- Erythrozytenzahl
- Leukozytenzahl
- Differentialblutbild
- Retikulozytenzahl (Hund, Katze)
- MCHC, MCH, MCV
- FeLV-Antigen (Katze)
- FIV-Antikörper (Katze)
- ggf. EIA-Antikörper (Pferd)
- Serum-Eisen
- evtl. LDH
- Knochenmarkspunktion

- ggf. Babesiose, Leishmaniose, Hämobartonellose, Ehrlichiose, Hepatozoonose (insbesondere nach Auslandsaufenthalt)

◈ Hämostase-Suchprogramm

- Blutungszeit
- Thrombozytenzahl
- partielle Thromboplastinzeit
- Quick-Test
- ggf. Faktorenuntersuchung
- ggf. Thrombelastogramm

◆ Suchprogramm bei Anfallskrankheiten

- Blut-Glukose
- ggf. Harn-Ketonkörper
- Serum-Ammoniak
- ggf. Ammoniumchlorid-Belastungstest (Hund, Katze)
- Serum-Harnstoff
- Serum-Kreatinin
- Serum-Kalzium
- Blutgasanalyse
- Liquoruntersuchung

◈ Suchprogramm bei Anorexie

- Hämatokrit
- Leukozytenzahl
- Differentialblutbild
- Serum-Harnstoff
- Serum-Kreatinin
- Blut-Glukose (Hund, Katze)
- Serum-Protein
- ALT (Hund, Katze)
- AST (Katze, Pferd, Rind)
- AP
- γ-GT (Pferd, Rind)
- FeLV-Antigen (Katze)
- FIV-Antikörper (Katze)
- ggf. Magen-Bioptat: Helicobacter (Hund, Katze), Ollulanus (Katze)
- parasitologische Kotuntersuchung
- okkultes Blut im Kot
- Urinuntersuchung:
  - spezifisches Gewicht (Dichte)
  - Reaktion (pH-Wert)
  - Nitrit
  - Protein
  - Glukose (Hund, Katze)
  - Ketonkörper (Rind, Hund, Katze)
  - Blut(farbstoff)

❖ Suchprogramm bei Leistungsschwäche

- Hämatokrit
- Hämoglobin
- Leukozytenzahl
- Differentialblutbild
- Blutgasanalyse, arteriell
- Creatinkinase, vor und nach Belastung
- Laktat, vor und nach Belastung
- ALT (Hund, Katze)
- AST (Katze, Pferd)
- AP
- GLDH
- γ-GT (Pferd)
- Harnstoff
- Kreatinin
- Blut-Glukose, evtl. Serum-Insulin (Hund)

❖ Suchprogramm bei Entwicklungsstörung

- Blutbild
- Serum-Harnstoff
- Serum-Kreatinin
- ALT (Hund, Katze)
- AST (Katze, Pferd, Rind)
- AP
- Serum-Thyroxin, evtl. TSH-/TRH-Stimulationstest
- STH-Bestimmung, vor und nach Stimulation durch Clonidin oder Xylazin
- parasitologische Kotuntersuchung
- TLI
- Kot-Chymotrypsin
- Serum-Ammoniak, evtl. Ammoniumchlorid-Belastungstest

Organ- und Funktionsprofile

❖ Respirationstrakt

- Hämatokrit
- Leukozytenzahl
- Differentialblutbild
- evtl. direkte Eosinophilenzählung
- Blutgasanalyse, arteriell
- Sekretzytologie
- bakteriologische Untersuchung
- mykologische Untersuchung
- virologische Untersuchung
- parasitologische Untersuchung

❖ Digestionstrakt

- Hämatokrit
- Leukozytenzahl
- Differentialblutbild
- ggf. Retikulozyten (Anämie)
- Serum-Natrium
- Serum-Kalium
- Serum-Chloride
- Blutgasanalyse
- okkultes Blut (Kot)
- parasitologische, bakteriologische Magen-untersuchung
- parasitologische, bakteriologische Kotuntersuchung
- virologische Kotuntersuchung
- Muskelfasern, Fett, Stärke (Kot; Hund, Katze)
- Chymotrypsin (Kot; Hund, Katze)
- ggf. Pankreasprofil (bei Polyphagie, Entwicklungs-störung, Massenstühlen, Flatulenz)
- ggf. Leberprofil
- ggf. Laktosetoleranztest (Hund, Katze; Dünndarm-krankheiten mit Laktasemangel im Bürstensaum)
- ggf. D-Xylose-Toleranztest (Hund, Katze; Kohlenhy-dratmalabsorption, chronische exokrine Pankreas-insuffizienz)
- ggf. Serum-Kobalamin (Vit. B_{12}) (Hund; Dünndarm-krankheiten mit Resorptionsstörung, chronische exokrine Pankreasinsuffizienz)
- ggf. Serum-Folsäure (Hund; chronische Dünndarm-krankheiten)

❖ Leberprofil

- ALT (Hund, Katze)
- AST (Katze, Pferd, Wiederkäuer, Schwein)
- AP
- GLDH (Hund, Katze, Pferd, Wiederkäuer)
- γ-GT (Pferd, Rind)
- Serum-Bilirubin (Hund, Katze, Pferd, Wiederkäuer, Schwein)
- Serum-Ammoniak
- Serum-Gallensäuren
- ggf. Ammoniumchlorid-Belastungstest
- ggf. ICG-Test

❖ Pankreasprofil, exokrin (Hund, Katze)

- α-Amylase
- Lipase
- Chymotrypsin (Kot)
- (PABA-Test)
- TLI (trypsin-like immunoreactivity)

- Blut-Glukose
- evtl. Muskelfasern, Fett, Stärke (Kot)

Nierenprofil

- Hämatokrit
- Retikulozyten (Hund, Katze)
- Leukozyten
- Serum-Harnstoff
- Serum-Kreatinin
- Serum-Protein
- ggf. Elektropherogramm (bei Hypoproteinämie)
- Blutgasanalyse
- Serum-Natrium
- Serum-Kalium
- Serum-Kalzium
- Serum-Phosphat
- Harnanalyse:
- Harnmenge
- spezifisches Gewicht
- Protein
- ggf. Proteinanalyse
- ggf. Enzyme
- Urin-Protein/Kreatinin-Verhältnis (U-P/C)
- Urinsediment
- bakteriologische Untersuchung, Antibiogramm

Nebennierenprofil

- Serum-Kortisol
- ACTH-Stimulationstest
- Dexamethasonsuppressionstest
- Serum-Natrium
- Serum-Kalium
- Serum-Chlorid
- Blut-Glukose
- ggf. Leberenzyme (insbesondere AP, Verlaufsuntersuchung bei Therapie)

Schilddrüsenprofil

- Serum-Thyroxin, bei Hypothyreose TSH-/TRH-Stimulationstest
- evtl. Trijodthyronin
- evtl. FT_4 (bei Hypothyreose in Verbindung mit TRH-/TSH-Stimulationstest)

Pankreasprofil, endokrin (Hund, Katze)

- Blut-Glukose
- Blutgasanalyse
- Harn-Ketonkörper
- ggf. Serum-Insulin

- ggf. Kortisol, Dexamethason-Suppressionstest, ACTH-Stimulationstest (bei Verdacht auf Hyperkortisolismus als Ursache eines Diabetes mellitus)
- ACTH-Bestimmung
- evtl. Glukose-Belastungstest

Mineralstoffwechsel, Nebenschilddrüse

- Serum-Kalzium
- Serum-Phosphat
- AP

Elektrolyt-Wasser-Haushalt

- Hämatokrit
- MCV (Erythrozytenzahl erforderlich)
- Serum-Protein
- Serum-Natrium
- Serum-Kalium
- Serum-Kalzium
- Serum-Chloride
- Blutgasanalyse
- ICG-Test (Blutvolumen)

Säure-Basen-Haushalt

- Blutgasanalyse, insbesondere Blut-pH, pO_2, pCO_2, Standardbikarbonat, Basenüberschuß
- Serum-Kalium
- Serum-Natrium
- Serum-Chlorid
- Urin-pH

Quergestreifte Muskeln

- Creatinkinase (CK NAC-aktiviert), vor, 1, 12 und 24 Stunden nach Belastung
- Laktat, vor und nach Belastung
- AST vor und nach Belastung wie CK-Test
- evtl. MDH und/oder ALD vor und nach Belastung wie CK-Test
- CK/AST-Quotient

Streßempfindlichkeit (Schwein)

- MHS-Gentest
- Halothantest
- CK-Bestimmung (CK-Aktivitätsbestimmung vor und 24 Stunden nach standardisierter Belastung)

Lebensschwächesyndrom (Neugeborene)

- Blutgenanalyse
- Blutbild
- IgG-Konzentration (Fohlen, Kalb)

10 Hämatologie

Wilfried Kraft
unter Mitarbeit von Ulrich M. Dürr, Manfred Fürll, Hartwig Bostedt und Karl Heinritzi

Das **Blut** in seiner Gesamtheit hat eine ganze Reihe von *Transportaufgaben*. Durch den gesamten Organismus werden befördert:
- Wärme
- Nahrungsstoffe
- Gase (Sauerstoff, Kohlensäure)
- Stoffwechselprodukte
- Wasser
- Proteine
- Fette
- Blutzellen

Die **Zusammensetzung des Blutes** ist durch diese Vehikelfunktion einem *ständigen Wechsel* unterworfen. Dies muß man sich ständig vergegenwärtigen, wenn man Blutuntersuchungen durchführt, die mit der Photographie vergleichbar sind und gewissermaßen starre »Momentaufnahmen« eines sich ständig in Bewegung und Veränderung befindenden Vorgangs sind. Durch seinen Gehalt an verschiedenen Substanzen übt das Blut auf zahlreiche Organe und Gewebe, schließlich auf seine eigenen Gefäße, Einflüsse aus.

Die **Gesamtblutmenge** beträgt beim erwachsenen Haussäugetier etwa 6 bis 8% der Gesamtkörpermasse. Es setzt sich aus folgenden Bestandteilen zusammen:
- zellige Bestandteile
  - rote Blutzellen
  - weiße Blutzellen
  - Blutplättchen
- Plasma
  - Wasser
  - Proteine
    - ◇ Albumine   ◇ Fibrinogen
    - ◇ Globuline   ◇ Aminosäuren
  - anorganische Salze
    - ◇ Natrium   ◇ Chloride
    - ◇ Kalium   ◇ Jodid
    - ◇ Kalzium   ◇ Bikarbonat
    - ◇ Magnesium   ◇ Phosphate
    - ◇ Eisen   ◇ Sulfate
  - Transportstoffe
    - ◇ Kohlenhydrate   ◇ Kreatinin
    - ◇ Fette   ◇ Kreatin
    - ◇ Cholesterin   ◇ Indikan
    - ◇ Harnstoff   ◇ andere
  - Hormone, Enzyme, Antikörper

Bei den einzelnen Haustierarten sind sowohl das Verhältnis korpuskulärer Bestandteile zu Wasser und den darin gelösten Bestandteilen (zu messen am Hämatokrit) als auch die Bestandteile der Kompartimente in vielen Fällen außerordentlich großen spezies-, zum Teil sogar rassespezifischen Unterschieden unterworfen. Es ist daher nicht möglich, bei den einzelnen Parametern für alle Arten und Rassen gleichermaßen gültige Referenzbereiche anzugeben.

Während die speziesspezifischen Unterschiede seit langem bekannt sind, wendet man sich seit neuester Zeit auch den **rassespezifischen Unterschieden** zu. Ihre Kenntnis ist daher noch relativ gering, aber von nicht zu unterschätzender Bedeutung für die Beurteilung des aktuellen Blutwertes eines Patienten. Beispielsweise ist ein Hämatokritwert von 58% beim Neufundländer schon als Hämokonzentration, beim Dackel oder den Windhunden aber noch als unauffällig einzustufen. Ähnliches, sogar in noch krasserem Maße, gilt beim Vergleich des Vollblutpferdes mit dem Kleinpferd. Man wird daher in Zukunft noch intensiver auf Rasseeigentümlichkeiten auch in der Beurteilung von Laborparametern achten müssen.

Entwicklung der Blutzellen

Die fetale Erythropoese beginnt mit einem megaloblastisch-megalozytären Stadium, in dem zunächst sehr große und großenteils kernhaltige Zellen der megalozytären Reihe gebildet werden. Dieses erste Stadium der Erythropoese wird schon im ersten Viertel des Fetalstadiums durch die später normozytäre Reihe abgelöst (Kraft, 1964). Das endgültige Stadium der erythrozytären Entwicklung wird erst nach der Geburt und mit dem Erwachsenwerden erreicht; bis dahin wird noch eine geringere Erythrozytenzahl als beim Erwachsenen mit deutlichen Zeichen der Regeneration festgestellt.

Man nimmt an, daß sich alle Blutzellen aus einer totipotenten Stammzelle entwickeln (Abb. 10.1). Aus ihr entstehen pluripotente Vorläuferzellen, die in myeloische und lymphatische Vorläuferzellen unterteilt werden. Während sich aus den myeloischen pluripotenten Vorläuferzellen die erythrozytäre, neutrophile und eosinophile, die monozytäre und thrombozytäre

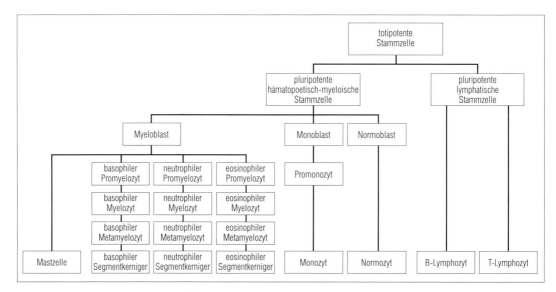

Abb. 10.1: Abstammung der Blutzellen von der totipotenten Stammzelle

und vermutlich auch die basophile und Mastzellreihe ableiten lassen, entstehen aus der lymphatischen und pluripotenten Vorläuferzelle die lymphozytären Zellen (T-Zellen, B-Zellen und Plasmazellen).

Im Blut sind normalerweise nur die Endstadien der Zellen anzutreffen. Ihre Lebensdauer reicht von Monaten (Erythrozyten; erhebliche speziesspezifische Unterschiede) bis zu Minuten. Die Zellen des weißen Systems wandern darüber hinaus ins Gewebe aus und erfüllen dort spezifische Aufgaben (s. Tab. 10.1, S. 68, und Abb. 10.1A, S. 57).

Rotes Blutbild

Die **Erythrozyten** sind hauptsächlich für den Transport des Sauerstoffs verantwortlich, der an das Hämoglobin locker gebunden ist. Der Transport ist nur dann möglich, wenn die Erythrozyten intakt sind und das Hämoglobin in den Erythrozyten gebunden ist. Nach Hämolyse freigesetztes Hämoglobin ist für den Sauerstofftransport im wesentlichen ungeeignet.

Die **mittlere Überlebenszeit** der **Erythrozyten** weist erhebliche tierartliche Unterschiede auf. Sie beträgt
– beim Hund 120 Tage
– bei der Katze 70 Tage
– beim Pferd 140 bis 150 Tage
– beim Rind 160 Tage
– beim Schwein 62 Tage

Wesentlich abgekürzt ist sie bei Blutkrankheiten, insbesondere bei hämolytischen Anämien. Bei **neugeborenen** Hunden und Katzen ist die Zahl der Erythrozyten und damit auch die Hämoglobinkonzentration wesentlich geringer als bei Erwachsenen; sie beträgt etwa die Hälfte der Zahl bei Erwachsenen. Im ersten Lebenshalbjahr kommt es zu einem langsamen Angleichen an die Werte der adulten Tiere. Entsprechend der verstärkten Erythropoese liegen die Retikulozyten in den ersten Lebenswochen deutlich höher als bei Ausgewachsenen. Diese Verhältnisse müssen berücksichtigt werden, damit **Fehlinterpretationen** von Werten junger Individuen vermieden werden:
– So sind »normale« Erwachsenen-Erythrozyten- und Hämoglobinwerte in den ersten Lebenswochen bereits als erhebliche Hämokonzentration zu bewerten und entsprechend zu behandeln.
– Umgekehrt sind »anämische« Werte mit Vermehrung der Retikulozyten bei Welpen durchaus als »normal« zu bewerten.

Die **Erythrozyten bestehen aus:**
– dem Stützgerüst oder Stroma
– dem Blutfarbstoff oder Hämoglobin

Hämoglobin setzt sich zusammen aus den Komponenten:
– Häm, dem eigentlichen Farbstoff mit zweiwertigem Eisen (Ferro-Form)
– Globin, einem Protein mit zweimal zwei identischen Peptidketten

Das *Blut-Eisen* umfaßt etwa drei Viertel des **Eisenbestandes des Körpers.** Der Rest ist als Speichereisen in Form von *Hämosiderin* und *Ferritin* hauptsächlich im Knochenmark, weniger in der Milz verteilt; ein geringerer Teil ist im *Transferrin*, dem Transportglobulin des Eisens, und im *Myoglobin*, dem Muskelfarbstoff, enthalten. Daneben enthalten einige *Enzyme* geringe Eisenmengen.

Eisen ist ein in der Nahrung nur beschränkt enthaltenes Metall. Der Organismus geht daher sehr sparsam mit ihm um. Das bei der normalen Zellmauserung der Erythrozyten freiwerdende Eisen wird wieder der Hämoglobinsynthese zugeführt. Mit der Nahrung aufgenommenes Eisen wird unter dem Einfluß der Magensalzsäure ionisiert, im Darm resorbiert und an Transferrin gebunden ins Blut abgegeben. In Form des Ferritins wird es in Knochenmark, Leber und Milz gespeichert.

Der Säugling nimmt mit der Muttermilch nur relativ wenig Eisen auf. Andererseits findet in diesem Lebensalter eine stärkere Synthese von Hämoglobin statt. Die Folge ist eine **hypochrome Anämie,** die gerade bei den landwirtschaftlichen Nutztieren, vor allem beim Schwein, beträchtliche Auswirkungen entfalten kann. Anämische Individuen entwickeln sich schlecht, sind blaß, kümmern, frieren und leiden vermehrt unter Infektions- und Jungtierkrankheiten.

Anämie

Unter **Anämie** versteht man die Verminderung der Zahl und/oder der Masse der Erythrozyten, des Hämoglobingehaltes in seiner Gesamtheit oder der einzelnen Erythrozyten oder der Sauerstofftransportkapazität der Erythrozyten.

Die **Einteilung** der Anämien kann erfolgen nach:
- ätiologischen Gesichtspunkten
- morphologischen Gesichtspunkten
- reaktiven Gesichtspunkten

Allen diesen Einteilungen haftet etwas Künstliches und Schematisches, »Schubladenhaftes« an, da eine Reihe von Unschärfen und Übergangsformen berücksichtigt werden muß. Wir ziehen die **ätiologische Einteilung** vor, da sie medizinischen und therapeutischen Erfordernissen am nächsten kommt, nicht zuletzt auch aus didaktischen Gründen, obgleich die morphologische und die reaktive Sichtweise vom rein labordiagnostischen Gesichtspunkt größere Vorteile ergeben.

Unter **hypochromer Anämie** versteht man danach die verminderte Beladung des Einzelerythrozyten mit Hämoglobin.

Bei der **normochromen Anämie** sind dagegen die Erythrozyten normal mit Hämoglobin versorgt, die Zellzahl ist jedoch vermindert.

Bei der **hyperchromen Anämie** sind die Erythrozyten vergrößert (Makrozyten) und daher mit einer großen Menge Blutfarbstoff versehen; ihre Zahl ist jedoch vermindert.

Die **hypoplastische** oder **aplastische Anämie** ist durch eine verminderte Anzahl der Erythrozyten gekennzeichnet.

Bei der **hämolytischen Anämie** überwiegt der Abbau die Proliferation.

Diagnostisches Vorgehen bei Anämie

- Ist die Anämie akut oder chronisch (Vorbericht, klinische Untersuchung)?
- Ist die Anämie lebensbedrohend (klinische Untersuchung: hypovolämischer Schock, Hypoxie)?
- Ist die Anämie regenerativ oder aregenerativ?
  Retikulozytenzahl (Hund, Katze, Rind)
  Normochromasie, Hyperchromasie, Hypochromasie, Polychromasie
  Normoblasten
  Poikilozytose, Anisozytose
  Schistozyten
- Zugrundeliegende Primärkrankheit?
- Knochenmarksreaktion, Knochenmarkskrankheit (Biopsie)?

Einteilung der Anämien nach ihrer Ätiologie und Pathogenese

1. Blutungsanämien
- Akute Blutungsanämie (Kreislaufinsuffizienz; Blutung)
  Laborbefund:
  Hämatokrit, Erythrozytenzahl, Hämoglobin zu Beginn unverändert,
  MCHC, MCH, HbE, MCV unverändert
  ab dem zweiten Tag regenerative hypochrome Anämie
  evtl. Hämostasestörung/Thrombozytopenie, -pathie
  Vorkommen:
  Blutungen in Körperhöhlen, Gewebe oder nach außen, Traumen, »Epistaxis« der Rennpferde
- Chronische Blutungsanämie
  Laborbefund:
  Hämatokrit, Erythrozytenzahl, Hämoglobin vermindert,
  MCHC, MCH, HbE, MCV unverändert
  regenerative Anämie, später hypochrome Anämie
  (dann Absinken von MCHC, MCH, evtl. Anstieg von MCV)

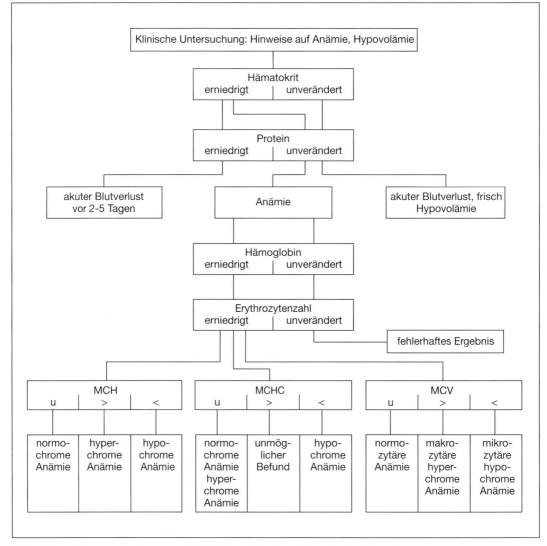

Abb. 10.2: Diagnostisches Prozedere bei klinischem Hinweis auf Anämie oder Hypovolämie

Vorkommen:
Endo-, Ektoparasitosen
chronische Sickerblutungen (besonders Magen-Darm-Trakt, Harnapparat, selten Respirationstrakt)

2. Regenerative Anämien
● Normochrome normozytäre Anämie
Laborbefund:
Hämatokrit, Erythrozytenzahl, Hämoglobin vermindert,
MCHC, MCH, HbE, MCV unverändert
Vorkommen:
hypoproliferativ:
– chronische Niereninsuffizienz (Erythropoetinmangel)
– Hypothyreose

– (Proteinmangel?)
– Allgemeinkrankheiten (Tumorose, Entzündung)
– toxisch (Östrogen, Chloramphenicol, Phenylbutazon, Zytostatika)
hypoplastisch, aplastisch:
– Knochenmarkshypoplasie: idiopathische aplastische Anämie
– immunogene aplastische Anämie (Knochenmarksaplasie, Panmyelophthise = Panzytopenie = aplastisches Syndrom)
● Normochrome makrozytäre Anämie
Laborbefund:
Hämatokrit, Erythrozytenzahl, Hämoglobin vermindert,
MCHC unverändert, MCH, MCV erhöht

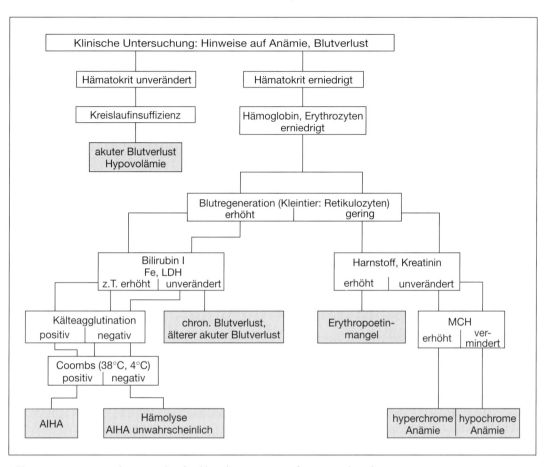

Abb. 10.3: Diagnostisches Prozedere bei klinischem Hinweis auf Anämie, Blutverlust

Vitamin-B$_{12}$-Mangel (makrozytär-normochrom)
Folsäuremangel (makrozytär-normochrom)
● Hypochrome mikrozytäre Anämie
Laborbefund:
Hämatokrit, Erythrozytenzahl, Hämoglobin vermindert,
MCHC, MCV, MCH vermindert
Vorkommen:
– Eisenmangelanämie

3. Hämolytische Anämien
Laborbefund:
Hämatokrit, Erythrozytenzahl, Hämoglobin vermindert,
regenerative Zeichen: Retikulozyten (Hund, Katze,
Rind), Polychromasie, Makrozytose, Sphärozyten
z. T. Wärme- oder Kälteregeneration
Coombs-Test z. T. positiv (IgG, IgM, C$_3$)
Hyperbilirubinämie (hauptsächlich primäres Bilirubin)
Vorkommen:
– primäre autoimmunhämolytische Anämien (AIHA)
  einschließlich Lupus erythematodes (selten)

– sekundäre   autoimmunhämolytische   Anämien
  Viren, Bakterien (Nachweis im Blut)
– parasitäre Anämien. Zusätzlicher Laborbefund:
  Parasiten im Ausstrich (Babesia, Hämobartonella)
  Antikörpernachweis

4. Toxische Anämien
Laborbefund:
Hämatokrit, Erythrozytenzahl, Hämoglobin vermindert,
MCHC, MCV, MCH vermindert
Heinz-Innenkörper, zum Teil regenerative Symptome
Vorkommen:
Oxidanzien (Chlorate, Methylenblau, Phenacetin,
Azetaminophen, Benzocain, Phenole, Propylthiouracil, Zwiebeln)

Die Abbildungen 10.2 und 10.3 zeigen das diagnostische Prozedere bei klinischen Hinweisen auf eine Anämie.

Polyglobulien

Man unterscheidet absolute von relativen Polyglobulien (griech. *pol'ys* = viel; lat. *globulus* = Kügelchen).

> Der **absoluten Polyglobulie** liegt eine Vermehrung der Erythrozyten zugrunde.
> Die **relative Polyglobulie** beruht auf einer Verminderung des Plasmavolumens.

Wie Abbildung 10.4 zu entnehmen ist, läßt sich die Pseudopolyglobulie (relative Polyglobulie) leicht durch die klinische Untersuchung (Dehydratation) in Verbindung mit dem Vorbericht (Volumenverlust) erkennen. Labordiagnostisch werden Erhöhungen von Hämoglobin, Hämatokritwert, Erythrozytenzahl sowie Plasma-(Serum-)Protein gefunden unter der Voraussetzung, daß nicht gleichzeitig eine Anämie und/oder Hypoproteinämie vorliegen.

Absolute Polyglobulien (Erythrozytosen) werden entweder durch Hypoxien oder durch aus anderem Grund vermehrte Sekretion von Erythropoetin ausgelöst. Ursächlich kommen bei Hypoxien – neben dem bei Haustieren seltenen längeren Aufenthalt in großen Höhen – hauptsächlich Lungen- und Herzkrankheiten in Frage. Dabei ist Erythropoetin vermehrt, der arterielle Sauerstoffpartialdruck vermindert. Ein unveränderter pO_2-Druck bei erhöhtem Erythropoetin kommt bei bestimmten Nierenkrankheiten vor (vermehrte Erythropoetinsekretion): Nierenkarzinome, -lymphome, -fibrosarkome, selten Zysten, Pyelitis. Unveränderter pO_2-Druck bei nichterhöhtem Erythropoetin wird bei der seltenen Polycythaemia vera angetroffen.

Untersuchung des roten Blutbildes

Eine ganze Reihe von Parametern kann Auskunft über das rote Blutbild geben. Am einfachsten zu bestimmen ist der **Hämatokritwert**, der den prozentualen Anteil der korpuskulären Bestandteile, in diesem Falle der Erythrozyten, im Blut angibt. Dabei ist zu beachten, daß der Hämatokritwert, wie die meisten Blutmeßgrößen, einen *Relativwert* darstellt. Da die Gesamtmenge des Blutes – zumindest in Routineuntersuchungen – unbekannt bleibt und aufgrund klinischer Untersuchungsbefunde nur grob geschätzt werden kann, gibt der Hämatokritwert niemals eine absolute Meßgröße wieder, sondern nur das *Verhältnis Blutkörperchen zu Plasma*. Der Hämatokrit ist also unverändert bei gesunden Individuen, aber auch bei Vermehrung des Gesamtblutes, also gleichzeitiger Vermehrung des Plasmas und der Blutkörperchen; auf der anderen Seite bleibt er auch unverändert, wenn Blut in seiner Gesamtheit, also etwa bei akuten Blutungen, verlorengeht, d. h. gleiche Mengen Plasma und Blutkörperchen entweichen.

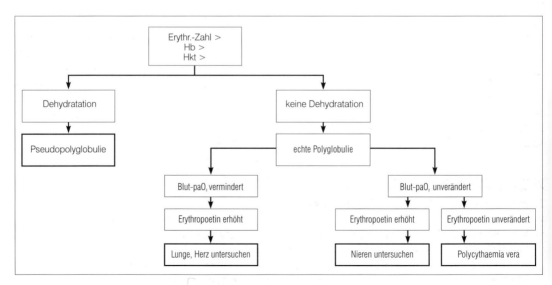

Abb. 10.4: Differentialdiagnose der Polyglobulien

Es ist daher ein – allerdings weit verbreiteter – Irrtum, wenn angenommen wird, man könne anhand der Hämatokrit-, Hämoglobin- oder Erythrozytenzahlbestimmung auf das Ausmaß einer frischen Blutung schließen.

Hämatokrit

Der **Hämatokritwert** (Hkt) gibt den prozentualen Anteil der Erythrozytenmasse am Gesamtblut wieder.

Zwischen den zentrifugierten Erythrozyten befindet sich noch ein Plasmarest. Dieses Plasmavolumen ist bei Verwendung der hochtourigen modernen Mikrohämatokritzentrifugen sehr gering und sehr konstant und wird bei Angabe des Hämatokritwerts vernachlässigt.

Der Hämatokritwert hängt ab von:
– Zahl und Volumen der Erythrozyten
– dem Plasmavolumen

Die Hämatokritbestimmung mit den modernen Mikromethoden ergibt wesentlich besser reproduzierbare Ergebnisse als die Bestimmung der Erythrozytenzahl in der Zählkammer und ist weniger zeit- und arbeitsaufwendig.

Die Erythrozytenzählung kann aber dann nicht unterlassen werden, wenn die Hämoglobinkonzentration des Einzelerythrozyten oder das mittlere Erythrozytenvolumen bestimmt werden sollen.

Material

EDTA-Blut, Heparinblut
Geeignet sind nur feste Antikoagulanzien.

Prinzip

Zentrifugation in (Mikro-)Hämatokritröhrchen und Ablesen des prozentualen (relativen) Anteils der korpuskulären, insbesondere erythrozytären Anteile am Gesamtblut.

Technik

Es kann nur noch die **Mikrohämatokritmethode** empfohlen werden:
➡ Vor Weiterverarbeitung Blut durch vorsichtiges (!) Schwenken sorgfältig mischen; dies ist besonders bei Pferde-, aber auch bei Katzen-, Hunde- und Schweineblut und bei allem schnellsenkenden Blut Kranker zu berücksichtigen.

➡ Hkt-Kapillare schräg halten, ein Ende in die Probe tauchen und das ungerinnbar gemachte Blut mittels Kapillarkraft zu $^3/_4$ bis $^4/_5$ in der Kapillare hochsteigen lassen.
➡ Ein Ende der Kapillare mit Spezialkitt verschließen und die Kapillare mit dem verschlossenen Ende nach außen in die Zentrifuge einsetzen.
➡ 6–8 Minuten zentrifugieren.
➡ Danach Kapillare in das einfache Auswertegerät legen und den Hämatokritwert ablesen. Die Angabe erfolgt in Prozent (Blutsäule gegenüber der Gesamtsäule).

Referenzbereiche

	%	l/l
Hund	44–52[1]	0,44–0,52
Katze	30–44	0,30–0,44
Pferd	30–50[2]	0,30–0,50
Rind	28–38	0,28–0,38
Schaf	30–38	0,30–0,38
Ziege	28–40	0,28–0,40
Schwein	33–45	0,33–0,45

[1] Trainierte Hunde, insbesondere Windhunde, zeigen wesentlich höhere Werte.
[2] Vollblut 35–50 % (0,35–0,50 l/l)
Warmblut 33–45 % (0,33–0,45 l/l)
Kaltblut 32–44 % (0,32–0,44 l/l)
Pony 30–40 % (0,32–0,44 l/l)

Umrechnungsfaktoren:
➡ SI-Einheit: × 0,01 (l/l)
➡ konventionelle Einheit: × 100 (%)

Bewertung

Bei der Bewertung muß immer berücksichtigt werden, daß der Ausgangswert, d. h. der letzte Wert vor der aktuellen Erkrankung, in der Regel unbekannt ist. Wenn beispielsweise bereits vorher eine Anämie vorlag und nun eine Hämokonzentration eingetreten ist, so »normalisiert« sich der Hämatokritwert nun scheinbar.

> = **Polyglobulie:**

1. absolute Polyglobulie:
● Hypoxie
  – physiologisch:
    ◇ Training
    ◇ Aufenthalt in großen Höhen
  – pathologisch:
    ◇ chronische Pneumopathien
    ◇ chronische Herzinsuffizienz
● Polycythaemia vera
● Hyper(pseudo)erythropoetinämie (Nierentumoren)

2. *relative Polyglobulie (Pseudopolyglobulie):*
- Dehydratation (Exsikkose)
- Kreislaufschock

< = Anämie:

1. *absolute Erythrozytopenie:*
- aplastische oder hypoplastische Anämie
- hämolytische Anämie
- chronische Blutungsanämie
- einige Tage nach akutem Blutverlust

2. *relative Erythrozytopenie, Hydrämie:*
- Vermehrung des Blutplasmas

Erythrozytenzahl

Material

- EDTA-, Zitrat-, Heparinblut
  Bei Verwendung von Gerinnungshemmern in Pulverform erübrigen sich Umrechnungen. Die Blutprobe muß vor jeder Entnahme vorsichtig gemischt werden. Verfälschungen der Ergebnisse entstehen durch Hämolyse (siehe hierzu Kap. 5).
- Nativblut (sofort weiterverarbeiten)

Prinzip

Die Blutzellzählungen werden heute soweit wie möglich automatisch durchgeführt. **Automatisierte Blutzellzählgeräte** weisen eine sehr gute Präzision und eine enorme Analysengeschwindigkeit auf. In human- und tiermedizinischen Großlabors werden sie deshalb routinemäßig eingesetzt. Die Anschaffungskosten der meisten dieser Geräte liegen allerdings in einer Größenordnung, die solch ein Gerät für ein tierärztliches Praxislabor unrentabel machen. Der Tierarzt wird mit diesem Analysensystem jedoch konfrontiert, wenn er Blutproben einem Großlabor zur Untersuchung einsendet. Er sollte sich deshalb einiger Besonderheiten der automatisierten Zellzählung bewußt sein.

Im folgenden soll auf die einzelnen Methoden eingegangen werden. Dabei wird hauptsächlich auf die Untersuchungen und Ausführungen von Eder und Fritsche (1986) zurückgegriffen. Die Meßprinzipien sind sehr unterschiedlich und für die Routineuntersuchung in der tierärztlichen Praxis verschieden gut geeignet. Abbildung 10.5 gibt einen Überblick über die verschiedenen Methoden.

Durchflußverfahren

Bei diesem Untersuchungsverfahren wird eine Blutverdünnung durch den Transducer oder Meßwandler geschickt. Beim Durchtritt jeder Zelle wird ein Signal induziert und einer Signalverarbeitungseinheit zugeführt. Die Geräte arbeiten nach einem von drei Prinzipien:

Konduktometrisches Prinzip

(Impedanz- oder Widerstandsmethode, als Coulter-Prinzip bekannt; Abb. 10.6)
Blut wird stark verdünnt und durch eine kleine Meßöffnung gesaugt. In den Flüssigkeitsräumen beiderseits der Öffnung befindet sich je eine Elektrode. Bei jedem Durchtritt einer Zelle (aber auch eines Schmutzpartikels oder eines Mikrokoagulums) durch die Öffnung ändert sich kurzfristig der Widerstand oder die Impedanz und damit die Stromstärke. Die Stärke des Signals ist proportional dem Partikelvolumen. Es kann sowohl die **Zellzahl** als auch die **Größenverteilung der Zellen** er-

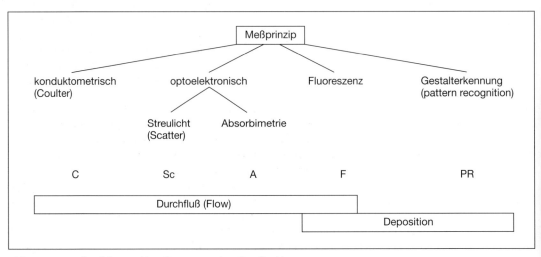

Abb. 10.5: Meßverfahren und Meßprinzipien der Blutzellzählung

mittelt werden. Manche Counter drucken die Größenverteilung der Zellen graphisch als sogenannte **Histogramme** aus (Abb. 10.7a).

Bei der **Leukozytenzählung** werden die Erythrozyten hämolysiert. Das Hämolysemittel schädigt auch die Leukozytenmembran, und die Leukozyten schrumpfen je nach System fast bis auf ihre Kerngröße. Sie lassen sich anschließend infolge ihres spezifischen Schrumpffungsverhaltens über ihre Restgröße differenzieren. Diese Analysensysteme sind auf den Menschen zugeschnitten. Die Leukozyten unserer Haustiere verhalten sich anders und lassen sich nicht allein anhand ihrer Größe nach der Hämolyse differenzieren.

Die **Leukozyten-** und die **Thrombozytenzählung** in Blutproben der *Katze* bereiten oftmals Probleme. Die Ursache dafür ist die Neigung der felinen Thrombozyten zur *Agglomeration.* Die Thrombozytenagglomerate werden dann als Partikel von Leukozytengröße wie Leukozyten gezählt. Im **Leukogramm,** der graphischen Darstellung der Größenverteilung der Leukozyten, ist unschwer zu erkennen, daß Partikel unterschiedlicher Größe mit in die Leukozytenpopulation hineinreichen (Abb. 10.7b). Die Formveränderung der Graphik macht deutlich, daß der Meßwert nicht der wahren Leukozytenzahl entspricht.
Ebenso sind links der Erythrozytenkurve die Thrombozyten nicht scharf von den Erythrozyten abgegrenzt (Abb. 10.7b). In ähnlicher Weise setzen sich oftmals die großvolumigen Thrombozyten der Katze in der größenmäßigen Auftrennung nur schlecht von den recht kleinen Erythrozyten ab. Bei einer Zellzählung werden dann Zellen der einen Population bei der anderen mitgezählt und umgekehrt. Der **Schwellenwert** zur Trennung der Thrombozyten und Erythrozyten kann von Katze zu Katze und in weit stärkerem Maße von Tierart zu Tierart variieren.
Counter, die mit einem *festen Schwellenwert* arbeiten, müssen speziesspezifisch über eine Änderung der Kapillarspannung umgestellt werden. Counter mit *variablem Schwellenwert* ermitteln die Talsohle zwischen den Verteilungskurven zweier Populationen und legen den Schwellenwert individuell an diese Stelle. Diese Geräte brauchen nicht auf eine Tierart adaptiert zu werden und können in der Serie Blutproben verschiedener Spezies verarbeiten. Kernhaltige Erythrozyten, Normoblasten, werden als Leukozyten mitgezählt. Über den Anteil der Normoblasten an der Probe gibt nur das Differentialblutbild Aufschluß.

Hämatokritwerte werden von Countern nicht direkt gemessen, sondern über die Impulszahl und die Impulshöhe errechnet. Dazu wird eine einmalige *Kalibrie-*

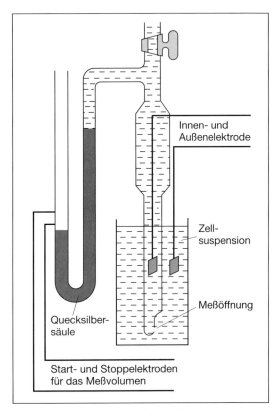

Abb. 10.6: Konduktometrisches (Coulter-)Meßprinzip (aus Müller und Nink 1981)

rung mittels einer Mikrohämatokritzentrifuge vorgenommen. Die ermittelten Hämatokritwerte stimmen mit den Werten der Mikrohämatokritzentrifuge überein, solange es sich um Blut der Spezies handelt, mit der kalibriert wurde. Die Kalibrierung ist aufgrund der Größenunterschiede der Erythrozyten und der in unterschiedlichem Maße zwischen diesen eingeschlossenen Plasmamenge tierartspezifisch. Referenzmethode ist und bleibt die Mikrohämatokritmethode.

Zusätzlich zu den Wintrobe-Indizes hat ein neuer Parameter, der **RDW (Red Cell Distribution Width)** in der Hämatologie an Bedeutung gewonnen. Bei einer *regenerativen Anämie* werden vermehrt Makrozyten im Blut gefunden. Diese *Makrozyten* mit ihrem relativ größeren Volumen zeigen sich im Erythrogramm in einer Stufung des rechten Schenkels der Erythrozytenpopulation. Das Auftreten von Makrozyten ist demzufolge frühzeitiger an einer Verbreiterung des Erythrogramms (RDW) zu erkennen (Abb. 10.7c) als an der Zunahme des MCV (Mean Cell Volume).

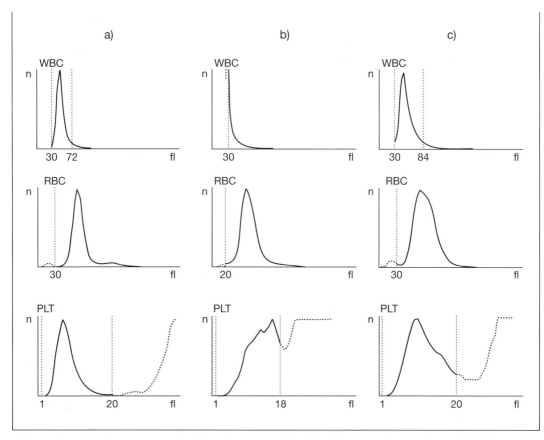

Abb. 10.7a: Normales Histogramm der Blutprobe eines Hundes.
WBC (White Blood Cells) = Leukozyten; RBC (Red Blood Cells) = Erythrozyten; PLT (Platelets) = Thrombozyten

Abb 10.7b: Thrombozytenagglomerate fließen von links sowohl in die Leukozyten- (WBC) als auch in die Erythrozytenkurve (RBC) mit ein. Das Auftreten von Thrombozytenagglomeraten ist an der mehrgipfligen, nach rechts zu den Erythrozyten kaum abgesetzten Thrombozytenkurve (PLT) zu erkennen.

Abb. 10.7c: Verbreiterung der Erythrozytenkurve (RBC) bei einer regenerativen Anämie infolge einer Makrozytose

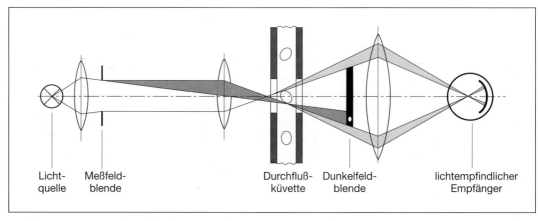

Abb. 10.8: Optoelektronisches Meßprinzip (nach Müller und Nink 1981)

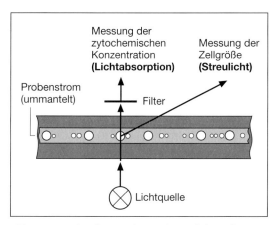

Abb. 10.9: Absorbimetrisches und Streulicht-Meßprinzip (Technicon H 6000)

findlichen Empfänger (Photomultiplier) gemessen wird (Streulichtmessung). Oder es wird die durch jede Zelle verursachte Lichtabschwächung gemessen (absorbimetrisches Meßverfahren). Abbildung 10.9 zeigt das Prinzip schematisch.

Fluoreszenzmessung (Fluorometrie)

Die Zellen werden mit Fluoreszenzfarbstoff fluorochromiert, so daß kurzwelliges in längerwelliges Licht verwandelt und über einen Multiplier gemessen werden kann.

Depositionsverfahren

Die Geräte vermögen die Leukozyten zu differenzieren, nicht jedoch zu zählen. Sie geben also die relative Zahl der einzelnen Leukozytenarten wieder. Die Erfahrungen in der tierärztlichen Routinediagnostik sind noch gering, nicht zuletzt wegen des erheblichen Preises der Geräte.

Zentrifugales Hämatologiesystem (QBC-System)

Das System verfährt nach dem Zentrifugenprinzip, wobei die einzelnen Zellarten eine unterschiedliche Dichte aufweisen und daher verschieden rasch absinken. Zur Differenzierung der Leukozyten muß die Speckschicht (buffy coat) durch einen Kunststoffschwimmer auseinandergezogen werden (Abb. 10.10). Durch Fluorochromierung werden die einzelnen Zellarten erkannt und differenziert. Folgende Meßgrößen können bestimmt werden:

Auch bei den Thrombozyten können der **MPV (Mean Platelet Volume)** und der **PDW (Platelet Distribution Width)** ermittelt werden. Diese Parameter korrelieren mit der Aktivität der Thrombozyten.

Optoelektronisches Meßprinzip

Beim optoelektronischen Meßprinzip (Abb. 10.8) wird eine Zellsuspension durch eine Durchflußküvette geschickt, die seitlich durch einen Licht- oder Laserstrahl beleuchtet wird. Beim Auftreffen des Strahls auf einen Partikel entsteht Streulicht, das mit einem lichtemp-

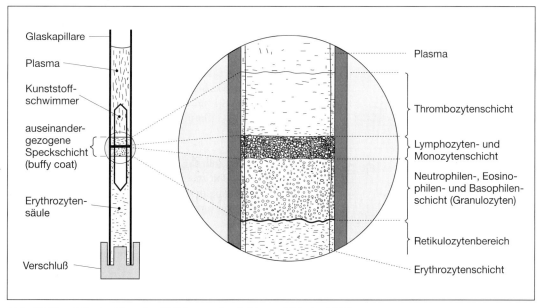

Abb. 10.10: Mikrokapillare des QBC-Systems (nach Eder und Fritsche 1986)

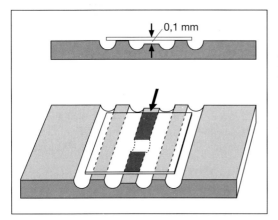

Abb. 10.11: Zählkammer von oben und von der Seite. Schraffierte Fläche mit Blutverdünnung gefüllt

- Hämatokrit
- Gesamtleukozytenzahl
- Granulozyten (gesamt)
- Lymphozytenzahl
- Thrombozytenzahl

Zur Differenzierung der Granulozyten sowie zur Beurteilung der Normozyten ist ein Blutausstrich unumgänglich. Die Apparatur wurde an Pferd, Hund und Katze geprüft. Sie ergibt sehr gute bis ausreichende Korrelationen zu den Referenzmethoden.

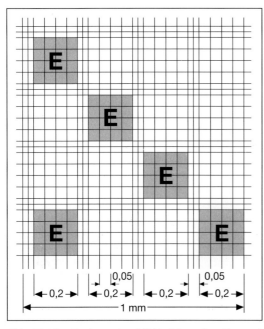

Abb. 10.12: *Erythrozytenzählfeld* (Mitte der Kammer) der älteren Neubauer-Zählkammer. Die fünf mit E bezeichneten Gruppenquadrate werden zur Erythrozytenzählung herangezogen.

Zählkammerverfahren

Es stellt noch immer das billigste, am häufigsten angewandte, zeitaufwendigste und – abgesehen von tierartlichen Schwierigkeiten bei den verschiedenen automatischen Methoden – fehleranfälligste Verfahren dar.

Eine Reihe zum Teil sehr unterschiedlicher Zählkammern ist im Gebrauch. Absolut wichtig für die Erzielung reproduzierbarer Ergebnisse ist daher die genaue Kenntnis über die jeweils verwendete Zählkammer, ihre Grundeinheiten und Grenzlinien. Ebenso ist sorgfältiges Arbeiten mit den Spezialpipetten erforderlich.

Das **Prinzip** der verschiedenen Zählkammern ist gleich: Sie bestehen aus einer dicken Glasplatte, die in der Mitte durch in der Regel vier eingeschliffene Rillen unterteilt ist (Abb. 10.11). So entstehen drei Felder, deren mittleres durch eine Querrille zweigeteilt ist. Die dadurch entstehenden zwei Felder sind $1/10$ mm niedriger als das übrige Kammerniveau. In diese Felder sind die Zählfelder kreuzförmig eingraviert (s. Abb. 10.25). Durch Auflegen des Schliffdeckglases auf die Zählkammer entsteht also über den Zählfeldern ein Hohlraum von $1/10$ mm Höhe. In der Mitte des Zählfeldes, dem Schnittpunkt des Kreuzes, befindet sich das *Erythrozytenzählfeld*. Es ist bei den unterschiedlichen Kammern teilweise anders gestaltet. Grundeinheit ist das Gruppenquadrat mit 0,2 mm Seitenlänge oder 0,04 mm² Fläche, das 16 Kleinstquadrate mit 0,05 mm Seitenlänge oder 0,0025 mm² Fläche enthält. Zur Zählung der Erythrozyten werden fünf Gruppenquadrate mit insgesamt 80 Kleinstquadraten ausgezählt (Abb. 10.11, 10.12). Bei einer Höhe von 0,1 mm entspricht dies einem Rauminhalt von $5 \times 0,004$ mm³ = 0,02 mm³.

Die *Erythrozytenmischpipette*, kenntlich an dem größeren Mischkolben mit rotem Innenkörper, wird normalerweise bis zur Marke 0,5 mit Blut und bis zur Marke 101 mit Verdünnungslösung (Hayem-Lösung) beschickt. Dies entspricht einer Verdünnung von 1:200.

Um die **Zellzahl** in einem Mikroliter (entsprechend 1 mm³) Blut zu ermitteln, folgt bei einer Erythrozytenverdünnung in der Mischpipette von 1:200 und dem Auszählen von fünf Gruppenquadraten folgende **Rechnung:**

- Verdünnungsfaktor 200 (Erythrozytenpipette)
- Kammerfaktor 50 (0,02 mm³ ausgezählt, Umrechnung auf 1 mm³)
- Daraus erfolgt ein Gesamtfaktor von 10000. Mit diesem Faktor muß die gezählte Erythrozytenzahl multipliziert werden, um die Zellzahl/µl zu errechnen.

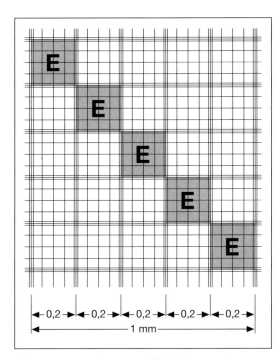

Abb. 10.13: Erythrozytenzählfeld der »verbesserten« Neubauer-Zählkammer

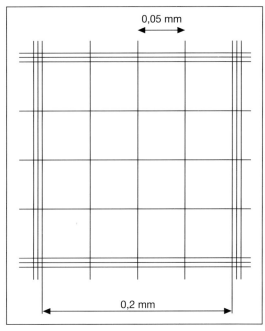

Abb. 10.14: Erythrozytenfeld der älteren Neubauer-Zählkammer. Das Gruppenquadrat wird von den inneren der Dreifachlinien begrenzt.

Die am weitesten verbreiteten Zählkammern dürften die **Neubauer-Zählkammern** »alt« oder »verbessert« sein. Bei der *verbesserten Form* liegen in Länge und Breite jeweils fünf, bei der alten vier Gruppenquadrate in Reihe. Da fünf Gruppenquadrate ausgezählt werden müssen, können diese in der verbesserten Kammer alle diagonal verwendet werden, während in der *alten Kammer* nur vier Gruppenquadrate diagonal liegen und damit ein fünftes Quadrat in einer Ecke ausgezählt werden muß (Abb. 10.12, 10.13). Ein weiterer – entscheidender – Unterschied zwischen alt und verbessert besteht darin, daß die Kantenlänge eines Kleinstquadrats (0,2 mm) bei der »alten« Zählkammer bis zur inneren, bei der verbesserten jedoch bis zur mittleren Begrenzungslinie reicht (Abb. 10.14, 10.15). Dies zu wissen ist unbedingt wichtig, da bei Verwechslung erhebliche Fehler auftreten. Es darf im übrigen durchaus diskutiert werden, ob die »verbesserte« besser als die »alte« ist.

Für die automatischen Zählgeräte richtet man sich nach den Angaben der Hersteller.
Für die **Messung mit Zählkammern** geht man folgendermaßen vor:

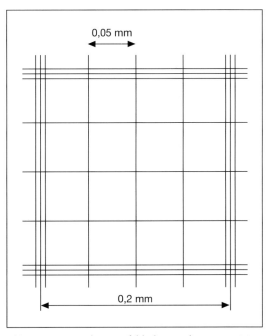

Abb. 10.15: Erythrozytenfeld der »verbesserten« Neubauer-Zählkammer. Das Gruppenquadrat wird von den mittleren der Dreifachlinien begrenzt.

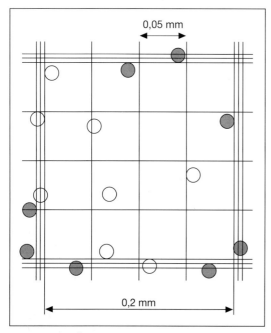

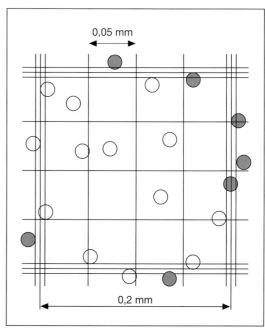

Abb. 10.16: Ältere Neubauer-Zählkammer. Alle die innere Linie der linken und unteren Dreifachlinie berührenden und die innerhalb des Gruppenquadrats liegenden Zellen werden gezählt (○). Nicht berücksichtigt werden die innere obere und rechte Linie berührenden oder außerhalb liegenden Zellen (●).

Abb. 10.17: »Verbesserte« Neubauer-Zählkammer. Auswertung hier linke und untere Dreifachbegrenzung (L-förmig); es werden alle ○ gezählt, die ● werden nicht berücksichtigt. Die Kammer hat u. E. keine entscheidenden Vorteile gegenüber der älteren.

1. Vorbereitung der Zählkammer:
➡ Seitliche Führungsschienen der Kammer befeuchten.
➡ Schliffdeckglas so aufschieben, daß Newton-Farbringe entstehen; damit ist die Höhe von 0,1 mm garantiert.

2. Beschicken der Erythrozytenmischpipette (nur noch geeichte Pipetten verwenden!):
➡ Blutprobe durch vorsichtiges Schwenken mischen.
➡ Blut bis zur Marke 0,5 aufziehen (bei schweren Anämien – »dünnes« Blut – bis zur Marke 1; in diesem Falle beträgt der Multiplikationsfaktor 5000).
➡ Durch Abtupfen der Pipettenspitze exakt auf Marke 0,5 einstellen; Pipette von äußerlich anhaftendem Restblut reinigen (Abwischen in Richtung Pipettenspitze).
➡ Blut in der Pipette etwa 1 mm hochziehen (verhindert Kontamination der Hayem-Lösung durch Blut).
➡ Hayem-Lösung bis zur Marke 101 aufsaugen.
➡ Blut-Verdünnungslösung-Gemisch in der Pipette durch einminütiges Schwenken »über Kopf« gut mischen oder auf Mischgerät legen.
➡ Erste Tropfen aus der Mischpipette (nur Verdünnungslösung) verwerfen.

3. Beschicken der Zählkammer:
➡ Pipettenspitze auf dem mittleren Feld (Zählfeld) seitlich an die Kante des Deckglases aufsetzen und durch Kapillarkraft Gemisch in die Kammer ziehen lassen. Das Zählfeld muß vollständig bedeckt sein. Die Flüssigkeit darf auch in die Überlaufrinnen, nicht jedoch darüber hinausfließen. Unvollständige Füllung der Kammer und größere Aussparungen sind in der Regel auf unvollkommene Reinigung (Fett, vorheriges Anfassen mit den Fingern) zurückzuführen. Kleine Luftblasen lassen sich durch leichtes Beklopfen des Deckglases entfernen.

4. Erythrozytenzählung:
➡ Nach Sedimentation von einigen Minuten fünf Gruppenquadrate à 16 Kleinstquadrate, entsprechend der Eigenart der verwendeten Zählkammer (s. Abb. 10.12 und 10.13), auszählen. Die Technik des Auszählens geht aus den Abbildungen 10.14 bis 10.17 hervor. Sie muß strikt eingehalten werden.

5. Berechnung:
➡ Summe der gezählten Zellen bilden und mit 10 000 (bei Aufziehen des Blutes bis zur Marke 1 mit 5 000) multiplizieren. Damit erhält man die Zahl der Erythrozyten pro µl. In SI-Einheiten gilt dieselbe

Hämatopoese

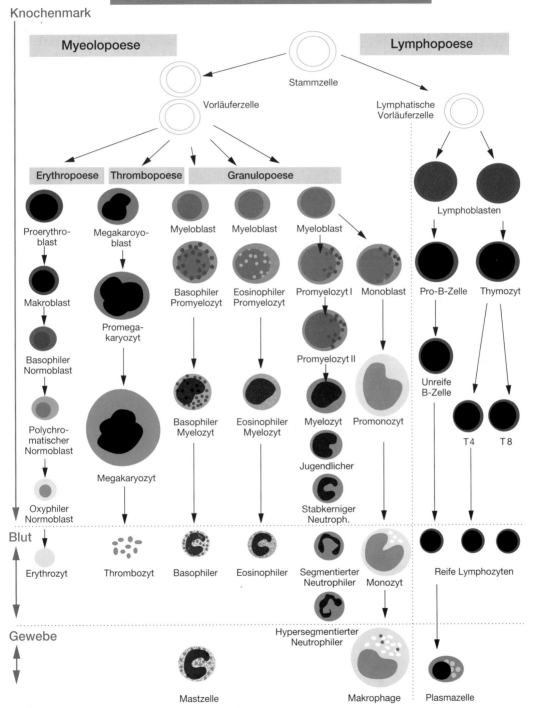

Stammbaum der normalen Hämatopoese

Knochenmark

Myeolopoese

Lymphopoese

Stammzelle

Vorläuferzelle

Lymphatische
Vorläuferzelle

Erythropoese   Thrombopoese   Granulopoese

Lymphoblasten

Proerythro-
blast

Megakaroyo-
blast

Myeloblast   Myeloblast   Myeloblast

Makroblast

Basophiler
Promyelozyt

Eosinophiler
Promyelozyt

Promyelozyt I   Monoblast   Pro-B-Zelle   Thymozyt

Promega-
karyozyt

Promyelozyt II

Basophiler
Normoblast

Unreife
B-Zelle

Polychro-
matischer
Normoblast

Basophiler
Myelozyt

Eosinophiler
Myelozyt

Myelozyt   Promonozyt

T 4   T 8

Megakaryozyt

Jugendlicher

Oxyphiler
Normoblast

Stabkerniger
Neutroph.

Blut

Erythrozyt   Thrombozyt   Basophiler   Eosinophiler   Segmentierter
Neutrophiler   Monozyt

Reife Lymphozyten

Hypersegmentierter
Neutrophiler

Gewebe

Mastzelle   Makrophage   Plasmazelle

Abb. 10.1A: Hämatopoese. (Entwurf: I. Dietz, I. Med. Tierklinik, LMU München)

Zahl (also kein Umrechnungsfaktor nötig); sie wird angegeben in T (Tera) pro Liter, das entspricht 10^{12} Zellen pro Liter (bei 6,28 Mio./µl wären dies 6,28 Billionen oder 6,28 Tera/l).

Referenzbereiche

	$\times\,10^6/µl$	T/l
Hund	5,5–8,5	5,5–8,5
Katze	5,0–10,0	5,0–10,0
Pferd	6,0–12,0[1]	6,0–12,0[1]
Rind	5,0–10,0	5,0–10,0
Schaf	6,5–11,3	6,5–11,3
Ziege	8,0–14,0	8,0–14,0
Schwein	5,8–8,1	5,8–8,1

[1] Vollblut 8,0–12,0
   Warmblut 6,5–9,0
   Kaltblut 6,0–9,0
   Pony 5,5–8,5

Umrechnungsfaktoren:
➡ SI-Einheit: $\times\,1,0$ (T/l)
➡ konventionelle Einheit: $\times\,1,0$ ($\times\,10^6$/µl)

Bewertung

Prinzipiell erfolgt die Bewertung wie beim Hämatokrit (s. dort). Da die Bestimmung der Erythrozytenzahl aufwendiger und je nach Verfahren auch fehleranfälliger als die Bestimmung des Hämatokritwertes ist, wird sie selten als Suchmethode, sondern im allgemeinen nur bei bestimmten Fragestellungen durchgeführt. Dies gilt insbesondere dann, wenn die erythrozytenabhängigen Indices untersucht werden sollen, also MCH und MCV.

> ● Polyglobulie, absolut oder relativ
    – Dehydratation
    – Erregung
    – Anstrengung
    – Angst
    – längerer Aufenthalt in großer Höhe
    – Herzinsuffizienz
    – Lungeninsuffizienz
    – Nierentumor, Zystenniere, Pyelonephritis
    – Polycythaemia vera
    – Hyperthyreose
    – Anabolika
< ● Anämie
    – hypochrome Anämie
    – hyperchrome Anämie (makrozytäre Anämie)
    – aplastische Anämie
    – hämolytische Anämie
  ● Hydrämie

Unverändert ist die Zahl der Erythrozyten pro Mikroliter oder Liter kurz bis wenige Tage nach einer selbst umfangreichen Blutung, obwohl die Gesamtzahl der dem Körper (noch) zur Verfügung stehenden Erythrozyten absolut vermindert ist, da bei der Blutung nicht nur Erythrozyten, sondern auch Plasma im gleichen Verhältnis, verlorengegangen sind (Hypovolämie).

Hämoglobin

Das Hämoglobin ist nur in den Erythrozyten biologisch aktiv. Sobald es durch Hämolyse aus den Zellen entweicht, verliert es seine Fähigkeit, ausreichend Sauerstoff zu transportieren. Diese **Hämolyse** kann durch hypotonische Lösungen sowohl *intra vitam* (sog. »Wasservergiftung« nach Aufnahme großer Wassermengen bei Dürstenden oder durch Leitungswasserklysmen) als auch *in vitro* ausgelöst werden, ferner durch *Toxine* (Schlangengifte, hämolysierende Bakterien, Viren) oder durch *Antikörper* (Hämolysine).

Das Hämoglobin setzt sich aus den Bestandteilen Häm, dem eigentlichen Farbstoff mit zweiwertigem Eisen, und Globin, aus zweimal zwei identischen Polypeptidketten, zusammen. **Abgebaut** wird der Blutfarbstoff nach Freisetzung aus den gealterten Erythrozyten im retikuloendothelialen System, vorwiegend in der Milz. Das Eisen wird dabei wiederverwendet und der Rest in eisenfreies, fettlösliches primäres Bilirubin umgewandelt, in der Leber zu wasserlöslichem sekundärem Bilirubin glukuronidiert und über die Galle ausgeschieden.

Die **Bestimmung des Hämoglobins** im Blut ist erforderlich, wenn nicht nur die Gesamt-Erythrozytenmasse und/oder deren Zahl diagnostisch von Interesse ist, sondern auch deren Beladung mit dem Blutfarbstoff. Daraus lassen sich gegebenenfalls Rückschlüsse auf die Art einer vorliegenden Anämie ziehen.

Material

Ungerinnbar gemachtes Blut, meist EDTA- oder Heparinblut.
Blutprobe vor der Weiterverarbeitung erneut mischen.

Prinzip

Verwendet wird in der Regel die **Cyanhämoglobinmethode.** Durch Zusatz von Kaliumferricyanid wird Hämoglobin in Methämoglobin (Hämiglobin) umgewandelt. (Die heute im Handel erhältlichen Lösungen enthalten so geringe Mengen Cyanid, daß sie nicht besonders entsorgt werden müssen. Allerdings sind die herkömmlichen photometrischen Methoden noch sehr cyanidreich.) Die Messung des Cyanhämoglobins erfolgt photometrisch bei einer Wellenlänge zwischen 520 und 560 nm.

Technik

Die automatisierten Methoden variieren je nach Hersteller. Die Technik richtet sich daher nach den jeweiligen Angaben.

Referenzbereiche

	g/dl	mmol/l
Hund	15,0–19,0	9,3–11,8
Katze	9,0–15,0	5,6–9,3
Pferd	11,0–17,0	6,8–10,6
Rind	9,0–14,0	5,6–8,7
Schaf	8,7–12,8	5,4–7,9
Ziege	8,0–12,5	4,9–7,8
Schwein	10,8–14,8	6,7–9,2

Umrechnungsfaktoren:
→ SI-Einheit: × 0,6207 mmol/l
→ konventionelle Einheit: × 1,611 (g/dl)

g/dl → g/l: Faktor 10
g/l → g/dl: Faktor 0,1

Bewertung

Die Bewertung erfolgt wie beim Hämatokrit (s. dort).

Erythrozytenindizes

Die Indizes werden aus den drei Grundgrößen Hämatokrit, Erythrozytenzahl und Hämoglobin berechnet. Je nach Reproduzierbarkeit (Präzision) der Grundgrößen wechseln auch die Indizes in ihrer Präzision.

Mittlere Hämoglobinkonzentration der Erythrozyten (MCHC = mean corpuscular hemoglobin concentration)

Die MCHC dient der Diagnose hypochromer Anämien (z. B. Eisenmangelanämien). Ihr Vorteil liegt in der Verwendung der beiden gut reproduzierbaren Meßgrößen Hämatokritwert und Hämoglobin. Die MCHC läßt sich daher leicht ermitteln und ist sehr präzise. Sie errechnet sich nach der Formel:

$$MCHC = \frac{Hb \times 100}{Hkt}$$

Einheiten:
Konventionelle Einheiten: Hb (g/dl), Hkt (%), MCHC (g/dl)
SI-Einheiten: Hb (mmol/l), Hkt (l/l), MCHC (mmol/l)

Referenzbereiche

	g/dl	mmol/l
Hund	31–34	19–21
Katze	31–35	19–22
Pferd	31–36	19–22
Rind	31–34	19–21
Schaf	29–34	18–21
Ziege	28–31	17–19
Schwein	30–35	19–22

Umrechnungsfaktoren:
→ SI-Einheit: × 0,6207 (mmol/l)
→ konventionelle Einheit: × 1,6110 (g/dl)

Bewertung

↑ ● fast immer irrtümlich
↓ ● Retikulozytenvermehrung
● Normoblastenvermehrung
● Eisenmangel
● Eiweißmangelernährung
u ● gleichzeitige Verminderung des Erythrozytenvolumens und des Hb-Gehaltes
● gleichzeitige Vermehrung des Erythrozytenvolumens und des relativen Hb-Gehalts (sog. hyperchrome Anämie)
● normochrome Anämien

Mittlerer Hämoglobingehalt der Einzelerythrozyten (MCH = mean corpuscular hemoglobin); HbE = Färbekoeffizient, Hämoglobin im Einzelerythrozyten

Der MCH oder HbE gibt den durchschnittlichen Hämoglobingehalt des Einzelerythrozyten an. Seine Genauigkeit hängt in erster Linie von der exakten Erythrozytenzählung ab. Mit dem MCH gelingt die Unterscheidung von hyperchromer, normochromer und hypochromer Anämie. Der MCH errechnet sich nach der Formel:

$$MCH \text{ oder } HbE \text{ [pg oder fmol]} = \frac{Hb \text{ [g/dl]} \times 10}{Erythrozytenzahl \text{ [in } 10^{12}/l]}$$

Beispiel
Es seien bei einem Hund gefunden worden:
Hb 17,0 g/dl
Erythrozyten 7,5 Mio./µl

$$\text{dann ist MCH} = \frac{17 \times 10}{7,5} = 22,7 \text{ pg oder 1,4 fmol}$$

Einheiten:
Konventionelle Einheiten: Hb (g/dl), Erythrozyten (Mio./µl), MCH (pg)
SI-Einheiten: Hb (mmol/l), Erythrozyten (T/l), MCH (fmol)

	pg	fmol
Hund	17–23	1,0–1,4
Katze	13–17	0,8–1,0
Pferd	13–19	0,8–1,2
Rind	11–17	0,7–1,0
Schaf	13–14	0,8–0,9
Ziege	8–9	0,5–0,6
Schwein	17–21	1,0–1,3

Umrechnungsfaktoren:
→ SI-Einheit: × 0,06207 (fmol)
→ konventionelle Einheit: × 16,11 (pg)

Bewertung

↑ ● hyperchrome Anämie
↓ ● hypochrome Anämie
u ● normochrome Anämie bei anderweitig ermittelter Anämie

Mittleres Erythrozytenvolumen (MCV = mean corpuscular volume)

Dieser Index gibt das durchschnittliche (mittlere) Volumen der Erythrozyten an. Er errechnet sich aus dem gut reproduzierbaren Hkt und der fehleranfälligeren Erythrozytenzahl. Die Berechnungsformel lautet:

$$\text{MCV} = \frac{\text{Hkt} \times 10}{\text{Erythrozytenzahl}}$$

Einheiten:
Konventionelle Einheiten: Hkt (%), Erythrozyten (Mio./µl), MCV (µm³)
SI-Einheiten: Hkt (l/l), Erythrozyten (T/l), MCV (fl)

Referenzbereiche

	µm³	fl
Hund	60–77	60–77
Katze	40–55	40–55
Pferd	37–55	37–55
Rind	46–65	46–65
Schaf	34–46	34–46
Ziege	25–31	25–31
Schwein	50–65	50–65

Umrechnungsfaktoren:
→ SI-Einheit: × 1 (fl)
→ konventionelle Einheit: 1 (µm³)

Bewertung

↑ ● makrozytäre, hyperchrome Anämie
↓ ● mikrozytäre, hypochrome Anämie
(Eisen-, Kupfermangel)
u ● normozytäre Anämie bei anderweitig festgestellter Anämie
(aplastische normochrome Anämie)

Erythrozytenmorphologie

In dünnen, gut gefärbten Blutausstrichen lassen sich *Art, Form, Größe und Ausfärbung* der Erythrozyten bestimmen (qualitative Bestimmung). Die sorgfältige Beurteilung eines Blutausstriches ist bei jeder Anämie zu ihrer Differenzierung unbedingt erforderlich. Die Erythrozyten können unter krankhaften Umständen erhebliche Veränderungen aufweisen, die im Ausstrich – ordnungsgemäße Ausführung vorausgesetzt – gut erkennbar sind. Gleichzeitig werden im Blutausstrich Leukozyten differenziert und Blutplättchen beurteilt. Leider wird erfahrungsgemäß bei der schematischen Routineuntersuchung des Differentialblutbildes häufig viel zu wenig auf die Erythrozyten und die Thrombozyten geachtet. Es ist daher Aufgabe des Laborleiters/Praxisleiters, auf deren Wichtigkeit ständig hinzuweisen.

Material

EDTA-, Heparin-, Zitrat-Blut, selten Direktausstrich bei der Venenpunktion mit Nativblut

Das Blut verändert sich rasch und ist äußeren Einflüssen gegenüber (Schütteln, Hitze, Frost, Detergenzien, Wasser, Zeitablauf) empfindlich, so daß es möglichst bald verarbeitet werden muß. Einen noch nicht gefärbten Blutausstrich muß man bis zum Färben trocken aufbewahren und vor Fliegenfraß durch Abdecken oder Einpacken (zum Verschicken) schützen. Verwendet werden dürfen nur saubere und fettfreie Objektträger; sie dürfen auf der Schichtfläche deshalb nicht mit den Fingern angefaßt werden.

Technik

Eine Reihe von Färbemethoden steht zur Verfügung. Nicht alle Färbemethoden, die für die Differenzierung von Leukozyten geeignet sind, eignen sich gleichermaßen oder überhaupt für die Erythrozytenbeurteilung. Die brillantesten Ausstriche ergibt nach wie vor *Pappenheims panoptische Färbemethode,* die es erlaubt, sowohl die Zellen der roten als auch der weißen Reihe gut zu beurteilen.

Ausstrichtechnik

Man bringt einen Blutstropfen – nach Verwerfen der ersten beiden Tropfen direkt aus der Kanüle oder aus dem vorher sorgfältig gemischten, ungerinnbar gemachten Blut des Vorratsgefäßes mit einer Pipette – »exzentrisch« auf den Objektträger auf, d. h. auf eine Seite ca. 1 cm vom schmalen Rand entfernt. Zum Ausstreichen legt man den Objektträger auf den Tisch und fixiert ihn seitlich an den Langseiten mit Daumen, Zeige- und Mittelfinger. Nun nähert man mit der anderen Hand dem Blutstropfen ein Deckglas von der Mitte des Objektträgers (!) her im Winkel von 30 bis 45°, bis der Tropfen erreicht ist und sich durch Adhäsion hinter dem Rand des Deckglases in dessen ganzer Länge ausgebreitet hat. Anschließend schiebt man das Deckglas rasch über den Objektträger. Im ordnungsgemäßen Ausstrich wird die Schicht gegen Ende zunehmend dünner und läuft in einer »Zunge« aus. Die häufigsten Fehler sind zu dicker, zu dünner, stufiger (»zittriger«) und löchriger (Fettreste) Ausstrich. Der Ausstrich soll nicht bis zum Objektträgerrand reichen und nicht in Endfahnen auslaufen. Abbildung 10.18 veranschaulicht die richtige Ausstrichtechnik.

Färbetechnik

Die gleichmäßigsten Färbungen werden mit *Färbeautomaten* erzielt. In praxi wird man sich allerdings mit den apparativ weniger aufwendigen Färbungen auf der Färbebank begnügen. Wichtig ist in jedem Falle die vollständige Trocknung des Präparats. Die *Anfangstrocknung* soll möglichst rasch erfolgen, damit die Erythrozyten nicht stechapfelförmig verändert werden. Man legt das Präparat dazu am besten in den – trockenen – Brutschrank oder notfalls auf die nicht zu heiße Heizung. Danach soll die *Nachtrocknung* erfolgen, indem das Präparat mit der Schicht nach unten auf die Färbebank gelegt wird. Jede Feuchtigkeit (Wasserdampf, Anhauchen, selbst das Halten in der Hand kann zur Hämolyse führen!) ist unbedingt zu vermeiden.

Die *Fixierung* der Zellen erfolgt mit Alkohol. In der Regel enthalten die Farbstoffe Alkohol, so daß eine getrennte Fixierung meistens unnötig ist. Wichtig ist, daß der gesamte Objektträger mit Farblösung bedeckt ist (waagerecht auflegen).

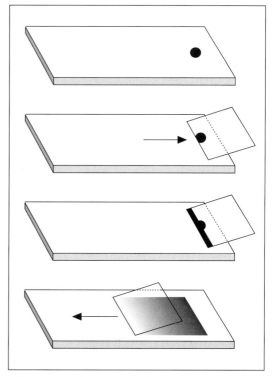

Abb. 10.18: Blutausstrich auf einem Objektträger mit Deckglas

Pappenheim-Färbung

➡ Zunächst Giemsa-Gebrauchslösung herstellen: 10 Tropfen Giemsa-Konzentrat in 10 ml Aqua dest. (besser Phosphatpuffer pH 7,2).

➡ Ausstrich mit konzentrierter May-Grünwald-Lösung bedecken; 3 Min. einwirken lassen; nicht abkippen.

➡ Gleiche Menge Aqua dest. hinzugeben; 1–2 Min. einwirken lassen.

➡ Farblösung abkippen, mit Giemsa-Gebrauchslösung nachfärben; 15-20 Min. einwirken lassen.

➡ Mit Aqua dest. scharf abspülen; Unterseite mit Tuch reinigen; trocknen lassen, dabei Schichtseite schräg nach unten stellen.

»Hemacolor« (Merck)

➡ Trockenen Ausstrich fünfmal eine Sekunde in Fixierlösung (1) tauchen.

➡ Fünfmal eine Sekunde in Farblösung (2) tauchen.

➡ Danach fünfmal eine Sekunde in Farblösung (3) tauchen.

➡ Mit Wasser abspülen (pH 7,2); lufttrocknen.

»Testsimplets« (Boehringer Mannheim)

➡ 10 µl Blut auf einen herstellerseitig vorgefärbten Objektträger geben, mit einem Deckglas bedecken und dieses gegebenenfalls zur Verteilung des Tropfens leicht andrücken.

➡ Nach 15 Min. beurteilen.

Die Erythrozyten können nicht beurteilt werden; Retikulozyten und Blutparasiten lassen sich dagegen gut erkennen. Die Leukozytendifferenzierung (s. dort) erfordert eine kurze Einarbeitungszeit.

Mikroskopieren

Der Ausstrich wird bei 1000facher Vergrößerung (Okular 10×, Objektiv 100×) unter Verwendung von Immersionsöl ausgewertet. Der Kondensor ist dabei hochgedreht und die Blende offen. Zur Beurteilung gelangen nur Zellen, die im dünnen Bereich des Ausstrichs liegen (Abb. 10.19). Dieser wird mäanderförmig durchgemustert.

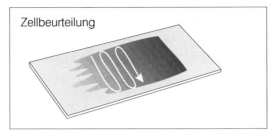

Abb. 10.19: Zellbeurteilung

Bewertung

◆ Proerythroblast

– Stammzelle der Erythrozytenreihe
– große Zelle mit großem dunklem, dichtem Kern und angedeuteten Vakuolen
– Zytoplasma basophil, leicht strukturiert, um den Kern aufgehellt

◆ Makroblast

– große Zelle mit blauem (basophiler oder junger Makroblast) oder polychromatischem, schließlich oxyphilem (reifer Makroblast) Zytoplasma
– Kern zunehmend dichter und schließlich pyknotisch

◆ Normoblast

– kleiner als Makroblast, aber unscharfe Übergänge
– Kern noch groß und dicht dunkelviolett, wird zunehmend kleiner, dunkler und gröber, schließlich pyknotisch
– Zytoplasma von basophil über polychromatisch nach oxyphil

◆ Megaloblasten/Megalozyten

– Zellen des ersten Systems roter Blutzellen beim Fetus, selten bei Erkrankungen auftretend (perniziöse Anämie)
– besonders große, runde bis ovale, ballonartige Zellen mit oder ohne Kern
– Zytoplasma meist oxyphil und sehr Hb-reich, seltener polychromatisch oder basophil

◆ Normozyt

– normale Zellen des roten Blutzellsystems im Gefäßsystem

– rundliche, im Zentrum eingedellte, flache Scheibe (bikonkav), daher zentrale Aufhellung
– kernlos

◆ Makrozyt

– Form wie Normozyt, jedoch größer; Größe nimmt mit Unreife zu, dann häufig hypochrom, auch polychromatisch; Hyperchromasie möglich.
– bei hypochromen Anämien, häufig mit mangelhafter Regeneration auftretend
– Als Planozyten bezeichnet man hypochrome Normozyten, die sich infolge Hb-Mangels schwächer färben und flach ausbreiten, d. h. größer erscheinen (Hypochromie, Oligochromasie).

◆ Mikrozyt

– wie Normozyt, jedoch kleiner (≤ 5 µm) und häufig oligochrom (hämoglobinarm), blaß
– nach Blutungen (Eisenmangelanämie) infolge starker Regeneration

◆ Sphärozyt

– kugelige Zelle ohne zentrale Eindellung (konvex), hämoglobinreich, daher intensiv gefärbt, meist kleiner als Normozyt
– bei Hämolysen, besonders immunogenen, zu finden

◆ Anulozyt

– Hämoglobin vermindert und ringförmig angeordnet, im Zentrum ungefärbt
– besonders bei Eisenmangelanämie

◆ Targetzelle (Kokarden-, Schießscheibenzelle)

– zentrale und periphere Hämoglobin-Ansammlung
– bei hypochromen Anämien, Milzexstirpation, bei Gesunden vereinzelt

◆ Anisozytose

– starke Abweichungen der Erythrozytendurchmesser im selben Ausstrich
– bei Anämie, bei Gesunden gering

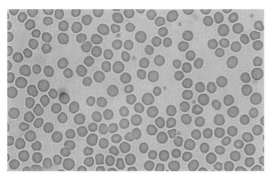

Tafel I-1: Einwandfreier Ausstrich. Die Erythrozyten liegen nebeneinander, keine Verletzungen. 1:2000

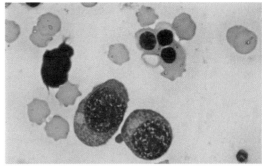

Tafel I-5: Normoblasten (rechts oben) und zwei unreife Erythroblasten. Katze, Leukose. 1:2000

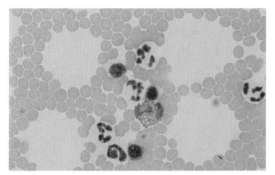

Tafel I-2: Präparatefehler: Durch Fettauflagerung Bildung von rundlichen zellfreien Zonen (Lymphozyten, neutrophile segmentkernige Granulozyten, eosinophiler Granulozyt). 1:2000

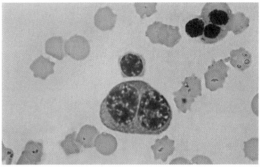

Tafel I-6: Normoblasten (rechts oben), ein Erythroblast und ein sehr unreifer doppelkerniger Erythroblast (Mitte). Katze, 1:2000

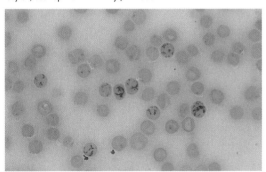

Tafel I-3: Zahlreiche Retikulozyten erster, zweiter und dritter Ordnung. Brillantkresylblaufärbung, Katze. 1:800

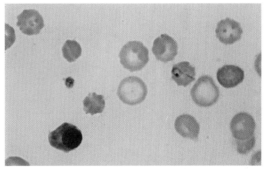

Tafel I-7: Polychromatischer Normoblast (links), polychromatischer Normozyt (rechts), Normozyt mit Babesia canis (rechts von der Mitte), Anulozyt (Mitte). Hund, hämolytische Anämie bei Babesiose. 1:2000

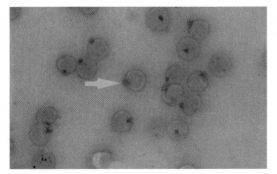

Tafel I-4: Heinz-Innenkörper (Pfeil) in nahezu allen Erythrozyten. Brillantkresylblaufärbung, Katze. 1:2000

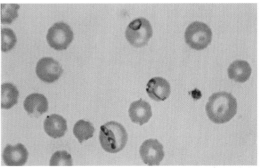

Tafel I-8: Zahlreiche Erythrozyten (Normozyten) mit Babesien. Hund, Babesiose (B. canis). 1:2000

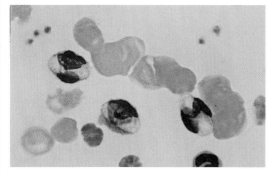

Tafel I-9: *Hepatozoon canis.* 1:2000

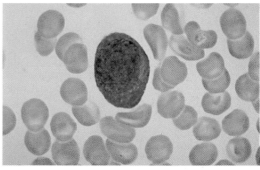

Tafel I-13: Transformierter Lymphozyt. Hund. 1:2000. (Photo: William E. Moore)

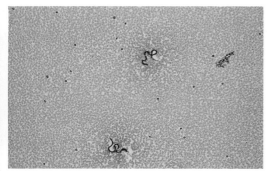

Tafel I-10: *Dirofilaria immitis.* Hund. 1:400

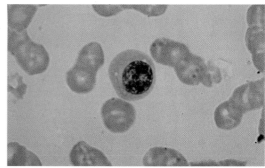

Tafel I-14: Plasmazelle. Hund. 1:2000

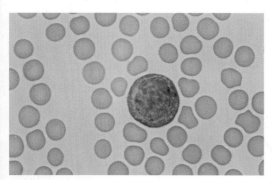

Tafel I-11: Großer Lymphozyt. Pferd. 1:2000

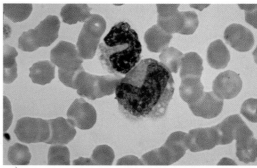

Tafel I-15: Monozyt. Hund. 1:2000

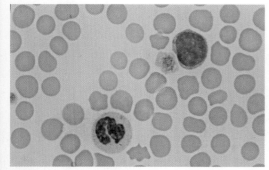

Tafel I-12: Lymphozyt (rechts oben), großer Thrombozyt (»Riesenthrombozyt«) (links neben Lymphozyt), neutrophiler Granulozyt (links unten). Katze. 1:2000

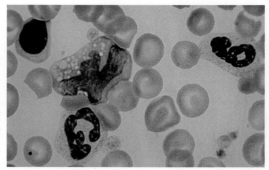

Tafel I-16: Monozyt (Mitte links), Lymphozyt (links oben), zwei neutrophile Granulozyten. Hund. 1:2000

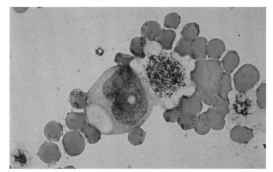

Tafel I-17:   Monozyt mit großer Vakuole. Katze. 1:2000

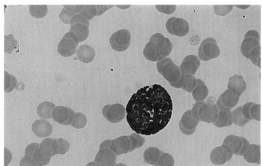

Tafel I-21:   Basophiler Granulozyt. Pferd. 1:2000

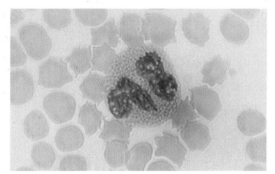

Tafel I-18:   Eosinophiler Granulozyt. Katze. 1:2000

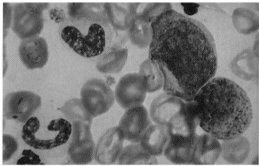

Tafel I-22:   Myeloblast (rechts oben), darunter Promyleozyt, neutrophiler Metamyelozyt (links oben), stabkerniger neutrophiler Granulozyt (links unten). Hund. 1:2000. (Photo: William E. Moore)

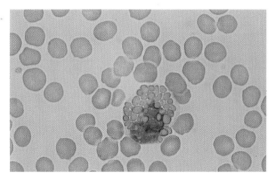

Tafel I-19:   Eosinophiler Granulozyt. Pferd. 1:2000

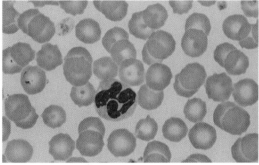

Tafel I-23:   Segmentkerniger neutrophiler Granulozyt. Hund. 1:2000

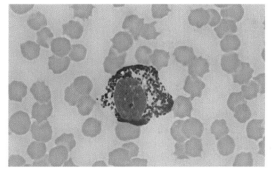

Tafel I-20:   Basophiler Granulozyt. Hund. 1:2000

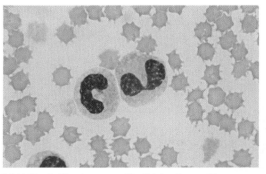

Tafel I-24:   Stabkerniger neutrophiler (links) und neutrophiler segmentkerniger Granulozyt (rechts) mit toxischer Granulation. Katze. 1:2000

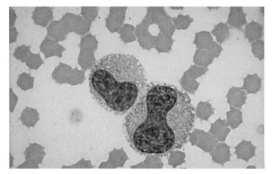

Tafel I-25: Neutrophile Metamyelozyten mit toxischer Granulation. Hund. 1:2000. (Photo: William E. Moore)

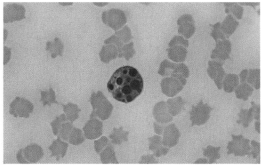

Tafel I-27: Degenerierter neutrophiler Granulozyt

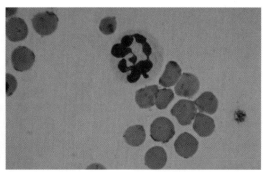

Tafel I-26: Hypersegmentierter neutrophiler Granulozyt. Hund. 1:2000

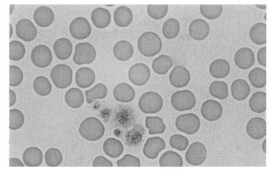

Tafel I-28: Unterschiedlich große Thrombozyten. Katze. 1:2000

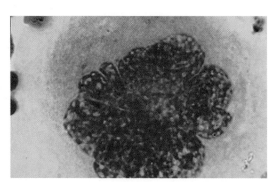

Tafel I-29: Megakaryozyt. Hund. 1:2000. (Photo: William E. Moore)

◆ Poikilozytose

- Verformung und Zerreißung von Erythrozyten im (ordnungsgemäß hergestellten!) Ausstrich; die Zellen liegen in verschiedenen Richtungen (bei robustem Ausstreichen nur in einer Richtung)
- bei schweren Anämien

◆ Stechapfelform

- artifiziell: zu langsames Trocknen, besonders bei zu dicken Ausstrichen, oder Ausstriche im feuchten Stallklima hergestellt

◆ Polychromasie

- bläuliche bis grünliche Verfärbung des Zytoplasmas
- bei beschleunigter Regeneration, besonders nach akuten Blutungen oder Hämolysen; Bleiintoxikation

◆ Basophile Tüpfelung

- Ribonucleinsäure in kleinen Körnchen konzentriert, die sich blau anfärben
- in weniger als 1% physiologisch; deutlich vermehrt bei Bleivergiftung

◆ (Howell-)Jolly-Körper

- Kernreste, die sich blau bis dunkelviolett färben
- Normozyten mit Jolly-Körpern kommen vermehrt nach Blutungen im Regenerationsstadium vor. Bei der Katze werden Jolly-Körper ohne Krankheitssymptome bei bis zu 1% der Erythrozyten beobachtet.
- Cave Verwechslung mit Hämobartonellen oder Parasiten!

◆ Cabot-Ringe

- basophile bis violette Ring- oder Schleifenformen in Erythrozyten
- bei schweren Anämien mit überstürzter Neubildung

Retikulozytenzählung

Die Darstellung der Retikulozyten wie auch der Heinz-Innenkörper erfordert eine spezielle Färbung. Sie wurde auch als »Vitalfärbung« bezeichnet, wobei es sich nicht um die Färbung lebender, sondern lediglich unfixierter Zellen handelt. Mit einer Reihe von Farben lassen sich Retikulum und Heinz-Körper nachweisen; am häufigsten wird alkoholische Brillantkresylblau-Lösung verwendet. In der Regel werden heute keine Objektträger- oder Feuchte-Kammer-Färbungen mehr durchgeführt, da kommerziell abgefüllte Farblösungen erhältlich sind. Die »Substantia granulofilamentosa« stellt sich als vereinzelte Körnchen (Grad I), als verzweigtes Netzwerk (Grad II) oder als klumpiges Knäuel (Grad III) dar. Bei der Katze sind nur die Grade II und III aussagekräftig.

Technik

Die kommerziell erhältlichen Farblösungen, meist 100 µl, befinden sich in verschließbaren Reaktionsgefäßen.

➡ In die Reaktionsgefäße hinein die gleiche Menge Blut geben, mischen und 10–20 Min. einwirken lassen.

➡ Danach erneut mischen und ausstreichen wie einen Blutausstrich.

Die **Auszählung** erfolgt unter Einlegen einer Rechteckblende ins Mikroskop, so daß das Gesichtsfeld eingeengt wird. 1000 Erythrozyten werden ausgezählt, die darin enthaltenen Retikulozyten festgestellt und in Promille angegeben.

Referenzbereiche

	Promille
Hund	5–10
Katze	5–20
Pferd	ohne Bedeutung
Rind	0
	bis 2 Tage nach Geburt: bis 10
	bis 2 Jahre: vereinzelt
Schaf	ohne Bedeutung
Ziege	ohne Bedeutung
Schwein	ohne Bedeutung

Bewertung

Die Retikulozytenzählung ist nur bei Hund, Katze und Rind sinnvoll. Hier zeigt ihre Vermehrung bei Anämie eine gute Regenerationsfähigkeit an.

↑ *bei Anämie:*
- gute Regenerationsfähigkeit des Knochenmarks (hämolytische Anämie, Blutungsanämie)

↓ *bei Anämie:*
- schlechte Regenerationsfähigkeit (aplastische Anämie)

Heinz-Innenkörper

Sie werden wie die Retikulozyten gefärbt und ausgezählt. Erkennbar sind die Heinz-Körper an ihrem kräftig mittelblau gefärbten, unregelmäßig geformten, klumpigen Hämoglobinanteil.

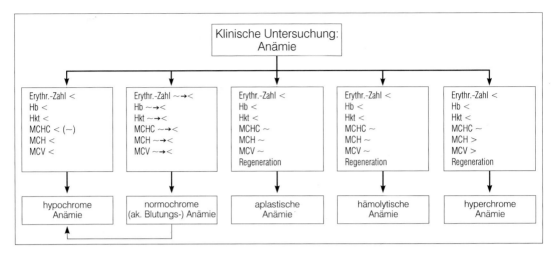

Abb. 10.20: Laborbefunde zur Differentialdiagnose der Anämien.
Zeichenerklärung: ~ = unverändert; < = vermindert; > = erhöht

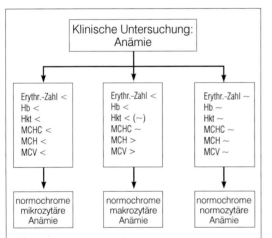

Abb. 10.21: Laborbefunde zur Differenzierung normochromer Anämien

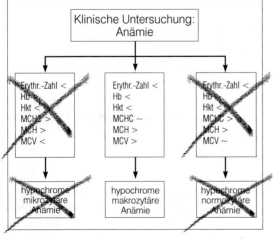

Abb. 10.23: Laborbefunde zur Diagnose hypochromer Anämien

Abb. 10.22: Laborbefunde zur Differenzierung hypochromer Anämien

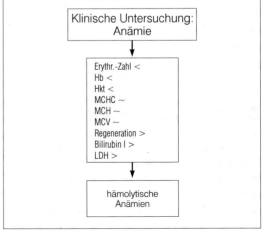

Abb. 10.24: Laborbefunde zur Diagnose hämolytischer Anämien

Normalerweise besitzt lediglich die Katze auch im offenbar gesunden Zustand einige Innenkörper; sie sind *vermehrt* oder treten *bei anderen Tierarten* auf, wenn das Hämoglobin denaturiert wird. Folgende Ursachen kommen in Frage:
- Oxidanzien (Acetaminophen, Benzocain, Methylenblau, Phenacetin, Phenylhydrazin, Propylthiouracil)
- Zwiebelvergiftung

Blutkörperchensenkungsreaktion (BSR)

Die Blutkörperchensenkungsreaktion wird zu den *Labilitätsproben* gerechnet. Sie leistet als Suchtest gute Dienste. Die **Senkungsgeschwindigkeit** ist von zahlreichen Faktoren abhängig, die die Erythrozyten, das Blutplasma oder beides betreffen können:
- tierartliche Besonderheiten
- Zellzahl
- Zellgröße
- Zellform
- Oberflächenspannung
- Fibrinogengehalt
- Globuline
- Art und Konzentration des Antikoagulans

Die Reaktion ist zwar *unspezifisch,* aber recht empfindlich. Von **Vorteil** ist ihre leichte Durchführbarkeit. **Nachteilig** ist besonders bei kleinen Tieren (Katzen, kleine Hunde) die große Blutmenge, die benötigt wird. Die BSR ist allerdings nur bei Pferd, Hund und Katze durchführbar, da die Erythrozyten der Wiederkäuer und des Schweines im spezieseigenen Plasma kaum reagieren. Beim Pferd konnten erhebliche rassespezifische Unterschiede nachgewiesen werden, die bei der Beurteilung berücksichtigt werden müssen (Hammerl 1982).

Material

Zitratblut: 1 Teil 3,8%ige Natriumzitratlösung + 4 Teile Blut.
Im allgemeinen werden 0,4 ml Natriumzitrat ad 2 ml Blut aufgefüllt oder in der Spritze aufgezogen.

Prinzip

Das Zitratblut wird in *Blutsenkungspipetten nach Westergren*, bei sehr kleinen Tieren zur Blutersparnis in pädiatrische *Mikropipetten nach Westergren-Katzmeier*, die in spezielle BSR-Gestellen eingespannt sind, gegeben. Die Blutsenkungsgeschwindigkeit ist vor allem abhängig vom Gehalt des Plasmas an Fibrinogen, aber auch von zahlreichen anderen Faktoren (s. oben). Durch Schrägstellen der Pipetten kann die Senkung insbesondere bei sich langsamer senkendem Blut (Katze, Hund) beschleunigt und damit die Ablesungszeit verkürzt werden.

Technik

Es stehen verschiedene Methoden zur Verfügung:
- die Originalmethode nach Westergren mit senkrecht stehender Pipette
- die Westergren-Methode mit um 60° geneigter Pipette (sog. Makro-Schnellmethode)
- Mikromethoden:
  - nach Westergren-Katzmeier, wobei eine Pipette der Länge der Makromethode, jedoch mit einem Durchmesser von nur 1 mm verwendet wird
  - Mikropipette De Hag, 100 mm lang und 0,8 mm im Durchmesser

Die Makro- und Mikromethoden ergeben bei Senkrechtstellung gleiche Werte, wenn die Längen gleich sind. Für die Schrägmethoden gelten eigene Referenzbereiche. Die Werte der Schräg- und Senkrechtmethoden können nicht ineinander umgerechnet werden.

Referenzbereiche

Westergren, Makromethode, senkrecht (mm)

Pferd

	10 min	30 min	60 min	120 min
Vollblut	0–0	2–12	4–40	20–80
Warmblut	4–18	3–60	30–110	70–150
Kaltblut	0–60	50–150	100–160	120–160
Pony	0–15	10–100	20–150	80–150

Hund

1 h	2 h	24 h
0–2	2–10	19–35

Westergren, Makromethode, 60° (mm)

Hund

30 min
20–40

De Hag, Mikromethode, senkrecht (mm)

Katze

1 h	2 h	3 h
0–2	2–10	19–35

Bewertung

↑ ● Infektionskrankheiten
   ● Urämie

- Resorption von Entzündungsprodukten
- parenterale Proteinresorption
- Anämien
- Leukose
- Malignome, insbesondere generalisierte

↓ • Polyglobulie
- Dehydratation
- Kachexie
- Hypoxämie

Blutgruppen

Derzeit sind beim **Hund** *acht Blutgruppen* bekannt. Sie wurden mit A_1, A_2, B, C, D, F, Tr und He bezeichnet. Besonders unverträglich sind die Gruppen A_1 mit A_2. Ihre gegenseitige Übertragung kann schwere *hämolytische Anämien* hervorrufen, wenn eine wiederholte Transfusion vorgenommen wird. Die erste Transfusion wird offenbar immer gut vertragen. Zwar sind gegen andere Blutgruppen natürlicherweise vorkommende Antikörper nachgewiesen worden; sie scheinen jedoch auch bei vorher bereits sensibilisierten Hunden weniger aggressiv zu wirken.

Bei der **Katze** sind *drei Blutgruppen* bekannt. Sie werden mit A, B und AB bezeichnet. Haarer und Grünbaum (1993) fanden, daß 94% der Katzen der Blutgruppe A und 6% der Blutgruppe B angehören. Bei 47% wurden natürliche Antikörper gefunden, wobei bei Blutgruppe A nur zu 45% Anti-B-Antikörper, in Gruppe B dagegen zu 74% Anti-A-Blutkörper nachzuweisen waren. Transfusionszwischenfälle sind besonders häufig bei Blutgruppe-B-Katzen zu erwarten.

Ein **Icterus haemolyticus neonatorum** wird häufig bei Paarungen B-Kätzin × A-Kater gesehen, wobei bei A-Welpen die von der Mutter übertragenen Anti-A-Antikörper die Hämolyse auslösen (Haarer und Grünbaum 1993).

Grundsätzlich sollte heute die früher empfohlene »biologische Vorprobe«, bei der eine kleine Menge Spenderblut dem Empfänger intravenös injiziert und die Reaktion beobachtet wird, nicht mehr durchgeführt werden. Selbst kleine Mengen können, besonders bei vorbehandelten Tieren, gegebenenfalls schwere Unverträglichkeitsreaktionen hervorrufen; andererseits kann man auch mit kleinen Mengen eine Sensibilisierung provozieren. Daher sollte heute immer eine **Kreuzprobe** durchgeführt werden.

Verträglichkeitsprüfung (Kreuzprobe)

Technik

→ Auf das eine Ende eines Objektträgers 1 Tr. Empfängerplasma + 1 Tr. Spendererythrozyten geben.
→ Auf das andere Ende des Objektträgers 1 Tr. Spenderplasma + 1 Tr. Empfängererythrozyten geben.
→ Durch vorsichtiges Schwenken mischen.
Unverträglichkeit wird durch **Agglutination** angezeigt.

Erythrozytenantikörper

Erythrozytenantikörper werden bei **autoimmunhämolytischer Anämie (AIHA)** gefunden. Die AIHA kann in fünf Klassen vorkommen.

Kochsalzaktive Autoagglutinine

Es bestehen Autoagglutinine (IgG, IgM), die zu einer intravasalen Hämagglutination führen können.

Material

Heparinblut

Technik

Blut auf einen Objektträger geben. Agglutiniert das Blut, ist der Nachweis positiv. Eventuell kann die Agglutination mit Geldrollenbildung verwechselt werden. Gibt man jedoch die gleiche Menge physiologischer Kochsalzlösung hinzu und agglutiniert das Blut erneut, so gilt Typ I der AIHA als nachgewiesen.

Kältehämagglutinine

Sie werden bei Kälte aktiv und führen entsprechend bei Abkühlung des Organismus oder von Teilen des Individuums (Ohren, Schwanz, Füße) zu intravasaler Hämagglutination (Klasse IV der AIHA). Siehe auch Coombs-Test unter Kälte.

Material

Heparinblut

Technik

Heparinisiertes Probandenblut auf einen kalten Objektträger geben und vorsichtig schwenken. Bei Anwesenheit von Kälteagglutininen kommt eine Agglutination zustande, die bei Erwärmung des Blutes auf 38 °C verschwindet.

Coombs-Test (Antiglobulintest)

Der Test dient dem Nachweis *inkompletter Antikörper* gegen Erythrozyten. Unterschieden werden der direkte und der indirekte Coombs-Test.

Direkter Coombs-Test

Prinzip

Zu Probandenerythrozyten wird antiglobulinhaltiges Serum (Coombs-Serum) gegeben. Positiv ist eine deutliche Agglutination. Der positive Testausfall besagt, daß bereits auf den Erythrozyten fixierte Antikörper vorhanden sind.

Material

Nativblut

Technik

1. Erythrozyten des Probanden waschen:
➡ Nativblut gerinnen lassen.
➡ Serum abpipettieren.
➡ Etwa 1 ml des Sediments in ein trockenes Röhrchen füllen.
➡ Röhrchen mit physiologischer Kochsalzlösung auffüllen, zentrifugieren und Überstand verwerfen.
➡ Waschvorgang insgesamt dreimal durchführen.

2. Testdurchführung:
Objektträgermethode:
➡ Erythrozytenaufschwemmung aus 1 Teil gewaschener Erythrozyten und 2 Teilen physiologischer Kochsalzlösung herstellen und auf einen Objektträger geben:

Probe	Kontrolle
1 Tr. Ery.aufschwemmung	1 Tr. Ery.aufschwemmung
+ 1 Tr. Coombs-Serum	+ 1 Tr. phys. Kochsalzlösung

➡ Mit Stab vorsichtig mischen.
➡ 5-10 min in einer feuchten Kammer bei Zimmertemperatur inkubieren.
➡ Bewertung wie bei Röhrchenmethode.

Röhrchenmethode:
➡ Erythrozytenaufschwemmung aus 1 Teil gewaschener Erythrozyten und 10 Teilen physiologischer Kochsalzlösung herstellen und in ein Kunststoffröhrchen geben:

Probe	Kontrolle
2 Tr. Ery.aufschwemmung	2 Tr. Ery.aufschwemmung
+ 2 Tr. Coombs-Serum	+ 2 Tr. phys. Kochsalzlsg.

➡ Mit Stab vorsichtig mischen.
➡ 1-2 min bei etwa 1000 U/min zentrifugieren.
➡ Ablesen: Tritt eine Agglutination ein, liegen Antikörper auf den Erythrozyten vor.

Indirekter Coombs-Test

Prinzip

Zu Testerythrozyten (mit Antikörpern beladen) wird Patientenserum gegeben. Positiv ist wiederum die Agglutination. Der Test dient dem Nachweis zirkulierender Antikörper und ist als Suchtest geeignet. Er ist durch die Schwierigkeit limitiert, Testerythrozyten für Hund und Katze zu erhalten.

Material

Testerythrozyten, Probandenserum

Technik

➡ 2 Tr. Probandenserum + 2 Tr. Testerythrozyten in ein Kunststoffröhrchen geben und vorsichtig mischen.
➡ 30 min im Wasserbad bei 37 °C inkubieren.
➡ 1 min bei 1000 U/min zentrifugieren.
➡ Blutkörperchen 3mal waschen (siehe direkter Coombs-Test)
➡ 2 Tr. Coombs-Serum zum Sediment geben und mischen.
➡ 1 min bei 1000 U/min zentrifugieren.
➡ Bodensatz aufschütteln.
➡ Ablesen: Tritt eine Agglutination ein, liegen freie Antikörper im Probandenserum vor.

Der Coombs-Test sollte bei Körpertemperatur und bei 4 °C durchgeführt werden, da Coombs-positive Kälteagglutinine bei einfacher Kälteagglutinationsprüfung nicht immer zur Agglutination führen.

Leukozyten

Die Untersuchung der **absoluten und relativen Leukozytenzahlen** im peripheren Blut gibt immer nur eine »Momentaufnahme« aus einem Bewegungsablauf wieder, der ständigen Veränderungen ausgesetzt ist. Die weißen Blutzellen benutzen das Blutplasma als Transportmedium, in dem sie sich mehr oder weniger vorübergehend auf dem Weg von der Bildungsstätte zum Ort der Wirkung und des Untergangs aufhalten (s. Abb. 10.24). Nur diesen kurzen Aufenthalt auf dem Weg der weißen Blutzellen können wir erfassen, wenn

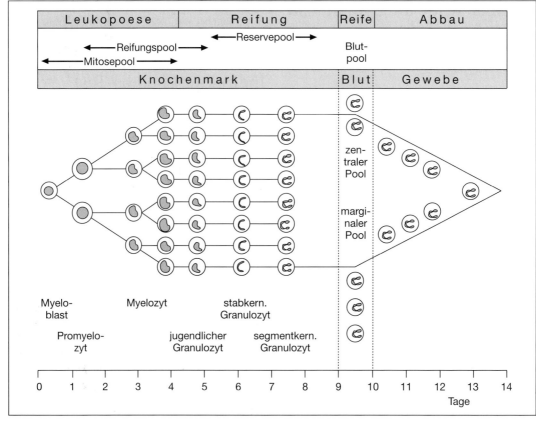

| Leukopoese | Reifung | Reife | Abbau |

←——Reservepool——→
←—————Reifungspool—————→ Blut-
←————————Mitosepool————————→ pool

| Knochenmark | Blut | Gewebe |

zen-
traler
Pool

margi-
naler
Pool

Myelo-
blast

Myelozyt

stabkern.
Granulozyt

Promyelo-
zyt

jugendlicher
Granulozyt

segmentkern.
Granulozyt

0 1 2 3 4 5 6 7 8 9 10 11 12 13 14

Tage

Abb. 10.25: Zeitlicher Ablauf von Leukozytenbildung, -reifung und -abbau

wir Blutzellen zählen und differenzieren. Das bedeutet aber, daß die Zellzahlen sehr *großen Schwankungen* unterworfen sind:

Wenn viele Zellen verbraucht werden, so müssen nicht unbedingt auch viele Zellen im Blut vorhanden sein; im Gegenteil kann ein erheblicher Verbrauch zu einer Verminderung der betreffenden Zellen im Blut führen. Andererseits kann eine massive Neubildung zu einem Zellanstieg im Blut führen.

Die Lebensspanne der weißen Blutzellen ist sehr unterschiedlich; in Abb. 10.25 ist eine Übersicht über die Entwicklungszeit der (neutrophilen) Granulozyten gegeben. Die Überlebenszeit im Blut und Gewebe ist Tabelle 10.1 zu entnehmen.

Neutrophile Granulozyten besitzen die Fähigkeit der Anheftung an die Gefäßwand. Durch Erhöhung des Blutdrucks wird die Fließgeschwindigkeit des Blutstroms erhöht. Dies führt dazu, daß sich die Neutrophilen von der Wand lösen und im Blut nachgewiesen werden können. Umgekehrt zieht eine Verlangsamung des Blutstroms durch Erweiterung des Gefäßlumens etwa beim Kreis-

laufschock ein Abwandern der Leukozyten aus dem Blutstrom an die Gefäßwände (und sogar aus dem Gefäßsystem hinaus) nach sich. Dies führt zu einem Anstieg des sogenannten **marginalen Zellpools** (lat. *margo* = Rand), d. h. die Leukozyten sammeln sich an den Gefäßwänden. Die freien Zellen im Blut vermindern sich.

Tab. 10.1: Durchschnittliche Überlebenszeit weißer Blutzellen

Zellart	Blut	Gewebe
Mastzellen		Wochen bis Monate
Basophile	6 bis 12 h	10 bis 14 d
Neutrophile	6 bis 12 h	2 bis 4 d
Eosinophile	Minuten bis 4 h	8 bis 14 d
Monozyten	6 bis 12 h	Wochen bis Monate
Thrombozyten	5 bis 9 d	(Makrophagen)
B-Lymphozyten	~ ½ h	wenige Tage
		(wenige überleben länger)
T-Lymphozyten	~ ½ h	bis Monate
		(wenige überleben länger)

Hieraus wird ersichtlich, daß jede Beeinflussung des Blutdrucks, sei es durch physiologische Ereignisse wie körperliche Anstrengung oder Aufregung oder krankhafte Zustände, zu einer Veränderung der Blutzellzahlen führen kann. Da sowohl die Freisetzung von Blutzellen aus den Bildungsstätten als auch deren Verbrauch und noch dazu der Blutdruck raschen Veränderungen ausgesetzt sind, wird verständlich, daß sich die im Blut erscheinenden Zellzahlen bisweilen sehr kurzfristig ändern können. Gerade deshalb bedarf jedes Ergebnis bei der Leukozytenzählung und Differenzierung einer *sorgfältigen und kritischen Interpretation*.

Ein vollständiges »**weißes Blutbild**« besteht aus drei Meßgrößen:
- Gesamt-Leukozytenzahl (angegeben in Zellen pro Mikroliter oder Liter Blut)
- Differentialblutbild, relativ (Angabe der verschiedenen weißen Blutzellen in Prozent)
- Differentialblutbild, absolut (Angabe der verschiedenen weißen Blutzellen in absoluten Zahlen pro Mikroliter oder Liter)

Die **absoluten Zahlen** werden aus der Gesamtzahl der Leukozyten und den relativen Zahlen (Prozentzahlen) der einzelnen Leukozytenarten errechnet. Je genauer die beiden ersten Meßgrößen bestimmt wurden, um so zuverlässiger wird die dritte.

Die **Indikationen** zur Erstellung eines weißen Blutbildes sind vielfältig:
- Teil der vollständigen Untersuchung eines Patienten
- vollständige Gesundheitskontrolle
- Initialuntersuchung vor chirurgischen Maßnahmen
- Verlaufskontrolle
- Therapiekontrolle

Es muß betont werden, daß auch die Untersuchung des weißen Blutbildes meist nur Symptome aufzeigt; nur in wenigen Fällen kann man aufgrund des Blutbildes allein eine endgültige Diagnose stellen. Eine exakte klinische Untersuchung ist daher Voraussetzung für die Diagnose, wie auch schon die Entscheidung für die Erstellung eines Blutbildes und weiterer labordiagnostischer Maßnahmen erst aufgrund der klinischen Untersuchung sinnvoll ist.

Gesamt-Leukozytenzahl

Material

EDTA-, Heparin-, selten Zitratblut, selten Nativblut
Eine Hämolyse muß vermieden werden (s. Kapitel 5). Vor jeder Blutentnahme aus dem Gefäß Blut vorsichtig mischen.

Prinzip

Die Zählung erfolgt nach denselben Methoden wie die der Erythrozyten. Es werden 300, in der Routine häufig nur 100 Zellen differenziert und die prozentuale Verteilung der einzelnen Zellarten ermittelt (relative Zellzahlen). Aus absoluter Gesamt-Leukozytenzahl und Differentialblutbild kann man dann die absoluten Zahlen der einzelnen Zellarten im Mikroliter oder Liter errechnen. Die Angabe erfolgt in 10^9 oder Giga/l oder Tausend/µl.

Technik

Für die Messung der Leukozyten mit Geräten gilt das im Kapitel »Automatisierte Blutzellzählung« Gesagte. Die in den kleineren Labors der tierärztlichen Praxis am weitesten verbreitete Untersuchungsart ist jedoch die **Zählkammermethode**. Man geht folgendermaßen vor:

1. Vorbereitung der Zählkammer:
➡ Zählfeld trocknen.
➡ Seitliche Stege zum Auflegen des Deckglases leicht anfeuchten.
➡ Sauberes und trockenes Schliffdeckglas auflegen, andrücken und leicht hin- und herschieben, bis Newton-Farbringe entstehen.

2. Füllen der Leukozytenpipette:
➡ In die trockene Leukozytenpipette (weiße Glasperle muß frei beweglich sein) bis Marke 0,5 (bei erwarteter Leukopenie bis 1) vorher gemischtes Blut aufziehen.
➡ Pipettenspitze außen vorsichtig von anhaftendem Blut reinigen.
➡ Blut etwa einen Millimeter hochziehen, daß Spitze blutfrei wird.
➡ Bis Marke 11 Türk-Lösung aufziehen (vorher Türk-Lösung in Blockschälchen geben, nicht aus dem Vorratsgefäß aufziehen!)
➡ Pipette mit Daumen und Mittelfinger verschließen und etwa eine Minute mischen, besser Pipette auf Schüttelmaschine zum Mischen legen.

3. Füllen der Zählkammer:
➡ Durchführen wie zur Zählung von Erythrozyten beschrieben (s. S. 54 ff.)

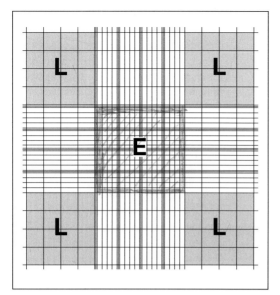

Abb. 10.26: Zählfelder der Neubauer-Zählkammer: E = Erythrozytenzählfeld, L = Leukozytenzählfeld

Referenzbereiche

	Zahl/µl	Zahl $\times 10^9$/l = G/l
Hund	6000–12000[1]	6–12[1]
	bis 15000[2]	bis 15[2]
Katze	6000–11000[1]	6–11[1]
	bis 18000[2]	bis 18[2]
Pferd	5000–10000	5–10
Rind	5000–10000[3]	5–10[3]
	4000–12000[4]	4–12[4]
Schaf	4200– 6200	4,2–6,2
Ziege	4000–10000	4–10
Schwein	10000–22000	10–22

[1] ruhig
[2] erregt
[3] erwachsenes Rind
[4] Kalb

4. Leukozytenzählung:

➡ Bei schwachem Trockensystem Zählkreuz aufsuchen (Abb. 10.26).
➡ Leukozytenzählfelder auf »ein, fünf, sieben, elf Uhr« aufsuchen.
➡ Auf gleichmäßige Füllung und Sauberkeit achten.
➡ Auf mittleres Trockensystem (ca. 100fach) umschalten.
➡ Kondensor tiefstellen oder abblenden.
➡ Fokussieren bis zum deutlichen Sichtbarwerden der Leukozyten.
➡ Alle vier Leukozytenquadrate mäanderförmig auszählen. Gezählt werden alle Zellen, die innerhalb des jeweiligen Quadrates liegen oder dieses an zwei Seitenlinien von innen oder außen berühren oder auf diesen Seitenlinien liegen (es werden jeweils die linke und die untere Seitenlinie mitgezählt, also L-förmig).

5. Berechnung:

➡ Summe aller in vier Leukozytenquadraten gezählten Zellen multipliziert mit 50 = Zellen/µl oder Zellen $\times 10^6$/l.

Beispiel:
Gezählt wurden in den vier Leukozytenquadraten 53, 48, 52, 47 Zellen, zusammen also 200.
$200 \times 50 = 10000$.
Ergebnis also 10000 Zellen pro Mikroliter oder 10000×10^6 pro Liter.

Bewertung

↑ = **Leukozytose** (Anstieg der Gesamt-Leukozytenzahl über die obere Grenze des Referenzbereichs):

1. physiologische Leukozytose:
● Steigerung des Blutdrucks durch
  – Aufregung
  – Furcht
  – fremde Umgebung
  – Behandlung durch fremde Personen
  – schlechte Erfahrung durch frühere Behandlung
  – Erwartungshaltung
  – körperliche Belastung
  – Tachykardie
  – Geburt

2. pathologische Leukozytose:
a) prinzipiell reversibel:
● Infektionskrankheiten, allgemein oder lokal mit Allgemeinwirkung durch Bakterien, Pilze, Protozoen, Rickettsien
● endogene Intoxikationen:
  – Urämie
  – Diabetes mellitus, besonders Ketoazidose
  – Darmtoxine
● exogene Intoxikationen (nicht regelmäßig):
  – Blei
  – Thallium
  – Quecksilber
  – Natriumchlorat
  – Phenacetin
● Resorption körpereigenen Proteins:
  – Hämatome
  – Muskelkrankheiten
  – Tumoren

- körperfremdes Protein:
  - Seruminjektionen
  - parenterale Milchinjektionen
  - Bluttransfusionen
  - Plasmatransfusionen
  - (Impfungen)
- endokrin:
  - Hyperadrenokortizismus (Cushing-Syndrom)
  - Hyperthyreose
  - Behandlung mit ◇ Kortikosteroiden
    - ◇ ACTH
    - ◇ Thyroxin
    - ◇ Trijodthyronin
    - ◇ TSH
    - ◇ Adrenalin
- Krankheiten des ZNS:
  - Tumoren
  - Blutungen
  - Traumen
  - Enzephalitiden
  - Krampfzustände einschl. epileptische Anfälle
- Schock in der Heilphase
- Überempfindlichkeitsreaktionen

b) prinzipiell irreversibel:
- leukämische Leukosen (Leukämien)
- bovine Leukozyten-Adhäsions-Defizienz (BLAD) bei bestimmten Linien von DSB(HF)-Rindern

↓ = **Leukozytopenie (Leukopenie)** (Abfall der Gesamt-Leukozytenzahl unter die untere Grenze des Referenzbereichs):
- virale Infektionskrankheiten (besonders Parvovirosen, Schweinepest)
- Schock
- Blutdruckabfall
- erhöhter Leukozytenverbrauch (häufig Ausdruck eines Schocks):
  - perakute Peritonitis
  - perakute Pleuritis
  - Endometritis
  - Salmonellose (Pferd)
- Östrogenvergiftung (Hund)
- Zellgifte:
  - Zytostatika (Chlorambucil, Vincristin, Cyclophosphamid, Busulfan u. a.)
  - Benzol
  - Phenylbutazon
  - Metimazol
  - Chloramphenicol (Katze)
- zyklische Neutropenie der silbergrauen Collies
- Myelosklerose
- Panmyelophthise
- Knochenmarksatrophie

Differentialblutbild

Zellen der granulozytären Reihe

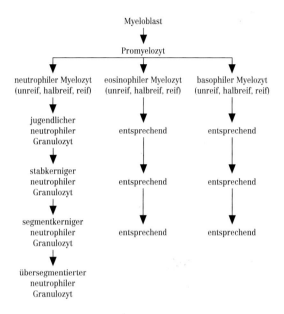

◈ Myeloblast

- 12 bis 16 µm, rund bis leicht unregelmäßig
- Kern sehr groß, rund, oval, seltener eingekerbt, feines, lockeres Chromatin, bis fünf Nukleoli
- schmales blaues Zytoplasma ohne Granula

◈ Promyelozyt

- 14 bis 20 µm
- Kern gröber, rund, oval, eingebuchtet, Nukleoli angedeutet
- Zytoplasmasaum deutlich breiter, noch bläulich, aber heller als beim Myeloblasten, Aufhellung an Kernbucht, bläulich-violette Granula

◈ Neutrophiler Myelozyt

- 12 bis 16 µm, Zelle fast rund
- Kern groß, rund bis oval, bisweilen leichte Einbuchtung, Chromatin wird gröber
- Zytoplasma blaßbläulich (unreifer Myelozyt) bis rein oxyphil, einige bis mehrere rötliche bis neutrophile Granula

◈ Jugendlicher Neutrophiler, Metamyelozyt

- 10 bis 15 µm, Zelle rund
- Kern bohnen- bis wurstförmig, Chromatin weiter vergröbert
- Zytoplasma oxyphil, Granula neutrophil

◆ Stabkerniger Neutrophiler

– 9 bis 14 µm, Zelle rund
– Kern gebogen stabförmig, Kernmembranen parallel, Näherung bis auf 1/3 der benachbarten Kernteile möglich (Undulation), ebenso Einbuchtungen
– Zytoplasma oxyphil

◆ Segmentkerniger Neutrophiler

– 9 bis 13 µm, Zelle rund
– Kern segmentiert mit fadenförmigen Verbindungen (bzw. weiter als bis auf 1/3 angenähert)
– Zytoplasma oxyphil

◆ Eosinophiler Granulozyt

– Entwicklungsstufen wie bei Neutrophilem
– Granula tierartlich unterschiedlich groß und azidophil gefärbt

◆ Basophiler Granulozyt

– Entwicklungsstufen wie bei Neutrophilem
– Granula tierartlich unterschiedlich zahlreich und tiefblau (bei der Katze heller bis rötlich)

Die **neutrophilen Granulozyten** haben die Aufgabe der *Phagozytose.* Die meisten Bakterien werden verdaut, wobei die Granulozyten untergehen können. Einige Bakterien (Mykobakterien, Brucellen) können aber in den Neutrophilen überleben und verschleppt werden.

Die **eosinophilen Granulozyten** werden von Antigenen, Antigen-Antikörper-Komplexen, heterologen Gammaglobulinen, Fibrin, Histamin *chemotaktisch angezogen.* Nach einer kurzen Bluteosinophilie, die oft nur wenige Stunden dauert, wandern sie in die affektierten Gewebe und Organe aus. Hierin ist der Grund zu sehen, warum bei Allergien u. ä. eine Bluteosinophilie fehlen kann.

Die **basophilen Granulozyten** sind reich an *Histamin,* das zusammen mit Heparin bei der Degranulation frei wird. Dies geschieht besonders bei Gewebsschädigungen oder Antigen-Antikörper-Reaktionen. Die Folge der Histaminfreisetzung ist Vasodilatation mit Flüssigkeitsaustritt (Ödem). Dem Heparin wird eine Schutzwirkung gegen disseminierte intravasale Gerinnung beigemessen.

Zellen der lymphozytären Reihe

In der Nomenklatur und Funktion dieser Zellen herrscht z. T. noch Uneinigkeit. Unterschieden werden **kleine Lymphozyten** (um 10 µm) und **große Lympho-** zyten (über 10 µm). Dem kleineren Lymphozyten wird Stammzellcharakter zugesprochen.

Nur ein geringer Teil der Körperlymphozyten kreist im Blut. Der weitaus größte Teil befindet sich in Lymphknoten, Thymus und anderen lymphatischen Geweben, ein relativ kleiner Teil auch im Knochenmark.

Ihrer **Funktion** nach können Lymphozytengruppen unterschieden werden, die in der Immunreaktion im Zusammenhang mit der *humoralen Sofortreaktion* (B-Zellen) stehen, von solchen, die mit der verzögerten *zellulären Reaktion* verbunden sind (T-Zellen). Die **B-Lymphozyten** (abgeleitet von der Bursa Fabricii der Vögel) dürften beim Säugetier im Knochenmark aus der Stammzelle entstehen. Sie enthalten membrangebundene Immunglobuline (IgM, IgG). Die **T-Lymphozyten** (von Thymus) entstehen aus Zellen, die schon embryonal in den Thymus ausgewandert sind. Sie produzieren Lymphokinine, die zytotoxische Eigenschaften besitzen. Beide Zellarten können lichtmikroskopisch nicht unterschieden werden. Das Verhältnis B:T beträgt etwa 1:5.

Von den B-Zellen stammen über Zwischenstufen (Proplasmoblasten, Plasmoblasten) die **Plasmazellen** ab. Sie sind 10 bis 20 µm groß. Ihr Kern liegt exzentrisch. Das Chromatin ist grobschollig, häufig radspeichenförmig. Das Zytoplasma ist tiefblau mit hellerem perinukleärem Hof. Es enthält häufig Vakuolen. Die Plasmazellen produzieren Immunglobuline.

Zellen der monozytären Reihe

Sie entstammen dem Knochenmark. Ihre *Vorstufen* sind **Monoblasten** (große, selten eindeutig runde Zellen mit schieferblauem Protoplasma ohne Granula, kernrund, feinkörnig, wabig, große Nukleolen) und Promonozyten als Übergangsformen. **Reife Monozyten** sind 14 bis 20 µm groß, der Kern ist vielgestaltig. Hufeisenförmig, nierenförmig, häufig an einem Ende erheblich verdickt, gelappt; das Protoplasma ist schieferblau. Monozyten können phagozytieren.

Tierartliche Besonderheiten

Hund

Der Hund weist ein **neutrophiles Blutbild** auf. Es reagiert außerordentlich *empfindlich* auf innere und äußere Einflüsse. So können schon geringe Noxen – beispielsweise *Aufregung* durch Warten im Wartezimmer, bei Untersuchung oder Blutentnahme – zu einer erheblichen Leukozytose mit Neutrophilie führen. Ebenso rasch kann sich eine aufregungsbedingte Neutrophilie zurückbilden. Dies wird auf eine starke Variabilität des marginalen Leukozytenpools zurückgeführt. Aber auch *Infektionskrankheiten* ziehen sehr rasch eine erhebliche Leukozytose nach sich. Dadurch ist die verläßliche Ermittlung eines Referenzbereichs außerordentlich erschwert. Diese Besonderheiten müssen bei der Interpretation von Blutbildern dieser Tierart berücksichtigt werden.

In der Literatur werden verschiedentlich Hinweise gegeben, daß die **Gesamt-Leukozytenzahl bei Welpen** höher sei als bei Erwachsenen. So wird eine Zahl von 7000/µl bei einem Welpen schon als leichte Leukopenie betrachtet (Bulgin et al. 1970). Allerdings wurden die meisten Untersuchungen ausschließlich an Beagles durchgeführt, was keine allgemeinen Rückschlüsse auf »den Hund« erlaubt. Auch die Haltung spielt eine Rolle, als nämlich im Freien gehaltene Hunde eine höhere Leukozytenzahl aufweisen als im Inneren von Gebäuden gehaltene. Es ist bekannt, daß junge Hunde eine Tendenz zur Lymphozytose aufweisen.

Eosinophile Granulozyten zeigen unterschiedlich große, graurosa Granula, wobei bisweilen blaue Granula eingelagert sein können. Basophile sind selten; sie zeigen meist nur wenige tiefblauschwarze Granula im Plasma.

Katze

Noch schwieriger als beim Hund ist der Referenzbereich bei der Katze zu ermitteln. Katzen reagieren sehr stark auf *äußere Beeinflussungen*, besonders Aufregung bei der Blutentnahme. Dies zeigen Vergleiche zwischen sedierten und nichtsedierten Katzen (eigene Untersuchungen). Es ist daher wichtig zu berücksichtigen, ob die Katze bei der Blutentnahme erregt war oder nicht. Möglicherweise ist hierauf auch zumindest ein Teil der höheren Leukozytenzahlen bei Jungtieren zurückzuführen.

Die **eosinophilen Granulozyten** der Katze zeigen längliche bis stäbchenförmige, hellrosa Granula. Basophile Granulozyten sind selten; ihre blaßbläulichen Granula können bei nicht absolut optimaler Färbung mit denen der Eosinophilen verwechselt werden.

Pferd

Eventuell bestehende Unterschiede zwischen den Rassen und Geschlechtern sind nicht so ausgeprägt, daß sie von diagnostischer Bedeutung werden könnten. Gleiches gilt für Altersunterschiede. Dagegen zeigen Vollblüter eine Tendenz zu einem höheren Anteil an Lymphozyten als an neutrophilen Granulozyten.

Die Leukozyten reagieren bei Pferden *wesentlich träger* und geringer als bei Hund und Katze. So ist eine absolut geringe Erhöhung etwa der Neutrophilen diagnostisch ernster zu nehmen als bei den Karnivoren.

Die **eosinophilen Granulozyten** weisen große, blasenförmige, deutlich rötlich gefärbte Granula auf. Die basophilen Granulozyten können nahezu regelmäßig im peripheren Blut nachgewiesen werden und erscheinen angefüllt mit zahlreichen tiefblauschwarzen Granula.

Rind

Bereits Rinderfeten besitzen, wie die erwachsenen Tiere, ein lymphozytäres Blutbild. Unter der Geburt besteht jedoch zwischen den Neutrophilen und Lymphozyten ein ausgeglichenes Verhältnis. Die Leukozytenzahl steigt ab der Geburt an und liegt in den ersten drei Lebensjahren höher als bei den adulten Rindern. Altersabhängig nimmt die Zahl der Monozyten ab, die der Eosinophilen steigt deutlich an. Laktierende Kühe haben gegenüber nichtlaktierenden eine niedrigere Leukozytenzahl. Der Einfluß von Trächtigkeit, Rasse, Geschlecht sowie Höhenlage ist gering. Dagegen spiegelt das Leukogramm während des Partus für ca. 24 Stunden den Streßeinfluß mit Leukozytose und z.T. Linksverschiebung wider. Morphologisch sind die Eosinophilen und die Basophilen gegenüber denen des Pferdes etwas kleiner, die Neutrophilen und die Lymphozyten etwas größer. Die Granulierung, besonders die der Eosinophilen, ist wesentlich feiner.

Schaf

Es liegen ähnliche Verhältnisse wie beim Rind vor. Auch das Schaf weist also ein **lymphozytäres Blutbild** auf.

Ziege

Wie bei Rind und Schaf zeigt auch die Ziege ein **lymphozytäres Blutbild**. In den ersten Lebenstagen steigen die absolute Leukozytenzahl und die Lymphozytenzahl an.

Schwein

Die **Leukozytenzahl** ist beim Schwein *höher* als bei den übrigen Haussäugetieren. Das Verhältnis von Lymphozyten zu neutrophilen Granulozyten ist beim erwachsenen Schwein zugunsten der Lymphozyten verschoben. Bei der Geburt hat das Ferkel dagegen wie das Rind ein ausgesprochen neutrophiles Blutbild, das sich jedoch bereits in den ersten Lebenstagen dem des erwachsenen Schweines angleicht.

Material

EDTA-, Heparin-, Zitratblut, Nativblut

Prinzip

Für das Differentialblutbild wird ein Ausstrich angefertigt und nach den oben beschriebenen Methoden gefärbt. Die besten Ergebnisse werden auch hier mit der *panoptischen Färbemethode nach Pappenheim* erzielt. Manche der anderen Färbemethoden ergeben unterschiedliche Anfärbungen der Leukozyten, so daß man sich in jede Färbung einarbeiten muß, was allerdings rasch möglich ist.

Technik

1. Ausstrichtechnik und Färbung:
➡ Durchführen wie bei Erythrozyten beschrieben (s. S. 54 ff).

2. Differenzierung:
➡ Präparat mäanderförmig durchmustern und dabei alle Leukozyten differenzieren.
➡ Ergebnis in einer Strichliste oder mittels eines manuellen Zählgerätes erfassen, bis 300 Zellen dif-

ferenziert sind (in praxi werden oft nur 100 Zellen differenziert, was den statistischen Fehler erheblich vergrößert).
➡ Anschließend die Relativ-(Prozent-)Zahlen ermitteln.

Bewertung

◆ Neutrophilie

(Vermehrung der Neutrophilen), oft mit Linksverschiebung; vielfach gleiche Ursachen wie Leukozytose (s. d.)

1. physiologisch (besonders bei Hund und Katze):
● Aufregung, Furcht, fremde Umgebung, Behandlung durch fremde Personen, schlechte Erfahrungen, körperliche Belastung, Tachykardie, Geburt

2. pathologisch:
● Infektionskrankheiten: bakteriell, Protozoen, Mykosen
● Intoxikationen, endogen oder exogen
● Resorption körpereigenen oder körperfremden Proteins
● Tumoren
● endokrin (Hyperadrenokortizismus, Hyperthyreose, Östrogenvergiftung [anfangs], Trächtigkeit, Anabolika)
● ZNS-Krankheiten

Referenzbereiche

Differentialblutbild, relative Zahlen (Prozent)

	Hund	Katze	Pferd	Rind	Schaf	Ziege	Schwein
neutrophile Stabkernige	0–4	0–4	0–6	0–3	0–2	0–2	0–7
neutrophile Segmentkernige	55–75	60–78	45–70	25–45	20–45	30–48	10–39
Lymphozyten	13–30	15–38	20–45	45–65	40–65	50–70	49–85
Monozyten	0–4	0–4	0–5	2–6	2–6	0–4	0–5
Eosinophile	0–6	0–6	0–4	1–10	1–10	1–8	0–6
Basophile	selten (bis 1)	selten (bis 1)	0–2	0–2	0–3	0–1	0–2

Differentialblutbild, absolute Zahlen (konventionell: /µl; SI: $\times 10^6$/l)

	Hund	Katze	Pferd	Rind	Schaf	Ziege	Schwein[2]
neutrophile Stabkernige	0–500[1]	0–600[1]	0–600	0–200	0–200	0–200	0–1 500
neutrophile Segmentkernige	3 000–9 000	3 000–11 000	3 000–7 000	1 000–3 500	700–4 000	1 200–6 200	1 000–8 200
Lymphozyten	1 000–3 600	1 000–4 000	1 500–4 000	2 500–5 500	2 000–4 000	2 000–8 000	6 000–16 000
Monozyten	40–500	40–500	40–400	0–330	0–700	0–400	0–1 000
Eosinophile	40–600	40–600	40–350	300–1 500	100–1 000	50–600	0–1 300
Basophile	selten (bis 40)	selten (bis 40)	0–150	0–100	0–300	0–120	0–50

[1] Beim Hund kann durch Aufregung besonders die Zahl der neutrophilen Granulozyten erhöht sein; bei der Katze sind in der Regel durch Aufregung alle Zellarten m. o. w. gleichmäßig erhöht.

[2] nach Bickhardt (1992)

- Überempfindlichkeitsreaktionen
- posthämorrhagisch
- hämolytische Anämie
- systemischer Lupus erythematodes
- myeloische Leukämie
- lymphatische Leukämie mit Neutrophilie (Hund, Katze)

Neutropenie
(Verminderung der Neutrophilen)
- virale Infektionskrankheiten, besonders Parvovirose, Schweinepest
- Sepsis
- einige Protozoonosen (z. T. besonders Toxoplasmose)
- einige Rickettsiosen (besonders Ehrlichiose)
- bisweilen systemischer Lupus erythematodes
- Schock
- Blutdrucksenkung
- Knochenmarkshypoplasie
- Knochenmarksfibrose
- Knochenmarkssklerose
- toxische Schädigung
- zyklische Neutropenie beim silbergrauen Collie

Agranulozytose
(Fehlen der Granulozyten)
- besonders bei feliner (weniger bei caniner) Panleukopenie
- Östrogenvergiftung
- Pyrazolon

Eosinophilie
(Vermehrung der Eosinophilen)
- Allergien
- Parasitosen
- Myositis eosinophilica
- Panostitis eosinophilica
- Gastroenteritis eosinophilica
- eosinophile Pneumonie
- z. T. beim eosinophilen Granulom
- Infektionskrankheiten in der Heilphase
- beim Deutschen Schäferhund oft ohne Krankheitssymptome
- Hypadrenokortizismus (M. Addison)
- Läufigkeit der Hündin
- eosinophile Leukämie
- eosinophile leukämoide Reaktion (Katze)

Eosinopenie
(Verminderung der Eosinophilen)
- Streßsituationen
- Infektionskrankheiten, Anfangsphase
- Cushing-Syndrom
- Kortikosteroidtherapie

- ACTH-Therapie
- akute Infektionskrankheiten
- Entzündungen
- diabetisches Koma
- Urämie
- akute Hämolysen

Basophilie
(Vermehrung der Basophilen; sehr selten)
- bisweilen bei Dirofilariose
- bisweilen bei Allergien
- Hyperlipidämie
- bisweilen bei Eiterungen
- speziesspezifisch bei jungen Basenjis
- Basophilenleukämie

Lymphozytose
(Vermehrung der Lymphozyten)
- physiologisch bei Jungtieren von Hund und Katze
- besonders bei Katzen unter chronischem Streß
- Infektionskrankheiten in der Heilphase
- chronische Infektionskrankheiten
- virale Infektionskrankheiten (relative Lymphozytose)
- Hypadrenokortizismus
- lymphatische Leukämie

Lymphozytopenie
(Verminderung der Lymphozyten)
- akute Streßsituationen
- akute Infektionskrankheiten
- immunsuppressive Therapie
- Zytostatika
- Bestrahlungstherapie
- angeborene oder erworbene Immundefizienz
- chronische Niereninsuffizienz/Urämie
- Immunsuppression
- Cushing-Syndrom
- Kortikosteroidtherapie
- ACTH-Therapie

Monozytose
(Vermehrung der Monozyten)
- akute Streßsituationen
- akute Infektionskrankheiten (Heilphase)
- chronische (Infektions-)Krankheiten
- häufig bei Neutropenie (relative Monozytose)
- Cushing-Syndrom
- Kortikosteroidtherapie
- ACTH-Therapie
- Monozytenleukämie
- Immunopathien
- hämolytische Anämie
- exsudative Peritonitis, Pleuritis

Als **Kernlinksverschiebung** (= Linksverschiebung) wird die Zunahme der Granulozyten (Neutrophilen) mit nichtsegmentiertem Kern bezeichnet. Sie tritt besonders bei *akuten bakteriellen Infektionskrankheiten* und *eitrigen Entzündungen in den Körperhöhlen* auf. Unterschieden werden

– **regenerative Linksverschiebung:** keine Schädigung der Einzelzelle, in der Regel Leukozytose (etwa posthämorrhagisch);
– **degenerative Linksverschiebung:** Schädigung der Einzelzelle feststellbar, Leukozytenzahl im Normbereich oder leicht erhöht (schwere Infektionskrankheit, Sepsis, toxisch).

Toxische Schädigung: diffuse Bläulichfärbung des Zytoplasmas der Neutrophilen (exakte Färbung!); **toxische Granulation:** Neutrophile mit bläulichen oder rötlichen Granula (Pferd); **Döhle-Körper:** bläuliche Verfärbung eines Zytoplasmateils in meist zu großen Neutrophilen.

Biologische Leukozytenkurve (nach Schilling; Abb. 10.26):
Auf (bakteriell) infektiöse und toxische Schädigung reagiert der Organismus in charakteristischer Weise:
1. Nach initialer Leukozytendepression entsteht eine Neutrophilie mit Linksverschiebung, absoluter Eosinopenie, relativer bis absoluter Lymphozyto- und Monozytopenie;
2. Monozytäre Abwehr- oder Überwindungsphase mit Monozytose;
3. Lymphozytär-eosinophile Heilphase mit Lymphozytose und Eosinophilie, Rückkehr der Neutrophilen zur Norm.

Abweichungen treten auf: bei zunehmender Chronizität unter Allergisierung (Eosinophilie, Lymphozytose); bei viralen Infektionskrankheiten mit starker Hemmung der Lymphozyten- und Granulozytenproliferation (besonders Parvoviren); bei Leukosen; im Schock; bei überhöhtem Leukozytenverbrauch.

Als **Rechtsverschiebung** bezeichnet man das Auftreten von Neutrophilen mit sechs oder mehr Kernsegmenten (Hypersegmentierung). Sie wird unter *Kortikosteroidbehandlung* oder bei *perniziöser Anämie* beobachtet.

Zählung der eosinophilen Granulozyten

Die eosinophilen Granulozyten können sowohl **indirekt** über die Gesamtzahl der Leukozyten und die relative Zahl ermittelt werden als auch **direkt** in der Zählkammer durch eine *Spezialfärbung* gezählt werden. Die Berechnung anhand des Ausstriches und der Gesamtleukozytenzahl ist mit einem recht großen Fehler behaftet, weshalb man eher zur direkten Zählung greifen sollte. Die Zählung ist empfehlenswert bei *Allergien, Parasitosen, eosinophilen Infiltrationen, eosinophilem Granulom*. Bei keiner dieser Krankheiten ist eine Bluteosinophilie regelmäßig anzutreffen; nur der positive Befund, also die Bluteosinophilie, ist aussagekräftig. Der Thorn-Test wird heute praktisch nicht mehr durchgeführt; er ist durch die moderneren Untersuchungsmethoden der Nebennierenrindenfunktion abgelöst worden.

Methode nach Dunker

Material

Vollblut oder EDTA-, Heparinblut
Zählkammer nach Fuchs-Rosenthal, eventuell auch die zur Leukozytenzählung üblichen Kammern

Prinzip

Selektive Anfärbung der eosinophilen Granulozyten durch Eosinlösung

Technik

Reagenzien: Eosin gelblich für die Mikroskopie (Merck Nr. 1345), Azeton z. A. (Merck Nr. 14)

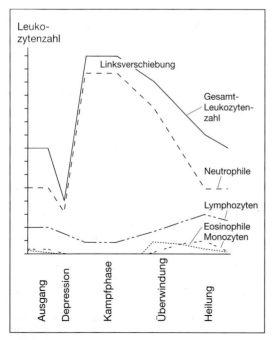

Abb. 10.27: Leukozytenkurve bei Infektionskrankheiten nach Schilling

Lösungen: 2 g Eosin ad 100 ml Aqua dest. (= 2 %)
Verdünnungslösung nach Dunger:
  10 ml Eosinlösung 2 %
  + 10 ml Azeton
  Aqua dest. ad 100 ml

Durchführung:
➡ In Leukozytenpipette Blut bis Marke 1,0 aufziehen.
➡ Verdünnungslösung bis Marke 11 aufziehen.
➡ 3 min schütteln.
➡ Fuchs-Rosenthal- oder Neubauer-Kammer füllen.
➡ Bei ca. 100facher Vergrößerung auszählen.

Berechnung:
Fuchs-Rosenthal-Kammer:

$$\frac{\text{Gezählte Eos.} \times 10}{3,2} = \text{Eosinophile/µl}$$

Neubauer-Kammer:
Alle neun Großquadrate auszählen.

$$\frac{\text{Gezählte Eos.} \times 100}{9} = \text{Eosinophile/µl}$$

Fluoreszenzmikroskopischer Nachweis Methode nach Eder

Technik

➡ Lufttrockenen Ausstrich mit 60- bis 70%igem Alkohol durch Eintauchen fixieren.
➡ Sofort in Färbeküvette mit wäßriger einpromilliger Anilinblaulösung geben, 2 bis 3 Min. belassen.
➡ Lufttrocknen.
➡ Im Fluoreszenzmikroskop untersuchen. Eosinophile sind leuchtend grün (!).

Wenn gleichzeitig die Leukozytenkerne sichtbar werden sollen, wird der Ausstrich nach der Anilinbehandlung mit Acridingelblösung 1:10000 nachbehandelt (einige Sekunden). Die Zellkerne werden rot, das Zytoplasma gelbgrün.

Zählung der basophilen Granulozyten nach Ehrlich

Material

– Vollblut
– (1) o-Toluidinblau 0,05%ig in physiologischer Kochsalzlösung

– (2) 95%iges Äthanol
– (3) gesättigte Saponinlösung in 50%igem Äthanol

Technik

➡ 40 ml Reagenz (1) + 11 ml Reagenz (2) + 1 ml Reagenz (3) mischen. Die Lösung ist vier Monate haltbar. Vor Gebrauch muß sie filtriert werden.
➡ Durchführung der Zählung und Berechnung wie bei der Eosinophilenzählung

Literatur

1. Bulgin MS, Munn SL, Gee W. Hematologic changes to 4.5 years of age in clinically normal Beagles. J Am Vet Med Assoc 1970; 157: 1064-70.
2. Bush BM. Interpretation of Laboratory Results for Small Animal Clinicians. Oxford: Blackwell Sci Pub 1991.
3. Eder H, Fritsche H. Automatisation in der hämatologischen Diagnostik: Entwicklungsstand der Geräte zum Zählen und Differenzieren von Blutzellen. Tierärztl Prax 1986; 14: 417-29.
4. Fischer A, Lechner J, Kraft W, Hirschberger J. Test eines zentrifugalen Hämatologiesystems für die Praxis. Tierärztl Prax 1989; 17: 227-30.
5. Fortange M. Das Verhalten hämatologischer rund ausgewählter klinisch-chemischer Parameter bei gesunden nichtgraviden, graviden und laktierenden Ziegen. Leipzig: Vet Med Diss 1986.
6. Fürll M, Garlt Ch, Lippmann R. Klinische Labordiagnostik. Leipzig: Hirzel 1980.
7. Haarer M, Grünbaum E-G. Zur Blutgruppendiagnostik bei der Katze. Tierärztl Prax 1993; 21: 339-43.
8. Hammerl J. Die Blutkörperchensenkungsreaktion mit unterschiedlichen Methoden, vergleichend bei verschiedenen Pferderassen. Diss. München 1982.
9. Keller H. Klinisch-chemische Labordiagnostik für die Praxis. Stuttgart: Thieme 1986.
10. Kraft W. Die Systeme der roten Blutzellen beim Rinderfetus. Diss. Gießen 1964.
11. Kraft W, Dürr UM. Kompendium der klinischen Laboratoriumsdiagnostik bei Hund, Katze, Pferd. Hannover: Schaper, 1981.
12. Kraft W, Dürr UM. Katzenkrankheiten. 4 Aufl. Hannover: Schaper Verlag 1996.
13. Müller K, Nink R. Ergebnisse eines Experimentier-Treffens zur elektronischen Zählung von Blutkörperchen. Bericht der Physikalisch-Technischen Bundesanstalt, Institut Berlin 1981.
14. Rossow N, Jakobi U, Slanina B, Furcht G, Schäfer M. Stoffwechselüberwachung. In: Innere Krankheiten der Haustiere, Band 2. Rossow N, Horvath Z (eds). Jena: Fischer 1988.
15. Willard MD, Tvedten H, Turnwald GH. Small Animal Clinical Diagnosis by Laboratory Methods. Philiadelphia: Saunders 1989.

11 Knochenmarkuntersuchung

Andreas Moritz

Zur Abklärung diagnostischer, prognostischer und therapeutischer Fragestellungen im Zusammenhang mit hämatopoetischen Neoplasien sowie Hypo- oder Aplasien des blutbildenden Systems gewinnt die Knochenmarkzytologie in der Kleintiermedizin zunehmend an Bedeutung (Keller 1986, Saar 1973, Weiss 1986).

Aufgrund minimaler Beeinträchtigung des Patienten haben sich die **Knochenmarkaspiration** und die **Knochenmarkbiopsie** mittels Nadeln gegenüber chirurgischen Interventionen durchgesetzt (Valli et al. 1969).

Indikation zur Knochenmarkpunktion

- Leukoseverdacht
- längerbestehende Leukozytosen, Thrombozytosen, morphologische Zellatypien im peripheren Blut
- Verdacht einer myeloproliferativen Erkrankung
- Zytopenien: können alle (Panzytopenie), einzelne (Anämie, Leukopenie, Thrombopenie) und Kombinationen verschiedener Zellreihen betreffen
- Blutparasiten: insbesondere Leishmanien, Filarien, Trypanosomen, Babesien
- rezidivierendes oder ständiges Fieber unbekannten Urprungs
- ungeklärte Hyperkalzämie (sie kommt z.B. bei Leukose vor)
- Hyperproteinämie: sie kann mit einer mono- oder polyglonalen Gammopathie einhergehen, wie z. B. beim multiplen Myelom, unter Umständen bei Lymphomen, bei der Leishmaniose oder bei systemischen Mykosen.

Kontraindikation:

- *akute Blutungen*
  Ausnahme: abnorme Blutungsneigung durch eine Thrombozytopenie. Hier besteht eine klare Indikation.
- *hämorrhagische Diathese:* Punktion nur mit besonderer Vorsicht!

Material

Für die Entnahme von Knochenmark stehen zwei unterschiedliche Verfahren zur Verfügung:

1. Bei der **Knochenmarkpunktion** mit Aspiration werden Zellen aus ihrem natürlichen Verband herausgerissen und auf einem Objektträger ausgestrichen. Das rote Mark ist zytologisch homogen über den Körper verteilt, so daß eine Entnahme durch Aspiration an einer Stelle *repräsentativ* für den gesamten Organismus ist. Im Ausstrich läßt sich die *Morphologie der Einzelzelle* optimal beurteilen. Die Knochenmarkpunktion ist deshalb bei einigen Leukämien, Reifungsstörungen, Dysplasien, Hypo- oder Hyperplasien indiziert, da hier das Mark in uniformer Weise betroffen ist (Jacobs u. Valli 1988).

2. Bei einer **Knochenmarkbiopsie** wird ein *Gewebestück in toto* entfernt. In Feinschnitten kann hierbei im formalinfixierten Bioptat die *Beziehung der Zellen zueinander* und im Verband mit den Stromazellen beurteilt werden (Dunn 1990, Jacobs u. Valli 1988).

Die Knochenmarkbiopsie wird durchgeführt,
- wenn eine Knochenmarkpunktion nicht gelingt *(Punctio sicca)* oder
- *fokale Veränderungen*, wie z.B. bei einer Myelofibrose, bei granulomatösen Entzündungen, bei Lymphosarkomatosen, beim Myelom, bei Knochenmarknekrosen oder metastasierenden Karzinomen (Jacobs u. Valli 1988) vorliegen.

Die Knochenmarkentnahme erfolgt dabei soweit möglich aus den betroffenen Stellen (z.B. bei röntgenologisch erkennbaren Herden).

Technik

Knochenmarkpunktion

Die Entnahme von Knochenmark am lebenden Tier wurde an Tuber sacrale, Sternum, Femur, Humerus und Rippe beschrieben (Alexandrow 1930, Coles 1986, Horn et al. 1953, Melveger et al. 1969, Meyer u. Bloom 1943, Mulligan 1941, Relford 1991, Saar 1973, Vollmershaus et al. 1981). Vergleichende Untersuchungen haben gezeigt, daß der
- *Tuber sacrale (iliac crest)* bei Hund und Katze,
- der *Tuber coxae* beim Schwein und jungen Pferden die Punktionsstellen der Wahl sind. Bei älteren Pferden werden Sternalwirbel bevorzugt (Ludewig u. Koch 1992, Penny u. Carlisle 1970, Relford 1991, Tschudi 1990).

Hund und Katze:
➡ Am stehenden Tier werden die Haare über dem rechten Kreuzbeinhöcker geschoren und die Haut desinfiziert.
➡ Im Bereich der Spina iliaca dorsalis cranialis (entspricht dem kaudalen Pol des Tuber sacrale) anästhesiert man die Haut, Unterhaut und vor allem das schmerzempfindliche Periost (z. B. mit Lidocain 1%).
➡ Da das Knochenmark selbst nicht völlig schmerzfrei zu machen ist, sollten besonders widersetzliche oder sehr empfindliche Tiere vorher leicht sediert werden. Eine Vollnarkose ist in der Regel jedoch nicht erforderlich.
➡ Mit einer speziellen Kanüle (z. B. mehrfach verwendbare Punktionskanülen nach Klima-Rosegger oder Silvermann, bei Pferden Biopsieinstrument nach Archer bzw. Einmal-Knochenmarkaspirationsnadeln [z. B. Illinois Sternal/Iliac Aspiration Needle, monoject]) werden Haut, Unterhaut und Kortikalis in einem Winkel von ca. 45° zur Längsachse des Tieres und in Längsrichtung zum Tuber sacrale mit leicht drehenden Bewegungen durchdrungen.
➡ Das Erreichen des Markraumes löst eine Schmerzreaktion aus, welche bei festsitzender Kanüle die korrekte Lage bestätigt.
➡ Nach Entfernung des Mandrins können etwa 0,5 ml Knochenmark mit einer 10-ml-Spritze aspiriert werden. Längeres und stärkeres Ansaugen führt zur Verdünnung mit Knochenmarkblut.
➡ Da auf gerinnungshemmende Stoffe wegen ihrer möglichen Beeinträchtigung der Spezialfärbungen verzichtet wird, muß das aspirierte Material unverzüglich dünn auf 10–12 vorbereitete Objektträger ausgestrichen werden. Hierzu erfaßt man einen kleinen Tropfen des aspirierten Knochenmarks mit der schmalen Seite eines Objektträgers und schiebt diesen dann locker über einen anderen, flach liegenden Objektträger.
➡ Die Präparate sind dann an der Luft zu trocknen (Dunn 1990, Lewis u. Rebar 1979, Relford 1991).

Pferd und Schwein:
Die Knochenmarkaspiration erfolgt in gleicher Weise am Hüfthöcker (Ludewig u. Koch 1992, Tschudi 1990).

Zelldifferenzierung

Panoptische Färbung

Die Differenzierung aller Zellen des hämatopoetischen Systems kann am besten in einer panoptischen Färbung, wie sie bei der Erstellung eines Differentialblutbildes üblich ist, durchgeführt werden. Am weitesten verbreitet sind die **Pappenheim-Färbung (May-Grünwald-Giemsa-Färbung)** und die **Wright-Färbung**. Bei beiden Methoden kommen saure (Eosin u. a.) und basische (Methylenblau u. a.) Farbstoffe zur Anwendung.

Da vor allem tumorös entartete Zellen des blutbildenden Systems in der Anfärbbarkeit des Zellkerns und des Zytoplasmas variieren können, reichen die üblichen morphologischen Kriterien im Rahmen einer panoptischen Färbung zur Zelldifferenzierung im Knochenmark meist nicht aus. Die Zuordnung zu bestimmten Zellreihen ist dann durch **Spezialfärbungen** zellreihenspezifischer Enzyme (s. zytochemische Färbungen) möglich. Liegt eine Entartung undifferenzierter Stammzellen vor, fehlt jedoch die Ausprägung dieser spezifischen Enzyme. Eine Zelldifferenzierung wäre in diesem Fall durch den Nachweis einer Bindung spezifischer Antikörper möglich, doch sind diese Methoden in der Veterinärmedizin bisher in der Routinediagnostik noch nicht ausreichend etabliert.

Zytochemische Färbungen

Die wichtigsten zytochemischen Reaktionsmuster von Blut- und Knochenmarkzellen bei klinisch gesunden Hunden und Katzen sind in Tab. 11.1 zusammengestellt.

Zellen im Knochenmarkausstrich

Erythrozytäre Reihe

Die erste lichtmikroskopisch identifizierbare und damit in einem zytologischen Knochenmarkausstrich erkennbare *Vorstufe der Erythrozyten* ist der **Pronormoblast** (Syn.: Proerythroblast, Rubriblast). Diese nach Rekers und Coulter (1948) größte Zelle (10–15–20 μm) der Erythropoese hat gegenüber anderen Blasten einen

Tab. 11.1: Färbemethoden und zytochemische Reaktionsmuster von Blut- und Knochenmarkzellen bei Hund und Katze (nach Keller 1986)

Färbemethode	Zytochemisches Reaktionsmuster	
Peroxidase (POX)	Neutrophile	positive Granula ab Promyelozyt
	Eosinophile	Hund positive, Katze negative Granula
	Basophile	Hund wenige positive, Katze negative Granula
	Monozyten	Hund 40-50% negativ 40–50% schwach bis mäßig positiv 0–10% stark positiv, Katze negativ
Alpha-Naphthylacetat-Esterase (ANAE)	Monozyten, Makrophagen, Thrombozyten	positives Zytoplasma
	Megakaryozyten	entsprechend dem Gehalt an reifen Thrombozyten positiv
	Lymphozyten	z. T. mit 1–3 positiven, kleinen Fleckchen
Glykogen (PAS)	Neutrophile	deutlich positiv ab Metamyelozyt
	Thrombozyten, reife Megakaryozyten	positiv
	Basophile (Hund)	positive Granula
	Eosinophile, Monozyten	meist negativ, evtl. schwach positives Zytoplasma
Toluidinblau (TOL)	Basophile (Hund)	stark leuchtende, positive Granula
	toxische Granula, Neutrophile (Hund)	schwach metachromatisch

Eine erhebliche Vereinfachung zur Durchführung zytochemischer Färbemethoden ist durch die Verwendung vorgefertigter lyophilisierter Reagenzien in **Färbesets** (z. B. LeucoGnost® der Firma E. Merck, Darmstadt) zu erzielen (Zeile u. Mocikat 1986).

gröber strukturierten Kern mit einem oder zwei Nukleoli. Das Zytoplasma ist nicht granuliert und von tiefblauer Farbe. Die peri- bzw. paranukleäre Aufhellung weist auf einen sehr aktiven Golgi-Apparat hin (Jain 1986, Keller u. Freudiger 1983).

Im Verlauf der *Reifung* entsteht der **Normoblast**. Die Größe des Kerns nimmt ab, seine Struktur wird grobscholliger, die Nukleoli sind, wenn überhaupt, nur noch als Schatten zu erkennen. Das Zytoplasma ist zunächst basophil (**basophiler Normoblast**, Syn.: Prorubricyte). Die Kondensation des Kernes schreitet fort, im Kern sind Klumpen von angefärbtem Chromatin zu erkennen. Die Farbe des Zytoplasmas wechselt von Blau über polychromatisch (**polychromatischer Normoblast)** zu eosinophil (entspricht oxyphil). Der nun nicht mehr

teilungsfähige, aber sauerstoffbindende Normoblast, **oxyphiler Normoblast**, enthält einen kleinen, strukturlosen und damit homogen blau gefärbten Kern (Keller et al. 1987). Das Zytoplasma ist rosa. (Tafel II-6)

Nun erfolgt die *Kernausstoßung*, und es entsteht der **Retikulozyt**. Diese erste kernlose Form des Erythrozyten enthält noch viele Zellorganellen: Ribosomen, Polyribosomen, Mitochondrien, insgesamt als *Substantia granulofilamentosa* bezeichnet, die in einer Supravitalfärbung (z. B. mit Brillantkresylblau) als Netzstruktur zu erkennen ist. Die Zellgröße nimmt im Laufe der Reifung zum fertigen Erythrozyten immer weiter ab. Während der normalen Regeneration der roten Blutkörperchen verlassen nur kernlose Zellen den Markraum.

Granulozytäre Reihe

Die erste lichtmikroskopisch und damit auch im zytologischen Ausstrich zu identifizierende Zelle der Myelopoese ist der **Myeloblast**. Er ist 15–20 µm groß, enthält einen runden Kern mit knäuelartig angeordnetem, feinmaschigem Chromatin und mehreren Nukleoli. Das Zytoplasma ist nicht granuliert und basophil, die Verteilung ist asymmetrisch.

Die in der Entwicklungsreihe folgende Zelle ist der **Promyelozyt**. Er ist deutlich größer als der Myeloblast. Sein basophiles Zytoplasma enthält azurophile Granula, und im feinstrukturierten Kern erkennt man nur wenige Nukleoli.

Beim Übergang zum **Myelozyten** verschwinden die Basophilie des Zytoplasmas und die primäre Granulation allmählich, die spezifische Granulation der drei Zellreihen, die neutrophile, eosinophile und basophile Granulation wird deutlich. Der Kern des Myelozyten ist weiterhin rundlich, grob strukturiert aber ohne Nukleoli.

Beim **Metamyelozyten** buchtet sich der Kern leicht nierenförmig ein, das Chromatin verklumpt teilweise und die spezifischen Granula sind im Zytoplasma deutlich zu erkennen.

Der schmale, längliche Kern des **stabkernigen Granulozyten** liegt in U- oder S-Form. Das Zytoplasma ist angefüllt von spezifischen, neutrophilen, eosinophilen oder basophilen Granula. Durch Abschnürungen des Kernes reift er weiter zum **segmentkernigen Granulozyten**.

Neutrophile Granulozyten

Die neutrophilen Granulozyten stellen den *Hauptanteil der Myelopoese*. Sie sind gekennzeichnet durch die *Ausbildung primärer Granula* vor allem beim **Promyelozyten** und **Myelozyten**. Diese sind relativ einheitlich, ca. 0,4 µm groß, sehr dicht und rund. Sie entstehen durch die Verschmelzung kleinerer durch den Golgi-Apparat gebildeter Vesikel und sind Peroxidase-positiv (Jain 1968b). Der Myelozyt und alle folgenden Zellen enthalten die sekundären spezifischen »neutrophilen« Granula. Diese sind ca. 0,3 µm groß, weniger dicht und werden unabhängig von den primären Granula ebenfalls durch den Golgi-Apparat gebildet.

Eosinophile Granulozyten

Bei dieser Zellreihe kommt es ebenfalls auf der Stufe der Promyelozyten zur *Ausbildung primärer Granula*. Diese homogene Form geht dann direkt in die sekundären, spezifischen kristallinen Granula über. Sie sind unterschiedlich groß, azurophil = eosinophil und damit in der May-Grünwald-Giemsa-Färbung kräftig rot gefärbt, sowie Peroxidase-positiv (bei der Katze Peroxidase-negativ). (Tafel II-17, II-22)

Basophile Granulozyten

Die Zellen dieser Reihe kommen nur in sehr geringer Zahl vor. Ihre relativ großen Granula sind kräftig rotviolett gefärbt. Sie enthalten unter anderem große Mengen an *Histamin*, was bei allergischen Erkrankungen von besonderer Bedeutung ist. Ihre Entwicklung hängt eng mit derjenigen der Eosinophilen zusammen. Die Funktion der basophilen Granulozyten ist noch nicht eindeutig geklärt. Ihr Wirkungsort ist das Gewebe, wo sie als **Gewebsmastzellen** bezeichnet werden.

Die Zellen der Myelopoese im Knochenmark kann man drei Kompartimenten zuordnen:
1. **Proliferationskompartiment:** es umfaßt den Myeloblasten, Promyelozyten und Myelozyten.
2. **Reifungskompartiment:** Metamyelozyten und stabkernige Granulozyten
3. **Reservekompartiment:** reife segmentkernige Granulozyten (das 7,5fache der peripheren Zahl, reicht für 3–4 Tage).

Thrombozytäre Reihe

Die **Megakaryoblasten** stellen die ersten lichtmikroskopisch zu identifizierenden Zellen dieser Reihe dar. Sie sind ca. 10–65 µm groß (in Ausstrichen 20–160 µm), haben ein tiefblaues und somit basophiles, nichtgranuliertes Zytoplasma. Der Zellkern, der den größten Teil der Zelle ausfüllt, ist rund und enthält feingranuliertes Chromatin sowie einen oder mehrere Nukleoli.

In der weiteren Entwicklung zum **Promegakaryozyten** (ab vier erkennbaren Kernen) teilt sich der Zellkern, nicht aber das Zytoplasma. Es entsteht eine *polyploide Zelle* mit zuerst 4 N dann 8 N, 16 N, 32 N, manchmal bis zu 64 N Chromosomensätzen. Die Zelle nimmt während dessen rasch an Größe zu. Die Kerne sind meist nicht vollständig voneinander getrennt, (stark stimulierte Thrombopoese), sondern erscheinen als ein vielgelappter Kern. In der weiteren Reifung wird das Zytoplasma weniger basophil und granuliert.

Im Zytoplasma des **Megakaryozyten** sind die Thrombozyten mikroskopisch zu erkennen. Sie schnüren sich vom Zytoplasma ab und werden in den sinusoidalen Blutstrom entlassen. (Tafel II-5)

Tab. 11.2: Knochenmarkdurchlaufzeit und Lebensdauer der einzelnen Blutzellen (nach Deubelbeiss et al. 1975, Keller 1986)

Zellart	Knochenmark-durchlaufzeit	Reifung	Lebensdauer
Erythrozyten	Stammzelle bis Kernausstoßung 2,5–3 Tage	2–3 Tage	ca. 100 Tage HWZ: 25 Tage
Granulozyten	82,1 Stunden		HWZ: 6,7 Stunden
Monozyten	5–50 Stunden		
Thrombozyten	3 Tage	3 Tage	5–9 Tage HWZ: 2,5 Tage

Für die **Megakaryopoese** existiert kein Speicher-kompartiment wie für die Myelopoese, sondern nur ein *Proliferations- und ein Reifungskompartiment*. Die Zahl der peripheren Thrombozyten ist somit direkt von der Megakaryozytenzahl im Knochenmark ab-hängig.

Monozytäre Reihe

Die erste lichtmikroskopisch und im Knochenmarkaus-strich erkennbare Progenitorzelle der Monopoese ist der **Monoblast**. Mit wenigen Teilungsschritten (Maus 2, Mensch 3) findet innerhalb nur 5 bis 50 Stunden die Reifung über den Promonozyten zum Monozyten statt. Der runde Kern des Monoblasten zeigt gegenüber dem des Myeloblasten eine deutlich basophilere (violette) Färbung sowie ein gröber strukturiertes Chromatin. Das Zytoplasma ist basophil (stärker als beim Myelo-blasten), jedoch weniger blau als beim Proerythro-blasten. Es enthält oft Vakuolen und eine perinukleäre Aufhellung.

Die Morphologie der **Promonozyten** und **Monozyten** ist nicht einheitlich (Helmin u. Saar 1984, Meuret 1974). Man unterscheidet nach der Kernform *rund-ovalkerni-ge Formen, Intermediärformen* und *Zellen mit ausge-prägter Kernlappung*. Die Zytoplasmafarbe nimmt im Laufe der Reifung an Intensität ab, bei der reifen Zelle ist sie graublau und enthält neben einigen Vakuolen feine azurophile Granula.

Ähnlich wie für alle myeloischen Zellen stellt das Blut nur das Durchgangskompartiment dar, Hauptwir-kungsort der Monozyten ist das Gewebe. Hier nehmen sie als **Makrophagen** in der zellvermittelten Abwehr die zentrale Stellung ein.

Lymphozytäre Reihe

Die Entwicklung der Lymphozyten ist gegenüber der anderer Zellreihen komplizierter, weil sie in morpholo-gisch nahezu nicht differenzierbaren *verschiedenen Subtypen* vorkommen und in mehreren Organen (im Knochenmark, in den lymphatischen Organen Thymus, Lymphknoten und Milz sowie in den assoziierten Orga-nen wie Peyersche Platten und Tonsillen) gebildet wer-den. Man unterscheidet, hauptsächlich nach ihren im-munologisch charakterisierten Oberflächenantigenen, **B-Zell-**, **T-Zell-** und **Null-Zell-Lymphozyten** (Feller u. Merz 1990). Im Knochenmark kommen Vorläuferzellen aller Formen vor. Die Zahl der B- und T-Lymphozyten in den lymphatischen Organen variiert, im allgemeinen dominieren die T-Zellen im Thymus, Lymphknoten, Ductus thoracicus und peripheren Blut, während im Knochenmark und in der Milz am häufigsten B-Zellen zu finden sind. Im Blut sind (tierartlich unterschiedlich) ca. 70% T-Zellen, 20% B-Zellen und zu ca. 10% Null-Zellen.

In der Entwicklungsreihe der Lymphozyten steht licht-mikroskopisch der **Lymphoblast** an erster Stelle. Der Kern dieser Zelle ist rund, gelegentlich leicht einge-buchtet, enthält fein strukturiertes Chromatin und ein bis zwei Nukleoli. Die Unterscheidung zwischen Lym-phoblasten und transformierten Lymphozyten ist nach Keller und Freudiger (1983) nur bei lymphoprolifera-tiven Erkrankungen möglich.

Der **Prolymphozyt** ist die Zwischenstufe zwischen Lymphoblast und Lymphozyt und nur histo- bzw. im-munzytochemisch zu identifizieren (Keller u. Freudiger 1983). Der Kern ist kompakter als bei den Lymphobla-sten, jedoch noch nicht so dicht wie bei der reifer Zellen. Im Kern können noch Nukleolenschatten erkennbar sein (Coles 1986).

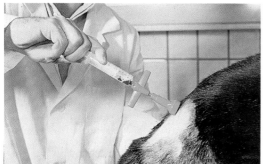

Tafel II-1: Knochenmarkaspiration am Tuber sacrale beim Hund

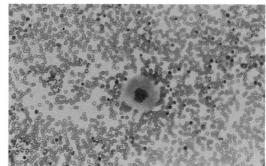

Tafel II-4: Knochenmarkausstrich, normaler Zellgehalt, zentral gelegener Megakaryozyt (Hund, MGG, x 200)

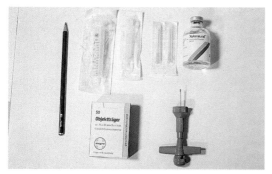

Tafel II-2: Material für die Knochenmarkaspiration

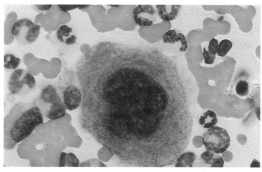

Tafel II-5: Megakaryozyt (Hund, MGG, x 1000)

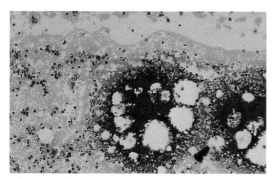

Tafel II-3: Knochenmarkausstrich mit Knochenmarkbröckel, normaler Zellgehalt (Hund, MGG, x 100).

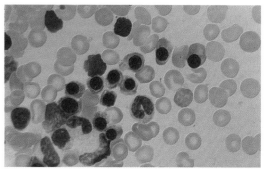

Tafel II-6: Erythropoese (polychromatische und basophile Normoblasten) (Hund, MGG, x 1000)

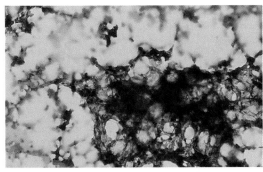

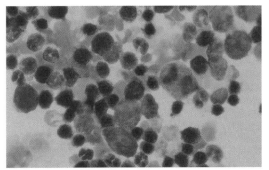

Tafel II-7: Knochenmarkausstrich, erhöhter Zellgehalt, Dysmegakaryopoese, myeloproliferative Erkrankung (Hund, MGG, x 1000)

Tafel II-10: Knochenmarkausstrich, verminderter Zellgehalt, Knochenmarkbröckel mit erhöhtem Fasergehalt, Myelofibrose (durch Knochenmarkbiopsie bestätigt) (Hund, MGG, x 1000)

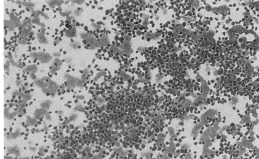

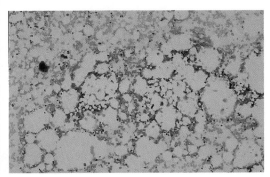

Tafel II-8: Knochenmarkausstrich, erhöhter Zellgehalt, Myelopoese und Erythropoese, myeloproliferative Erkrankung (Hund, MGG, x 1000)

Tafel II-11: Knochenmarkausstrich, Infiltration mit gleichartigen Zellen, lymphatische Leukose (Hund, MGG, x 200)

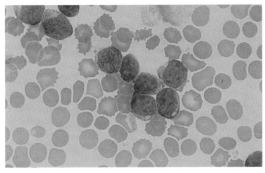

Tafel II-9: Knochenmarkausstrich, verminderter Zellgehalt, Knochenmarkhypoplasie (Hund, MGG, x 100)

Tafel II-12: Knochenmarkausstrich, lymphatische Leukose (Hund, MGG, x 1000)

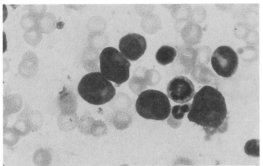

Tafel II-13: Knochenmarkausstrich, myeloische Leukose (Promyelozytenleukose) (Hund, MGG, x 1000)

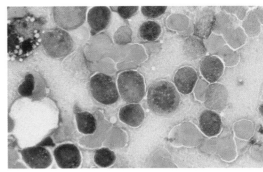

Tafel II-16: Knochenmarkausstrich, Monozytenleukose (M5) (a-Naphthylazetatesterase[ANAE]-Färbung, x 1000)

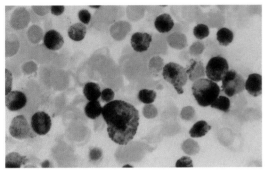

Tafel II-14: Knochenmarkausstrich, myeloische Leukose (Hund, Peroxidase[POX]-Färbung, x 1000)

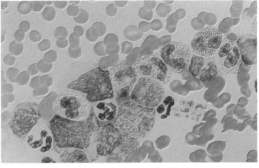

Tafel II-17: Knochenmarkausstrich, Eosinophilensyndrom (Katze, MGG, x 1000)

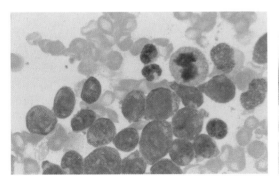

Tafel II-15: Knochenmarkausstrich, Monozytenleukose (M5) (MGG, x 1000)

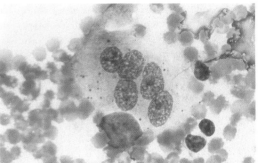

Tafel II-18: Osteoklast (Hund, MGG, x 1000)

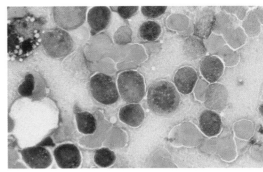

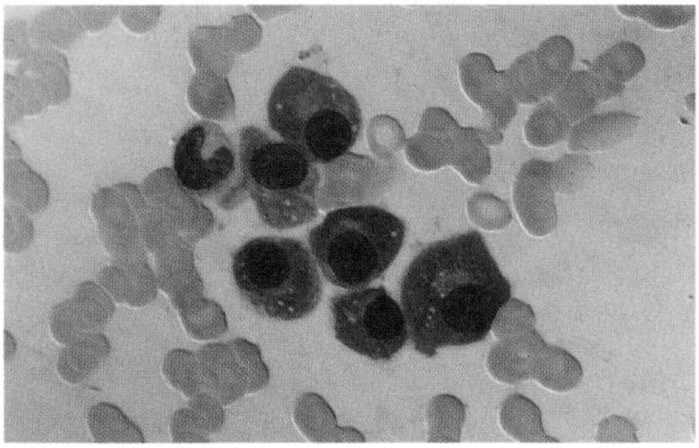

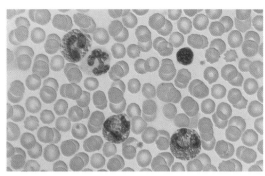

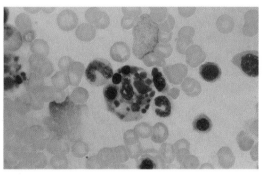

Tafel II-19: Plasmozytom (Hund, MGG, x 1000)

Tafel II-22: Eosinophilensyndrom (Hund, Hemacolor-Färbung, x 1000).

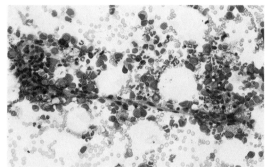

Tafel II-20: Makrophage, Erythrophagie (Hund, MGG, x 1000).

Tafel II-23: Eosinophilensyndrom (Katze, MGG, x 1000).

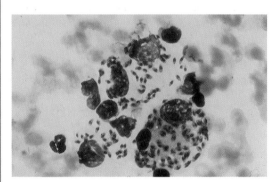

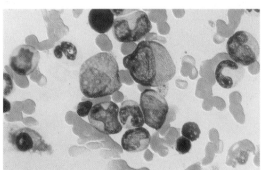

Tafel II-21: Makrophagen, Leishmania donovani (Hund, MGG, x 1000).

Tafel II-24: Myelodysplasie, FIV-Infektion (Katze, MGG, x 1000).

MGG = May-Grünwald-Giemsa-Färbung

Beim eigentlichen **Lymphozyten** unterscheidet man den großen und den kleinen Lymphozyten. Diese Zelle ist rund und enthält einen am Rande der Zelle liegenden runden Kern mit grobscholligem Chromatinmuster. Der schmale Zytoplasmasaum ist blaß hellblau gefärbt mit gelegentlich auftretenden einzelnen azurophilen Granula.

Aus den B-Lymphozyten entwickeln sich die **Plasmazellen.** Diese ovalen, leicht langgestreckten, spiegeleiförmigen Zellen enthalten einen exzentrisch liegenden Kern mit besonderem Chromatinmuster, der sogenannten *Radspeichenstruktur.* Perinukleär ist eine durch den Golgi-Komplex verursachte Aufhellungszone zu erkennen. Das blau gefärbte Zytoplasma kann gelegentlich runde Einschlußkörperchen, die *Russell-Körperchen* (Immunglobulin) enthalten (Coles 1986, Harvey 1984).

Weitere Zellen

Die Knochensubstanz-phagozytierenden **Osteoklasten** sind nahezu so groß wie Megakaryozyten, unterscheiden sich aber von diesen durch die Kerne. Während der polyploide Kern des Megakaryozyten mehrfach gelappt ist, liegen die Kerne der Osteoklasten einzeln innerhalb der Zelle. Die Osteoklasten werden deshalb auch **Polykaryozyten** oder **Knochenmarkriesenzellen** genannt (Coles 1986, Harvey 1984, Horn et al. 1953). Das Kernchromatin liegt locker, vereinzelt kommen Nukleoli vor, das Zytoplasma ist leicht basophil (Harvey 1984). (Tafel II-18)

Die **Osteoblasten** sind im Gewebe fixierte und damit immer im Knochenmark vorhandene Zellen. Im Knochenmarkausstrich sind sie jedoch im Gegensatz zu Schnitten von Knochenmarkbiopsien selten zu finden (Coles 1986). Sie sind den Plasmazellen ähnlich, aber größer und haben einen durch netzartig angeordnetes Chromatin lockerer strukturierten Kern (Harvey 1984).

Die **Fettzellen** erscheinen im Ausstrich meist als optisch leere Vakuolen mit manchmal sichtbarem, randständig plattgedrücktem Kern, so daß sie auch als Siegelringzellen bezeichnet werden (Horn et al. 1953).

Durch eine Aspiration von Knochenmark können kleine Blutgefäße zerrissen werden, deren **Endothelzellen** dann als aneinanderhängende, stark ausgezogene Zellen mit basophilem, spindelförmigem Kern zu erkennen sind. (Tafel II-23)

Makrophagen, die ausdifferenzierten Zellen der monopoetischen Reihe, kommen wie in allen Geweben auch im Knochenmark, dort aber physiologischerweise in nur geringer Zahl vor. Es sind große polymorphe Zellen mit rundem bis ovalem Kern. Das Zytoplasma enthält Vakuolen und phagozytiertes Material, das aus Kerndetritus von zerstörten Zellen, Hämosiderin, seltener Erythrozyten und Leukozyten besteht (Harvey 1984, Horn et al. 1953). (Tafel II-20)

Beurteilung von Knochenmarkausstrichen

Die Regenerationsfähigkeit und die Zellularität von Knochenmarkzellen lassen sich in einer zytologischen Untersuchung nur qualitativ und nicht absolut quantitativ beurteilen, da es bisher keine reproduzierbare Methode zur differenzierten Zählung kernhaltiger Knochenmarkzellen gibt (Coles 1986). Die Ergebnisse können also nur relativ zueinander angegeben werden.

Kriterien für die Beurteilung von Knochenmarkausstrichen sind:

- Zellularität (zellarmes, zellreiches Punktat)
- Verhältnis myeloische zu erythroische Zellen (M/E-Index, s. S. 84)
- Megakaryopoese (Thrombopoese, Megakaryozyten-Screening, s. S. 85)
- Zellreifung (I/M-Indizes, s. S. 85)
- Vorkommen neoplastischer Zellen (Leukosediagnostik, FAB-Klassifikation, s. S. 89)

Zur Auswertung des Knochenmarkausstrichs werden nach Überprüfung der Ausstrichqualität und der Färbung in der Übersichtsvergrößerung bei 1000facher Vergrößerung (Ölimmersion) 200 oder besser 500 (1000) Zellen zu einem **Myelogramm** (Prozentangaben) zusammengestellt.

Referenzbereiche

Myelogramme klinisch gesunder, erwachsener Hunde, Katzen und Pferde

			Hund		Katze		Pferd	
			Keller & Freudiger 1983	Jain 1986	Penny 1974	Jain 1986	Jain 1986	Tschudi 1990
Myelopoese	Myeloblasten	%	0,0–5,1	0	1,65 ± 0,82	0,08 ± 0,16	0,3–1,5	2,2 ± 0,8
	Promyelozyten	%	0,0–5,8	1,3	0,84 ± 5,00	1,74 ± 1,04	1,0–1,5	1,3 ± 0,7
	neutr. Myelozyten	%	0,0–15,0	9,0	9,59 ± 2,70	4,31 ± 2,49	1,9–3,2	3,3 ± 1,0
	neutr. Metamyelozyten	%	0,0–24,4	7,5	7,17 ± 2,55	10,06 ± 3,20	2,1–7,3	7,9 ± 1,4
	neutr. Stabkernige	%	6,8–62,9	13,6	25,26 ± 5,45	14,40 ± 1,30	6,8–14,7	–
	neutr. Segmentkernige	%	0,0–44,2	18,4	9,09 ± 4,95	12,86 ± 4,85	9,6–21,0	20,4 ± 4,6
	eos. Myelozyten	%	0,0–4,2	0	1,52 ± 0,89	0,60 ± 0,42	0,2–0,8	–
	eos. Metamyelozyten	%	0,4–3,7	2,4	1,52 ± 0,78	0,54 ± 0,39	0,2–1,8	–
	eos. Stabkernige	%	0,9–2,4	0,9	–	0,49 ± 0,40	0,6–1,2	–
	eos. Segmentkernige	%	0,0–6,8	0,3	0,86 ± 0,63	0,60 ± 0,20	1,8–3,0	0,3 ± 0,2
	Basophile	%	0,0–1,3	0,0	0,001	0,0	0,0–1,4	0,2 ± 0,2
Myelopoese gesamt		%	–	53,4	57,56 ± 7,47	45,86 ± 3,78	28,1–48,4	34,6
Lymphopoese	Lymphozyten	%	0,0–15,1	0,2	7,40 ± 3,64	16,13 ± 2,92	1,8–6,7	3,8 ± 1,3
	Plasmazellen	%	0,0–3,4	–	1,56 ± 0,89	0,80 ± 0,60	0,2–1,8	0,7 ± 0,5
Monopoese	Monozyten	%	0,0–0,4	0	–	0,77 ± 0,51	0,0–1,0	0,8 ± 0,4
	Histiozyten	%	0,0–2,1	–	0,11 ± 0,14	0,06 ± 0,10	–	–
Erythropoese	Proerythroblasten	%	0,0–3,4	0,2	1,72 ± 0,62	0,17 ± 0,29	0,6–1,1	2,2 ± 0,8
	basophile Normoblasten	%	0,4–11,6	3,9	3,92 ± 1,34	4,02 ± 1,56	4,5–11,1	5,8 ± 1,8
	polychr. Normoblasten	%	3,5–27,0	27,0	9,20 ± 3,53	17,57 ± 4,48	14,7–26,0	16,2 ± 3,3
	oxyphile Normoblasten	%	0,0–25,8	15,3	11,90 ± 3,13	5,54 ± 3,15	10,7–15,4	34,9 ± 4,8
Erythropoese gesamt		%	–	46,4	26,76 ± 7,13	28,74 ± 4,64	33,2–56,2	59,1
Megakaryopoese	Megakaryozyten		0,0–1,4	–	–	–	–	–
Mitosen		%	–	–	0,63 ± 0,31	0,20 ± 0,26	0,0–0,2	1,2 ± 0,4
Unklassifizierte		%	0,0–15,7	0	6,90 ± 6,58	0,49 ± 0,28	0,52–1,45	0,6 ± 0,1
M/E Index			0,40–4,92	1,15	2,36 ± 0,92	1,63 ± 0,35	0,52–1,45	0,6 ± 0,1
I/M Index			–	–	0,33 ± 0,12	–	–	–

Erythropoese, Myelopoese

Das Verhältnis zwischen myeloischen und erythroischen Zellen wird durch den **M/E-Index** (Myelopoesequotient) wiedergegeben. Hierzu wird die Zahl aller myeloischen Zellen durch die der kernhaltigen erythroischen geteilt.

$$\text{M/E-Index} = \frac{\text{myeloische Zellen}}{\text{erythroische Zellen}}$$

Myeloblasten + Promyelozyten + neutr. Myelozyten + neutr. Metamyelozyten + neutr. Stabkernige + neutr. Segmentkernige + eos. Myelozyten + eos. Metamyelozyten + eos. Stabkernige + eos. Segmentkernige + Basophile

Pronormoblasten + basophile Normoblasten + polychromatische Normoblasten + oxyphile Normoblasten

Hund:
- 1,0:1 bis 2,0:1
- 0,6:1 bis 4,4:1 (Hoff et al. 1985)
- 0,40:1 bis 4,92:1 (Keller und Freudiger 1983)

Der M/E-Index muß immer in bezug zur peripheren Zahl an Leukozyten und Erythrozyten gesehen werden. Werte < 1,0 zeigen einen Abfall der Leukopoese bzw. eine Hyperplasie der Erythropoese an, Werte > 2,0 bedeuten Zunahme der Leukopoese, z. B. bei Infektionen und Leukosen, oder eine Hypoplasie der Erythropoese (Keller 1986, Joshi u. Jain 1976).

Megakaryopoese, Thrombopoese

Wegen der geringen absoluten Zahl und der ungleichmäßigen Verteilung (aufgrund der Größe) der Megakaryozyten auf einem Ausstrich wird zur Beurteilung der Megakaryopoese das **Megakaryozyten-Screening** empfohlen. Hierbei werden auf dem Knochenmarkausstrich in ca. 150facher Vergrößerung auf 3 Ausstrichen je 70 Gesichtsfelder unter Einbeziehung aller Randgebiete ausgezählt. Die mittlere Anzahl pro Gesichtsfeld wird bei Auszählung von 1000 kernhaltigen Knochenmarkzellen auf 100 bezogen.

Megakaryozyten-Screening nach Keller (1985)

Abschätzung des Megakaryozyten-Gehaltes im Knochenmark		Bedeutung für die Versorgung der Peripherie mit Thrombozyten
Megakaryozyten/Gesichtsfeld (Vergrößerung: ×150)	Beurteilung	
0–0,10	ungenügende Megakaryopoese ungenügender Bildung	Thrombozytenabfall infolge
0,10–0,15	noch nicht beurteilbar	unklar
0,15–0,20	Megakaryopoese ausreichend, zumindest für beschränkte Dauer	keine unmittelbaren Auswirkungen auf periphere Thrombozytenwerte
0,20–1,00 (»normal«)	adäquate Megakaryopoese	allfällige Thromboztopenien sind peripher bedingt
1,00–3,00 (>3,00)	Megakaryopoese (leicht) gesteigert (»kompensatorische Hyperplasie«)	allfällige Thrombozytopenien sind peripher bedingt

Reifungsindizes

Reifungsindex (I/M)

Die *Regenerationsfähigkeit der Myelopoese* wird durch den Reifungsindex (I/M) dargestellt. Er wird in folgender Weise berechnet (Penny 1974, Wingvist 1954):

$$I/M = \frac{\text{unreife Zellen der Myelopoese}}{\text{reife Zellen der Myelopoese}}$$

Myeloblasten, Promyelozyten, neutrophile und eosinophile Myelozyten

neutr. Metamyelozyten, Stabkernige u. Segmentkernige, eosinophile Metamyelozyten und Eosinophile

In diesem Quotient ist das Verhältnis unreifer (immature) zu reifen (mature) Zellen der Myelopoese (neutrophile, eosinophile und basophile) angegeben. Ein Abfall weist auf eine erniedrigte Leukopoese hin.

0,21–0,26 (Penny 1974, Spurling 1977)

Reifungsindizes der Erythropoese (I/Me) und der Granulopoese (I/Mg)

Zur Differenzierung der Regenerationsfähigkeit der Myelopoese (hier Neutrophile allein) und vor allem auch der Erythropoese berechnete Heitmann (1967) die Reifungsindizes der Erythropoese (I/Me) und der Granulopoese (I/Mg) getrennt.

◆ I/Me = Index für die Erythropoese

$$I/Me = \frac{\text{unreife Zellen der Erythropoese}}{\text{reife Zellen der Granulopoese}}$$

$$\frac{\text{Pronormoblasten + basophile Normoblasten}}{\text{polychromatische Normoblasten + oxyphile Normoblasten}}$$

◆ I/Mg = Index für die Granulopoese

$$I/Mg = \frac{\text{unreife Zellen der Granulopoese}}{\text{reife Zellen der Granulopoese}}$$

$$\frac{\text{Myeloblasten + Promyelozyten + neutr. Myelozyten}}{\text{neutr. Metamyelozyten + neutr. Stabkernige + neutr. Segmentkernige}}$$

Der I/Me- und der I/Mg-Index geben Hinweise auf das Verhältnis des Proliferationsspeichers (unreife Zellen) zum Reifungsspeicher (reife Zellen) in den jeweiligen Zellreihen. (Referenzbereiche sind für den Hund bisher nicht definiert).

Reifungsindizes nach Hoff et al.

Diese Reifungsindizes werden auch von Hoff et al. (1985), allerdings mit umgedrehten Zählern und Nennern, berechnet.

◆ EMI (= erythroid maturation index) nach Hoff et al. (1985)

$$EMI = \frac{\text{reife Zellen der Erythropoese}}{\text{unreife Zellen der Erythropoese}}$$

$$\frac{\text{polychromatische Normoblasten + oxyphile Normoblasten}}{\text{Pronormoblasten + basophile Normoblasten}}$$

◆ MMI (= myeloid maturation index) nach Hoff et al. (1985)

$$MMI = \frac{\text{reife Zellen der Granulopoese}}{\text{unreife Zellen der Granulopoese}}$$

$$\frac{\text{neutr. Metamyelozyten + neutr. Stabkernige + neutr. Segmentkernige}}{\text{Myeloblasten + Promyelozyten + neutr. Myelozyten}}$$

Referenzbereiche

- EMI: 3,6 (1,3–4,9)
- MMI: 8,8 (2,6–26,7)

Beide Berechnungsweisen führen in der Aussage zum gleichen Ergebnis.

Leukosediagnostik

Bei der Leukose handelt es sich um eine neoplastische Proliferation von Blutzellen oder deren Vorstufen. Unterschieden werden

- nach der Verlaufsform und dem Differenzierungsgrad der Zellen **akute** und **chronische,**
- nach der ins periphere Blut ausgeschwemmten Zahl an Tumorzellen **leukämische, subleukämische** und **aleukämische** und
- nach dem Zelltyp **lymphatische** und **myeloische Leukosen** (Jain 1986, Theilen u. Madewell 1987).

Die Inzidenz von Tumoren der hämatopoetischen Zellen des Hundes beträgt nach Keller et al. (1985) 0,16–0,58 % bezogen auf alle kranken Hunde, nach Capurro et al. (1990) 5–7 % der Tumoren beim Hund.

Zu den **lymphatischen Leukosen** (s. Tab. 11.3) gehört die häufigste Form der Leukose des Hundes, die Lymphosarkomatose (Synonyme: malignes Lymphom, Lymphosarkom, Non-Hodgkin-Lymphom). Hier steht die Ausbildung solider lymphatischer Tumoren im Vordergrund. Je nach ihrer Lokalisation unterscheidet man

- die **Thymus-,**
- die **intestinale** oder
- die **multizentrische Form** (Jarret u. Mackey 1974).

Bei der (**nichttumorösen,** d. h. ohne Ausbildung solider Tumoren einhergehenden) **lymphatischen Leukose** sind vor allem Knochenmark, Leber und Milz betroffen, wobei klinisch spezifische, diagnostisch verwertbare Symptome mehr oder weniger fehlen. Pathologisch-anatomisch ist sie durch eine meist diffuse Infiltration der betroffenen Organe gekennzeichnet (Tafel II-11, 12).

Zu den lymphatischen Leukosen im weiteren Sinn gehören

- das Plasmozytom (Tafel II-19),
- die primäre Makroglobulinämie (Waldenström) und
- Thymome (Jarret u. Mackey 1974).

Zu den **myeloischen Leukosen** gehören eine ganze Reihe von tumorösen Entartungen der Zellen des Knochenmarks (s. Tab. 11.3). Sie sind im Verhältnis zu den lymphatischen Leukosen beim Hund relativ selten. Im einzelnen unterscheidet man die in Tabelle 11.3 dargestellten Formen.

Die **Diagnose der Lymphosarkomatose** wird durch das *klinische Bild*, am sichersten durch eine zytologische (z. B. Feinnadelaspiration aus Lymphknoten) oder *histologische Untersuchung* betroffener Organe (z. B. Lymphknotenbiopsie) gestellt. Das periphere Blut und das Knochenmark sind bei dieser Leukoseform zunächst frei von Tumorzellen. Erst bei einer Metastasierung treten hier pathologische Zellformen auf, die im Knochenmark entweder diffus oder herdförmig verteilt sind (Jarret u. Mackey 1974). Insofern ist die zytologische Knochenmarkuntersuchung zur Frühdiagnostik der Lymphosarkomatose unsicher und deshalb ungeeignet.

Insgesamt erfaßt die Knochenmarkzytologie in der Diagnostik der Lymphosarkomatose 30–50 % der Fälle (Moritz u. Grünbaum 1993, Moritz 1993, Raskin u. Krehbiel 1989, Squire 1964, Valli et al. 1981). Ihre Bedeutung liegt hier in der prognostischen Einschätzung, denn das Auffinden von Tumorzellen im Knochenmark bedeutet Metastasierung und damit schlechtere Prognose.

Demgegenüber ist die Knochenmarkpunktion mit zytologischer Untersuchung bei der (nichttumorösen) lymphatischen Leukose mit ihren diagnostischen Schwierigkeiten und vor allem bei myeloproliferativen Erkrankungen und myeloischen Leukosen die diagnostische Methode der Wahl (Harvey 1981, Harvey 1984, Hoff et al. 1985, Schalm 1981, Weiss 1986).

Myeloproliferative Erkrankungen sind durch »zwecklose« bzw. »sinnlose« Proliferation einer, einiger oder aller Zellinien des Knochenmarks charakterisiert (Harvey 1981). Couto und Kallet (1984) nennen als Synonyme »*präleukämisches Syndrom*«, »*myelodysplastisches Syndrom*«, »*hämatopoetische Dysplasie*« und »*smoldering leukemia*« (wörtlich übersetzt = schwelende oder glimmende Leukämie).

Es können Anämie, Leukopenie, Thrombozytopenie oder Kombinationen davon auftreten. Das Knochenmark ist normo- oder hyperzellulär mit Anzeichen für Reifungsstörungen (Dyserythropoese, Dysmegakaryopoese oder Dysmyelopoese). Diese Erkrankungen sind beim Hund sehr selten, häufiger dagegen bei der Katze im Zusammenhang mit FeLV- oder FIV-Infektionen (Canfield et al. 1986, Couto u. Kallet 1984, Gorman u. Evans 1987, Harvey 1981, Neu 1992, Weiss et al. 1985).

Der Ausgang des myeloproliferativen Syndroms ist nicht genau geklärt (Harvey 1981). Es wird vermutet, daß es sich um Frühstadien einer **akuten myeloischen Leukose** handelt (Tafel II-7, 13, 14, 15, 16, 24).

Myeloische Leukosen sind beim Hund sehr selten. Wie oben bereits erwähnt, treten bei 0,16–0,58 % der

Tab. 11.3: Klassifikation hämatopoetischer Neoplasien (Jain 1993)

● **Myeloproliferative Erkrankungen**
➡ akute myeloische Leukämien
– AUL: akute undifferenzierte Leukämie
– M0: minimaldifferenzierte Myeloblastenleukämie
– M1: Myeloblastenleukämie ohne Reifung
– M2: Myeloblastenleukämie mit Reifung
– M3: Promyelozytenleukämie
– M4: myelomonozytäre Leukämie
– M5: Monozytenleukämie
– M6: Erythroleukämie
– M7: Megakaryozytenleukämie
➡ chronische myeloische Leukämien
– chronische myeloische Leukämie
– chronische Eosinophilenleukämie
– chronische Basophilenleukämie
– chronische Monozytenleukämie
– chronische myelomonozytäre Leukämie
➡ myelodysplastisches Syndrom
– refraktäre Anämie
– refraktäre Anämie mit Blastenexzeß
– refraktäre Anämie mit Blastenexzeß
in Transformation
– erythroische Myelose (akut oder
chronisch, MDS-Er, MDS mit erythroischer
Prädominanz)
➡ Andere
– Polycythaemia vera
– essentielle Thrombozythämie
– Mastzell-Leukose
– maligne Histiozytose
(histiozytäre medulläre Retikulose)
● **Lymphoproliferative Erkrankungen**
➡ lymphozytär
– Lymphosarkomatose
(Lymphom, malignes Lymphom,
Non-Hodgkin-Lymphom)
– akute Lymphoblastenleukämie
– akute Prolymphozytenleukämie
– chronische lymphatische Leukämie
– histiozytäres Lymphom
– Hodgkin- oder Hodgkin-like disease
– Burkitt-Lymphom
➡ plasmozytär
– multiples Myelom
– Makroglobulinämie Waldenström

kranken Hunde Tumoren der hämatopoetischen Zellen auf. Nur 1–5 % davon sind myeloische Leukosen (Keller 1985).

Klassifizierung der akuten myeloischen Leukämien und des myelodysplastischen Syndroms

Die Abgrenzung dieser Erkrankungen von rein reaktiven bis hin zu leukämoiden Reaktionen ist sehr schwierig. Hilfreich ist für den Hund und die Katze hierbei eine Klassifizierung, wie sie in der **FAB-Klassifizierung** der akuten myeloischen Leukämien und des myelodysplastischen Syndroms für den Menschen existiert. Diese von Bennett et al. (3-5) für den Menschen aufgestellten Kriterien wurden von Jain et al. (1991) an Hund und Katze adaptiert (s. Tab. 11.4).

Beurteilungskriterien der **Französisch-Amerikanisch-Britischen (FAB) Klassifikation der akuten myeloischen Leukämien bei Hund und Katze** sind Zahl und Morphologie von Blasten (May-Grünwald-Giemsa-Färbung, Wright-Färbung):

a) Eine oder mehrere Zellreihen betroffen.

b) Reifungsgrad:
   – M1, M2, unterscheiden sich hauptsächlich im Reifungsgrad der granulozytären Zellen,
   – M4 zeigt granulozytäre und monozytäre Differenzierung,
   – M5 hauptsächlich monozytäre Differenzierung und
   – M6 erythroblastische Differenzierung.

c) Prozentuale Berechnung der Blasten erfolgt in Beziehung zu:
   – ANC = all nucleated cells, (Lymphozyten, Makrophagen, Mastzellen und Plasmazellen sind von der Berechnung der ANC ausgenommen)
   – NEC = nonerythroid cells (Erythrozytenvorstufen sind von der Berechnung der NEC ausgenommen)

d) Definition von Knochenmarkzellen:

Myeloblast Typ I: große Zellen mit rundem bis ovalem Zellkern, Kernchromatin glatt oder fein gepunktet, ein oder mehrere Nukleoli, schmales, mäßig blaues Zytoplasma, z. T. mit kleinen Vakuolen, Zellkern im allgemeinen zentral liegend, Kernrand leicht unregelmäßig, Kern:Zytoplasma-Verhältnis hoch (>1,5), Zellgröße 1,5- bis 3mal Erythrozytendurchmesser.

Myeloblast Typ II: sehr ähnlich dem Typ I, kleine azurophile Granula im Zytoplasma, Kern kann exzentrisch liegen.

Promyelozyt: Zelle mit glattem oder fein gepunktetem Kernchromatin, Kern kann einen Nukleolus enthalten (vor allem in Zellen mit starker Granulation), viele kleine azurophile Granula im hellblauen bis mäßigblauen Zytoplasma. Kern zentral oder exzentrisch, klare Golgi-Zone (perinukleäre Aufhellung) kann vorhanden sein.

Monoblast: große Zelle mit rundem, unregelmäßigem oder gelapptem Kern, feines, netzförmiges Kernchromatin, ein oder mehrere deutliche Nukleoli, mäßig- bis tiefblaues, nichtgranuliertes Zytoplasma, oft deutliche Golgi-Zone im Bereich der Kerneinbuchtung.

Promonozyt: große Zelle, »gehirnförmiger« Kern mit deutlichen Einkerbungen, lockeres Kernchromatin, keine deutlichen Nukleoli, mehr Zytoplasma, weniger basophil als das des Monoblasten.

Lymphoblast: kleine bis große Zelle mit rundem oder ovalem Zellkern, fein gepunktetes bis scholliges Kernchromatin, ein oder mehrere Nukleoli, schmaler, schwachblauer Zytoplasmasaum ohne azurophile Granula, Kerngrenze z. T. unscharf oder unregelmäßig, Kern:Zytoplasma-Verhältnis größer als bei Myeloblasten, Unterschied zu Myeloblast: Zytoplasma weniger granulär, gröberes Kernchromatin, weniger Zytoplasma, keine azurophilen Granula. Selten können T-Lymphoblasten wenige feine bis größere azurophile Granula enthalten (large granular lymphocytes), Unterscheidung zu Myeloblasten schwierig.

Rubriblast (Syn.: Pronormoblast, Proerythroblast): große Zelle mit rundem Kern, scholliges Kernchromatin, einzelne Nukleoli, kräftig bis tiefblaues Zytoplasma ohne azurophile Granula, hohes Kern:Zytoplasma-Verhältnis, Prorubrizyt (Syn.: basophiler Normoblast) wie Rubriblast, ohne Nukleoli.

Tab. 11.4: FAB-Klassifizierung der akuten myeloischen Leukämien und des myelodysplastischen Syndroms bei Hund und Katze nach Jain et al. (1991)

undifferenzierte Leukämie	Nahezu 100% der Zellen im Knochenmark sind Blasten, die aufgrund morphologischer und zytochemischer Kriterien nicht eingeordnet werden können. Die Diagnose kann durch elektronenmikroskopische Untersuchungen oder Immunophenotypisierung gestellt werden. In diese Gruppe gehören auch die »Retikuloendotheliosen«, bei denen Blasten mit Pseudopodien, exzentrisch gelegenem Kern vorkommen. Diese können Zeichen von Erythroblasten und Myeloblasten aufweisen. Wenn sie weder zu erythroischen noch zu myeloischen Zellen ausreifen, werden sie als undifferenziert bezeichnet.
M1 – Myeloblasten-Leukämie ohne Reifung	Die Zellen im Knochenmark zeigen granulozytäre Differenzierung: a) Blasten sind nicht granuliert (Typ I), Kerne enthalten einen oder mehrere Nukleoli; b) enthalten einige azurophile Granula (Typ II) und/oder Auer-Stäbchen. Blasten >90% aller kernhaltigen Zellen Durchreifung: Granulozyten <10% der nichterythroischen Zellen.
M2 – Myeloblasten-Leukämie mit Reifung	30–90% der Knochenmarkzellen sind Myeloblasten, variable Zahl von Typ-II-Myeloblasten. Differenzierte Granulozyten>10% mit vor allem Promyelozyten
M3 – Promyelozyten-Leukämie	noch nicht klassifiziert
M4 – myelomonozytäre Leukämie	Myeloblasten und Monoblasten kommen in >30% der kernhaltigen Zellen vor (ANC), differenzierte Granulozyten und Monozyten in >20% der nichterythroischen Zellen
M5 – Monozyten-Leukämie	Zur Diagnose ist Zytochemie erforderlich (Fluorid-inhibierte Esterase). Zwei Subtypen: a) Monoblasten und Promonozyten >80% (NEC) b) Monoblasten und Promonozyten >30% und <80%, Reifung zu Monozyten ist zu finden, Granulopoese kommt bis zu 20% vor.
M6 – Erythroleukämie	Die erythropoetische Komponente übersteigt 50%, Myeloblasten und Monoblasten kombiniert <30% aller kernhaltigen Zellen. Wenn die Erythroblasten 10% übersteigen, reicht für M6 eine Gesamterythropoese von >30% (gegenüber 50% wie oben beschrieben).
M7 – Megakaryoblasten-Leukämie	30% oder mehr der Zellen (ANC oder NEC) im Knochenmarkaspirat sind Megakaryoblasten. Zirkulierende Megakaryoblasten kommen vor, z. T. erhöhte Zahl an Megakaryozyten.
myelodysplastisches Syndrom	Blasten <30% aller kernhaltigen Zellen (ANC oder NEC) und Reifungsstörungen in der erythroischen, myeloischen oder megakaryozytären Reihe. Im peripheren Blut oft Leukopenien, Knochenmarkzellularität entweder hypo- oder hyperzellulär. Ist erythroische Komponente >50% aller kernhaltigen Zellen (ANC), kann auch von MDS-Er (myelodysplastisches Syndrom erythroid) gesprochen werden. Erythroische Myelose: M6Er: Erythroische Komponente >50% ANC MDS-Er <30%.

Literatur

1. Alexandrow AJ. Die Morphologie des Sternumpunktates von Hunden. Folia Haematol 1930; 41: 428-34.
2. Archer RK. Bone marrow biopsy in the horse: a study of the normal marrow cytology in cross-breed ponies. Vet Rec 1954; 66: 261-4.
3. Becker AJ, McCulloch EA, Till JE. Cytological demonstration of the clonal nature of spleen colonies derived from transplanted mouse marrow cells. Nature 1963; 197: 177-452.
4. Bennett JM, Catovsky D, Daniel M-T et al. Proposals for the classification of the acute leukemias. Br J Haematol 1976; 33: 451-8.

5. Bennett JM, Catovsky D, Daniel M-T et al. Proposals for the classification of the myelodysplastic syndromes. Br J Haematol 1982; 51: 189-99.

6. Bennett JM, Catovsky D, Daniel M-T et al. Proposed revised critera for the classification of acute myeloid leukemia. A report or the French-American-British Cooperative Group. Ann Intern Med 1985; 103: 626.

7. Bozzini CE. Influence of the erythroid activity of the bone marrow on the plasma disappearence of injected erythropoietin in the dog. Nature 1966; 209: 1140.

8. Calhoun ML. A cytological study of costal marrow. I. The adult horse. Am J Vet Res 1954; 15: 181-96.

9. Canfield PJ, Watson ADJ, Begg AP, Dill-Macky E. Myeloproliferative disorders in four dogs involving derangements of erythropoiesis, myelopoiesis and megakaryopoiesis. J Small Anim Pract 1986; 27: 7-16.

10. Capurro C, Buracco P, Rossi L. Lymphoma in dogs. Veterinaria 1990; 4: 15-29.

11. Coles EH. Veterinary Clinical Pathology. 4th ed. Philadelphia: Saunders, 1986.

12. Couto CG, Kallet AJ. Preleukemic syndrome in a dog. J Am Vet Med Assoc 1984; 184: 1389-92.

13. Deldar A, Lewis H, Weiss L. Bone lining cells and hematopoiesis: an electron microscopic study of canine bone marrow. Anat Rec 1985; 213: 187-201.

14. Deldar A, Stevens C, Beineke P. A comparative study of the incidence of erythroid CFU-E and granulocyte-macrophage CFU-GM progenitor cells in canine bone marrow. Vet Clin Path 1989; 18: 10.

15. Deubelbeiss KA, Dancey JT, Harker LA et al. Marrow erythroid and neutrophil cellularity in the dog. J Clin Invest 1975; 55: 825-32.

16. Douglas SD. Morphology of lymphocytes. In: Hematology. 3rd ed. Williams WJ et. al., eds. New York: McGraw-Hill 1983: 883-95.

17. Duncan JR, Prasse KW. Clinical examination of bone marrow. Vet Clin North Am 1976; 6 (4): 597-608.

18 Dunn J. Bone marrow aspiration and biopsy in dogs and cats. In Practice 1990; 12 (5): 200-6.

19. Elmslie RE, Dow SW, Ogilvie GK. Interleukins: Biological properties and therapeutic potential. J Vet Intern Med 1991; 5: 283-93.

20. Feller AC, Merz H. Stammzellproliferation und Differenzierung der Lymphopoese. Verh. Dtsch. Ges. Path. 1990; 74: 75-92.

21. Finch CA. Erythropoiesis erythropoietin and iron. Blood 1982; 60 (6): 1241-6.

22. Fliedner TM, Nothdurft W, Calco W. Das Stammzellsystem der Hämatopoese: physiologische und pathophysiologische Grundlagen. Verh. Dtsch. Ges. Path. 1990; 74: 1-18.

23. Franken P, Wensing TH, Schotman JH. The bone marrow of the horse. I. The techniques of sampling and examination and values of normal warm-blooded horses. Zbl Vet Med A 1982; 29: 16-22.

24. Gorman NT, Evans RJ. Myeloproliferative disease in the dog and cat: Clinical presentations diagnosis and treatment. Veterinary Record 1987; 121: 490-6.

25. Gothe R. Leishmaniosen des Hundes in Deutschland: Erregerfauna und -biologie, Epidemiologie, Klinik, Pathogenese, Diagnose, Therapie und Prophylaxe. Kleintierpraxis 1991; 36: 69-84.

26. Harvey JW. Myeloproliferative disorders in dogs and cats. Vet Clin North Am: Small Anim Pract 1981; 11: 349-81.

27. Harvey JW. Canine bone marrow: normal hematopoiesis biopsy techniques and cell identification and evaluation. Comp Contin Educ Pract Vet 1984; 10: 909-26.

28. Heitmann HH. Die altersabhängige Veränderung der zellulären Zusammensetzung des Knochenmarkes beim Rind von der Geburt bis zum Alter von 6 Monaten. Diss., Gießen 1967.

29. Helmin D, Saar C. Morphologische Untersuchungen am Monozyten des Hundes. Berl Münch Tierärztl Wochenschr 1984; 97: 13-8.

30. Hoff B, Lumsden JH, Valli VEO. An appraisal of bone marrow biopsy in assessment of sick dogs. Can J Comp Med 1985; 49: 34-42.

31. Horn VU, Jahn U, Wille H. Das Knochenmarkszellbild im Sternalpunktat des gesunden Hundes. Arch Exp Veterinärmed 1953; 7: 177-91.

32. Jacobs RM, Valli VEO. Bone marrow biopsies: principles and perspectives of interpretation. Semin Vet Med Surg Small Anim 1988; 3 (2): 176-82.

33. Jain NC. Alkaline phosphatase activity in leukocytes some animal species. Acta Haematol 1968a; 39: 51-9.

34. Jain NC. Peroxydase activity in leukocytes of some animal species. Folia Haematol 1968b; 88: 297-304.

35. Jain NC. A comparative cytochemical study of leukocytes of some animal species. Folia Haematol 1970a; 94: 49-63.

36. Jain NC. Alkaline phosphatase in leukocytes of dogs and cats. Blut 1970b; 22: 133-43.

37. Jain NC, Madewell RE, Weller RE, Geissler MC. Clinical-pathological findings and cytochemical characterisation of myelomonocytic leukemia in 5 dogs. J Comp Pathol 1981; 91: 17-31.

38. Jain NC. Schalm's Veterinary Hematology. 4th ed. Philadelphia: Lea & Febiger, 1986.

38a.Jain NJ. Essentials of Veterinary Hematology. Philadelphia: Lea & Febiger 1983.

39. Jain NC, Blue JT, Grindem CB et al. Proposed criteria for classification of akute myeloid leukemia in dogs and cats. Vet Clin Pathol 1991; 20: 63-84.

40. Jarret WFH, Mackey LJ. Histological classification and nomenclature of neoplastic diseases of the haematopoietic and lymphoid tissues. Bulletin of the World Health Organization 1974; 50 (1-2): 23-34.

41. Joshi BC, Jain NC., Detection of antiplatelet antibody in serum and on megakaryocytes of dogs with autoimmune thrombocytopenia. Am J Vet Res 1976; 37: 681-5.

42. Kanz L, Mertelsmann R. Proliferation und Differenzierung in der Megakaryopoese. Verh. Dtsch. Ges. Path. 1990; 74: 28-35.

43. Keller P. Die Beurteilung der Megakaryopoese und des thrombozytären Systems beim Hund: Möglichkeiten zur Objektivierung von klinischen Befunden und der Diagnosestellung in der Praxis. Kleintierpraxis 1985; 30: 403-18.

44. Keller P, Sager P, Freudiger U, Speck B. Acute myeloblastic leukemia in a dog. J Comp Pathol 1985; 95: 619-32.

45. Keller P. Die Beurteilung hämatologischer Befunde bei Hund und Katze: Möglichkeiten zur Objektivierung und Interpretation von Laborresultaten im Hinblick auf Diagnose, Prognose und Therapie. Schweiz Archiv Tierheilkd 1986; 128: 121-39.

46. Keller P, Rebar AA, Boon GD. Das System der Erythrozyten, Thrombozyten und weissen Blutzellen: Produktion, Zirkulation, Verbrauch und Reaktionsweise bei Erkrankungen. Vortrag gehalten an der 18. Jahresvers. der Schweiz. Vereinigung. f. Kleint. Basel, 22. Mai 1987.

47. Keller P, Freudiger U. Atlas zur Hämatologie von Hund und Katze. Berlin, Hamburg: Parey 1983.

48. Keller P, Luginbühl H. Das periphere Blutbild: Ein Guckfenster gibt Einblick in den Überlebenskampf des Körpers. Schweiz Arch Tierheilkd 1991; 133: 257-68.

49. Klein AK, Dyck JA, Stitzel KA et al. Characterisation of canine fetal lymphohematopoiesis: studies of CFU-GM, CFU-L and CFU-F. Exp Hematol 1983; 11: 263-74.

50. Kucka A. Zur makroskopischen und histologischen Beurteilung des Knochenmarks beim Hund. Diss., Hannover 1987.

51. Lawrence JS, et al. Infectious feline agranulocytosis. Amer J Pathol 1940; 16: 333.

52. Lewis HB, Rebar AH. Bone marrow evaluation in veterinary practice. St. Louis: Ralston Purina Co., 1979.

53. Ludewig E, Koch F. Knochenmarkaspiration aus dem Darmbeinkamm beim Schwein. Der Praktische Tierarzt 1992; 12: 1140-4.

54. Melveger BE et al. Sternal bone marrow biopsy in the dog. Lab Anim 1969; 19: 866.

55. Metcalf D. The Molecular Control of Blood Cells. Cambridge, Massachusetts, London: Harvard University Press, 1988.

56. Metcalf D. The molecular control of cell division differentiation commitment and maturation in hematopoietic cells. Nature 1989; 339: 27-30.

57. Meuret G. Monopoese beim Menschen. München: Lehmanns, 1974.

58. Meyer LM, Bloom F. The bone marrow of normal dogs. Am J Med Sci 1943; 206: 637-41.

59. Moritz A, Grünbaum E-G. Bedeutung der Knochenmarkzytologie in der Leukosediagnostik beim Hund. Tierärztl Prax 1993; 21: 243-51.

60. Moritz A. Die Aussagekraft der Knochenmarkzytologie beim Hund. Diss., Gießen 1993.

61. Müller-Hermelink HK, Baumann I. Das Knochenmarkstroma: Funktion und Pathologie. Verh. Dtsch. Ges. Path. 1990; 74: 93-105.

62. Mulligan RM. Quantitative studies on the bone marrow of the dog. Anat Rec 1941; 79: 101-8.

63. Nathan DG, Sytkowski A. Erythropoietin and the regulation of erythropoiesis. N Engl J Med 1983; 308: 520-2.

64. Neu H. Zur Klinik der Infektion mit dem Felinen Immundefizienzvirus FIV.Collegium Veterinarium XXIII 1992; 99-103.

65. Parks DE, Chisari FV. Production and distribution of lymphocytes and plasma cells. In: Hematology. 3rd ed. Williams et al., eds. New York: McGraw-Hill, 1983: 923-33.

66. Penny RHC, Carlisle CH. The bone marrow of the dog: a comparative study of biopsy material obtained from iliac crest, rib and sternum. J Small Animal Pract 1970; 11: 727-34.

67. Penny RHC. The bone marrow of the dog and cat. J Small Anim Pract 1974; 15: 553-62.

68. Perman V, Osborne CA, Stevens JB. Bone marrow biopsy. Vet Clin North Am 1974; 4: 293.

69. Raskin RE, Krehbiel JD. Prevalence of leukemic blood and bone marrow in dogs with multicentric lymphoma. JAVMA 1989; 194: 1427-9.

70. Rekers PE, Coulter HA. A hematological and histological study of the bone marrow and peripheral blood of the adult dog. Am J Med Sci 1948; 216: 643-55.

71. Relford RL. The steps in performing a bone marrow aspiration and core biopsy. Veterinary Medicine 1991 (July); 86: 670-88.

72. Saar C. Die Knochenmarkpunktion beim Hund 1. Tierärztl Prax 1973; 1: 187-93.

73. Sachs L. The molecular control of blood cell development. Science 1987; 238: 1374-9.

74. Sawitzky A, Meyer LM. The bone marrow of the normal cats. J Lab Clin Med 1947; 32: 70.

75. Schalm OW. Bone marrow cytology as an aid to diagnosis. Small Anim Pract 1981; 11: 383-404.

76. Schrader JW. Bone marrow differentiation in vitro. Crit Rev Immunol 1984; 4: 196.

77. Schrywer HF. The bone marrow of the cat. J Vet Res 1963; 24: 1012.

78. Seiler FR, Krieter H, MacVittie T et al. Preclinical Studies on the Efficacy of CSFs in Dogs and Subhuman Primates. Proceedings of the Beijing Symposium. Murphy MJ, Jr.ed. Dayton, Ohio: AlphaMed Press, 1991: 40-59.

79. Spurling NW. The hematology of the dog. In: Comparative Clinical Haematology. Archer RK, Jeffcott LB, eds. Oxford, London, Edinburgh, Melbourne: Blackwell Scientific Publications, 1977.

80. Squire RA., Hematopoietic tumors of domestic animals. Cornell Vet 1964; 54: 97.

81. Steinheider G. Rekombinante hämatopoetische Wachstumsfaktoren. Ergebnisse der molekularen Klonierung und potentielle therapeutische Einsatzmöglichkeiten. Med Klin 1991; 86: 209-16.

82. Theilen GH, Madewell BR. Veterinary Cancer Medicin. 2nd ed. Philadelphia: Lea & Febiger, 1987.

83. Trentin JJ. Influence of hematopoietic organ stroma (hematopoietic inductive microenvironments) on stem cell differentiation. Regulation of hematopoiesis. Vol.1 Red cell production. Gordon AS, ed. 1970.

84. Tschudi P. Die Knochenmarkuntersuchung beim Pferd. Tierärztl Prax 1990; 18: 619-22.

85. Tschudi P, et al. Secondary anemia in the horse. In: Proceedings of the First International Symposium of Equine Hematology. Kitchen H, Krebhiel JD, eds. Golden Colorado: Amer Ass Equine Pract 1976; 362.

86. Valli VE, Mc Sherry BJ, Hulland TJ. A review of bone marrow handling techniques and description of a new method. Can J Comp Med 1969; 33: 68.

87. Valli VE, McSherry BJ, Dunham BM et al. Histocytology of lymphoid tumors in the dog, cat and cow. Vet Pathol 1981; 18: 494-512.

88. Vollmerhaus B, Roos H, Kraft W. Sternalpunktion beim Hund – Topographie und Technik. Berl Münch Tierärztl Wochenschr 1981; 94: 273-8.

89. Weintraub AH, et al. Plasma and renal clearence of exogenous erythropoietin in the dog. Am J Physiol 1964; 207: 523-9.

90. Weiss DJ, Raskin R, Zerbe C. Myelodysplastic syndrome in two dogs. JAVMA 1985; 187: 1038-40.

91. Weiss DJ. Histopathology of canine nonneoplastic bone marrow. Vet Clin Pathol 1986; 152: 7-11.

92. Welte K. Die Bedeutung hämatologischer Wachstumsfaktoren in der Regulation der normalen und pathologischen Hämatopoese. Verh. Dtsch. Ges. Path. 1990; 74: 25-7.

93. Williams N, Levine RF. The origin development and regulation of megakaryocytes. Br J Haematol 1982; 52: 173-80.

94. Winqvist G. Morphology of the blood and the hemopoietic organs in cattle under normal an some experimental conditions. Acta Anat 1954; 22, Suppl.21: 33-60.

95. Wolf NS, Trentin JJ. Hematopoietic colony studies, V. effect of hematopoietic organ stroma on differentiation of pluripotent stem cells. J Exp Med 1968; 127: 205-14.

96. Zeile G, Mocikat K-H. Vereinfachte zytochemische Leukämie-Differenzierung mit vorgefertigten lyophilisierten Reagenzien. MTA 1986; 1: 825-34.

12 Hämostase

Reinhard Mischke

An der **Hämostase** sind bei höheren Tieren wie beim Menschen drei Reaktionspartner beteiligt:

1. die *Blutgefäße,* die sich unmittelbar nach einer Verletzung kontrahieren. Parallel hierzu sinkt der Blutdruck im verletzten Bezirk, da ein Teil des Blutes umgeleitet wird.
2. die *Thrombozyten,* die sich an die Bindegewebsfasern der Gefäßöffnung anheften und diese innerhalb von wenigen Minuten verschließen.
3. das *plasmatische Gerinnungssystem,* durch das es zur Fibrinbildung kommt. Die Fibrinfäden durchflechten den Plättchenpfropf netzartig und stabilisieren ihn so gegenüber einem Abschwemmen durch den wieder ansteigenden Blutdruck bei nachlassender Gefäßkontraktion.

Entscheidend für den **physiologischen Ablauf der Blutstillung** ist auch das Wechselspiel zwischen diesen Reaktionspartnern. Beispielsweise werden bei der Aggregation der Thrombozyten sowohl gefäß- als auch gerinnungsaktive Substanzen freigesetzt.
Während *angeborene Blutungsleiden* häufig nur bestimmte Teile des Hämostasepotentials betreffen, führen *erworbene,* begleitend zu vielen Grunderkrankungen auftretende *Hämostasestörungen* in der Regel zur Funktionsbeeinträchtigung verschiedener Reaktionspartner. So schädigt das im Rahmen einer Sepsis mit gramnegativen Bakterien in die Zirkulation gelangende Endotoxin zunächst die Gefäßendothelien. Hierdurch kommt es sekundär zum Verbrauch von Thrombozyten und Gerinnungsfaktoren, der durch die endotoxininduzierte Freisetzung von thromboplastischem Material u. a. aus Leukozyten und Gefäßendothel verstärkt wird.

Vaskuläre Störungen

In der **Hämostasediagnostik** tritt die Untersuchung der Gefäßfunktion gegenüber der Beurteilung der thrombozytären und plasmatischen Komponente in den Hintergrund. Die *methodische Problematik* der Erfassung vaskulärer, in der Regel erworbener Hämostasestörungen beim Tier läßt sich auch daran ablesen, daß keine standardisierten Methoden zur Verfügung stehen. Beim Menschen beschriebene Verfahren zur Untersuchung der Gefäßfunktion und Kapillarresistenz basieren auf der Beurteilung der Petechien der Haut nach deren mechanischer Manipulation, z. B. durch Anbringen einer Blutdruckmanschette mit übersystolischem Druck, und in der Messung der Blutungszeit. Eine eindeutige Zuordnung eines pathologischen Testergebnisses zu einer gestörten Gefäßwandfunktion erfordert den Ausschluß zusätzlicher plasmatischer Gerinnungsstörungen, v. a. aber Veränderungen der Plättchenzahl und -funktion. Dies ist zum einen deshalb schwierig, da Grunderkrankungen wie z. B. eine Sepsis neben Gefäßwandschäden stets auch zur Beeinflussung anderer hämostatischer Komponenten führen. Zum anderen können mit den labordiagnostischen Möglichkeiten beim Tier nicht alle möglichen thrombozytären und plasmatischen Hämostasestörungen ausgeschlossen werden. Deshalb ist der sogenannte **indirekte Nachweis vaskulärer Störungen** in Frage zu stellen, der bei bestehender Blutungsneigung und gleichzeitig physiologischen Werten des thrombozytären und plasmatischen Systems die Annahme einer vaskulären Funktionsstörung nahelegt.

Entnahme und Aufbereitung von Probenmaterial

Die **Qualität der Gerinnungsanalysen** wird in entscheidendem Maße von der Entnahmetechnik und der Probenbehandlung beeinflußt.

Angeronnene EDTA- oder Zitratblutproben sind zu verwerfen!
Abgesehen von wenigen Ausnahmen (Serumgewinnung für die Messung von Fibrin(ogen)spaltprodukten [FSP]; Vollblutgerinnungszeit) sind ausschließlich Probengefäße aus Kunststoff zu verwenden!

Die Messung der *Thrombozytenzahl* erfolgt vorzugsweise aus Blut, dem als Antikoagulans **EDTA** zugesetzt wurde.

Für die *Globaltests* ist **Zitratblut** erforderlich, das ebenfalls als Ausgangsmaterial zur Gewinnung von plättchenarmem (PAP) bzw. plättchenreichem Plasma (PRP) dient. Das Zitratblut wird durch Mischen von 9 Teilen Blut mit einem Teil Natriumzitratlösung (0,11 M) oder Zitratpufferlösung (0,1 M) gewonnen.

> Es ist auf eine *scharfe Venenpunktion* zu achten. Ein längeres *Stauen* (> 30 s) der betroffenen Vene sowie eine Wiederholung der Blutentnahme aus der gleichen Vene innerhalb von 30 Minuten sind zu vermeiden.

Der erste Milliliter des Blutes wird verworfen, das frei nachfließende Blut in mit Antikoagulans beschickten *Probengefäßen aus Kunststoff* aufgefangen und unverzüglich durch vorsichtiges Schwenken mit dem Antikoagulans vermischt. Alternativ kann das Blut auch mit *Einmalspritzen* unter Vorlage der Natriumzitratlösung aspiriert werden, wobei allerdings ein größerer Unterdruck in der Spritze vermieden werden sollte.

Für die Untersuchung der plasmatischen Gerinnung muß **plättchenarmes Plasma (PAP)** gewonnen werden. Hierzu wird das Zitratblut möglichst rasch, spätestens innerhalb 2 Stunden nach Entnahme, 10 Minuten lang bei 1500 bis 2500 g zentrifugiert. Die *Lagerung des Plasmas* erfolgt bei Raumtemperatur, die Gerinnungsuntersuchungen sollten wegen der Labilität einiger Gerinnungsfaktoren innerhalb von 4 Stunden nach Blutentnahme abgeschlossen sein. Wahlweise ist eine Lagerung über mehrere Monate im tiefgefrorenen Zustand möglich.

Zur Messung der Plättchenaggregation ist die Präparation eines **plättchenreichen Plasmas (PRP)** erforderlich. Dies kann durch *Spontansedimentation,* besser aber durch niedertouriges *Zentrifugieren* (z. B. Hund: $240 \times g$; Katze $80 \times g$) oder Isolierung der Thrombozyten über *Dichtegradientenzentrifugation* und *Resuspendieren* in PAP erfolgen.

Die Bestimmung der Konzentration an Fibrin(ogen)-spaltprodukten erfolgt aus speziell präpariertem Serum (s. S. 110).

> Für die Gerinnungsuntersuchung bestimmte Untersuchungsmaterialien sollten nur in Ausnahmefällen zum Versand gelangen. Neben EDTA-Blut zur Thrombozytenzählung kommt hierfür allenfalls PAP, am besten tiefgefroren, in Betracht.

Globaltests

Im klinischen Alltag werden die Begriffe Globaltest und Gruppentest (s. S. 102) meist synonym verwendet.

> **Globaltests** im eigentlichen Sinn sind Untersuchungsverfahren, deren Ergebnis »global« über das Funktionieren des Wechselspiels der thrombozytären und plasmatischen Komponenten der Hämostase informiert.

Hierzu zählen u. a. die **Vollblutgerinnungszeit nach Lee-White** und die **Rekalzifizierungszeit**. Bei diesen klassischen Suchtests zeigt eine Verlängerung der Gerinnungszeit zwar einen Defekt der Hämostase auf, ohne allerdings einen Hinweis auf dessen Lokalisation zu liefern.

Im erweiterten Sinn werden mit der **Thrombelastographie** und **Resonanzthrombographie** auch Untersuchungsmethoden zu den Globaltests gerechnet, die den gesamten Gerinnungsablauf einschließlich einer eventuellen Hyperfibrinolyse in Form einer Kurve aufzeichnen und somit zumindest Hinweise auf bestimmte Hämostasestörungen geben.

Vollblutgerinnungszeit, Spontangerinnungszeit (nach Lee-White) Clot observation time

Zur Messung der Gerinnungszeit einer zusatzfreien Vollblutprobe sind eine Reihe von Testanleitungen beschrieben. Durch Ersatz der in der Originalvorschrift verwendeten Glas- durch Kunststoffröhrchen wird eine schnelle Aktivierung der Faktoren XII und XI sowie der Thrombozyten vermieden, die Gerinnungszeit verlängert und dadurch das Testsystem gegebenenfalls empfindlicher gestaltet. Allerdings wird diese Methodik auch in der Tiermedizin nur noch selten angewendet. Zur Erstdiagnostik werden hier wie beim Menschen neben der Messung der Thrombozytenzahl die bereits eine differenziertere Aussage erlaubenden Gruppentests (s. S. 102) als Screeningmethoden eingesetzt.

Gegen die Messung der Vollblutgerinnungszeit sprechen auch praktische Überlegungen (Transport des Wasserbades zum Tier, schlechte Automatisierbarkeit) und die unzureichende Standardisierbarkeit (Startzeitpunkt; methodischer Konflikt zwischen der Ablesegenauigkeit, die häufiges Schwenken erforderlich macht, und dem Bestreben, die Temperatur der im Wasserbad befindlichen Probe konstantzuhalten).

Wird über die bloße Messung der Gerinnungszeit hinaus auch die Form der Gerinnselbildung, die Retraktion und eine eventuelle Wiederauflösungstendenz beurteilt (Clot observation time), so kann der erfahrene Untersucher hieraus bereits Schlüsse über die mögliche Ätiologie einer Hämostasestörung ziehen.

Material

Nativblut, thermostatisiertes Wasserbad, Glas- bzw. Kunststoffröhrchen

Prinzip

Messung der Zeit von der Blutentnahme bis zur völligen Gelierung von zusatzfreiem Vollblut bei 37 °C. Die Gerinnungszeit ist abhängig von allen Störungen des endogenen Gerinnungssystems und der Bereitstellung von Plättchenfaktor 3, d. h. Thrombozytenzahl und -funktion.

Technik

➡ Etwa 1 ml Venenblut in Glas- oder Kunststoffröhrchen (Durchmesser: 1 cm) auffangen und in ein auf 37 °C temperiertes Wasserbad bringen.
➡ Probenröhrchen nach 3 Minuten beginnend alle 30 s leicht neigen.
➡ Die Vollblutgerinnungszeit startet mit dem Erscheinen des Blutes im Röhrchen und endet, wenn das Blut im Röhrchen bei einer Neigung um 90° nicht mehr fließt.

Referenzbereiche

	Vollblutgerinnungszeit nach Lee-White im Glasröhrchen[1] (min)
Hund	5,7–6,5
Katze	8,6–9,8
Pferd	10,6–14,6
Rind	17,9–23,1
Schaf	–
Ziege	–
Schwein	–

[1] nach Osbaldiston et al. 1970

Bewertung

↑ **Verlängerung der Vollblutgerinnungszeit:**
● deutliche Störung im Ablauf des endogenen Gerinnungssystems (Faktor XII, XI, IX, VIII, X, V, Prothrombin, Fibrinogen); bei isolierter Verminderung eines Vorphasenfaktors entspricht eine Verlängerung der Gerinnungszeit auf das Doppelte einer Einzelfaktoraktivität von <10%
● Hemmkörper, der mit Thromboplastin oder der Thrombinbildung interferiert
● deutliche Thrombozytopenie
● Anwesenheit von Antikoagulanzien (Heparin, Fibrin(ogen)spaltprodukte)

Clot observation time:
● verlängerte Gerinnungszeit, z. T. Bildung eines lockeren Fibringerinnsels: Hämophilie, Prothrombinkomplexmangel
● Ungerinnbarkeit des Blutes: hochgradige Verbrauchskoagulopathie und Hyperfibrinolyse, schwere Prothrombinkomplexsynthesestörung durch Cumarinintoxikation, Heparinüberdosierung
● Gerinnungszeit im Referenzbereich oder verlängert, aber Wiederauflösung des Gerinnsels (innerhalb einer Stunde): Hyperfibrinolyse
● gestörte Retraktion bei normaler bis verzögerter Gerinnselbildung: Thrombozytopenie, Thrombasthenie

Andere globale Gerinnungszeiten (Rekalzifizierungszeit, Activated coagulation time)

Die **Rekalzifizierungszeit**, d. h. die Fibrinbildungzeit nach Rekalzifizierung einer *Zitratblutprobe,* ist besser standardisierbar als die Vollblutgerinnungszeit, erfordert aber eine besondere Qualität der Probenentnahme und insbesondere die Einhaltung einer definierten Zeit von der Probenentnahme bis zur Untersuchung. Die Rekalzifizierungszeit läßt sich auch aus *plättchenarmem (PAP)* bzw. *-reichem Zitratplasma* bestimmen. Im ersteren Fall ist unbedingt auf eine standardisierte Zentrifugation zu achten, da das Meßergebnis wesentlich von der im PAP verbliebenen Plättchenzahl abhängt.

Eine weitere Modifikation, die **Activated coagulation time (ACT),** bei der *Nativblut* in ein Probengefäß mit Oberflächenaktivator gegeben wird, liefert ein schnelleres Ergebnis und ist als Bedside-Test durchführbar sowie ebenfalls mechanisierbar.

Beide Tests sind **indiziert** als globale Suchtests, insbesondere für das Vorliegen eines Vorphasendefizits oder zur Überwachung der Heparintherapie. Allerdings läßt ein pathologisches Ergebnis analog der Vollblutgerinnungszeit keine nähere Differenzierung der Ätiologie zu. Deshalb nimmt auch die Bedeutung dieser Tests zugunsten der kombinierten Messung von Thrombozytenzahl, Quick-Test, aPTT und ggf. Thrombinzeit ab.

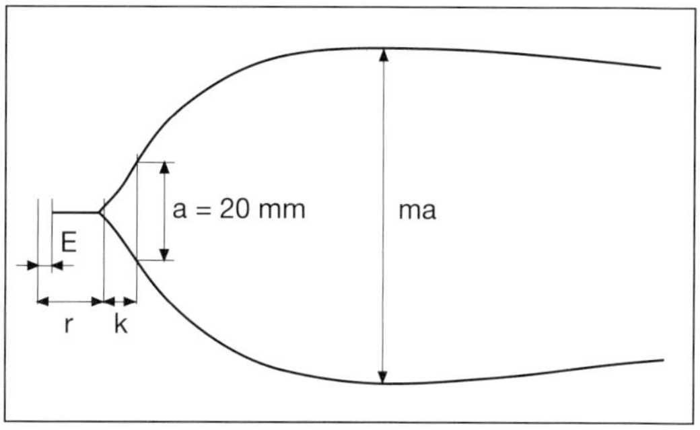

Abb. 12.1: Schematische Darstellung der Auswertung eines Thrombelastogramms

Thrombelastographie

Material

Thrombelastograph, Nativblut unmittelbar nach der Abnahme oder Zitratblut

Prinzip

Vollblut/Nativvenenblut oder unmittelbar vorher rekalzifiziertes Zitratblut wird in eine gleichmäßig auf 37 °C temperierte Edelstahlküvette gegeben. In das Blut wird ein nahezu reibungsfrei aufgehängter Edelstahlzylinder eingetaucht. In der sich langsam, motorbetrieben drehenden Küvette bewirkt das zunehmend gebildete und sich verfestigende Fibrin eine Verbindung zwischen Zylinder und Küvettenwand. Hierdurch wird der Zylinder zunehmend in die Drehbewegung mitein-bezogen. Die Drehung des Zylinders wird mit einem spiegelreflektierten Lichtstrahl photographisch oder über eine Zeigereinheit mechanisch als spindelförmige Kurve aufgezeichnet. (Differenzierung zwischen Gerinnungseintritts-, Gerinnselbildungszeit und Thrombusfestigkeit).

Technik

Das Gerät muß erschütterungsfrei und absolut waagerecht aufgestellt werden!

A. Vollblut:
➡ Patient zum Gerät bringen oder umgekehrt.
➡ In die Küvette so viel Nativblut geben, daß beim Einsenken des Zylinders dessen oberer Rand gut mit Blut bedeckt ist.
➡ Bei Beginn der Blutentnahme eine Stoppuhr starten oder eine Markierung auf dem Aufzeichnungspapier des Thrombelastographen anbringen.
B. Zitratblut:
➡ 200 µl Zitratblut in die Küvette geben.

➡ Mit dem Hinzupipettieren von 200 µl 1/40 M CaCl$_2$-Lösung Stoppuhr starten oder eine Markierung anbringen. Das Mischen wird durch wiederholtes Senken und Anheben des Zylinders gewährleistet.

Auswertung:
Unterschieden werden:
– die **Einfüllzeit E** vom Zeitpunkt der Blutentnahme bzw. Rekalzifizierung bis zum Eintauchen des Zylinders. Die Einfüllzeit soll möglichst kurzgehalten werden;
– die **Reaktionszeit r** (min), die vom Beginn der Blutentnahme an, also einschließlich von E, bis zur Verbreiterung der TEG-Kurve um 1 mm reicht, entspricht der Gerinnungszeit;
– die **Gerinnselbildungszeit k** (min), die vom Ende der Reaktionszeit r bis zum Auseinanderweichen der Kurve auf 20 mm verstreicht;
– die **maximale Thrombusfestigkeit** (= Maximalamplitude) **ma** (mm) als größter Abstand der beiden Kurvenschenkel voneinander;
– die **maximale Thrombuselastizität m$_E$**, die nach der Formel

$$\frac{100 \times ma}{100 - ma} = m_E$$ berechnet wird.

Abb. 12.1 zeigt schematisch die Auswertung eines Thrombelastogramms.

Referenzbereiche

In Abhängigkeit vom eingesetzten Gerät, aber auch dem Substrat und der Probenlagerungszeit bei Verwendung von Zitratblut ergeben sich deutliche Unterschiede. Daher können die folgenden, für Zitratblut ermittelten Werte (Pause 1988) nur Anhaltspunkte liefern.

	r (min)	k (min)	ma (mm)
Hund	1,9–5,6	1,6–6,6	41–59
Katze	1,5–6,1	2,0–14,0	34–59
Pferd	4,6–14,7	*	15–41
Rind	–	–	–
Schaf	–	–	–
Ziege	–	–	–
Schwein	–	–	–

* teilweise auch beim gesunden Pferd nicht meßbar, da die Maximalamplitude 20 mm nicht erreicht;
– unbekannt

Bewertung

siehe unter Resonanzthrombographie

Resonanzthrombographie

Die Resonanzthrombographie stellt eine Weiterentwicklung der Thrombelastographie dar. Neben einer verbesserten Bedienungsfreundlichkeit bietet sie vor allem eine differenziertere Ergebnisausgabe, die eine Unterscheidung des Effektes der Fibrinbildung und der Blutplättchenaktivität ermöglicht. Damit eignet sich das Verfahren gut als *globaler Suchtest* und zur *Verlaufskontrolle*. Vorteilhaft ist es z. B. bei komplexen Hämostasestörungen wie der DIC einsetzbar, wo es rasch und zusammenfassend über Veränderungen des plasmatischen und thrombozytären Hämostasepotentials und deren Beeinflussung durch Fibrin(ogen)spaltprodukte und therapeutisch angewandte Antikoagulanzien informiert. Insbesondere liefert die Resonanzthrombographie – im Gegensatz zu den üblich gemessenen Gerinnungszeiten – *Informationen über die Qualität des sich bildenden Gerinnsels.*

Allerdings ist die Resonanzthrombographie wie andere Globaltests mit dem Nachteil einer teilweise *geringen Sensitivität* behaftet. Ein normaler Kurvenverlauf schließt daher eine milde Hämostasestörung nicht aus und erfordert gegebenenfalls die ergänzende Durchführung weiterer Tests.

Material

Resonanzthrombograph, Zitratblut, 1/40 oder 1/60 M CaCl$_2$-Lösung

Prinzip

Ein in eine Kunststoffküvette, die zuvor rekalzifiziertes Blut enthält, abgesenktes Metallpendel führt eine Orbitalschwingung aus, wodurch sich das Blut zunächst im Fließzustand befindet. Meßgröße ist der Radius der Orbitalschwingung, der kontinuierlich in Form einer Kurve aufgezeichnet wird. Die Elastizität des sich bildenden Fibringerinnsels führt zur Erhöhung der Eigenfrequenz der Pendelschwingung in den Resonanzbereich der Erregungsfrequenz und damit zur Zunahme des Schwingungsradius des Pendels (Anstieg der Kurve, Fibrinschenkel). Die nachfolgende Abnahme des Radius der Pendelschwingung (Abstieg der Kurve, Thrombozytenschenkel) spiegelt die durch die Thrombozyten innerhalb des Gerinnsels hervorgerufene Kontraktionsspannung wider.

Technik

➡ 200 (250) µl Zitratblut für 2 Minuten bei 37 °C in der ins Gerät eingesetzten Küvette inkubieren.
➡ Mit dem Starten des Registriervorgangs 200 (150) µl 1/60(1/40) M CaCl$_2$-Lösung zugeben und mit einem Kunststoffrührspatel vermischen.
➡ Meßkopf mit daran befindlichem Stempel einsenken.

Auswertung:
In Abhängigkeit vom Gerät sind die Kenngrößen der Kurve selbst zu vermessen oder werden automatisch mit ausgedruckt:
– Gerinnungs- oder **Reaktionszeit r** (min): von der Rekalzifizierung bis zu dem Zeitpunkt, an dem sich die Kurve um 1 mm von der Basislinie entfernt hat;
– **Fibrinbildungszeit f** (min): entspricht der Aufstiegszeit des Fibrinschenkels;
– **Amplitude des Fibrinschenkels F** (mm)
– **Amplitude des Plättchenschenkels P** (mm): Sie ist um so kleiner, je höher die Plättchenaktivität bzw. -zahl ist.

Abb. 12.2 zeigt die Auswertung des Resonanzthrombogramms schematisch.

Referenzbereiche

Aufgrund deutlicher Unterschiede in Abhängigkeit von dem Probenmaterial, der Probenlagerungszeit, dem Testansatz und dem verwendeten Gerät, muß für die jeweils angewendete Methode selbst ein Referenzbereich erstellt werden.

Bewertung

Ein normaler Kurvenverlauf in der Resonanzthrombographie oder Thrombelastographie schließt eine milde Hämostasestörung nicht aus!

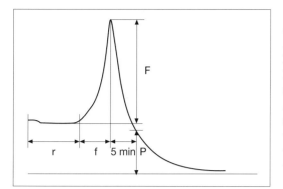

Abb. 12.2: Schematische Darstellung der Auswertung eines Resonanzthrombogramms

1–5 µm) mit unregelmäßig gezackten Rändern und spießartigen Fortsätzen dar. Sie besitzen die Fähigkeit zur Aggregation und erfüllen wesentliche Funktionen bei der Hämostase. Durch die Bildung des primären Plättchenpropfes zum Verschluß eines Gefäßdefektes schaffen sie die Grundlage der Blutstillung. Die bei der Aggregation freigesetzten *Plättcheninhaltsstoffe* unterstützen die Hämostase:

– *ADP* führt zur weiteren Plättchenaggregation.
– *Serotonin* ruft eine Gefäßkonstriktion hervor.
– Der *Thrombozytenfaktor 3*, ein aus den Plättchen freiwerdendes Phospholipid, trägt durch eine Katalysatorfunktion wesentlich zum ungestörten Ablauf des plasmatischen Gerinnungssystems und damit zur Fibrinbildung bei.

In der klinischen Anwendung tritt die exakte Vermessung der Kurve und damit die Bedeutung der Referenzbereiche für einzelne Kenngrößen zugunsten einer Beurteilung des Gesamteindrucks in den Hintergrund.

Abb. 12.3 zeigt charakteristische Verlaufskurven des Resonanzthrombo- und Thrombelastogramms.

Thrombozyten

Die Blutplättchen entstehen im Knochenmark als Abschnürungen aus Megakaryozyten. Sie stellen sich im gefärbten Blutausstrich als Zellen (Durchmesser ca.

Thrombozytenzahl

Bei Hund, Katze und Pferd bilden die **Thrombozytopenien** neben der **Verbrauchskoagulopathie** einen wesentlichen Anteil der Hämostasestörungen. Die Messung der Thrombozytenzahl gehört daher zusammen mit der Bestimmung des Quick-Wertes und der aPTT zu den am häufigsten durchgeführten Verfahren der Hämostasediagnostik.

Material

frisches EDTA-Blut, Testkombination zur manuellen Thrombozytenzählung, Neubauer-Zählkammer, Mikroskop oder automatischer Blutzellcounter

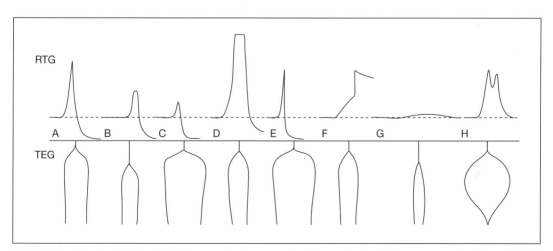

Abb. 12.3: Charakteristische Verlaufskurven des Resonanzthrombo- und Thrombelastogramms. **A.** Normalbefund; **B.** Gerinnungsdefizit der Vorphase oder I. Phase der Gerinnung (z. B. Hämophilie A und B, Prothrombinkomplexsynthesestörung); **C.** Hyperfibrinogenämie; **D.** Hypofibrinogenämie; **E.** Thrombozytose; **F.** Thrombozytopenie oder -pathie; **G.** Verbrauchskoagulopathie; **H.** Hyperfibrinolyse

Indirektes Verfahren

Anhand eines gefärbten Blutausstrichs kann von einem geübten Untersucher die Zahl der Blutplättchen grob eingeschätzt werden. Durch Ermittlung des Verhältnisses von Thrombozyten zu Erythrozyten durch Auszählung der Thrombozyten pro 1000 Erythrozyten läßt sich bei zusätzlicher Bestimmung der Erythrozytenzahl die Thrombozytenzahl auch errechnen. Das Verfahren ist jedoch sehr störanfällig. Es wird deshalb heute nicht mehr durchgeführt und soll daher im weiteren nicht näher besprochen werden.

Direkte visuelle Zählung

Die Thrombozyten werden nach Vorbehandlung des Blutes und Hämolyse direkt in der Zählkammer ausgezählt. Dieses Verfahren ist in der Tiermedizin weit verbreitet, da die Fehlermöglichkeiten gegenüber der automatischen Zählung auch bei Tierarten mit kleinen Erythrozyten und großen Thrombozyten (v. a. bei der Katze) geringer sind.

Automatische Zählverfahren

Die Zählung erfolgt meistens nach dem Widerstandsmeßprinzip. Automatische Zählgeräte liefern für den Hund, das Pferd und Rind zuverlässige Ergebnisse. Bei der Katze können die Ergebnisse dagegen nur orientierend verwendet werden, da sich die Volumenverteilungskurven von Thrombozyten und Erythrozyten teilweise überschneiden.

Direkte manuelle Zählung

Für die direkte Thrombozytenzählung mit einer Zählkammer steht eine Reihe unterschiedlicher Methoden zur Verfügung. Für praktische Zwecke bewährt hat sich folgendes Verfahren, für das kommerzielle Testsets erhältlich sind (z. B. Thromboplus®, Fa. Sarstedt, Nümbrecht):

➡ Vene scharf punktieren und die ersten Blutstropfen abfließen lassen.
➡ Blut in einer mitgelieferten 20-µl-Kunststoffkapillare, die EDTA enthält, aufsaugen.
➡ Kapillare von außen reinigen und 2 Minuten liegenlassen.
➡ Kapillare in mitgeliefertes Gefäß mit Transformationslösung geben.
➡ Durch vorsichtiges Schwenken Inhalt der Kapillare in die Transformationslösung entleeren.
Alternativ:
➡ Zunächst Blut in EDTA-haltigem Kunststoffgefäß auffangen und hieraus im Labor die Kapillare füllen

oder 20 µl EDTA-Blut in das Gefäß mit der Transformationslösung pipettieren.
➡ Vorbereitete Zählkammer (siehe Kap. 10) mit Hilfe der am Stopfen des Röhrchens befestigten Einfüllvorrichtung beschicken.
➡ Sedimentation der Thrombozyten in der Zählkammer abwarten. Hierzu die Zählkammer für ca. 15 min in eine durch ein feuchtes Tuch befeuchtete Kammer legen.
➡ Bei 400facher Vergrößerung mit Phasenkontrast bzw. weitgehend geschlossener Kondensorblende mikroskopieren: Die Thrombozyten erscheinen bei vorsichtiger Bewegung der Mikrometerschraube als kleine helle oder aber dunkle Körperchen mit hellem Hof, die sich aufgrund der Molekularbewegung zitternd bewegen.
➡ 5 Erythrozytengruppenquadranten auszählen (bei zu langsamem Zählen können die Thrombozyten von einem Feld ins nächste wandern!).
➡ Berechnung: Addition aller Thrombozyten in den 5 Gruppenquadranten.
Multiplikation mit 5000 = Thrombozyten/µl
oder: Multiplikation mit 5 = Thrombozyten in Giga/l.

Die Erfassung der exakten Thrombozytenzahl bei Tieren mit **Thrombozytopenie** macht u. U. eine Modifizierung der beschriebenen Methodik notwendig. Hierfür ist eine geringere Verdünnung empfehlenswert, z. B. durch Zugabe von 100 µl EDTA-Blut zur Transformationslösung. Die in den 5 Quadranten sichtbaren Thrombozyten entsprechen dann der Thrombozytenzahl in Giga/l bzw. nach Multiplikation mit 1000 der Thrombozytenzahl/µl.

	$\times 10^3/\mu l$ ($\times 10^9/l$)
Hund	150–500
Katze	180–550
Pferd	90–300
Rind	300–800
Schaf	280–650
Ziege	350–650
Schwein	220–620

Einer in der Regel erworbenen Verminderung oder Erhöhung der Thrombozytenzahl kann eine Vielzahl von Ursachen zugrunde liegen:
↑ = **Thrombozytose** oder **Thrombozythämie:**
Thrombozytose (reaktive Thrombozytenvermehrung beim »Blutnormalen«):
● im Anschluß an Operation, Blutverlust, Splenektomie

Thrombozythämie (hochgradige, bleibende Vermehrung der Blutplättchen):

- v. a. bei myeloproliferativen Syndromen:
  - megakaryozytäre Myelose = essentielle Thrombozythämie
  - Polycythaemia vera
  - chronische myeloische Leukämie
  - Megakaryozytenleukämie

↓ = **Thrombozytopenie:**

- Bildungsstörungen
  - idiopathisch (Markhypoplasie, Panmyelopathie)
  - symptomatisch:
    ◇ Knochenmarkverdrängung (Leukose)
    ◇ toxisch (Alkohol, Medikamente: Östrogene, Zytostatika [Chlorambucil, Cyclophosphamid, Busulfan, Vincristin, Vinblastin, u. a.])
    ◇ Vitaminmangel (z. B. Vitamin B_{12})
    ◇ ionisierende Strahlung
    ◇ infektiös (Sepsis, feline Panleukopenie)
- Umsatzstörungen
  - immunologisch: idiopathische thrombozytopenische Purpura (ITP)
  - disseminierte intravasale Gerinnung (Verbrauchsthrombozytopenie)
  - mechanisch (extrakorporale Dialyse)
- Verlust
- Verteilungsstörungen (Herzinsuffizienz, Splenomegalie)

Eine **Verminderung der Blutplättchen** korreliert nur mäßig eng mit der klinischen Symptomatik. Allerdings muß bei Thrombozytenzahlen unter 30000/µl mit dem Auftreten von lebensbedrohlichen Blutungen gerechnet werden, unter 10000/µl besteht die Gefahr von spontanen Blutungen u. a. in das ZNS.
Eine **erhöhte Thrombozytenzahl** ist als Kriterium einer Thromboseneigung anzusehen.

Thrombozytenfunktion

Neben einer veränderten Thrombozytenzahl kann eine verminderte oder gesteigerte Thrombozytenfunktion zur Hämostasestörung führen. Eine Störung der Thrombozytenfunktion, d. h. der Aggregation, Ausbreitung und/oder Adhäsion, kann *angeboren* (Willebrand-Jürgens-Syndrom) oder *erworben* (Begleiterscheinung von Erkrankungen wie Niereninsuffizienz, Paraproteinämie oder aber temporär iatrogen durch Thrombozytenaggregationshemmer) auftreten. Zur Erfassung einer **Thrombozytopathie,** d. h. einer gestörten Thrombozytenfunktion bei in der Regel normaler Plättchenzahl, steht mit der *kapillären Blutungszeit* ein praktikables In-vivo-Testsystem zur Verfügung.
Es kann gegebenenfalls zur erweiterten Differentialdiagnostik durch eine Reihe von In-vitro-Untersuchungsmethoden (Messung der Plättchenaggregation; Bestimmung der Thrombusretraktion; Messung der Adhäsion; Ausbreitungstest; Messung von Plättchenfaktoren, z. B. Plättchenfaktor 3 und 4 und β-Thromboglobulin; Thrombelastogramm; Resonanzthrombogramm; Bestimmung der Plättchenlebensdauer) ergänzt werden.

Kapilläre Blutungszeit

Die kapilläre Blutungszeit besitzt als einziges In-vivo-Untersuchungsverfahren des hämostatischen Potentials der Thrombozyten wesentliche klinische Aussagekraft, wird allerdings bislang nahezu ausschließlich beim Hund angewendet. Ihr kommt besondere Bedeutung als sensitiver und praktikablester Screeningtest zur Erfassung des Willebrand-Jürgens-Syndroms beim Tier zu.
Beim **Willebrand-Jürgens-Syndrom** liegt ein angeborener oder erworbener Defekt des Willebrand-Faktors vor. Der Willebrand-Faktor ist eine Untereinheit des Faktors VIII und fungiert einerseits als Trägerprotein des an der Gerinnungskaskade beteiligten Antriebs des Faktors VIII und erfüllt andererseits wesentliche Funktionen bei der Plättchenaggregation und Adhäsion der Thrombozyten an das Subendothel bei Gefäßverletzung. Dadurch ist indirekt die Thrombozytenfunktion gestört, so daß die meisten Willebrand-Jürgens-Patienten eine verlängerte Blutungszeit aufweisen.

Material

Schermaschine, Stoppuhr, hyperämisierende Salbe (Finalgon extrastark), Blutdruckmanschette für Kinder und -meßgerät, Einmalblutlanzette, Mulltupfer

Prinzip

Nach einer stichförmigen Gewebeverletzung hängt die Zeit bis zur Blutstillung im wesentlichen von der Bildungsgeschwindigkeit und Festigkeit des primären Plättchenpfropfes ab. Damit ist die kapilläre Blutungszeit ein Maßstab für die Thrombozytenzahl, die Thrombozytenfunktion und für die Aktivität von Plasmaproteinen, die eine schnelle Anheftung der Blutplättchen an die verletzte Gefäßwand gewährleisten (Willebrand-Faktor).

Technik

Im klinischen Alltag hat sich das nachfolgend beschriebene, für die Messung am unsedierten Hund von Nolte und Mitarbeitern (1994) entwickelte Verfahren bewährt:

➡ Unsedierten Hund von einer Hilfsperson in Seitenlage halten lassen.

➡ Haare an der oben liegenden seitlichen Vorderzehe am Übergang zum Ballenhorn scheren.

➡ Blutdruckmanschette am Unterarm anlegen.

➡ Hyperämisierende Salbe auf den geschorenen Bereich auftragen.

➡ Nach einer Minute Salbenreste mit Mulltupfer entfernen.

➡ Blutdruckmanschette bis zu einem Druck von 70 mmHg aufblasen.

➡ Nach einer weiteren Minute im geschorenen Bereich parallel zum Ballenhorn im Abstand von 0,5 cm zweimal mit der Lanzette punktieren und gleichzeitig die Stoppuhr starten.

➡ Unter Konstanthalten des Druckes von 70 mmHg Blutstropfen alle 15 s mit einem Mulltupfer vorsichtig abtupfen.

➡ Mittelwert bilden aus den Zeiten bis zum Stillstand der Blutung bei beiden Stichinzisionen.

Referenzbereiche

Hund: 1 bis 4 min

Bewertung

↑ (Verlängerung)
- ● Thrombozytopenie
- ● Thrombozytopathie
  - – angeboren (Willebrand-Jürgens-Syndrom, Chédiak-Higashi-Syndrom)
  - – erworben (Begleitsymptom verschiedener Grunderkrankungen, z. B. Lebererkrankung durch erhöhte Fibrin(ogen)spaltproduktkonzentration und reduzierte Glykoproteinsynthese, Urämie, Thrombozythämie, Medikamente: Penicillin, Azetylsalizylsäure, Dextran, u. a.)
- ● schwere Hypofibrinogenämie
- ● hohe Heparinkonzentration

Thrombozytenaggregation

Die Thrombozytenaggregation ist eine in zwei Phasen verlaufende Zusammenballung der Thrombozyten. Ein Kontakt mit freien Kollagenfibrillen und ADP bewirkt eine gesteigerte Thrombozytenadhäsion. In einer reversiblen Phase bilden die Plättchen zunächst Aggre-gate, die wieder zerfallen können. Nach Aktivierung der Prostaglandinsynthese und Freisetzung von gefäßaktiven Substanzen, Phospholipid und anderer Plättchenfaktoren entstehen unter visköser Metamorphose irreversible Zusammenballungen. Zur In-vitro-Messung der Thrombozytenaggregation wurden verschiedene Methoden beschrieben, die allerdings in ihrer Aussagekraft erhebliche Differenzen aufweisen.

Aggregationstest nach Born (1962)

Material

plättchenreiches Zitratplasma (PRP; s. S. 93), Aggregometer, Aggregationsinduktor (ADP, Kollagen, Thrombin)

Prinzip

Das Verfahren beruht auf der photometrischen Erfassung der Trübungsabnahme im plättchenreichen Plasma nach Zusatz von Substanzen wie ADP, Kollagen und Thrombin, die bei funktionell intakten Thrombozyten eine Aggregation auslösen. Das Plasma wird hierbei konstant auf 37 °C erwärmt und durch einen Magnetrührer in Bewegung gehalten. Das Photometer ist mit einem Schreiber gekoppelt, der die Transmissionsänderung als Kurve wiedergibt.

Technik

➡ Thrombozytenzahl auf einen konstanten Wert (z. B. 300000 Thrombozyten/µl) durch Verdünnen mit plättchenarmem Plasma (PAP) einstellen.

➡ Gerät mit PAP auf 100% und mit PRP auf 0% Transmission eichen.

➡ Meßvorgang starten.

➡ Nach einer definierten Inkubationszeit bei 37 °C 10 µl der aggregationsstimulierenden Substanz zu 200 µl PRP geben.

Es bestehen *tierartspezifische Unterschiede* in der Verwendbarkeit einzelner Aggregationsinduktoren (z.B. läßt sich die Thrombozytenaggregation beim Hund und bei der Katze durch Zugabe von Epinephrin und Ristocetin nicht auslösen) bzw. in der Empfindlichkeit der Plättchen gegenüber verschiedenen stimulierenden Substanzen (z.B. liegt die Schwellenkonzentration der Katzenthrombozyten beim Aggregationsinduktor Kollagen etwa 10fach niedriger als beim Hund) (Hart und Nolte 1991).

Die Auswertung der Aggregationskurve erfolgt automatisch mit Angabe der Charakteristika *Aggregationsmaximum* und *maximaler -gradient*.

Referenzbereiche müssen geräte- und reagenzchargenabhängig selbst ermittelt werden.

Aussagekraft besteht hauptsächlich hinsichtlich einer *verminderten Aggregationsbereitschaft,* d. h. zum Nachweis von Thrombozytopathien. Der Nachweis des Willebrand-Jürgens-Syndroms über eine verminderte Ristocetin-induzierte Aggregation ist nicht möglich (Hund, Katze) bzw. sehr unempfindlich.

Aggregationstest nach Breddin

Die Methode nach Breddin (zit. n. Vinazzer 1972) ist einfach und ohne größeren technischen Aufwand durchzuführen, erfaßt aber nur eine *gesteigerte Aggregationsneigung.*

visuelle Beurteilung der Aggregationsneigung im Mikroskop

plättchenreiches Plasma (PRP), silikonisiertes Rundkölbchen, temperierbares Wasserbad, Giemsa-Lösung, Mikroskop

➡ 1,5 ml PRP in ein silikonisiertes 10-ml-Rundkölbchen pipettieren und dieses für 10 Minuten langsam im Wasserbad bei 37 °C rotieren.

➡ Nach 1:10-Verdünnung mit isotoner NaCl-Lösung 1 ml auf einen Objektträger aus silikonisiertem Glas oder Kunststoff aufbringen und diesen 30 min in eine feuchte Kammer legen (Sedimentation der Thrombozyten).

➡ Plasma/Kochsalzlösung abgießen und Präparat spülen durch 10maliges Eintauchen in zitrathaltige, isotone NaCl (1 Teil 0,11 mol Natriumzitrat, 9 Teile isotones NaCl).

➡ Präparat lufttrocknen und mit 96%igem Alkohol fixieren, anschließend nach Giemsa oder Pappenheim färben.

➡ Mikroskopisch die Differenzierung zwischen 5 Stufen vornehmen:

1. Einzellagerung der Plättchen;
2. kleine Aggregate neben einzelnen Thrombozyten;
3. auch größere Aggregate, beginnende Unschärfe einzelner Plättchengrenzen;
4. bei einem Teil der Aggregate Plättchengrenzen nicht mehr erkennbar;
5. große Aggregate, einzelne Plättchen nicht mehr zu unterscheiden.

Bei gesunden Tieren sind die Stufen 1 und 2 nachweisbar.

Die Abstufungen 3 bis 5 sprechen für eine erhöhte Aggregationsbereitschaft. Sie tritt bei thromboembolischen Erkrankungen und mit einer erhöhten Thromboseneigung einhergehenden Krankheitsbildern auf.

Plasmatisches Gerinnungssystem

Die entscheidende **Endreaktion des Gerinnungsvorganges** ist die Umwandlung von löslichem Fibrinogen in unlösliches Fibrin und damit die Überführung des Blutes von einem Sol- in einen Gelzustand. Hierfür ist die Serinprotease Thrombin verantwortlich, die vom Fibrinogenmolekül die Fibrinopeptide A und B abspaltet, so daß Fibrinmonomere entstehen. Diese polymerisieren durch End-zu-End- und Seit-zu-Seit-Zusammenlagerung. Thrombin und Ca^{2+}-Ionen aktivieren den Faktor XIII, der dann über die Induktion kovalenter Bindungen eine Quervernetzung und damit eine Stabilisierung des Fibrinnetzes bewirkt.

Die Umwandlung von Prothrombin in Thrombin wird durch Faktor Xa (a = aktiviert) und Ca^{2+}-Ionen bewirkt und läuft in Gegenwart von Faktor V und Phospholipid beschleunigt ab. Die Aktivierung des Faktors X zum Faktor Xa kann auf zwei unterschiedlichen Wegen erfolgen:

– Auslöser der Gerinnung kann zum einen die Freisetzung von Gewebsthromboplastin, einem Protein-Phospholipid-Komplex, aus geschädigten Zellen des Blutes oder verletzten Geweben sein, die zur Aktivierung von Faktor VII und damit des *exogenen Systems* führt.

– Andererseits startet der Gerinnungsvorgang über das *endogene System* unter Beteiligung der Vorphasenfaktoren XII, XI, IX und VIII, wenn das Blut in Kontakt mit Fremdoberflächen (körperfremde Materialien, subendotheliale Strukturen, pathologische Gefäßendothelien) gerät.

Grundprinzip der Aktivitätsbestimmung und meßtechnische Erfassung der Fibrinbildung

Zur Messung der Aktivität einzelner Gerinnungsfaktoren und der Gruppentests Quick-Test, aktivierte partielle Thromboplastinzeit und Thrombinzeit, werden überwiegend **klassische Gerinnungsmethoden** angewendet. Nach Zugabe spezifischer Aktivatoren und von Ca^{2+}-Ionen zum Zitratplasma wird die Gerinnungszeit gemessen, die in Beziehung zur Aktivität steht. Das Meßsignal bildet hier das Auftreten des ersten Fibringerinnsels. Dieses kann manuell erfaßt oder mechanisiert bzw. optisch mit Hilfe von Koagulometern detektiert werden.

Bei der **Häkchenmethode nach Koller** wird ein ausgeglühter Platinhaken in regelmäßigen Abständen durch den Testansatz geführt, bis ein Gerinnsel am Häkchen hängt. Bei der **Kippmethode** wird das Röhrchen mit dem Plasma-Reagenz-Gemisch rhythmisch geneigt, bis der Testansatz von der Sol- in die Gelphase übergegangen ist.

Von den **Koagulometermethoden** hat sich die Messung im *Koagulometer nach Schnitger und Gross* am besten bewährt, die die Häkchenmethode automatisiert. Im *Kugelkoagulometer* erfolgt die Erfassung des Gerinnsels über einen magnetischen Sensor, der die gerinnselbildungsabhängige Lageänderung einer im Testansatz befindlichen Kugel registriert. *Optische Koagulometer* registrieren die im Zuge der Gerinnung auftretende Veränderung der optischen Dichte und verwenden eine definierte Trübungsintensität als Endpunkt. Sie sind wie Kugelkoagulometer im Vergleich zur Methode nach Schnitger und Gross deutlich störanfälliger.

Seit einigen Jahren steht mit den **chromogenen Substraten** eine alternative Möglichkeit zur Aktivitätsmessung verschiedener Gerinnungsfaktoren, von Inhibitoren der Gerinnung, aber auch von Gruppentests zur Verfügung. Hierbei sind synthetische Peptide, die eine für bestimmte Gerinnungsproteasen spezifische Aminosäurensequenz aufweisen, mit einem Farbindikator gekoppelt. Die Abspaltung des Indikators (p-Nitroanilin) kann photometrisch erfaßt werden.

Gruppentests

> **Gruppentests** sind Screeningmethoden, die jeweils einen Bereich des plasmatischen Gerinnungssystems überprüfen.

Bei der Diagnostik von plasmatischen Gerinnungsstörungen empfiehlt sich zunächst die Durchführung der drei Gruppentests
- **Quick-Test** (exogenes Gerinnungssystem),
- **aktivierte partielle Thromboplastinzeit (aPTT)** (endogenes Gerinnungssystem) und
- **Thrombinzeit** (Thrombin-Fibrinogen-Interaktion, Fibrinpolymerisation).

In ihrer Gesamtheit erfassen diese drei Tests das gesamte plasmatische Gerinnungssystem mit Ausnahme der Faktor-XIII-abhängigen Fibrinquervernetzung (Abb. 12.4).

Bei pathologischem Ausfall eines oder mehrerer Gruppentests kann anhand der Befundkombination unter zusätzlicher Berücksichtigung von Thrombozytenzahl und gegebenenfalls kapillärer Blutungszeit bereits eine *Verdachtsdiagnose* gestellt und durch gezielte Einzelfaktoraktivitätsbestimmungen abgesichert werden (Barthels und Poliwoda 1993). Eine isolierte aPTT-Verlängerung bei normalem Quick-Test und Thrombozytenzahl weist beispielsweise auf eine Funktionsstörung im Bereich der Vorphasenfaktoren XII, XI, IX und VIII hin.

Die Problematik der Standardisierung des Meßergebnisses der Gruppentests

Bei klassischen Gerinnungstests erhält man das Meßergebnis zunächst in Form einer *Gerinnungszeit*. Diese wird durch die zur Detektion des Fibringerinnsels angewendete Methode, durch das gewählte Reagenz und reagenzabhängig zum Teil auch durch die Reagenzcharge beeinflußt. Trotzdem ist die Gerinnungszeit die gebräuchlichste Form der Ergebnisdarstellung bei den Gruppentests Quick-Test, aPTT und Thrombinzeit in der Tiermedizin und für die aPTT und Thrombinzeit auch beim Menschen. Dies erfordert die Ermittlung *methodenabhängiger,* d. h. in der Regel laborinterner und gegebenenfalls *chargenabhängiger Referenzbereiche*.

Wegen seiner erheblichen Bedeutung, vor allem für die Überwachung der Therapie mit oralen Antikoagulanzien, ist die Standardisierung des Quick-Tests beim Menschen am weitesten fortgeschritten. Sie sollte zunehmend, zumindest für dieses Testsystem, auch Eingang in die Veterinärmedizin finden. Eine **Kalibrierung des Quick-Tests** ist möglich durch:

1. Erstellen einer *Bezugskurve* durch Messung der Gerinnungszeit verschiedener Verdünnungsstufen z. B. 1:1 (100% Gerinnungsaktivität), 1:2 (50%), 1:4 (25%) und 1:10 (10%) eines tierartspezifischen

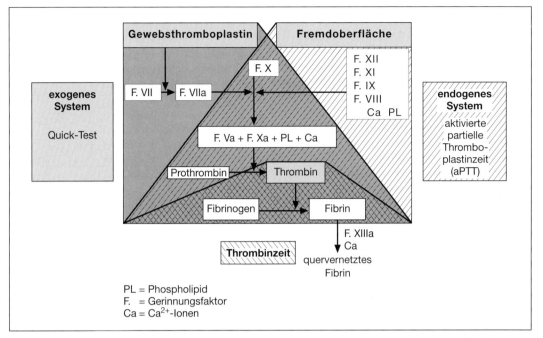

Abb. 12.4: Schematische Darstellung des plasmatischen Gerinnungssystems. Differenzierung zwischen den drei Bereichen des Reaktionsablaufes, die von den drei Gruppentests Quick-Test, aPTT und Thrombinzeit erfaßt werden.

Poolplasmas und Angabe des Ergebnisses in »*Prozent der Norm*« (% der Norm).

Tierartspezifische Standardplasmen werden im Gegensatz zu humanen nicht kommerziell angeboten und müssen daher durch Poolen des Plasmas von mindestens 10 (besser über 20) gesunden Individuen der entsprechenden Art selbst angefertigt werden. Unter dem Gesichtspunkt der besseren Ablesbarkeit ist eine Darstellung der Bezugskurve bei linearer Skalierung zu empfehlen, obgleich im doppeltlogarithmischen System ein annähernd linearer Verlauf erzielt werden kann (Abb. 12.5).

2. Bildung des Quotienten aus den Gerinnungszeiten des Patienten- und eines »Normal-«, d. h. tierartspezifischen Poolplasmas und Angabe des Ergebnisses als *Prothrombin-Ratio*. Im Gegensatz zur Referenzkurve bleibt bei dieser Vorgehensweise allerdings die Sensitivität des Reagenzes entsprechend der Neigung der Referenzkurve unberücksichtigt.

Quick-Test
(Thromboplastinzeit, Prothrombinzeit)

Aufgrund seiner vielfältigen Indikationen ist der Quick-Test eine der am häufigsten durchgeführten Gerinnungsuntersuchungen. Er wird verwendet

– als globaler Screeningtest des exogenen Gerinnungssystems,
– als Verlaufskontrolle einer durch Vitamin-K-Mangel induzierten Koagulopathie (spontan, Intoxikation mit Cumarinderivaten: vor allem beim Hund, orale Antikoagulanzientherapie),
– bei hepatogen bedingten Gerinnungsstörungen,
– als Zusatzuntersuchung zur Verlaufskontrolle von komplexen Hämostasestörungen wie der Verbrauchskoagulopathie.

Material

plättchenarmes Zitratplasma (PAP), Ca-Thromboplastin, Koagulometer

Prinzip

Durch die Zugabe von Gewebsthromboplastin und Ca^{2+}-Ionen zum PAP wird das exogene Gerinnungssystem aktiviert und die Fibrinbildung induziert. Die Fibrinbildungszeit wird beim Quick-Test besonders sensitiv durch drei der vier Faktoren des Prothrombinkomplexes (Prothrombin und die Faktoren VII und X), weniger deutlich durch den Faktor V sowie die Fibrinogenkonzentration beeinflußt (Abb. 12.4).

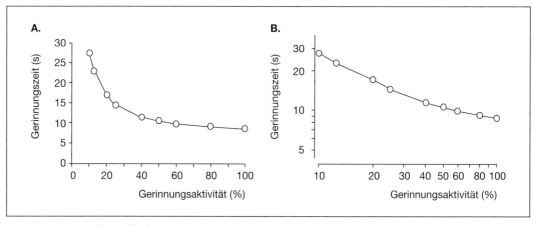

Abb. 12.5: Bezugskurven für den Quick-Test am Beispiel der Katze.
A. Lineares System; **B.** Doppeltlogarithmische Darstellung

Technik

➡ 100 µl PAP 1 Minute lang bei 37 °C inkubieren.
➡ 200 µl Ca-Thromboplastin (mindestens 15 Minuten auf 37 °C erwärmt) hinzupipettieren.
➡ Zeit bis zur Fibrinbildung messen.

Bei Tierarten mit einer hohen Aktivität exogener Gerinnungsfaktoren (Hund, ggf. Pferd und Katze) empfiehlt sich die Messung einer vorverdünnten Probe (z. B. 1:20). Als Verdünnungsmedium verwendet man eine Pufferlösung, die kommerziell erhältliches Humanfibrinogen (z. B. 2 g/l; Fa. Haemochrom, Essen) enthält, um eine ausreichende Fibrinbildung zu gewährleisten. Das Meßergebnis in Sekunden sollte über eine Referenzkurve kalibriert, als Prozent der Norm (Quick-Wert) ausgedrückt oder in eine Prothrombin-Ratio (PTR) umgerechnet werden (s. oben).

Referenzbereiche

	% der Norm	PTR
Hund	75–130	0,84–1,15
Katze	60–150	0,86–1,14
Pferd	70–120	0,75–1,25
Rind	–	0,80–1,20
Schaf	–	–
Ziege	–	–
Schwein	–	0,92–1,10

PTR: Prothrombin-Ratio

Bewertung

erniedrigter Quick-Wert (erhöhte PTR, verlängerte Thromboplastinzeit):
– Verminderung der Faktoren des Prothrombinkomplexes (Fatoren II, VII und X)
– Verminderung des Faktors V (angeboren?; Synthesestörung bei hochgradiger Hepatopathie, erhöhter Umsatz durch intravasale Gerinnung, Hyperfibrinolyse, Verlust)
– deutlicher Fibrinogenmangel oder Dysfibrinogenämie (s. S. 107)*
– Gerinnungshemmer, z. B. hohe Heparin- und Fibrin(ogen)spaltprodukt-Konzentration*
– Inhibitoren, Lupusinhibitoren
– physiologisch beim Jungtier

Aktivierte partielle Thromboplastinzeit (aPTT)

Die aPTT wird eingesetzt
– als Screeningtest des endogenen Gerinnungssystems bei hämorrhagischen Diathesen**
– als präoperative Kontrolle**
– zur Überwachung der Heparintherapie
– als Screeningtest auf das Vorliegen von Hemmkörpern
– zur unspezifischen Erfassung einer Hyperkoagulabilität

---

* entfällt bei Verwendung einer vorverdünnten Probe mit Fibrinogenzusatz

** vornehmlich als Suchtest bei Verdacht auf das Vorliegen einer *Hämophilie A* (hereditärer Faktor-VIII-Mangel) oder *B* (angeborener Faktor-IX-Mangel)

Material

plättchenarmes Zitratplasma (PAP), aPTT-Reagenz, 25 mM $CaCl_2$-Lösung, Koagulometer

Prinzip

Die Zitratplasmaprobe wird mit aPTT-Reagenz, einem Gemisch aus Oberflächenaktivator (z. B. Kaolin, Celit, Ellagsäure) und partiellen Thromboplastinen (gerinnungsaktive Phospholipide aus verschiedenen Geweben bzw. pflanzlichen Ursprungs [z. B. Sojabohnen]) gemischt und inkubiert. Hierdurch wird die Kontaktaktivierung der Faktoren XII und XI ausgelöst und somit das Intrinsic-System der Gerinnung aktiviert. Durch den Phospholipidzusatz als Plättchenfaktor-3-Ersatz ist das System zudem, im Gegensatz zur Rekalzifizierungszeit, *unabhängig von der Thrombozytenzahl*. Durch die nachfolgend zugegebenen Ca^{2+}-Ionen wird schließlich die weitere Aktivierung der Gerinnungskaskade bis zur Fibrinbildung ermöglicht.

Die aPTT ist damit in erster Linie *abhängig* von der Aktivität der *Vorphasenfaktoren XII, XI, IX und VIII*. Daneben werden, wie auch von der Prothrombinzeit, die *Faktoren X und V erfaßt* (Abb. 12.4).

Wenig empfindlich reagiert der Test gegenüber Veränderungen der Prothrombinaktivität und Fibrinogenkonzentration.

Technik

➡ 100 µl Zitratplasma mit 100 µl aPTT-Reagenz mischen und bei 37 °C inkubieren. Die exakt einzuhaltende Inkubationszeit richtet sich nach dem Reagenz und ist der beigefügten Arbeitsvorschrift zu entnehmen.

➡ Nach dem Hinzupipettieren von 100 µl 25 mM $CaCl_2$-Lösung Fibrinbildungszeit messen.

Referenzbereiche

Auf die Problematik der Referenzbereichsangaben für diesen Test wurde bereits eingegangen (s. S. 102). Die aufgeführten Werte sind Richtwerte für die angegebenen Reagenzien.

	Pathrombin®[1]	PTT-Reagenz[2]
Hund	14,5–19,0 s	10,0–13,1 s
Katze	14,0–24,0	10,6–13,4
Pferd	40,0–50,0	20,2–39,6
Rind	27,5–46,0	–
Schaf	–	–
Ziege	–	–
Schwein	–	11,1–14,7

[1] Fa. Behring, Marburg
[2] Fa. Boehringer Mannheim, Mannheim

Bewertung

↑ = **verlängerte aPTT:**

und Quick-Wert im Referenzbereich:
- Verminderung eines Vorphasenfaktors (Faktoren VIII, IX, XI, XII):
  Bei isolierter Verminderung eines Vorphasenfaktors (z. B. Faktor VIII bei Hämophilie A) entspricht eine Verlängerung auf das Doppelte des Referenzbereichs einer Aktivitätsverminderung auf Werte von < 10 %.
- Hemmkörper gegen einen Vorphasenfaktor

bei erniedrigtem Quick-Wert:
- Verminderung der Faktoren II, V und/oder X
- deutliche Verminderung der Fibrinogenkonzentration
- Hemmung der Fibrinpolymerisation (FSP, Heparin in therapeutischer Konzentration von 0,2–0,5 IU/ml führt zur 1,5- bis 2,5fachen aPTT-Verlängerung)
- Lupusinhibitoren
- physiologisch während der ersten Lebenswochen

↓ = **verkürzte aPTT:**
- Anzeichen einer nicht vorschriftsmäßigen, verzögerten Blutentnahmetechnik (s. S. 92 f.)
- Indikator einer Hyperkoagulabilität, z. B. postoperativ oder entzündungsbedingt
- im akuten Stadium einer venösen Thrombembolie

Thrombinzeit

Die Bestimmung der Thrombinzeit ist **indiziert**
- als Suchtest bei Verdacht auf schwere Fibrinogenmangelzustände oder
- andere Fibrinbildungsstörungen.

Beim routinemäßigen Screening des Gerinnungssystems wird in der Regel auf die Messung der Thrombinzeit verzichtet, da die entsprechende Region durch die beiden anderen Gruppentests Quick-Test und aPTT mit abgedeckt wird. Die Messung der Thrombinzeit ist allerdings zur Differentialdiagnostik zumindest dann angezeigt,
- wenn Quick-Test und aPTT ein pathologisches Ergebnis zeigen.

Daneben ist die Thrombinzeit der
- Standardtest zur Überwachung der Fibrinolysetherapie und findet
- alternativ zur aPTT zur Verlaufskontrolle einer Heparintherapie Verwendung.

plättchenarmes Zitratplasma (PAP), Thrombin-Reagenz, ggf. Pufferlösung, Koagulometer

Zu PAP wird Thrombin gegeben, das die Bildung von Fibrin aus Fibrinogen katalysiert, und die Fibrinbildungszeit gemessen. Diese wird neben der Konzentration und Funktionsfähigkeit des Fibrinogens in erster Linie durch Störgrößen der Thrombin-Fibrinogen-Interaktion (z. B. Heparin) bzw. der Fibrinpolymerisation (z. B. Fibrin[ogen]spaltprodukte, FSP) beeinflußt. Die Faktor-XIIIa-abhängige Quervernetzung des Fibrins wird dagegen nicht erfaßt.

In Abhängigkeit vom Reagenzhersteller finden verschiedene Testansätze Verwendung.
➡ 200 µl Plasma (100 µl Plasma und 100 µl Puffer) 2 min (1 min) bei 37 °C inkubieren.
➡ 200 (100) µl Thrombin-Reagenz zugeben und Fibrinbildungszeit registrieren.

Für die Routinediagnostik sollte das Thrombin-Reagenz auf eine Aktivität von 3 IU/ml eingestellt werden. Bei der Überwachung einer hochdosierten Heparintherapie sind höhere Thrombinaktivitäten (z. B. 6 IU/ml) vorzuziehen.

Die Angabe des Thrombinzeit-Ergebnisses erfolgt als Gerinnungszeit und damit in nicht standardisierter Form (s. S. 102). Der Referenzbereich der Thrombinzeit unterliegt somit u. a. einem Einfluß der im Testansatz vorhandenen Plasmakonzentration, der Ionenstärke und vor allem der Thrombinaktivität. Letztere wird vom verwendeten Reagenz, von dem für die Rekonstitution gewählten Flüssigkeitsvolumen, aber auch durch die Reagenzcharge bestimmt. Dies macht die Ermittlung laborinterner Referenzbereiche erforderlich.

↑ = verlängerte Thrombinzeit:
- Hemmung der Fibrinpolymerisation (FSP in hoher Konzentration: > 0,25 g/l*, Thrombolysetherapie: 3- bis 4facher Ausgangswert)
- Hemmung der Thrombin-Fibrinogen-Interaktion (Heparintherapie: therapeutische Spiegel führen zur 2- bis 3fachen Verlängerung)

- schwerer Fibrinogenmangel*
- Dysfibrinogenämie

Testmodifikation zur Differenzierung zwischen der Heparinwirkung und Fibrinbildungsstörung bei Verwendung des Tests zur Verlaufskontrolle einer Heparintherapie:
Parallel zum herkömmlichen Test wird die Fibrinbildungszeit nach einer modifizierten Testanleitung gemessen, d. h. unter Verwendung eines Puffers mit heparinneutralisierender Aktivität (Barbital-Pufferlösung, Fa. Behring, Marburg) oder unter Verwendung eines thrombinähnlichen, heparinunabhängigen Enzyms (z. B. Reptilase, Thrombinkoagulase) anstelle des Thrombins.

Fibrinogenkonzentration

Ein **Fibrinogenmangel** ist in der Regel erworben und wird meist durch einen gesteigerten intravasalen Umsatz oder aber Verlust hervorgerufen. Daher findet die Messung beim Tier in erster Linie Anwendung, um eine *Verbrauchskoagulopathie, Hyperfibrinolyse* oder *Verlustkoagulopathie* zu diagnostizieren bzw. deren Verlauf zu kontrollieren.
Daneben ist Fibrinogen als Akute-Phase-Protein ein unspezifischer Marker von *Entzündungsvorgängen*.

- plättchenarmes Zitratplasma (PAP)
- **Methode nach Clauss:** kommerzielle Testkombination, Koagulometer
- **Gravimetrie:** Thrombinlösung, isotone NaCl-Lösung, Glas- oder Kunststoffstäbchen, Trockenschrank, Exsikkator, Analysenwaage

Grundsätzlich lassen sich die Fibrinogenbestimmungsmethoden zwei Gruppen zuordnen.
Erfaßt wird entweder
- der gerinnbare und damit auch in vivo hämostatisch wirksame Teil des Proteins (z. B. Methode nach Clauss, kinetische Fibrinogenbestimmung, Gravimetrie) oder aber
- das Fibrinogenmolekül unabhängig von seiner Funktion (z. B. immunologischer Nachweis, Hitzepräzipitation nach Schulz).

Die parallele Messung mit beiden methodischen Prinzipien erlaubt daher in Sonderfällen die gezielte diagnostische Erfassung von zwar vorhandenem, aber funk-

---

* geringe Sensitivität des Testsystems

tionsuntüchtigem Fibrinogen. In der klinischen Anwendung ist vor allem die Methode nach Clauss etabliert.

Die **Fibrinogenbestimmung nach Clauss** ist eine Variation der Thrombinzeit (s. S. 105 f.), wobei die Fibrinogenkonzentration der Probe in einen Bereich verdünnt wird, in dem bei standardisierter Thrombinmenge die Fibrinbildungsgeschwindigkeit der Fibrinogenkonzentration proportional ist. Bei der Umrechnung der Gerinnungszeit in die Fibrinogenkonzentration wird meist auf die vom Reagenzienhersteller mitgelieferte, für Humanfibrinogen erstellte Wertetabelle oder kommerziell erhältliche Humanfibrinogenstandards zurückgegriffen. Allerdings kann die Kinetik der Abspaltung der Fibrinopeptide A und B durch bovines Thrombin, die das Meßprinzip der Methode nach Clauss darstellt, bei Fibrinogenmolekülen unterschiedlicher Spezies variieren. Dies erklärt z. T. die *tierartabhängig* teilweise deutlichen Differenzen der mit verschiedenen Methoden ermittelten Referenzbereiche und Meßergebnisse (u. a. bei Lutze und Kutschmann 1989).

Ein tierartspezifisches Standardplasma mit definierter Fibrinogenkonzentration läßt sich z. B. dadurch anfertigen, daß man dessen Fibrinogenkonzentration **gravimetrisch** bestimmt. Hierbei wird durch Thrombinzusatz zur verdünnten Probe das Fibrinogen vollständig in Fibrin umgewandelt, das dann durch Aufwickeln auf ein Stäbchen gesammelt und nach dem Trocknen gewogen wird.

Technik

Methode nach Clauss

➡ 200 µl 1:10 verdünntes PAP eine Minute bei 37 °C inkubieren.

➡ 200 µl Fibrinogen-Reagenz (Thrombinlösung, Raumtemperatur) zugeben und Gerinnungszeit stoppen.

➡ Fibrinogenkonzentration aus der beigefügten Tabelle oder besser aus einer selbst mit einem tierartspezifischen Standard (s. o.) erstellten Eichkurve ablesen.

Gravimetrie

➡ 1000 µl PAP mit 5000 µl isotoner NaCl-Lösung verdünnen.

➡ 200 µl Thrombinlösung (100 IU/ml) zugeben und vorsichtig schwenken.

➡ Bei 37 °C 30 min inkubieren.

➡ Gerinnsel auf einen angerauhten Glasstab aufwickeln und in destilliertem H_2O zweimal waschen.

➡ Gerinnsel 2 h bei 100 °C trocknen.

➡ Nach Abkühlung im Exsikkator wiegen.

Steht keine Analysenwaage zur Verfügung, so kann die Fibrinogenkonzentration auch über eine photometrische Bestimmung des getrockneten und anschließend

hydrolysierten Fibringerinnsels z. B. mit der Biuret-Methode erfolgen. Die Hydrolyse wird nach Zusatz von 1 ml 1 N NaOH-Lösung durch Stehenlassen für 12 h oder kurzes Aufkochen erreicht.

Referenzbereiche

	Clauss-Methode (Humanstandard)	Gravimetrie
Hund	1,2–2,9 g/l	1,1–2,9 g/l
Katze	1,0–3,0	1,3–4,2
Pferd	1,5–3,3	2,3–3,8
Rind	1,6–5,6	2,4–7,5
Schaf	–	–
Ziege	–	3,0–6,0
Schwein	1,6–3,9	3,2–7,2

Bewertung

↓ = **Fibrinogenmangel:**
- ● erhöhter Verbrauch
  - – Verbrauchskoagulopathie
  - – Hyperfibrinolyse
  - – Fibrinolysetherapie

  Aufgrund seiner deutlich steigerbaren Syntheserate kann die Fibrinogenkonzentration auch bei manifester Verbrauchskoagulopathie bzw. Hyperfibrinolyse im Referenzbereich liegen!
- ● Verlust (starker Blut- oder Plasmaverlust durch Blutung, großflächige Wunden, Körperhöhlenerguß)
- ● Synthesestörung (hochgradige Leberparenchymschädigung)

Fibrinogen gehört zu den Akute-Phase-Proteinen und kann daher reaktiv, z. B. bei Entzündungen, postoperativ und bei Urämie teilweise deutlich erhöht sein. Eine erhöhte Fibrinogenkonzentration erhöht die Blutviskosität und trägt zu einer Hyperkoagulabilität bei.

Koagulometrische Bestimmung der Aktivität der Gerinnungsfaktoren II–XII

Die Messung der Einzelfaktoraktivität ist angezeigt zur Abklärung der Ursache eines pathologischen Ergebnisses der Gruppentests Quick-Test und/oder aPTT. Sie ermöglicht

- die **Diagnose von angeborenen Blutungsleiden,** in erster Linie der Hämophilie A (Faktor-VIII-Mangel z. B. bei Hund, Katze, Pferd und Rind), aber auch anderer hereditärer Faktordefizite (z. B. Faktor-VII-

Mangel bei Beagles, Faktor-XII-Mangel bei der Katze);
- die **Differenzierung erworbener Koagulopathien,** z. B. die vor allem beim Kleintier wesentliche Differenzierung zwischen einer Prothrombinkomplex-Synthesestörung (häufig durch Cumarinintoxikation initiiert) und einer Umsatzsteigerung;
- die **Verlaufskontrolle,** z. B. bei Verbrauchskoagulopathie (Faktoren II und V), hepatogener Koagulopathie (Faktor V) oder als Überwachung einer Substitutionstherapie bei Hämophilie A (Faktor VIII).

Material

- plättchenarmes Zitratplasma (PAP)
- Mangelplasma: i.d.R. kommerziell, lyophilisiert, human (immunadsorbiert, hereditär) oder von Tieren mit einem hochgradigen, hereditären Mangel des entsprechenden Faktors
- Aktivatorreagenz (PTT-Reagenz, CaCl$_2$-Lösung oder Ca-Thromboplastin)
- Koagulometer

Prinzip

Die Aktivität einzelner Gerinnungsfaktoren kann durch Modifikation der Testanleitung von aPTT (Faktoren VIII, IX, XI und XII) und Quick-Test (Faktoren II, V, VII und X) gemessen werden. Anstelle der Probe wird in den Test eine vorverdünnte Probe in Kombination mit einem Mangelplasma eingesetzt. Bei kommerziellem Mangelplasma ist der zu bestimmende Faktor auf eine Aktivität von < 1% reduziert, und alle übrigen Faktoren liegen im Referenzbereich des Menschen vor. Das Grundprinzip ist dabei, daß die Gerinnungszeit des Testansatzes nur von der Aktivität des zu messenden Faktors in der Probe abhängt und alle übrigen Faktoren mit dem Mangelplasma im Überschuß vorliegen.

Technik

Aktivität der Faktoren II, V, VII und X

➡ 100 (50) µl Mangelplasma mit 100 (50) µl vorverdünnter Probe* bei 37 °C für 2 (1) Minuten inkubieren.

➡ Gerinnung auslösen durch Zugabe von 200 µl einer auf 37 °C temperierten Ca-Thromboplastin-Lösung.

Aktivität der Faktoren VIII, IX, XI und XII

➡ 100 (50) µl Mangelplasma, 100 (50) µl vorverdünnte Probe* mit 100 µl aPTT-Reagenz 3 Minuten inkubieren.

➡ Gerinnungsvorgang starten durch Zugabe von 100 µl 25 mM CaCl$_2$-Lösung.

* Bei verschiedenen Tierarten liegt die Aktivität einzelner Gerinnungsfaktoren um ein Vielfaches höher als beim Menschen (vgl. Referenzbereiche). Deshalb muß bei Verwendung von Mangelplasma humaner Herkunft häufig mit höheren Probenvorverdünnungen (z. B. 1:40) gearbeitet werden,

- um den Einfluß der im Vergleich zum humanen Mangelplasma deutlich erhöhten Einzelfaktoraktivitäten auf das Meßergebnis anderer Gerinnungsfaktoraktivitäten zu eliminieren (z.B. käme in einem Testansatz zur Messung der Faktor-IX-Aktivität bei der Katze bei einer 1:10-Probenverdünnung der größte Anteil der Aktivität des Faktors VIII aus der vorverdünnten Probe und nicht aus dem Mangelplasma, so daß die Gerinnungszeit auch von Schwankungen der Faktor-VIII-Aktivität beeinflußt würde);
- um in einem empfindlichen Bereich mit guter Ablesegenauigkeit von der Referenzkurve messen zu können.

Eine **Referenzkurve** kann erstellt werden, indem verschiedene Verdünnungsstufen eines tierartspezifischen Poolplasmas (z. B. bei 1:40-Verdünnung der Probe: 1:40 = 100%, 1:80 = 50%, 1:160 = 25%, 1:400 = 10%, 1:4000 = 1%) anstelle der Probenverdünnung in den Test eingesetzt werden. Hierdurch läßt sich analog dem Quick-Test (s. S. 103 f.) das Ergebnis der Gerinnungszeitmessung in standardisierter Form als »Prozent-Aktivität der Norm« ausdrücken.

Die Werte der Einzelfaktoraktivitäten sind angegeben als Prozent der Norm.

	Hund	Katze	Pferd	Rind	Schaf	Ziege	Schwein
II	85–125	75–125	–	70–150	–	–	–
II*	110	95	–	40	–	–	–
V	70–135	40–185	70–120	70–140	–	–	–
V*	770	500	–	550	–	–	–
VII	60–180	55–150	–	50–155	–	–	–
VII*	370	125	–	5	–	–	–
VIII	70–135	70–125	50–200	50–145	–	–	–
VIII*	800	1300	–	500	–	–	–
IX	75–140	80–130	60–150	70–125	–	–	–
IX*	100	90	–	–	–	–	–
X	75–120	65–145	–	55–145	–	–	–
X*	120	60	–	30	–	–	–
XI	75–125	70–135	60–150	–	–	–	–
XI*	270	170	–	–	–	–	–
XII	70–130	50–140	–	–	–	–	–
XII*	100	135	–	–	–	–	–

* mittlere Aktivität in bezug zu Humanpoolplasma

↓ **Verminderung der Einzelfaktoraktivität:**
- Synthesestörung:
  - hereditärer Mangel
    (z. B. Hämophilie A [Faktor VIII])
  - erworbener Mangel:
  ◇ Prothrombinkomplexsynthesestörung (isolierte Verminderung der Vitamin-K-abhängigen Faktoren II, VII, IX und X; Faktor VII ist der sensitivste Indikator, da kürzeste Halbwertszeit): Vitamin-K-Mangel (Therapie oder Intoxikation mit Cumarininderivaten), hepatogen
  ◇ Synthesestörung durch Leberschaden (Prothrombinkomplex, Faktor V)
  ◇ physiologisch bei Jungtieren
  ◇ Asparaginasetherapie (Faktoren II und X)
- erhöhter Umsatz/Verbrauch:
  - Verbrauchskoagulopathie
    (besonders sensitiv z. B. Faktor II und V)
  - Verlustkoagulopathie
    (massiver Blutverlust, Körperhöhlenergüsse)
  - Verdünnungseffekt bei lagerungsempfindlichen Einzelfaktoren durch Transfusion größerer Volumina gelagerten Konservenblutes
  - Hyperfibrinolyse (Faktor V)
- Inhibitoren

↑ **Erhöhung der Einzelfaktoraktivität:**
- postoperativ
- Entzündungen (Faktor V und VIII)
- Protein-C-Mangel (z. B. Therapie mit Cumarinen: Faktoren V und VIII)

Antithrombin III

Antithrombin III (AT III) ist der natürliche Inhibitor der Serinproteasen des Gerinnungssystems, vor allem von Thrombin und Faktor Xa, aber auch von Faktor IXa, XIa, XIIa und Kallikrein. Die Inaktivierung erfolgt langsam, so daß sich Veränderungen der AT-III-Aktivität auf herkömmliche Gerinnungstests, z. B. die Gruppentests, nicht auswirken.

Heparin bildet mit AT III einen Komplex und übt seine wesentlichste antikoagulatorische Wirkung durch Katalyse der Inaktivierungsreaktion aus. Diese Eigenschaft liefert auch die Grundlage für die Bestimmung der AT-III-Aktivität, die koagulometrisch oder häufiger mittels chromogener Substrate erfolgt. Dagegen wird der immunologische Nachweis beim Tier nicht eingesetzt.

Klinische Bedeutung besitzt in erster Linie der **erworbene AT-III-Mangel,** der besonders beim Pferd für thromboembolische Erkrankungen prädisponiert. Die

Messung der AT-III-Aktivität ist begleitend zur Heparintherapie empfehlenswert, um eine ausreichende Wirksamkeit zu gewährleisten, zumal Heparin selbst den AT-III-Verbrauch verstärkt. Beim Menschen wird für die Gewährleistung einer ausreichenden Heparinwirkung eine AT-III-Mindestaktivität von 70% angesehen.

Material

plättchenarmes Zitratplasma (PAP), Testkombination Antithrombin III (chromogenes Substrat: Thrombin- oder Faktor-Xa-abhängig), Photometer

Prinzip

Das Reagenz (Thrombin-abhängiges, chromogenes Substrat) enthält neben Heparin eine definierte Menge Thrombin im Überschuß. Das AT III der Probe geht mit Thrombin einen inaktiven Komplex ein. Das nicht gehemmte Thrombin setzt aus dem chromogenen Substrat p-Nitroanilin frei, das als Extinktionszunahme bei 405 nm erfaßt werden kann. Aus der Thrombinrestaktivität des Reagenzes läßt sich der umgekehrt proportional verlaufende AT-III-Gehalt der Probe berechnen.

Technik

Da die Enzymaktivität und Konzentration des chromogenen Substrates im Testansatz für den Menschen optimiert sind, sollte bei Tierarten mit im Vergleich zum Menschen deutlich erhöhter AT-III-Aktivität (insbesondere Pferd und Rind) abweichend von der Testdurchführung nach Herstelleranleitung (1 + 50) eine entsprechend *höhere Probenvorverdünnung* in isotoner NaCl-Lösung (z. B. 1 + 80) erfolgen.

➡ 50 µl der verdünnten Probe zu 1000 µl Heparin und Thrombin enthaltenden Puffer geben und mischen.

➡ 5 Minuten inkubieren (Messung bei 25 oder 37 °C).

➡ 100 µl Chromozym-Lösung zugeben, mischen und innerhalb 30 s Extinktion bei 405 nm ablesen.

➡ Nach exakt weiteren 30, 60 und 90 s erneut Extinktion ablesen.

➡ Jeweils die Extinktionsdifferenz/30 s errechnen und Mittelwert bilden.

Zur Kalibrierung des Testsystems sollte stets ein tierartspezifisches Poolplasma (AT-III-Aktivität = 100%) Verwendung finden. Die Aktivität wird dann in Prozent der Norm ausgedrückt.

Referenzbereiche

	AT-III-Aktivität (% der Norm)	Mittlere Aktivität im Vergleich zum Menschen
Hund	82–116	121
Katze	72–128	106
Pferd	84–120	170
Rind	80–120	130
Schaf	–	–
Ziege	–	–
Schwein	80–120	110

Bewertung

↓ = **verminderte AT-III-Aktivität:**
- Verbrauchskoagulopathie
- postoperativ
- akute und chronische Leberschäden (Umsatzstörung und ggf. Synthesestörung)
- Heparintherapie
- Hyperfibrinolyse
- nephrotisches Syndrom
- physiologisch während der ersten Lebenswochen
- hereditär?

↑ = **erhöhte AT-III-Aktivität: selten !**

Fibrin(ogen)spaltprodukte (Latexagglutinationstest, Staphylokokken-Clumping-Test)

Eine **gesteigerte Fibrinolyseaktivität** ist mit verschiedenen *direkten Methoden* erfaßbar, u. a.
- Euglobinlysezeit,
- Thrombelastogramm,
- Resonanzthrombogramm,
- t-PA-Messung.

Daneben stehen *indirekte Verfahren,* wie
- die Fibrin(ogen)spaltprodukt(FSP)-Bestimmung oder
- der Nachweis einer Plasminogen- bzw. α_2-Antiplasminverminderung, zur Verfügung.

Die größte klinische Bedeutung kommt dabei dem Nachweis einer **erhöhten FSP-Konzentration** zu. FSP entstehen durch Einwirkung der Serinprotease Plasmin auf Fibrin- oder Fibrinogenmoleküle. Zu ihrem Nachweis finden am häufigsten der Staphylokokken-Clumping-Test (SCT) oder Latexagglutionstests Verwendung.

Prinzip

Serum ist frei von Fibrinogen, enthält aber noch FSP, welche abgesehen vom X-Fragment nicht ins Gerinnsel inkorporiert werden. Die FSP lassen sich mit verschiedenen Methoden nachweisen:

Staphylokokken-Clumping-Test (SCT)

Er basiert auf der Beobachtung, daß bestimmte Staphylokokken-Stämme in Gegenwart von Fibrinogen, frühen Fibrinogen- und Fibrinspaltprodukten sowie Fibrinmonomerkomplexen agglutinieren (Nachweisgrenze Humanfibrinogen: 50 ng/ml).

Latexagglutinationstest

Bei diesem finden Latexpartikel Verwendung, die mit spezifischen Antikörpern gegen humane Fibrinogenfragmente D und E beschichtet sind. Zwischen dem Fibrinogenmolekül des Menschen und verschiedener Tierspezies, z.B. Hund, Katze, Pferd, besteht eine verschiedene Substrukturen betreffende Kreuzreaktivität. Die Anwesenheit von FSP in der Probe führt daher auch bei verschiedenen Tierarten zu einer Verklumpungsreaktion (Nachweisgrenze Humanfibrinogen: 2 µg/ml).

Material

Probenentnahmeröhrchen zur Serumherstellung (kommerziell von Herstellern der FSP-Reagenzien erhältlich), Testkombination zur Messung von FSP mit Staphylokokken- oder Latex-Reagenz

Technik

➡ Blut in speziell präparierte Glasröhrchen abnehmen, die Thrombin, einen Heparininhibitor, ein Antifibrinolytikum und gegebenenfalls Reptilase und Ca^{2+}-Ionen enthalten und dadurch eine vollständige Gerinnung gewährleisten.

➡ Nach 2stündiger Gerinnung bei 37 °C Serum gewinnen durch 10minütige Zentrifugation bei 2000 g.

➡ Mit Pufferlösung eine Verdünnungsreihe bzw. spezifische Verdünnungsstufen (z.B. 1:5- und 1:20-Verdünnung beim Latexagglutinationstest) herstellen.

➡ Gleiche Volumenanteile Serumverdünnung und Latex- bzw. Staphylokokkensuspension (z.B. je 20 µl) vermischen und 2 Minuten vorsichtig auf schwarzer Unterlage (Latextest) bzw. transparenter Glasplatte (SCT) schwenken.

➡ Als positiv ist die Serumverdünnung anzusehen, die gegenüber einer Negativkontrolle (Mischung aus Reagenz und Verdünnungsmedium) ein deutliches Agglutinationsergebnis ergibt (Agglutinationstiter).

➡ Durch Multiplikation des Verdünnungsfaktors mit der Nachweisgrenze des verwendeten Reagenzes für Fibrinogen der entsprechenden Tierspezies ist auch eine direkte Konzentrationsangabe möglich.

➡ Die Nachweisgrenze kann z.B. über eine Verdünnungsreihe eines tierartspezifischen Plasmas mit definiertem Fibrinogengehalt bestimmt werden.

Referenzbereiche

	SCT (µg/ml)	Latexagglutinationstest (Titer)
Hund	< 20	≤ 1:10
Katze	< 20	≤ 1:5
Pferd	< 20	≤ 1:5
Rind	–	–
Schaf	–	–
Ziege	–	–
Schwein	–	–

Bewertung

↑ = **erhöhte FSP-Konzentration** (= Anzeichen einer Hyperfibrinolyse):
- reaktiv (stets sekundär bei intravasaler Gerinnung!)
  → FSP als Indikator und zur Verlaufskontrolle einer Verbrauchsreaktion
- primäre Hyperfibrinolysen (selten!)
- thromboembolische Erkrankung

Literatur

1. Barthels M, Poliwoda, H. Gerinnungsanalysen: Interpretation, Schnellorientierung, Therapiekontrollen. 4. Aufl. Stuttgart, New York: Thieme, 1993.
2. Born GVR. Aggregation of blood platelets by adenosine diphosphate and its reversal. Nature 1962; 194: 927-9.
3. Hart S, Nolte I. Zur Thrombozytenaggregation bei der Katze. Tierärztl Prax 1991; 19: 413-8.
4. Lutze G, Kutschmann K. Zur Problematik der Fibrinogenbestimmung bei Rind, Schwein und Hund. Mh Vet-Med 1989; 44: 28-30.
5. Nolte I, Mischke R, Ammelounx U, Niemand C, Heyde PM. Diagnostische und therapeutische Aspekte thrombozytenabhängiger Hämostasestörungen. Kleintierpraxis 1994; 39: 709-26.
6. Osbaldiston GW, Stowe EC, Griffith PR. Blood coagulation: Comparative studies in dogs, cats, horses and cattle. Br Vet J 1970; 126: 512-21.
7. Pause B. Vergleichende Untersuchung zur Gerinnungsdiagnostik mit dem Resonanzthrombographen und dem Thrombelastographen gemessen an der Thrombozytenzahl, dem Fibrinogengehalt, der Prothrombinzeit und der aktivierten partiellen Thromboplastinzeit bei klinisch gesunden und kranken Hunden, Katzen und Pferden. Diss. Gießen 1988.
8. Vinazzer H. Gerinnungsstörungen in der Praxis. Labordiagnostik, Klinik, Therapie. Stuttgart: Fischer, 1972.

13 Leber

Wilfried Kraft und Ulrich M. Dürr
unter Mitarbeit von Hartwig Bostedt und Karl Heinritzi

Die **Untersuchung der Leber** ist eine Domäne der Labordiagnostik. Sie sagt aus, ob die Leber erkrankt ist, welche Funktionen ausgefallen sind, zum Teil wie schwer die Ausfallserscheinungen sind, sie gibt Auskunft über den Fortgang der Krankheit (Verlaufsuntersuchungen) und Hinweise auf notwendig werdende weitere diagnostische Maßnahmen (Biopsie, Angiographie u. a.). Für eine *exakte Diagnose* sind in der Regel weitere Untersuchungen erforderlich, die sich nach den klinischen und labordiagnostischen Untersuchungsergebnissen richten.

Die **Leberuntersuchungsmethoden** können in folgende Gruppen eingeteilt werden:
● Leberenzyme im Blutplasma:
Einteilung in
  – leberspezifische: ALT (früher GPT), SDH, GLDH, GGT, OCT
  – nicht leberspezifische: AST (früher GOT), AP, LDH, MDH
ferner in
  – monolokuläre zytoplasmatische: ALT, SDH, LDH
  – monolokuläre mitochondriale: GLDH, OCT
  – bilokuläre (Zytoplasma und Mitochondrien): AST
  – an Membranstrukturen gebundene: AP, GGT
● Pigmente:
  – Bilirubin (Blutserum, Urin)
  – Urobilinogen (Urin)
● Lipide:
  – Cholesterin, gesamt und verestert
  – Gallensäuren
  – Triglyzeride
● Proteine:
  – Albumin
  – Globuline
  – Gerinnungsfaktoren
● Ammoniak
● Belastungs- oder Funktionstests:
  – Bromsulfophthaleintest (BSP-Test)
  – Indocyaningrüntest (ICG-Test)
  – Ammoniumchloridbelastungstest

Untersuchungsprogramme

In der täglichen Praxis hat es sich bewährt, zunächst anhand einer bestimmten Auswahl von Untersuchungsverfahren festzustellen, ob die Leber erkrankt oder gesund ist (**»Suchprogramm«**) (Tab 13.2). Hat sie sich unter Einschluß des Vorberichts und der klinischen Untersuchung als gesund herausgestellt, brauchen in den meisten Fällen keine weiteren Leberuntersuchungen mehr durchgeführt zu werden. Sind einige der Tests aus dem Suchprogramm pathologisch ausgefallen, sind weitere Untersuchungen erforderlich: Es schließt sich das **»Ergänzungsprogramm«** (Tab. 13.3) an, das – sofern sie nicht schon vorher durchgeführt worden sind – weitere klinische Untersuchungsverfahren beinhaltet. Läßt sich auch dann noch keine definitive Diagnose stellen, folgt das **»Programm für besondere Fragestellungen«** (Tab. 13.4).

Es sei betont, daß alle solchen Programme nichts weiter als Vorschläge darstellen, die nicht starr befolgt werden sollen, sondern je nach klinischem Bild abgewandelt werden können.

Enzyme

Die Erhöhung der Aktivitäten »leberspezifischer« Enzyme deutet auf eine Lebererkrankung hin; sie sagt nichts darüber aus, ob die Leber primär oder als Folge anderer Organkrankheiten, Funktionsstörungen oder Arzneimittelinduktion (sekundär) erkrankt ist. Die nichtleberspezifischen Enzyme, wie AP und AST, erfordern darüber hinaus die Untersuchung, ob andere Organe erkrankt sind, die ebenfalls eine solche Enzymerhöhung nach sich ziehen können; dies gilt besonders dann, wenn diese Enzyme allein angestiegen sind. Allerdings werden eine Reihe von Enzymen durch Medikamente induziert, ohne daß eine Leberkrankheit vorliegen muß. Dies gilt insbesondere für die alkalische Phosphatase (Tab. 13.1).

● Die ALT ist bei Hund und Katze leberspezifisch und reagiert empfindlich auf Leberirritationen, nicht jedoch beim Pferd.
● Obwohl die AST nicht leberspezifisch ist, eignet sie sich bei Katze und Pferd recht gut im Suchprogramm, wenn Muskelerkrankungen ausgeschlossen werden können (CK-Bestimmung).

Tab. 13.1: Enzyminduktion und -hemmung durch Medikamente

Enzyminduktion	Enzymhemmung
Äthanol	Allopurinol
Barbiturate	Chloramphenicol
Carbamat	Cimetidin
Clofibrat	Cyclophosphamid
Glukokortikoide	Ketokonazol
Griseofulvin	Metronidazol
Phenylbutazon	Parathion
Phenytoin	Phenothiazin
Primidon	Propylthiouracil
Rifampicin	Quinidin
Spironolacter	Ranitidin
	Sulfonamide

- Die GLDH reagiert sehr empfindlich, und ihre Aktivität steigt bisweilen auf gering erhöhte Werte, ohne daß klinisch oder im Bioptat lichtmikroskopisch bereits Veränderungen nachweisbar wären.
- Die AP ist ein weit verbreitetes Enzym, ist also keineswegs leberspezifisch. Sie reagiert als membrangebundenes Enzym aber beim Hund und Pferd recht empfindlich. Insbesondere bei Cholestasen und durch zahlreiche Arzneimittel wird sie aktiviert und stellt dann häufig die einzige Enzymerhöhung dar. Bei Cholestasen steigt sie häufig schon vor den übrigen Enzymen an. Bei der Katze reagiert die AP erst bei schwereren, besonders cholestatischen Hepatopathien, weshalb sie bei dieser Tierart nicht ins »Suchprogramm« aufgenommen worden ist.
- Die γ-GT ist ein träger als die AP reagierendes Enzym. Sie ist zwar leberspezifisch und hat damit einige Vorteile gegenüber der AP; andererseits steigt ihre Aktivität erst später an, so daß nur ihre Aktivitätserhöhung aussagekräftig ist. Bei der Katze findet man kaum einmal Aktivitätserhöhungen der γ-GT.
- Harn-Bilirubin ist bei der Katze ein recht empfindlicher Indikator für eine Leberkrankheit, da die Nierenschwelle niedrig liegt. Beim Hund dagegen kommen kurzfristige, selbst deutliche Bilirubinerhöhungen im Harn ohne pathologischen Wert vor.

Es sei noch einmal betont, daß bei hepatoenzephalem Syndrom dann keine »Leberenzymerhöhung« vorliegen muß, wenn es auf einem portosystemischen Shunt beruht.
Läßt sich an Hand der in Tabelle 13.2 genannten Enzyme eine Lebererkrankung vermuten, dann wird ein Ergänzungsprogramm empfohlen (Tab. 13.3).

- Im »Ergänzungsprogramm« werden die Enzymaktivitäten ergänzt, die im Suchprogramm tierartspezifisch noch nicht erfaßt worden sind (AST und γ-GT beim Hund).
- Die Bestimmung der OCT-Aktivität scheitert in der Routineuntersuchung derzeit am Fehlen einfacher Bestimmungsmethoden. Die OCT ist wie die GLDH an die Mitochondrien gebunden und hat damit Ähnlichkeit mit diesem Enzym. Während die GLDH jedoch hauptsächlich im zentrilobulären Bereich des Leberläppchens anzutreffen ist, findet man die OCT-Aktivität besonders im periportalen Bereich. Dadurch läßt sich bei einem Vergleich der beiden motochondrialen Enzyme zumindest zu Beginn einer Krankheit ein Hinweis auf den Entstehungsweg und damit die Ätiologie einer Leberkrankheit gewinnen.

Tab. 13.2: Suchprogramm

	Hund	Katze	Pferd	Rind	Schaf	Ziege	Schwein
ALT	+	+					
AST		+	+	+	+	+	+
GLDH	+	+	+	+	+	+	
AP	+		+				
γ-GT			+	+			
Urin-Bilirubin		+			+	+	+
Serum-Bilirubin				+			
Blut-Glucose					+	+	
CK zur Differenzierung einer AST-Erhöhung			+				+

Tab. 13.3: Ergänzungsprogramm

	Hund	Katze	Pferd	Rind	Schaf	Ziege	Schwein
Blutbild	+	+	+				+
AST	+						
γ-GT	+						
Serum-Bilirubin, gesamt, sekundär	+	+	+				
Urin-Bilirubin	+	+	+				
Serum-Ammoniak	+	+	+	+			
GLDH							+

Tab. 13.4: Programm für besondere Fragestellungen

	Hund	Katze	Pferd	Rind	Schaf	Ziege	Schwein
Ammoniumchlorid-Belastungstest	+	+					
ICG-, (BSP-)Test	+	+					
Serum-Protein	+	+	+				
Albumin/Globulin-Verhältnis	+	+	+				
Elektrophorese	+	+	+				
Gerinnungsanalyse, bes. TPZ	+	+	+				
Blut-Glukose	+	+					
Serum-Kortisol	+	(+)					
ACTH-Stimulationstest	+						
Serum-Thyroxin	+	+					

ICG-Test = Indocyaningrüntest, BSP-Test = Bromsulfophthaleintest, TPZ = Thromboplastinzeit

- Die Bilirubinerhöhung verifiziert einen Ikterus und gibt in Verbindung mit der Bestimmung von sekundärem Bilirubin erste Hinweise auf die Ätiologie; eine sichere Unterscheidung in prä-, post- und hepatischen Ikterus ist allein aufgrund der Bilirubinbestimmung jedoch nur grob und nicht endgültig möglich. Darüber hinaus kommt beim Pferd eine erhebliche Steigerung des – primären – Bilirubins bei Hungerzuständen vor.

- Harn-Urobilinogen ermöglicht in Verbindung mit der Bilirubinbestimmung die Unterscheidung zwischen prä-, intra- und posthepatischem Ikterus (s. d.) Allerdings ist im Terminalstadium intrahepatischer Ikterusformen (Leberzirrhose im Endstadium) oft ebenfalls kein Urobilinogen im Urin nachzuweisen (Ausscheidungsinsuffizienz an der kanalikulären Seite des Hepatozyten).

- Serum-Ammoniak steigt bei der Hepatoenzephalopathie an. Es kann nach einer proteinreichen Nahrung bei Gesunden vorübergehend hochnormal bis leicht erhöht sein. Sofern keine Erhöhung vorliegt, das klinische Bild aber dennoch für eine Hepatoenzephalopathie spricht, muß im »Programm für spezielle Fragestellungen« ein Ammoniumchlorid-Belastungstest durchgeführt werden (s. u.). Bei portosystemischen Shunts, bei denen das Leberparenchym selbst nicht erkrankt ist, besteht meist keine Erhöhung der »Leberenzyme«.

- Das Röntgenbild (laterolateral, dorsoventral) gibt Hinweise auf Lage, Größe, Form und Umfangsvermehrungen der Leber.

- Die Sonographie (Ulltraschalluntersuchung) gibt außer Größe, Lage, Form und Umfangsvermehrungen auch Einblick in Strukturveränderungen, Form und Inhalt der Gallenblase sowie Gefäßsituation. Sie vermag eine gezielte Biopsie zu ermöglichen (s. entspr. Fachbücher).

- Die Leberbiopsie ermöglicht die Erkennung histologischer Veränderungen des Lebergewebes und damit die Beantwortung der Frage, wie stark die Leber geschädigt ist und aufgrund welcher Strukturveränderungen die labordiagnostischen Ergebnisse beruhen.

Im »Programm bei besonderen Fragestellungen« werden die Untersuchungen durchgeführt, die weiteren Aufschluß über die Art der Leberkrankheit, ihre extrahepatische Ursache (sekundäre Hepatopathie) oder ihre Auswirkungen auf den übrigen Organismus ergeben sollen (Tab. 13.4).

- Der Ammoniumchlorid-Belastungstest (s. d.) wird durchgeführt, wenn die Symptome für hepatoenzephales Syndrom sprechen, aber der Ammoniakwert innerhalb des Referenzbereiches liegt.
- Gallensäuren steigen nach einer cholesterinreichen Nahrung (Eigelb, Fleisch) bei Hepatopathie erheblich stärker an als bei lebergesunden Tieren.
- Gerinnungsanalysen werden weniger zur Diagnose als zur Feststellung der Auswirkungen einer Leberkrankheit durchgeführt. Sie berücksichtigen die in der Leber gebildeten Gerinnungsfaktoren und sollten vor einer Leberbiopsie untersucht werden.
- Protein, insbesondere das in der Leber synthetisierte Albumin, sind bei längerdauernden (chronischen) Hepatopathien oft vermindert. Eine Hypalbuminämie kann zu Ödembereitschaft führen, weshalb bei entsprechenden Symptomen außer dem Protein auch Albumin bestimmt und, wenn möglich, eine Elektrophorese angefertigt werden soll.
- Die Blutglukosebestimmung wird zur Diagnose eines Diabetes mellitus durchgeführt. Dabei kommen häufig Verfettungen der Leber zur Beobachtung.
- Serum-Cortisol und insbesondere ACTH-Stimulations- sowie Dexamethason-Suppressionstest ermöglichen die Diagnose eines Cushing-Syndroms als mögliche Ursache für Hepatomegalien und Enzyminduktionen (besonders Alkalische Phosphatase).
- Hyperthyreosen führen ebenfalls häufig zu Lebersymptomen (Hepatomegalie, Hyperenzymämie). Soll eine Hyperthyreose nachgewiesen werden, so wird T_4 (und FT_4 und T_3) bestimmt.
- Die Angiographie dient der Feststellung von Gefäßverläufen. Sie wird hauptsächlich zur Diagnose eines portosystemischen Shunts durchgeführt.
- Cholezystographien dienen der Diagnose von posthepatischen Verschlüssen und der röntgenographischen Darstellung der Gallenblase.

- Die bakteriologische Untersuchung mit Antibiogramm wird an Leberbioptaten oder Gelleaspiraten durchgeführt. Sie empfiehlt sich bei Verdacht auf Leberabszesse oder Cholangitiden, sollte aber unter (laparoskopischer) Sichtkontrolle erfolgen.

Aspartat-Amino-Transferase (AST), E. C. 2.6.1.1 früher Glutamat-Oxalacetat-Transaminase (GOT)

Die Aspartat-Amino-Transferase kann in unterschiedlicher Aktivität in zahlreichen Geweben und Organen angetroffen werden. Sie ist also keineswegs organspezifisch. Hohe Aktivitäten werden im *Herz- und Skelettmuskel* angetroffen, in zweiter Linie auch in der *Leber*. Sie steigt also besonders stark bei **Muskelerkrankungen** an und ist hierfür ein empfindlicher Indikator. Bei Tierarten, bei denen die ALT (GPT) als Indikator von Leberkrankheiten nicht herangezogen werden kann (Pferd, Rind, Schaf, Ziege, Schwein), dient die AST als gewisser Ersatz für die ALT. Insbesondere bei der *Katze* ist sie im Falle von **Leberkrankheiten** recht früh und deutlich erhöht, deutlicher als die ALT; bei dieser Tierart kommen AST-Erhöhungen bei Muskelkrankheiten recht selten vor. Die AST wird sowohl im Zytoplasma als auch in den Mitochondrien angetroffen. Sie ist im Blutserum daher besonders bei *Zellnekrose,* in geringerem Umfang auch schon bei *Membranschädigung* erhöht.

Material

Blutserum, Blutplasma (Heparin, EDTA, Zitrat, Fluorid)

Prinzip

Die AST katalysiert die Reaktion

$$\text{AST}$$
$$\alpha\text{-Ketoglutarat} + \text{L-Aspartat} \leftrightarrow \text{L-Glutamat} + \text{Oxalacetat}$$

In einer Hilfsreaktion erfolgt die Oxidation von NADH zu NAD:

$$\text{MDH}$$
$$\text{Oxalacetat} + \text{NADH} + \text{H}^+ \leftrightarrow \text{L-Malat} + \text{NAD}$$

Die Abnahme der NADH-Konzentration im Zeitablauf wird bei einer Wellenlänge von 340 nm (optimal) bzw. 334 oder 356/66 photometrisch gemessen. Aus dem Ergebnis läßt sich die AST-Aktivität bestimmen.

Zahlreiche Testkombinationen der Naß- und Trocken-chemie, auch für Analyseautomaten, sind kommerziell erhältlich. Durchführung nach Anleitung des Herstellers

Referenzbereiche

	IU/l	nkat/l
Hund	bis 25	bis 417
Katze	bis 30[1]	bis 500[1]
Pferd	bis 250[2]	bis 4168[2]
Rind	bis 80	bis 1334
Schaf	bis 75	bis 1250
Ziege	bis 65	bis 1084
Schwein	bis 35[3]	bis 583[3]

Umrechnungsfaktoren:
→ SI-Einheit: × 16,67 (nkat/l)
→ konventionelle Einheit: × 0,05999 (IU/l)

[1] Orientalische Katzen: bis 40 IU/l oder 670 nkat/l (Hartmann 1990)
[2] Maultiere, Esel: bis 200 IU/l oder 3334 nkat/l Kaltblüter, Ponys, Kleinpferde: bis 300 IU/l oder 5000 nkat/l
Pferde ≤ 1 Jahr: bis 300 IU/l oder 5000 nkat/l
Haflinger, Traber: bis 350 IU/l oder 5830 nkat/l
körperlich belastete Pferde: bis 350 IU/l oder 5830 nkat/l (Grimminger-Heigl 1993)
[3] stark abhängig von Rasse, Alter und Reproduktionsstatus

Bewertung

Aktivitätssteigerungen bis zum Dreifachen können als *leichte Erhöhungen,* über das Dreifache als *schwere Aktivitätssteigerungen* bezeichnet werden. Außer bei Leberkrankheiten sind AST-Aktivitäten besonders auch bei Muskelkrankheiten erhöht. Man wird daher nie die AST als einziges Enzym bestimmen, sondern eine Kombination wählen, die es gestattet, Muskel- von Leberkrankheiten zu differenzieren (s. Suchprogramm).

↑ *Hund:*
● Hepatopathien
● Myokardiopathien (außer dilatativen oder hypertrophischen)
● Skelettmuskelerkrankungen (außer Atrophie)

Katze:
● Hepatopathien
● Myokardiopathien (außer dilatativen oder hypertrophischen)

Pferd:
● Skelettmuskelerkrankungen (außer Atrophie)

● ungewohnte körperliche Anstrengung
● (Myokardiopathien, außer dilatativen oder hypertrophischen)

Rind:
● Skelettmuskelerkrankungen (außer Atrophie)
● Hepatopathien

Schaf:
● Skelettmuskelerkrankungen (außer Atrophie)

Ziege:
● Skelettmuskelerkrankungen (außer Atrophie)

Schwein:
● Belastungsmyopathie: CK/AST-Quotient 20-50
● Leberzelldegeneration: CK/AST-Quotient < 20 (Bickhardt 1988)

Alanin-Amino-Transferase (ALT), E. C. 2.6.1.2 früher Glutamat-Pyruvat-Transaminase (GPT)

Das Enzym kann bei *Hund und Katze* als **leberspezifisch** bezeichnet werden. Bei *allen übrigen Tierarten –* mit Ausnahme der Primaten einschließlich des Menschen – ist es dagegen **zur Leberdiagnostik ungeeignet.** Bei Hund und Katze sowie bei den Primaten kann die ALT hervorragende Dienste leisten zur Feststellung, ob die Leber erkrankt ist oder nicht. Umschriebene Leberveränderungen (Abszesse, zum Teil Tumoren) werden von der ALT dagegen nur unzuverlässig angezeigt (nur der positive Ausfall ist aussagekräftig). Die ALT kommt nur im Zytoplasma vor. Sie ist also bereits bei *Membrandesintegrationen* erhöht, ohne daß es bereits zu Leberzellnekrosen gekommen sein muß.

Material

Blutserum, Blutplasma (Heparin, EDTA, Zitrat, Fluorid)

Prinzip

Die ALT katalysiert die Reaktion

$$\text{ALT}$$
$$\alpha\text{-Ketoglutarat} + \text{L-Alanin} \leftrightarrow \text{L-Glutamat} + \text{Pyruvat}$$

In einer Hilfsreaktion erfolgt die Oxidation von NADH zu NAD:

$$\text{Pyruvat} + \text{NADH} + \text{H}^+ \overset{\text{MDH}}{\longleftrightarrow} \text{L-Malat} + \text{NAD}$$

Die Abnahme der NADH-Konzentration im Zeitablauf wird bei einer Wellenlänge von 340 nm (optimal) bzw. 334 oder 356/66 photometrisch gemessen. Aus dem Ergebnis läßt sich die ALT-Aktivität bestimmen.

Technik

Im Handel sind Testpackungen für Naß- und Trockenchemie sowie für Analyseautomaten erhältlich. Durchführung nach Anleitung des Herstellers

Referenzbereiche

	IU/l	nkat/l
Hund	bis 55	bis 917
Katze	bis 70[1]	bis 1167
Pferd	(bis 15)[2]	(bis 250)[2]
Rind	bis 50	bis 834
Schaf	bis 14	bis 233
Ziege	–	–
Schwein	bis 68	bis 1134

Umrechnungsfaktoren:
→ SI-Einheit: × 16,67 (nkat/l)
→ konventionelle Einheit: × 0,05999 (IU/l)

[1] Orientalische Katzen: bis 140 IU/l = 2333 nkat/l (Hartmann 1990)
[2] Beim Pferd ohne Bedeutung als »Leberenzym«

Bewertung

Die Aktivitätssteigerung bis zum Dreifachen wird als *geringgradige,* über das Dreifache als *hochgradige Steigerung* angesehen. Die Höhe der Aktivität sagt nicht unbedingt etwas über die Schwere oder die Prognose einer Krankheit aus. Da die ALT bei Hund und Katze sowie bei den Primaten leberspezifisch ist, gehört sie zum Suchprogramm bei Leberkrankheiten. Sie vermag recht gut AST-Erhöhungen in Muskel- und Leberenzymerhöhungen bei diesen Arten zu differenzieren. Für die übrigen Spezies gilt dies nicht. Beim Wiederkäuer sind Aktivitätssteigerungen der AST jedoch Zeichen für erhebliche Leberkrankheiten (Fürll 1989).

↑ ● akute und chronische Hepatopathien
  – akute Hepatitis
  – chronische Hepatitis (Anstieg bei akutem Schub)
  – Hepatozytendegeneration und -nekrose
  – Leberfibrose, -zirrhose (unregelmäßig; Anstieg bei akutem Schub)
  – Stauungsleber (unregelmäßig, geringgradig)
  – Leberabszesse und -tumoren (unregelmäßig)
  – Cholangitis, Cholangiohepatitis
  – Leberlipidose
  – Leberamyloidose
  – Lebertrauma
  – sekundäre Hepatopathien
  – akute Pankreatitis
  – Fieber
  – Pferd: bisweilen bei Myopathien, Myokarditis

u ● extrahepatische portosystemische Shunts, bisweilen leichte Erhöhung

Sorbit-Dehydrogenase (SDH)

Das Enzym wird heute kaum noch bestimmt. Es ist nur sehr kurz im Blutserum haltbar, so daß bereits wenige Stunden nach der Blutentnahme ein erheblicher *Aktivitätsverlust* eintritt. Die Untersuchung muß daher rasch nach Entnahme vorgenommen werden.

Die höchste Aktivität wird in der Leber angetroffen, geringere findet sich in der Niere, in anderen Organen und Geweben sehr geringe bis unmeßbare. Das Enzym kann als **leberspezifisch** angesehen werden, da es nur bei Leberkrankheiten erhöht ist. Dies gilt für alle hier untersuchten Tierarten. Da das Enzym ausschließlich im *Zytoplasma* vorkommt, hat es eine ähnliche Aussagekraft wie die ALT, so daß es gewissermaßen als »Ersatz« dieses Enzyms bei Pferd, Rind, Schaf, Ziege und Schwein herangezogen werden könnte. Allerdings sind auch bei akuten Leberkrankheiten SDH-Aktivitätssteigerungen nur sehr *kurzfristig* anzutreffen, wesentlich kürzer als ALT-Aktivitäten bei Hund und Katze. Somit ist das Enzym allenfalls in der Frühdiagnostik akuter Leberkrankheiten sowie zur Feststellung akuter Schübe chronischer Krankheiten zu verwerten.

Material

Blutserum, Blutplasma (Heparin, Zitrat)
Die Bestimmung muß sofort durchgeführt werden. Kühlung und Einfrieren bei –20 °C verhindern nicht den Aktivitätsverlust.

Prinzip

Die SDH katalysiert die Reaktion

$$\text{D-Fruktose} + \text{NADH} + \text{H}^+ \overset{\text{SDH}}{\longleftrightarrow} \text{D-Sorbit} + \text{NAD}$$

Die Abnahme der NADH-Konzentration im Zeitablauf wird bei einer Wellenlänge von 340 (optimal) bzw. 334 oder 356/66 nm photometrisch gemessen. Aus dem Ergebnis läßt sich die SDH-Aktivität bestimmen.

Technik

Fertige Testpackungen sind nur noch von wenigen Herstellern im Handel. Durchführung nach Anleitung des Herstellers

Referenzbereiche

	IU/l	nkat/l
Hund	bis 2	bis 33
Katze	bis 2	bis 33
Pferd	bis 2	bis 33
Rind	bis 6	bis 100
Schaf	bis 10	bis 167
Ziege	bis 14	bis 233
Schwein	bis 1	bis 17

Umrechnungsfaktoren:
→ SI-Einheit: × 16,67 (nkat/l)
→ konventionelle Einheit: × 0,05999 (IU/l)

Bewertung

Die kommerziell erhältlichen Enzymtests sind im Bereich von unter 5 IU/l sehr ungenau. Aussagekräftig sind daher nur Werte über 5 IU/l Eine Erhöhung der Enzymaktivität ist nur bei akuten Leberkrankheiten zu erwarten.

↑ • akute Hepatopathie, besonders akute Hepatitis
   • chronische Hepatopathien mit akutem Schub

Glutamat-Dehydrogenase (GLDH), E. C. 1.1.1.27

Das Enzym ist an die Mitochondrienmatrix der Hepatozyten gebunden; es ist also als monolokuläres, **leberspezifisches Enzym** zu bezeichnen. Innerhalb des Leberläppchens findet sich die höchste Aktivität im zentrilobulären Bereich. Dies dürfte der Grund dafür sein, daß die GLDH bei sekundären Hepatopathien sehr empfindlich reagiert, wenn die auf die Leber einwirkende Noxe zuerst die zentrilobulären Hepatozyten beeinträchtigt. Beispiele hierfür sind *Gallestauung, kongestive Myokardiopathie und Hypoxämie.* Bei geringeren Schädigungen kommt es so mitunter zu »isolierten« GLDH-Erhöhungen niedrigerer Aktivitäten. Die GLDH reagiert außerordentlich *empfindlich.* Vorübergehende Erhöhungen bis 15 IU/l sind offensichtlich nicht von besonderer pathologischer Wertigkeit. *Höhe-*

re Werte, die das Dreifache der oberen Grenze des Referenzbereichs überschreiten, deuten jedoch auf eine schwere Leberkrankheit mit Zellnekrose hin.

Material

Blutserum, Blutplasma (Heparin, EDTA, Zitrat).
Die optimierte Methode, die gleichzeitig zu einer Aktivierung des Enzyms im Serum führt, macht es möglich, das Serum einige Tage im Kühlschrank aufzubewahren.

Prinzip

Die GLDH katalysiert die Reaktion

$$\text{GLDH}$$
$$\alpha\text{-Ketoglutarat} + NADH + H^+ \leftrightarrow \text{Glutamat} + NAD + H_2O$$

Die Abnahme der NADH-Konzentration im Zeitablauf wird bei einer Wellenlänge von 340 (optimal) bzw. 334 oder 356/66 nm photometrisch gemessen. Aus dem Ergebnis läßt sich die GLDH-Aktivität bestimmen.

Technik

Für die Bestimmung stehen Testpackungen der Industrie für die Naßchemie zur Verfügung. Durchführung nach Anleitung des Herstellers

Referenzbereiche

	IU/l	nkat/l
Hund	bis 6	bis 100
Katze	bis 6	bis 100
Pferd	bis 8	bis 133
Rind	bis 30	bis 220
Schaf	bis 6,5	bis 108
Ziege	bis 12[1]	bis 200[1]
Schwein	bis 4[2,3]	bis 67[2,3]

Umrechnungsfaktoren:
→ SI-Einheit: × 16,67 (nkat/l)
→ konventionelle Einheit: × 0,05999 (IU/l)

[1] In der frühen Laktationsperiode kann es zu einer Erhöhung bis auf 25 IU/l kommen.
[2] Merk 1992
[3] stark altersabhängig; Läuferschweine: bis 6 IU/l (93 nkat/l) (Plank 1988)

Bewertung

Geringgradige kurzfristige Aktivitätserhöhungen sind offensichtlich ohne nennenswerte klinische Relevanz.
Stärkere Erhöhungen kommen bei schweren Hepatopathien vor, die mit Zelluntergang verknüpft sind.
»Isolierte« GLDH-Erhöhungen, bei denen keine ande-

ren Leberenzyme erhöht sind, deuten auf einen Schaden im zentrilobulären Bereich des Leberläppchens hin. Bei Wiederkäuern sind post partum bei GLDH-Aktivitätssteigerungen klinisch relevante Leberverfettungen abzuklären.

↑ • primäre und sekundäre Hepatopathien mit Zellnekrose
• akute Hepatitis
• chronische Hepatitis, Leberfibrose, -zirrhose
• Cholangitis, Cholangiohepatitis
• Gallenstauung
• Leberlipidose
• Leberamyloidose
• Lebertrauma
• sekundäre Hepatopathien
• akute Pankreatitis
• Fieber
• akute Druckerhöhung in der Vena hepatica (Herzinsuffizienz)
• Vergiftungen mit hepatotoxischen Substanzen
• Hypoxämie

Ornithin-Carbamyl-Transferase (OCT), E. C. 2.1.3.3

Die OCT ist wie die GLDH rein *mitochondrial* lokalisiert, aber Gegensatz zur GLDH hauptsächlich in den periportalen Bereichen des Leberläppchens anzutreffen. Der Vergleich beider Enzymaktivitäten im Serum kann daher Aufschlüsse über die *Lokalisation* und damit Hinweise auf die *Ursache* einer Lebererkrankung vermitteln. Die OCT ist eines der *empfindlichsten Enzyme* sowohl bei Hund und Katze als auch beim Pferd (Lohss 1986, Kraft et al. 1987, Lohss et al. 1988). Bei Wiederkäuern reagiert die OCT ebenfalls sehr empfindlich und besitzt bei diesen Spezies wegen ihrer funktionellen Integration in den Harnstoffzyklus eine besondere Bedeutung. Bisher steht nur eine Testpackung für die Naßchemie zur Verfügung; der Test ist relativ aufwendig. Für automatisierte Verfahren oder für die Trockenchemie werden noch keine Testkombinationen angeboten.

Material

Serum
Das Probenmaterial kann bei −20 °C eingefroren über Wochen aufbewahrt werden.
An Geräten sind erforderlich:
– Photometer, Filter 546 nm
– Inkubator, 37 °C

– Schüttelmaschine
– Wasserbad, 100 °C und 0 °C
– Stoppuhr
– Probengefäße
– Hubkolbenpipetten 50, 100, 200, 250 und 1000 µl
– Halbmikroküvetten (Einmalküvetten)

Prinzip

Die OCT katalysiert die Reaktion

$$\text{Ornithin + Carbamylphosphat} \overset{\text{OCT}}{\longleftrightarrow} \text{Citrullin + Phosphat}$$

Die OCT-Aktivität ist proportional dem gebildeten Citrullin. Dieses wird in saurem Milieu in Gegenwart von Thiosemikarbazid mit der Diazetylmonoxim-Methode photometrisch bei 546 nm bestimmt.

Technik

Durchführung nach Anleitung des Herstellers (Fa. Bio Mérieux)

Referenzbereiche

	IU/l	nkat/l
Hund	bis 6[1]	bis 100[1]
Katze	bis 6[2]	bis 100[2]
Pferd	bis 8[3]	bis 133[3]
Rind	bis 20	bis 330
Schaf	–	–
Ziege	bis 7[4]	bis 117[4]
Schwein	bis 16[5]	bis 267[5]

Umrechnungsfaktoren:
→ SI-Einheit: × 16,67 (nkat/l)
→ konventionelle Einheit: × 0,05999 (IU/l)

[1] Lohss 1986, Kraft 1987
[2] Sonnewald 1990
[3] vorläufiges Ergebnis (Kraft 1992)
[4] Wosnik 1991
[5] Plank 1988

Bewertung

Die OCT kann als eines der *empfindlichsten und spezifischsten Enzyme* in der Leberdiagnostik angesehen werden. Dies gilt besonders für den H*und*, bei dem die OCT bei Leberkrankheiten am häufigsten aller Enzyme

erhöht ist. Bei der Katze wird sie von der AST über-
troffen, ist aber im Falle primärer Hepatopathien am
auffälligsten erhöht.

↑ ● primäre oder sekundäre Hepatopathien,
    besonders Leberzellnekrose im periportalen
    Bereich: besonders toxisch bedingte Hepatopa-
    thien

Alkalische Phosphatase (AP), E. C. 3.1.3.1

Die Phosphatasen hydrolysieren Phosphorester und
bilden anorganisches Phosphat. Sie setzen sich aus
zahlreichen Isoenzymen zusammen. Klinisch werden in
der Hauptsache zwei Gruppen unterschieden: die **alkalischen Phosphatasen**, die bei einem pH-Optimum
zwischen 9 und 10 reagieren, und die **sauren Phosphatasen** mit einem Optimum bei pH 5. Durch Nutzung
verschiedener Puffer bei der Analytik variieren die
Referenzwertangaben bei der AP besonders stark.

Die AP ist in *fast allen Geweben* des Organismus in unterschiedlicher Aktivität nachzuweisen: Osteoblasten,
Darmschleimhaut, Plazenta, Nierentubuluszellen, Gal-
lengangsepithel, Leber, Leukozyten (erhebliche tierartliche Unterschiede). Normalerweise liegt in Leberzell-
homogenisaten nur eine geringe Aktivität vor. Offenbar
wird ein Isoenzym, das von der Leber-AP abweichende
Eigenschaften besitzt, durch einige Wirkstoffe, u. a.
Kortikosteroide, aktiviert. Dies dürfte der Grund sein,
warum unter **Kortikosteroidtherapie** wie auch unter
natürlichem Hyperkortisolismus (Cushing-Syndrom)
die AP eine Aktivitätssteigerung erfährt. Erhebliche
Aktivitätsanstiege der AP werden auch bei **Cholestasen**
beobachtet. Bei Wiederkäuern und bei der Katze reagiert die AP erst bei erheblichen Hepatopathien.
Die AP ist – wie die γ-GT – an Membranstrukturen der
Zellen gebunden. Sie ist nicht als leberspezifisches Enzym anzusehen; weil sie jedoch besonders beim *Hund*
und auch beim *Pferd* recht empfindlich auf cholestati-
sche Zustände reagiert, wird sie bei diesen Tierarten
zu den Suchenzymen gerechnet.
Bei stärkeren Darmalterationen, wie sie infolge von
Diarrhöen sowie Azidosen bei Wiederkäuern auftreten,
sinkt die AP-Aktivität deutlich ab (Fürll et al. 1993).

Da die AP in den Osteoblasten enthalten ist, besitzen *Jungtiere* eine wesentlich höhere Enzymaktivität
als Erwachsene. Diese **Altersabhängigkeit** (siehe
Abb. 13.1) muß bei der Beurteilung berücksichtigt werden.

Material

Blutserum, Blutplasma (Heparin)

Prinzip

Die AP katalysiert die Reaktion

$$AP$$
$$\text{p-Nitrophenylphosphat} + H_2O \leftrightarrow \text{Phosphat} + \text{p-Nitrophenol}$$

p-Nitrophenol wird in der Zeiteinheit proportional der
AP-Aktivität freigesetzt und bei einer Wellenlänge von
405 nm photometrisch gemessen.

Technik

Es stehen Testpackungen für die Naßchemie einschließlich Analyseautomaten sowie für die Trockenchemie zur Verfügung. Durchführung nach Anleitung
des Herstellers

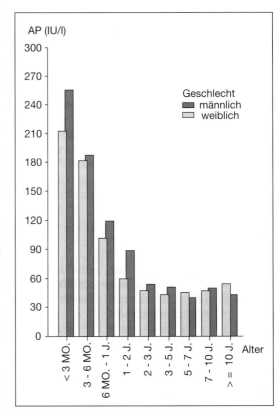

Abb. 13.1: Altersabhängigkeit der alkalischen Phosphatase (aus Hartmann 1990)

Referenzbereiche

	IU/l	nkat/l
Hund	bis 108[1]	bis 1800[1]
Katze	bis 140[2]	bis 2334[2]
Pferd	bis 250[3]	bis 4168[3]
Rind	bis 300[4]	bis 5001[4]
Schaf	bis 100[5]	bis 1667[5]
Ziege	bis 340[6]	bis 5668[6]
Schwein	bis 170[7]	bis 2834[7]

Umrechnungsfaktoren:
→ SI-Einheit: × 16,67 (nkat/l)
→ konventionelle Einheit: × 0,05999 (IU/l)

[1] Altersabhängigkeit Hund (Dereser 1989):
   bis 3 Monate: bis 530 IU/l = 8835 nkat/l
   von 3 bis 6 Monaten: bis 440 IU/l = 7335 nkat/l
   von 6 bis 12 Monaten: bis 250 IU/l = 4170 nkat/l
   von 12 bis 24 Monaten: bis 146 IU/l = 2434 nkat/l
   von 2 bis 8 Jahren: bis 100 IU/l = 1667 nkat/l
   von 8 bis 10 Jahren: bis 122 IU/l = 2034 nkat/l
   über 10 Jahre: bis 183 IU/l = 3051 nkat/l

[2] Altersabhängigkeit Katze (Hartmann 1990):
   bis 3 Monate: bis 564 IU/l = 9402 nkat/l
   bis 6 Monate: bis 333 IU/l = 5551 nkat/l
   bis 12 Monate: bis 198 IU/l = 3300 nkat/l
   bis 2 Jahre: bis 151 IU/l = 2517 nkat/l
   bis 3 Jahre: bis 100 IU/l = 1667 nkat/l
   bis 5 Jahre: bis 85 IU/l = 1417 nkat/l
   bis 7 Jahre: bis 76 IU/l = 1267 nkat/l
   bis 10 Jahre: bis 91 IU/l = 1517 nkat/l
   über 10 Jahre: bis 92 IU/l = 1534 nkat/l

[3] Altersabhängigkeit Pferd
   (Grimminger-Heigl 1993):
   bis 1 Jahr: bis 650 IU/l = 10,8 μkat/l
   bis 4 Jahre: bis 550 IU/l = 9,2 μkat/l
   über 4 Jahre: bis 450 IU/l = 7,5 μkat/l
   Ponys, Kleinpferde: bis 700 IU/l = 11,7 μkat/l
   (1 μkat/l = 1000 nkat/l)

[4] Altersabhängigkeit Rind:
   bis 6 Monate: bis 1800 IU/l = 30 μkat/l
   bis 12 Monate: bis 1200 IU/l = 20 μkat/l
   bis 3 Jahre: bis 500 IU/l = 8,3 μkat/l
   über 3 Jahre: bis 100 IU/l = 1,7 μkat/l

[5] Lamm: bis zum Zweieinhalbfachen

[6] Die individuellen Schwankungen sind sehr hoch; teilweise werden Werte von 700 IU/l erreicht (Wosnik 1991).

[7] Saugferkel: bis 1300 IU/l (22000 nkat/l)
   Absatzferkel: bis 700 IU/l (11700 nkat/l)
   Sauen: bis 170 IU/l (2900 nkat/l) (Merk 1992)

Bewertung

Die erhebliche *Altersabhängigkeit,* deren Ermittlung für die anderen Tierarten als Hund und Katze in medi-zinisch-statistisch einwandfreier Form noch aussteht, zeigt, daß es unmöglich ist, einen einheitlichen »Referenzbereich« anzugeben, der zur Beurteilung eines aktuellen Patientenwertes zugrunde gelegt werden kann. Da die *verschiedenen Hunderassen* ihr Erwachsenenalter zu sehr unterschiedlichen Zeitpunkten erreichen, können auch die hier mitgeteilten altersabhängigen Werte wiederum nur Anhaltspunkte bieten; bei früh ausgewachsenen Rassen, wie den Kleinrassen, sind die Werte der Erwachsenen früher, bei den Riesenrassen später zu erwarten; die mittelgroßen Rassen liegen etwa in der Mitte.

↑ *physiologisch:*
● Wachstumsalter

starke Erhöhung:
● posthepatische Cholestase (z. B. Tumoren)
● intrahepatische Cholestase (z. B. Tumoren)
● Steroidhepatose
● Vergiftungen mit Hepatotoxinen

mäßige Erhöhung:
● Hepatopathien ohne stärkere Cholestase
● Hyperthyreose
● Diabetes mellitus
● Hyperkortisolismus: Cushing-Syndrom, iatrogen (Kortikosteroidtherapie)
● Knochenkrankheiten (Erhöhung bei der Katze selten): Rachitis, Osteodystrophie, Hyperparathyreoidismus, Knochentumoren, Periostitis
● Gravidität (besonders Katze)
● längere Hungerperioden
● Arzneimittel (s. Tab. 13.1)

Gamma-Glutamyl-Transferase (γ-GT), E. C. 2.3.2.2

Die γ-GT ist – ähnlich wie die AP – in Membranstrukturen lokalisiert. Im Gegensatz zur AP findet sich eine Aktivitätssteigerung im Blut jedoch nur bei Erkrankungen der Leber und Gallengänge, so daß die γ-GT als **leberspezifisch** angesehen werden kann. Insgesamt reagiert sie jedoch *träger als die AP.* Die γ-GT kann mit Ausnahme der Katze bei allen hier in Frage kommenden Haustieren wertvolle diagnostische Hinweise geben. Da beim *Hund* jedoch sensitivere Untersuchungsmerkmale zur Verfügung stehen, wird sie in der Regel nicht im Suchprogramm, sondern allenfalls zur Differenzierung unklarer AP-Aktivitätssteigerungen untersucht. Bei der *Katze* spielt die γ-GT diagnostisch keine Rolle, da sie fast nie Aktivitätserhöhungen zeigt.

Material

– Start mit Startreagenz: Blutserum, Blutplasma (Heparin, EDTA)
– Start mit Probe: Blutserum, Blutplasma (EDTA)

Prinzip

Die γ-GT überträgt den γ-Glutamylrest von L-γ-Glutamyl-3-carboxy-4-nitroanilid auf Glycylglycin. Dabei entsteht 5-Amino-2-nitrobenzoat, das eine gelbe Farbe hat. Ihre Intensität ist proportional der γ-GT-Aktivität. Sie wird bei 405 nm photometrisch gemessen.

Technik

Es gibt zahlreiche fertige Testpackungen im Handel sowohl für die Naßchemie einschließlich automatisierter Methoden als auch für die Trockenchemie. Durchführung nach Anleitung des Herstellers

Referenzbereiche

	IU/l	nkat/l
Hund	bis 5	bis 83
Katze	ohne Aussage	ohne Aussage
Pferd	bis 25	bis 417
Rind	bis 50[1]	bis 834[1]
Schaf	bis 32[1]	bis 533[1]
Ziege	bis 23[1]	bis 383[1]
Schwein	bis 26[2]	bis 433[2]

Umrechnungsfaktoren:
→ SI-Einheit: × 16,67 (nkat/l)
→ konventionelle Einheit: × 0,05999 (IU/l)

[1] bei Kälbern, Schaf- und Ziegenlämmern kommt es in Abhängigkeit von der Kolostrumaufnahme in der frühen postnatalen Periode (6-48 h p. n.) zu einer starken Erhöhung der γ-GT-Aktivität, da Kolostrum sehr reich an γ-GT ist. Dadurch kann die γ-GT-Bestimmung zur indirekten Kontrolle der Kolostrumversorgung von Neugeborenen herangezogen werden (Bostedt 1983, Wosnik 1991). Wenn die γ-GT-Aktivität am zweiten Lebenstag unter 100 IU/l liegt, ist von einer unzureichenden Versorgung mit Kolostrum (oder einer Resorptionsstörung) auszugehen (Klee 1985).
[2] bei Pietrain-Sauen bis 44 IU/l (730 nkat/l) (Merk 1992)

Bewertung

Bei der *Katze* ist das Enzym nicht aussagekräftig. Bei den übrigen Tierarten reagiert die γ-GT relativ *träge*, ist aber als *leberspezifisch* anzusehen.

↑ • intra- oder extrahepatische Cholestase
  – akute oder chronische Hepatopathien
  – toxische Hepatosen
  – primäre und sekundäre Lebertumoren mit Cholestase
  – Fibrose, Zirrhose (mit Cholestase)
• akute, seltener chronische Pankreatitiden mit Leberbeteiligung (geringere Aktivitätsanstiege)
• Erkrankungen unter Mitbeteiligung der Leber (weniger regelmäßig):
  – Koliken des Pferdes
  – Enteritiden
  – Druckerhöhung in der Vena hepatica
  – (Rechtsherzinsuffizienz)
  – Leukose
  – Diabetes mellitus

↓ • (unter 100 IU/l) bei Kälbern am zweiten Lebenstag: Unterversorgung mit Kolostrum

Verlauf der Enzymaktivitäten

Die Verläufe der Aktivitäten der Enzyme sind nicht gleichförmig. Wie Abbildung 13.2 zeigt, steigen bei akuter Leberzellnekrose am Beispiel des Hundes die ALT, die AST und die GLDH am raschesten an. Dabei ist der Aktivitätsanstieg von ALT und GLDH ungleich stärker als von AST. Die AP und besonders γ-GT reagieren dagegen wesentlich träger: Mit einem Anstieg ist erst nach zwei bis einigen Tagen zu rechnen, wenn sich die AST schon wieder fast normalisiert hat. Diese Verläufe zeigen, warum bisweilen das eine oder andere Enzym kaum verändert sein kann, obwohl andere (noch) erheblich zu hoch sein können.

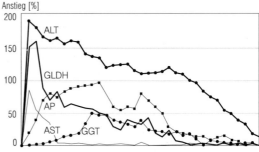

Leberenzyme bei akuter Leberzellnekrose des Hundes

Abb. 13.2: Verläufe der Enzymaktivitäten von fünf »Leberenzymen« bei akuter Lebernekrose des Hundes

Farbstoffe

Bilirubin

Bilirubin entsteht zum überwiegenden Teil aus dem *Abbau von Hämoglobin,* zu einem geringen Teil (bis zu 20%) aus Myoglobin, Zytochromen und Katalasen. Zunächst wird aus dem Hämoglobin das Eisen abgespalten und im RES (Milz, Kupffer-Zellen, Knochenmark, nach Blutungen auch in anderen Geweben) **primäres, wasserunlösliches, lipidlösliches Bilirubin (Bilirubin I)** gebildet. Dieses wird an *Albumin als Transportvehikel* gebunden. Über die Niere wird kein primäres Bilirubin ausgeschieden, es sei denn, es wird in der Niere selbst im Anschluß an eine Nierenblutung oder nach Resorption von Hämoglobin aus dem Primärharn im proximalen Tubulus gebildet.

Das primäre, an Albumin gebundene Bilirubin gelangt mit dem Blutstrom in die *Leber,* wo es über die Sinusoide mit den Hepatozyten in Berührung kommt. Dort wird am portalseitigen Teil der Hepatozytenmembran das Albumin abgespalten und das Bilirubin I in die Hepatozyten aufgenommen. Intrahepatozellulär wird es mit *Glucuronsäure konjugiert* zu wasserlöslichem **Bilirubin-Diglucuronid** oder Bilirubin II, das bei intakten Mikrovilli an der kanalikulären Seite des Hepatozyten mit der Galle in den *Dünndarm* ausgeschieden wird.

Der Bilirubinstoffwechsel kann an verschiedenen Stellen gestört sein:
1. Durch *erhöhten Anfall von Hämoglobin* infolge von Hämolyse wird vermehrt Bilirubin I gebildet. Dies kommt bei **hämolytischen Anämien** vor (z. B. autoimmunhämolytische Anämien) sowie beim **Icterus haemolyticus neonatorum.** Besonders beim *neugeborenen Fohlen* wird infolge von maternalen Antikörpern gegen die Erythrozyten des Neugeborenen eine oft schwere Hämolyse beobachtet, so daß ein Neugeborenenikterus entsteht. Dabei kann das normalerweise durch die Albuminbindung an der Zellpenetration gehinderte Bilirubin I in die Zellen des Hirnstammes eindringen und hier seine Toxizität entfalten (sog. Kernikterus). Physiologischerweise besteht bei Neugeborenen infolge des noch nicht voll funktionsfähigen Uridindiphosphat-Glucuronyl-Transferase-Systems häufig ein Neugeborenenikterus, wie er etwa beim *Hund* regelmäßig nachzuweisen ist.
2. In der *Leberzelle* selbst ist die Störung des Bilirubinstoffwechsels an drei Stellen denkbar:
   a) **Störung des Transports** von Bilirubin I aus dem Sinusoid durch die Hepatozytenmembran in die Zelle;

b) **Störung der Konjugation** im Hepatozyten;
c) **Störung der Sekretion** aus dem Hepatozyten an der kanalikulären Seite in den Gallenkanalikulus. Das limitierende Glied dieser Kette ist die Sekretion in den Gallenkanalikulus. Insbesondere bei Hepatopathien werden die Mikrovilli an der kanalikulären Seite, die u. a. für die Sekretion des Bilirubin II verantwortlich sind, zerstört. Dadurch kommt es zur intrahepatischen Cholestase mit »Regurgitation« ins Blut. Ein Teil des regurgitierten Bilirubins II wird intravasal wieder dekonjugiert. Die Folge ist ein Ansteigen sowohl des primären als auch des sekundären Bilirubins im Blut.
3. Durch *Abflußbehinderung der Galle* kann das von den primär nicht geschädigten Leberzellen gebildete und ordnungsgemäß sezernierte Bilirubin II nicht abfließen. Es steigt im Blut durch Regurgitation an, wird aber ebenfalls zum Teil dekonjugiert, so daß »sekundär« primäres Bilirubin (I) entsteht. Dies erklärt, warum auch bei dem als **posthepatisch bezeichneten Ikterus** immer auch das primäre Bilirubin im Blutserum ansteigt.

Beim Hund komplizieren sich die Verhältnisse noch insofern, als die Nierenschwelle für Bilirubin II niedrig ist. Dadurch erscheinen geringere Bilirubinerhöhungen nicht im Blutserum. Je nach Entstehungsort des Ikterus wird zwischen prähepatischem (hämolytischem), hapatischem und posthepatischem (cholestatischem) Ikterus unterschieden. Eine Sonderform des hepatischen Ikterus stellt der Inanitionsikterus dar. Infolge stimulierter Lipolyse bei unzureichender Energieaufnahme steigt die Menge freier Fettsäuren, die in den Hepatozyten mit dem Bilirubin um dieselben Transportproteine (Y-, Z-Proteine konkurrieren. Auf diese Weise entsteht eine Hyperbilirubinämie. Dies trifft für alle Tierarten zu, wird aber am deutlichsten beim Pferd. Demselben Mechanismus der Transportkonkurrenz mit Bilirubin folgen die Gallensäuren, ferner Bromsulphophthalein, Indozyaningrün und verschieden Arzneimittel.

Bei Pferd und Rind werden schon kurz nach Beginn einer Nahrungskarenz hohe Anstiege von primärem Bilirubin im Serum gefunden (Abb. 13.3).

> **Material**

– DPD-Methode: Blutserum, Blutplasma (Heparin, EDTA)
– Methode nach Jendrassik-Grof: Blutserum, Blutplasma (Heparin, EDTA, Zitrat, Oxalat, Fluorid)

Dichlorphenyldiazonium-Methode (DPD)

Bilirubin wird mit 2,5-Dichlorphenyldiazoniumsalz unter Einwirkung eines Detergens zu Azobilirubin gekoppelt. Dessen Farbintensität ist der Bilirubinkonzentration proportional und wird bei 546 nm photometrisch gemessen.

Diazoreaktion, Methode nach Jendrassik-Grof

Bestimmung von Gesamtbilirubin
Unter Einwirkung von Koffein wird Bilirubin mit diazotierter Sulfanilsäure zu rotem Azobilirubin. Dessen Konzentration ist proportional der Gesamtbilirubin-Konzentration und wird nach Zugabe von Tartrat bei 578 nm gemessen.

Bestimmung von Bilirubin II
Dieselbe Reaktion wie bei Gesamtbilirubin, nur ohne Zusatz von Koffein. Messung bei 546 nm.

Es sind fertige Testpackungen sowohl für Naßchemie einschließlich Automatentestpackungen als auch für Trockenchemie im Handel. Durchführung nach Anleitung des Herstellers.

Das primäre Bilirubin (I) wird durch Subtraktion des Bilirubin II vom Gesamtbilirubin errechnet.

Gesamtbilirubin	mg/dl	µmol/l
Hund	bis 0,2	bis 3,4
Katze	bis 0,2	bis 3,4
Pferd	0,5–3,5[1]	8,6–59,9[1]
Rind	bis 0,3	bis 5,0
Schaf	bis 0,4	bis 6,8
Ziege	bis 0,4	bis 6,8
Schwein	bis 0,25	bis 4,3

Umrechnungsfaktoren:
→ SI-Einheit: 17,104 (µmol/l)
→ konventionelle Einheit: 0,0585 (mg/dl)

[1] erhebliche Rasseunterschiede beim Pferd:
Vollblut: bis 3,5 mg/dl = 60,0 µmol/l
Warmblut: bis 3,1 mg/dl = 53,0 µmol/l
Kaltblut: bis 1,9 mg/dl = 32,5 µmol/l
Ponys: bis 1,0 mg/dl = 17,1 µmol/l
Esel: unter 1,0 mg/dl =17,1 µmol/l

Serum-Bilirubin bei hungernden Pferden

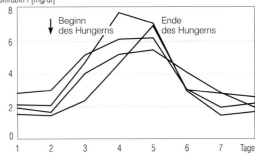

Abb. 13.3: Anstieg von primärem Bilirubin bei hungernden Pferden

Blutserum
↑ ● Hepatopathien
  ● Hämolysen
  ● Cholestasen

Bilirubin I	*Bilirubin II*
prähepatischer Ikterus	posthepatischer Ikterus
hepatischer Ikterus	hepatischer Ikterus
(posthepatischer Ikterus)	(prähepatischer Ikterus)

Bilirubin I:
● Hungerzustände jeder Art (Pferd, Rind)
● Koliken
● Herzinsuffizienz

Urin
↑ ● nach Blutungen in die Niere
  ● Hämaturie mit Hämoglobinresorption im proximalen Tubulus
  ● Hepatopathien
  ● intrahepatische Cholestase
  ● posthepatische Cholestase

> Beim Hund können vorübergehende Bilirubinausscheidungen mittlerer Höhe im Urin ohne klinische Relevanz sein (niedrige Nierenschwelle).

Die Bestimmung von primärem und sekundärem Bilirubin ist nur mit Einschränkung zur Differentialdiagnose des Ikterus sinnvoll, da bei prähepatischem Ikterus rasch auch eine Erhöhung des sekundären Bilirubins erfolgen kann. Umgekehrt kann bei intrahepatischem und auch bei posthepatischem Ikterus durch Regurgitation von sekundärem Bilirubin in die Blutbahn und die dort erfolgende Dekonjugation vermehrt primäres Bilirubin nachzuweisen sein (Abb. 13.5).

Gallenfarbstoffe, Physiologie

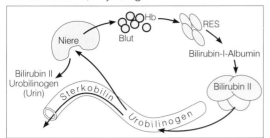

Abb. 13.4: Stoffwechsel der Gallenfarbstoffe Bilirubin und Urobilinogen

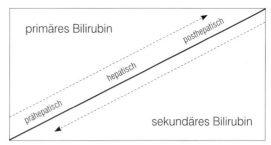

Abb. 13.5: Verhalten von primärem und sekundärem Bilirubin bei Ikterus

Urobilinogen

Das farblose *Produkt des Bilirubinstoffwechsels* entsteht durch Bilirubin-II-Abbau im Darm. Dort wird es resorbiert, teilweise in der Leber verstoffwechselt und teilweise über die Niere ausgeschieden. Im Urin kann es nachgewiesen werden.

Der beschriebene Stoffwechselweg zeigt, daß Urobilinogen im Urin nur vorhanden ist, wenn Bilirubin in den Darm ausgeschieden wird (s. Abb. 13.4).

Material

Urin

Prinzip

Urobilinogen ergibt mit Ehrlichs Reagenz eine rote Farbe. Die Methode ist nicht spezifisch für Urobilinogen. Indole führen ebenfalls eine Rotfärbung herbei. Gestört wird die Farbentwicklung durch Sulfonamide, Salizylate, Procain, Nitrit, Protein.

Technik

Es stehen semiquantitative Methoden der Trockenchemie (Teststreifenmethoden) zur Verfügung.

Referenzbereiche

Im Harn des Leber-/Gallengangsgesunden kann Urobilinogen mit den üblichen Teststreifenmethoden *negativ* oder *geringgradig positiv* ausfallen.

Bewertung

Krankhaft ist folgende Befundkombination zu werten: Serum-Bilirubinerhöhung bei negativem Harn-Urobilinogen. Dies deutet auf einen *posthepatischen Ikterus* mit Verschluß des Gallengangs hin. Allerdings wird auch bei *Leberzirrhose* in fortgeschrittenem Stadium der gleiche Befund erhoben, da in diesem Falle die Mikrovilli der kanalikulären Hepatozytenseite schwer geschädigt sind. Dadurch werden die Bilirubinsekretion in die Galle und die Ausscheidung in den Darm verhindert.

Lipide

Eine Reihe von Plasmalipiden verändert sich bei Hepatopathien. Allerdings werden sie in der Tiermedizin selten zu diagnostischen Zwecken herangezogen (Gesamtcholesterin, Cholesterinester). Zunehmende Bedeutung wird den Serum-Gallensäuren zugemessen, die aus Cholesterin synthetisiert werden.

Gallensäuren

Die Gallensäuren sind für Digestion und Resorption von Lipiden aus dem Darm notwendig. Sie werden *aus Cholesterin* in der Leber *synthetisiert* und stellen damit auch den einzigen bedeutenden Weg dar, über den Cholesterin ausgeschieden werden kann. Die Gallensäuren werden auf der kanalikulären Seite des Hepatozyten ähnlich wie Bromsulfophthalein ausgeschieden und gelangen mit der Galle in den *Darm*, wo ein geringer Teil mit den Fäzes ausgeschieden (Lithocholsäure), der größte Teil aber resorbiert wird (Desoxycholsäure). Die resorbierten Gallensäuren werden, an Transportprotein gebunden, wieder der *Leber* zugeführt, wo sie von den Hepatozyten aufgenommen werden und einen choleretischen Effekt entfalten.

Bei Leberkrankheiten, insbesondere wenn die Mikrovilli an der kanalikulären Seite des Hepatozyten geschädigt sind, können die Gallensäuren nicht mehr ausreichend ausgeschieden werden. Sie akkumulieren im Blut und führen infolge ihrer toxischen Eigenschaften zu erheblichen Funktionsstörungen im Organismus. Sie sind daher ein empfindlicher **Indikator für**

Leber- und Gallengangserkrankungen mit intra- oder posthepatischer Cholestase. Die Gallensäuren steigen im Blutserum nach einer fettreichen Nahrung zwei bis vier Stunden lang deutlich an. Diese Tatsache kann man sich in Form einer Funktionsprüfung der Leber zunutze machen, als bei Sekretionsstörungen der Hepatozyten eine wesentlich stärkere Erhöhung der Serum-Gallensäuren zu beobachten ist als bei ungestörter Leberfunktion.

Blutserum

Es stehen eine Reihe von Bestimmungsmethoden zur Verfügung. Zur Feststellung einer Cholestase genügt zunächst die Bestimmung der Gesamtgallensäuren. Die Untersuchung der einzelnen Gallensäuren ist Spezialeinrichtungen vorbehalten.

Gesamtgallensäuren

Enzymatische Bestimmung durch Umsetzung von NAD zu NADH. Dieses reagiert mit Nitrotetrazolium-Blau zu einem blauen Formazon-Derivat, das photometrisch bei 500 (546) nm gegen Probenleerwert unter Zugrundelegung eines Standards gemessen wird.

Durchführung nach Anleitung des Herstellers

	nmol/ml (= μmol/l)
Hund	bis 20[1]
Katze	bis 20[1]
Pferd	bis 12
Rind	10–25[3]
Schaf	–
Ziege	–
Schwein	bis 22[2]

[1] verdächtig für Cholestase: > 20 < 50 nmol/ml
[2] Minipig postprandial bis 41 nmol/ml
[3] laktierende Kühe
Die Werte gelten für die enzymatische Bestimmungsmethode.

Die Serum-Gallensäuren steigen nach einer fettreichen Nahrung stark an. Der Proband muß also *mindestens 12 Stunden vor Blutentnahme hungern*. Ein Nüchternwert bei Hund und Katze von über 50 nmol/ml ist ein deutliches Zeichen einer **Leberkrankheit mit Cholestase.** Verdächtig sind Werte über 20 nmol/ml, während Werte zwischen 10 und 20 nmol/ml als zweifelhaft angesehen werden müssen. Es sollte in diesem Falle ein Belastungstest (Postprandialtest) angeschlossen werden (s. »Belastungstests«, S. 128 ff.). Frischlaktierende Kühe haben deutlich höhere Konzentrationen als Kühe in der Mittel- und Spätlaktation sowie trockenstehende Kühe.

Die Bestimmung der Serum-Gallensäuren ist etwa so sensitiv wie die Ammoniakbestimmung, der Gallensäurenstimulationstest wie der Ammoniumchlorid-Belastungstest. Die Gallensäurenbestimmung ersetzt allerdings keineswegs die Enzymbestimmungen und umgekehrt.

↑ ● Hepatitis
● akute oder chronische Hepatose (Toxine)
● intra- oder posthepatische Obstruktion
● portosystemischer Shunt
● Hyperthyreose
● Hyperadrenokortizismus (iatrogen, M. Cushing)
● Diabetes mellitus

Proteine

Die meisten Proteine werden in der *Leber synthetisiert*: Albumin, α-, β-Globuline, Enzyme und Gerinnungsfaktoren (mit Ausnahme des Faktors VIII, der im retikuloendothelialen System gebildet wird und des Faktors IV = Kalzium). In schweren Fällen einer *Hepatopathie* ist diese Synthesefunktion gestört, so daß mit einem Proteinabfall, insbesondere aber mit einer Verschiebung des Verhältnisses zugunsten der nicht in der Leber synthetisierten Proteine zu rechnen ist. Die Proteinbestimmung und ihre Differenzierung wird nicht so sehr zu primären diagnostischen Zwecken herangezogen, als vielmehr zur Ermittlung der Auswirkungen einer bereits anderweitig diagnostizierten Hepatopathie. Die **Indikationen** sind:

– **Albumin:** Differenzierung der Pathogenese eines Aszites;

– **Globuline, insbesondere γ-Globuline:** Reaktion des RES auf Antigene, die, hauptsächlich aus dem Darm über die Vena portae kommend, in der insuffizienten Leber nicht mehr abgefangen werden und in den großen Kreislauf gelangen;

– **Gerinnungsfaktoren** (»Hepato-Quick«): Feststellung einer (hepatogenen) Gerinnungsstörung hauptsächlich vor operativen Eingriffen.

Serum-Gallensäure postprandial
beim lebergesunden Hund

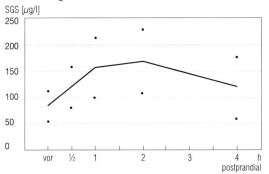

Abb. 13.6: Serum-Gallensäuren postprandial bei gesunden Hunden

Serum-Gallensäure postprandial
bei leberkranken Hunden

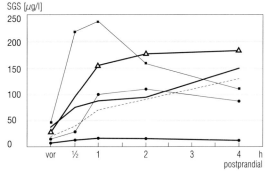

Abb. 13.7: Verlauf der Serum-Gallensäuren bei leberkranken Hunden (Keil: portosystemischer Shunt). Dicke Linie (Sonne) zum Vergleich der Mittelwert lebergesunder Hunde.

Albumin

Albumin wird in der *Leber synthetisiert*. Seine Konzentration im Blutserum hängt ab vom Gleichgewicht zwischen Synthese und Abbau oder Verlust. Zur Diagnostik einer Leberkrankheit ist es ungeeignet, da **Hypalbuminämien** in der weitaus größeren Zahl der Fälle durch andere Ursachen ausgelöst werden (Darmkrankheiten, Niereninsuffizienz). Bei Wiederkäuern ist die Albuminkonzentration bei gesteigerter Lipolyse mit Steatose jedoch regelmäßig vermindert.

Globuline

Die in der Elektrophorese zu trennenden Globuline werden nur zum Teil in der Leber synthetisiert:
1. α-**Globuline:** Ihr Bildungsort ist die Leber. Die α_2-Fraktion kann besonders bei viralen (FIP) und bakteriellen *Infektionskrankheiten* der Leber sowie bei *posthepatischer Cholestase* erhöht sein.
2. β-**Globuline:** Sie werden ebenfalls in der Leber synthetisiert. Bei Leberkrankheiten sind sie zumindest in Anfangsstadien erhöht, sinken später aber als Folge der Syntheseinsuffizienz ab. Ihre diagnostische Aussagekraft ist gering.
3. γ-**Globuline:** Sie werden im RES gebildet, aber durch Leberkrankheiten erheblich beeinflußt. Bei *chronischen Hepatopathien* sowie insbesondere auch bei *portosystemischen Shunts* kommt es zu einer erheblichen Steigerung der γ-Globulinfraktion, da die aus dem Darm über den Portalkreislauf kommenden Antigene in der Leber nicht abgefangen, sondern in den großen Kreislauf umgeleitet werden. Von dort aus gelangen sie ins RES, wo die γ-Globulinsynthese angeregt wird. Akute *virale Entzündun-*

gen führen nach einigen Tagen bis Wochen zu einer Erhöhung der γ-Globulinfraktion durch Antikörperbildung.

Gerinnungsfaktoren

Die Gerinnungsfaktoren außer Faktor VIII (und Faktor IV = Kalzium) werden in der Leber synthetisiert. In **Endstadien der Leberzirrhose** kommt es durch eine Syntheseinsuffizienz zu einem Absinken der Gerinnungsfaktoren und damit zu einer Hämostasestörung. Bei **akuter Hepatitis** wird dagegen eine Verbrauchskoagulopathie beobachtet.

In der Tiermedizin spielt die Gerinnungsanalyse zur Diagnostik von Leberkrankheiten keine Rolle, da derart späte Stadien in der Regel nicht mehr erreicht werden. Dagegen empfiehlt sich bei Hepatopathien in jedem Falle eine Gerinnungsanalyse, wenn chirurgische Eingriffe, etwa Leberbiopsien, durchgeführt werden sollen.

Weitere Einzelheiten zur Hämostaseologie und zur Proteinbestimmung siehe entsprechende Kapitel.

Ammoniak

Ureasebildende Bakterien im Darm synthetisieren aus Nahrungsprotein und in den Darm hinein ausgeschiedenen Harnstoff Ammoniak. Dieses *toxische Stoffwechselprodukt des Proteinmetabolismus* wird in großen Mengen über den Portalkreislauf der Leber zugeführt, wo es normalerweise zu Harnstoff entgiftet und dann über die Nieren ausgeschieden wird. Bei **generalisierten Leberkrankheiten** im späten Stadium, besonders bei Leberzirrhose und bei **portosystemischen Shunts,** findet diese Entgiftung nicht ausreichend statt, sei es weil die Hepatozyten dazu nicht mehr in der Lage sind, wie bei Leberkrankheiten, oder weil das Portalblut bei Shunts der Leber nicht zugeführt wird. Die Folge ist eine Überschwemmung des Organismus durch Ammoniak mit den schweren toxischen Folgeerscheinungen vor allem im Zentralnervensystem. Charakteristisch ist – eine ausreichende Nierenfunktion vorausgesetzt – ein *niedriger Serum-Harnstoffgehalt* infolge verminderter Synthese.

Material

Blutplasma (nur EDTA); kein Blutserum, da bei der Gerinnung Ammoniak frei wird

> Auffanggefäß möglichst bis zum Rand mit Blut füllen und verschließen. Das EDTA-Blut muß (!) sofort, spätestens innerhalb von 30 min zentrifugiert werden, wobei das Gefäß verschlossen bleiben muß.

Prinzip

Ammoniak reagiert mit α-Ketoglutarat und NADPH unter Bildung von Glutamat und NADP, wobei GLDH als Katalysator herangezogen wird:

$$\text{α-Ketoglutarat} + \text{NH}_4^+ + \text{NADPH} \xrightarrow{\text{GLDH}} \text{L-Glutamat} + \text{NADP}^+ + \text{H}_2\text{O}$$

Die Abnahme der NADPH-Konzentration ist der Ammoniakkonzentration proportional. Sie wird bei 340 (334, 365/66) nm photometrisch gemessen.

Technik

Testkombinationen befinden sich im Handel. Durchführung nach Anleitung des Herstellers.

Referenzbereiche

	µg/dl	µmol/l
Hund	bis 100	bis 59
Katze	bis 100	bis 59
Pferd	bis 70	bis 41
Rind	bis 70[1]	bis 41[1]
Schaf	–	–
Ziege	–	–
Schwein	bis 136[2]	bis 80[2]

Umrechnungsfaktoren:
→ SI-Einheit: 0,5872 (µmol/l)
→ konventionelle Einheit: 1,703 (µg/dl)

[1] Stöber und Gründer 1990
[2] Altersabhängigkeit:
   2 bis 85 kg KM: bis 80 µmol/l (Waldmann 1994)
   65 bis 219 kg KM: bis 69 µmol/l (Wendt 1993)

Bewertung

Die angegebenen Referenzbereiche gelten bei Hund und Katze für den *Nüchternzustand* (12 Stunden Fasten). Kurz nach einer proteinreichen Nahrung steigt der Ammoniakwert zum Teil erheblich über die obere Referenzbereichsgrenze an. Der Bereich zwischen 100 und 120 µg/dl bzw. 59 und 70 µmol/l muß als *fraglicher Bereich* angesehen werden; es empfiehlt sich eine Wiederholung der Untersuchung oder – besonders bei Symptomen einer Hepatopathie oder beim Verdacht auf hepatoenzephales Syndrom – ein Ammoniumchlorid-Belastungstest.

Nüchternwerte, die über dem Referenzbereich liegen, sprechen für eine **Harnstoffsynthese-Insuffizienz** und damit für die mangelhafte Entgiftungsfähigkeit der Leber gegenüber Ammoniak. Meist liegt dann der Serum-Harnstoffwert unter der unteren Grenze des Referenzbereichs.

↑ ● portosystemische Shunts
  ● chronische Hepatopathien
    – Leberfibrose
    – Leberzirrhose
  ● akute Hepatopathien
    – akute Hepatitis
    – akute Leberzellnekrose
  ● klinisches Bild des hepatoenzephalen Syndroms (Hepatoenzephalopathie)
  ● hochgradige Azotämie/Urämie
  ● direkt nach körperlicher Belastung (Training, Rennen)

Belastungstests

Ammoniumchlorid-Belastungstest

Durch orale *Applikation von Ammoniumchlorid* wird im Darm vermehrt Ammoniak gebildet, das resorbiert und über den Portalkreislauf der Leber zugeführt wird. Hier wird es zu *Harnstoff verstoffwechselt*. Bei der Unfähigkeit der Leber zur Entgiftung des Ammoniaks (Parenchymschädigung; portosystemischer Shunt) gerät Ammoniak nach der Ammoniumchlorid-Applikation vermehrt ins Blut.

Der Test ist besonders dann **indiziert,** wenn Anzeichen eines *hepatoenzephalen Syndroms* vorliegen bei *erhöhten »Leberwerten«* (Parenchymerkrankung) oder aber bei Nüchtern-Ammoniakwerten im oberen oder fraglichen Bereich und sonst normalen Leberwerten *(portosystemischer Shunt).*

Material

EDTA-Plasma, frisch gewonnen, vor der Applikation,
EDTA-Plasma, frisch gewonnen, Blutentnahme genau
30 min nach oraler Applikation von Ammoniumchlorid

Prinzip

Das Untersuchungsprinzip entspricht dem für Ammoniak beschriebenen (S. 127 f.).

Technik

➡ Blutabnahme direkt in ein EDTA-beschichtetes
Gefäß; verschließen.
➡ 100 mg Ammoniumchlorid/kg KM in Wasser lösen
und mit der Magensonde applizieren; Wasser nach-
spülen.
➡ Exakt 30 min nach Eingabe erneut Blut (EDTA) entnehmen.

Referenzbereiche

Kein oder nur ein *geringfügiger Anstieg* (wenige µg/dl
oder µmol/l) über die obere Referenzbereichsgrenze

Bewertung

↑ ● generalisierte Leberfunktionsstörung
● portosystemischer Shunt
● intrahepatische Cholestase
● extrahepatische Cholestase

Bromsulfophthaleintest (BSP-Test)

Durch intravenöse Verabreichung von Farbstoffen läßt
sich die Funktion der Leber in ihrer Fähigkeit zur
Ausscheidung von Fremdsubstanzen untersuchen. Die
hierzu verwendeten Farbstoffe werden in der Leber
ähnlich wie Gallensäuren an der kanalikulären Seite
der Hepatozyten ausgeschieden. Ist diese Fähigkeit
durch Krankheiten der Leber selbst oder aber durch
portosystemische Shunts eingeschränkt, so bleiben die
Farbstoffe im Blut erhöht.

Der Test ist nicht ganz gefahrlos. Wiederholt wurden anaphylaktische Schocks beschrieben (Auf-
klärung des Besitzers erforderlich!). Die paravenöse
Injektion führt zu schweren Gewebsnekrosen.

Außerdem ist der Farbstoff in Deutschland und Österreich nicht mehr erhältlich, in der Schweiz ist er jedoch

noch verfügbar. Vorteilhaft sind die einfache Durchführbarkeit und der geringe Preis.

Da erhöhtes Bilirubin die Ausscheidung von BSP
hemmt, soll der Test bei Bilirubinwerten über
5 mg/dl nicht durchgeführt werden (wobei er dann
auch nicht nötig ist).

Der BSP-Test ist nicht so zuverlässig wie die Bestimmung der Serum-Gallensäuren, insbesondere wenn
man die postprandiale Gallensäurenbestimmung
anschließt.

Material

Blutserum

Prinzip

Ausführung als
● Retentionsmethode: Geprüft wird die aus dem Blut
in einer bestimmten Zeit ausgeschiedene BSP-
Menge.
● Halbwertszeitmethode: Meßgröße ist die Zeitdauer,
in der die BSP-Konzentration um die Hälfte abnimmt.

1. Retentionsmethode:
BSP ergibt im alkalischen Milieu eine violette Farbe,
deren Intensität bei 578 nm gemessen wird. Untersucht
wird
I. die Leerprobe (Blutserum vor BSP-Gabe),
II. die Probe nach gleichmäßiger Verteilung des Farb-
stoffes im Kreislauf (3-min-Wert),
III. die Serum-Probe nach exakt 30 min.

2. Halbwertszeitmethode
Intravenös verabreichtes BSP wird relativ schnell
durch die Hepatozyten aufgenommen (erste Phase). Ist
eine Sättigung in den Leberzellen erreicht, wird der
Farbstoff nur noch entsprechend der BSP-Ausschei-
dung in die Gallenkanäle aus dem Blut eliminiert
(zweite Phase). Nach Applikation des BSP wird durch
jeweils zwei Blutprobenentnahmen die Zeit der Kon-
zentrationsabnahme um die Hälfte der beiden Phasen
bestimmt.

Technik

Reagenzien:
    NaCl-Lösung 0,9%ig
    NaOH-Lösung 10%ig

Tab. 13.5: Befunde der Gallenfarbstoffe bei den Ikterusformen

Gallenfarbstoffe, Pathophysiologie: Ikterus

prähepatischer Ikterus:
     Plasma: Steigerung von Bilirubin I
     (Urin: evtl. Steigerung von Bilirubin I,
       Urobilinogen)
 	
 hepatischer Ikterus:
     Plasma: Steigerung von Bilirubin II u. I
     Urin: Steigerung von Bilirubin I
       Leberzirrhose: kein Urobilinogen
 	
 posthepatischer Ikterus:
     Plasma: Steigerung von Bilirubin II u. I
     Urin: Steigerung von Bilirubin I,
       kein Urobilinogen

1. Retentionsmethode

1. Blutentnahme, Serum-0-Wert (I)
2. Applikation von 5 mg BSP/kg KM streng intravenös (Rind: 2 mg/kg)
3. Nach exakt 3 min Entnahme einer zweiten Blutprobe, Serum-100%-Wert (II)
4. Exakt 30 (Rind: 25) min nach Applikation von BSP Entnahme einer dritten Blutprobe, Serum-30-min-Wert (III)

Blut jeweils sofort zentrifugieren, Serum abpipettieren.

Serum I, II und III je 1 ml (oder 100 µl)
+ NaCl-Lösung je 8 ml (800 µl)
+ NaOH-Lösung je 0,5 ml (50 µl)

Messung mit Filter 578 nm

Serum I = Leerprobe, Extinktion auf 0 einstellen,
Serum II und Serum III messen (Absaugküvette zwischendurch spülen).

Berechnung:

$$\frac{\text{Ext III}}{\text{Ext II}} \times 100 = \text{BSP-Retention in Prozent}$$

Störung durch Hämolyse oder Hyperlipämie

2. Halbwertszeitmethode

BSP wird in einer Dosierung von 2 mg/kg KM in 0,9%iger Kochsalzlösung verdünnt i. v. nach Abnahme des Leerwertes appliziert. 5, 7, 9 und 12 Minuten nach BSP-Gabe werden weitere Blutproben entnommen. Im Serum wird jeweils die Extinktion E als Ausdruck der BSP-Konzentration gegenüber dem Leerwert gemessen.

Die Ermittlung der jeweiligen Halbwertszeit kann mit semilogarithmischem Papier oder rechnerisch wie folgt bestimmt werden.

$$T_{1/2} = \frac{1n\,\triangle t}{1n\,\triangle E}$$

Referenzbereiche

1. Retentionsmethode

Hund	bis 5%
Katze	bis 5%
Pferd	bis 5%
Rind	bis 5%
Schaf	–
Ziege	–
Schwein	–

2. Halbwertszeitmethode (nach Fürll)

Hund	2,3–4,3 min
Pferd	1,8–3,8 min
Rind	2,3–6,0 min
Schaf	1,7–2,3 min

Beurteilung

Liegt ein erhöhter Farbstoffwert vor und sind gleichzeitig die »Leberenzyme« erhöht, kann man daraus auf eine **Hepatopathie** oder aber eine **posthepatische Erkrankung** schließen. Sofern die Leberenzyme unverändert sind, der BSP-Test aber krankhaft ausfällt, liegt der Verdacht auf einen portosystemischen Shunt nahe.

Der BSP-Test ist nicht absolut »leberspezifisch«. Er wird durch Hyperalbuminämie in Richtung auf falsch positiv, durch Hypalbuminämie sowie durch Albuminurie in Richtung falsch normal beeinflußt. Außerdem kann er durch eine Herzinsuffizienz falsch positiv werden.

↑ ● akute oder chronische Hepatopathien
  ● Leberzirrhose
  ● Leberfibrose
  ● intra- oder posthepatische Cholestase
  ● portosystemische Shunts
  ● Druckerhöhung in der Vena hepatica (kongestive Herzinsuffizienz)
  ● falsch positiv: Hyperalbuminämie
  ● falsch normal: Hypalbuminämie, Albuminurie

Rind:	5–10%	11–25%	> 25%
	leichte	mittelgradige	schwere Leberfunktionsstörung (Dirksen 1990)

Indocyaningrüntest (ICG-Test)

ICG ist ein wasserlöslicher Farbstoff, der – im Gegensatz zu BSP – nahezu vollständig über die Galle, kaum dagegen extrahepatisch ausgeschieden wird. Es besteht darüber hinaus praktisch *kein hepato-intestinaler Kreislauf*. Nach der intravenösen Injektion erfolgt eine rasche Bindung an Globuline, weshalb der Test – wiederum im Gegensatz zu BSP – *keine Beeinflussung durch die Albuminkonzentration* erfährt. Bisher sind keine Unverträglichkeitsreaktionen beobachtet worden. Auch ist der Farbstoff bei paravenöser Injektion gut gewebsverträglich. Weiterhin kann mit dem Test das Blutvolumen bestimmt werden. Die Untersuchungsmethode wäre als ideal zu bezeichnen, wären da nicht gravierende **Nachteile:**

- Der Farbstoff ist teuer.
- Er ist nicht lange haltbar, muß daher immer erneut angesetzt werden.
- Die Messung muß im Infrarotbereich erfolgen (805 nm).

Material

- Blutplasma (Heparin)
- Indocyaningrün (Cardiogreen®, Fa. Serva, Heidelberg)

Prinzip

Der Farbstoff wird intravenös in einer Dosis von 0,5 mg/kg KM injiziert. Vorher, nach 4, 8 und 12 min wird Blut aus einer anderen Vene entnommen und die Extinktion gegen Nullwert und einen Standard, der 10 mg ICG/l enthält, gemessen. Untersucht werden können

- die *Konzentration in den Proben (C_P)*,
- der *Clearance-Koeffizient (C_Koeff)*,
- die *Halbwertszeit (T_{1/2})* und
- das *Plasmavolumen (V_P)*

Technik

➡ ICG-Lösung herstellen: 25 mg ICG in 5 ml Aqua dest. lösen (= 5 mg ICG/ml). Bleibt einen Tag stabil.

➡ Blut in heparinisierter Spritze entnehmen (0-Wert).

➡ Durch die liegengebliebene Kanüle 0,5 mg ICG/kg KM (= 0,1 ml Lösung/kg KM) injizieren.

➡ Exakt nach 4, 8 und 12 Minuten erneute Blutentnahme (Heparin) aus einer anderen Vene.

➡ Blut zentrifugieren, Serum abhebern.

➡ Herstellen der Standardlösung:
10 µl der hergestellten ICG-Lösung ad 5 ml Aqua dest. (= 10 mg/l), davon sofort (!) 250 µl mit 250 µl Serum-0-Wert mischen (= ICG-Plasma) zur Herstellung des Standards.

Testansätze:

	ICG-Lösung (10 mg/ml) µl	Plasma µl	Aqua dest. µl
Leerwert	–	250	750
Standard	250	250	500
Proben	–	250	750

➡ Messen der Extinktion bei 805 nm gegen Leerwert (Spaltbreite 0,06).

Berechnungen:

1. Konzentration in der Probe (C_P):

$$C_P \text{ (mg/l)} = \frac{E_P}{E_{ST}} \times 10$$

Berechnet werden die Konzentrationen C zu den Zeitpunkten $t_1 = 4$ min, $t_2 = 8$ min und $t_3 = 12$ min. Diese Konzentrationen werden benötigt, um den Clearance-Koeffizienten (C_{Koeff}) zu berechnen.

2. Clearance-Koeffizient (C_{Koeff}):

$$C_{Koeff} \text{ (min}^{-1}) = \frac{\ln C_1 - \ln C_2}{t_2 - t_1} = \frac{\ln C_2 - \ln C_3}{t_3 - t_2}$$

3. Halbwertszeit ($T_{1/2}$)

Mit Hilfe des Clearance-Koeffizienten kann die Halbwertszeit ($T_{1/2}$) errechnet werden:

$$T_{1/2} \text{ (min)} = \frac{\ln 2}{C_{Koeff}}$$

4. Plasmavolumen (V_P)

$$V_P \text{ [ml]} = \frac{\text{injiziertes ICG [mg]}}{\text{ICG-Anfangskonz. [mg/ml]}}$$

Referenzbereiche

Hund

	C_{Koeff} [min^{-1}]	$T_{1/2}$ [min]	V_P [ml/kg KM]
	0,044-0,131	5,2-11,2	30-52

	$T_{1/2}(1)$ [min]	$T_{1/2}(2)$ [min]
Pferd (Greiner 1985)	6,1–13,8	7,3–19,5
Rind (Greiner 1985)	2,8–8,0	3,0–11,0

Bewertung

C_{Koeff} erhöht, $T_{1/2}$ verlängert
- Hepatopathien
- portosystemische Shunts

keine Beeinflussung durch Nierenkrankheiten, Albuminverschiebungen

V_P erhöht
- Hydrämie
- Hyperinfusion
- kongestive Kardiomyopathie

V_P vermindert
- Dehydratation

Gallensäuren postprandial

Material

Blutserum

Prinzip

Nach der Aufnahme einer fett(cholesterin)reichen Nahrung steigen die Serum-Gallensäuren an. Ein besonders starker Anstieg ist festzustellen bei *Leberfunktionsstörungen* sowie bei *portosystemischen Shunts*. In beiden Fällen werden die aus dem Darm resorbierten Gallensäuren von den Hepatozyten nicht ausreichend aus dem Blut aufgenommen. Das Prinzip des Belastungstests beruht auf der Verabreichung eines fettreichen Futters; die Serum-Gallensäuren werden vor und zwei Stunden nach Futteraufnahme gemessen. Voraussetzung ist natürlich, daß der Patient noch ausreichend Futter aufnimmt; andernfalls muß mit der Magensonde eingegeben werden.

Technik

➡ Blut entnehmen (Ausgangswert).
➡ Je nach Größe des Hundes (oder der Katze) 100 bis 300 g Rinderhackfleisch + 1–3 Eßlöffel Olivenöl + 1 Eigelb füttern oder mit der Magensonde eingeben.
➡ Zwei Stunden nach der Fütterung Blut entnehmen.
➡ Serum-Gallensäuren in beiden Blutproben bestimmen.

Referenzbereiche

Postprandialwert unter 40 nmol/ml (= μmol/l)

Bewertung

unverändert: ● Ausgangswert (vor Fütterung) <20 nmol/ml, Postprandialwert <40 nmol/ml

verdächtig: ● Ausgangswert <20 nmol/ml, Postprandialwert <40 nmol/ml

krankhaft: ● Postprandialwert >50 nmol/ml, bei Cholestasen und portosystemischen Shunts oft >100 nmol/ml

(Warmbier 1984, Kraft et al. 1991)

Die **Spezifität** der postprandialen Bestimmung der Serum-Gallensäuren ist sehr hoch: Wenn nach zwölfstündigem Fasten die Serum-Gallensäuren bei Hund oder Katze >19 μmol/l sind, beträgt die Spezifität >95%. Ein 2-Stunden-postprandial-Wert bei der Katze von >20 μmol/l hat eine Spezifität von annähernd 100%; beim Hund hat ein 2-Stunden-postprandial-Wert von >25 μmol/l eine Sensitivität von fast 100%.

Literatur

1. Bickhardt K. Laborwerte beim Schwein. In: Lehrbuch der Schweinekrankheiten. Plonait H, Bickhardt K, Hrsg. Berlin, Hamburg: Parey, 1988.
2. Bostedt H. Vergleichende Untersuchung über die Entwicklung des Enzymprofils im Blut von Kälbern und Lämmern in der neonatalen Adaptationsperiode. Berlin Münch Tierärztl Wochenschr 1983; 96: 431-8.
3. Dereser R. Blutchemische Referenzbereiche in der Labordiagnostik des Hundes. Diss. München 1989.
4. Fürll M. Vorkommen, Ätiologie, Pathogenese, Diagnostik und medikamentelle Beeinflussung von Leberschäden beim Rind. Vet. Med. Habil.-Schrift, Leipzig 1989.
5. Fürll M, Garlt Ch, Lippmann R. Klinische Labordiagnostik. Leipzig: Hirzel 1980.
6. Fürll M, Schäfer M. Lipolyse und Hyperbilirubinämie – ein Beitrag zur Pathogenese des Ikterus. Mh Vet Med 1992; 47: 181–85.
7. Fürll M, Schäfer M, Dabbagh MN. Auswirkungen dreiwöchiger Buttersäurebelastungen auf den Mineralstoffwechsel und das Skelettsystem bei Rindern. Berl Münch Tierärztl Wochenschr 1993; 106: 370–77.
8. Greiner C. Leberfunktionsprüfung mittels Ujoviridin-Test bei Rund und Pferd. Vet. Med. Dipl.-Arb. 1985.
9. Grimminger-Heigl G. Referenzbereiche in der Labordiagnostik beim Pferd. Diss. München 1993.
10. Hartmann K. Referenzbereiche in der Labordiagnostik der Katze. Diss. München 1990.
11. Kaneko JJ. Clinical Biochemistry of Domestic Animals. 4. ed. New York: Academic Press 1989.
12. Kasrsai F, Szaniszlo F, Pethes Gy. Blutserumspiegel primärer Gallensäuren bei Rind, Pferd, Schwein und Hund. DTW Dtsch Tierärztl Wochenschr 1991; 98: 60–63.

13. Klee W. Untersuchungen über die Nierenfunktion bei gesunden und bei an akutem Durchfall erkrankten Kälbern. Habil.-Schrift München 1985.

14. Knyrim S. Untersuchungen zu Einflußfaktoren in vivo auf die Aktivität der alkalischen Phosphatase bei Wiederkäuern sowie deren diagnostische Relevanz. Vet. Med. Diss., Leipzig 1993.

15. Kraft W. Diagnostik von Leberkrankheiten bei Hund, Katze und Pferd. Tierärztl Prax 1987; 15: 343-7.

16. Kraft W, Lechner J, Vollmar AM et al. Indozyaningrüntest beim Hund. Tierärztl Prax 1991; 19: 439-46.

17. Kraft W. 1992 (unveröffentlicht).

18. Lohss E. Die Ornithin-Carbamyl-Transferase (OCT) als Diagnostikum von Hepathopathien des Hundes. Diss. München 1986.

19. Lohss E, Federhen C, Kraft W. Die Ornithin-Carbamyl-Transferase (OCT), 5'-Nucleotidase (5'ND) und Leucin-Arylamidase (LAP) als Diagnostikum bei Leberkrankheiten des Hundes. J Vet Med 1988; A 35: 81-91.

20. Merk B. Einfluß von Alter, Rasse, Haltung, Fütterung und Fortpflanzungsstadium auf Serumenzymwerte beim Schwein. Diss. München 1992.

21. Nitzschke F, Fürll M. Untersuchungen zum Knochen-Isoenzym der Alkalischen Phosphatase bei gesunden Pferden. Pferdeheilkunde 1996 (Sonderheft).

22. Plank G. Untersuchungen über den Einfluß der Infektion mit Eperythrozoon suis auf das Hämostasepotential des Schweines. Diss. München 1988.

23. Rossow N, Jakobi U, Slanina B, Furcht G, Schäfer M. Stoffwechselüberwachung. In: Innere Krankheiten der Haustiere, Bd. 2. Rossow N, Horvath Z (Hrsg.). Jena: Fischer 1988.

24. Sonnewald M. Die Ornithin-Carbamyl-Transferase (OCT) als Diagnostikum von Hepathopathien der Katze. Diss. München 1990.

25. Stöber M, Gründer H-D. Kreislauf. In: Die klinische Untersuchung des Rindes, 3. Aufl. Dirksen G, Gründer H-D, Stöber M, Hrsg. Berlin, Hamburg, Parey 1990.

26. Waldmann KH. Klinische Untersuchungen zur Nierenfunktion des Schweines bei normalem und gestörtem Flüssigkeitshaushalt. Habil.-Schrift Hannover 1994.

27. Warmbier M. Der Indocyaningrün-Leberfunktionstest zur Beurteilung von Leberkrankheiten des Hundes. Diss. München 1984.

28. Wendt M. Untersuchungen zur Diagnostik und zur Charakterisierung von Harnwegsinfektionen der Sau unter besonderer Berücksichtigung von Eubacterium suis. Habil.-Schrift Hannover 1993.

29. Wosnik M. Einfluß der normalen Geburt auf Enzymaktivitäten und Selenkonzentration im Blutplasma von Ziegen und ihren Lämmern. Diss. Gießen 1991.

14 Exokrines Pankreas

Wilfried Kraft

Zur Untersuchung des Pankreas wäre der Pankreassaft das geeignetste Substrat. Dies stößt jedoch auf erhebliche Schwierigkeiten, da die Gewinnung von Pankreassaft mittels Endoskopie bei Hund und Katze nur selten möglich ist. Wir sind daher auf *indirekte Methoden* angewiesen, die jedoch gute Ergebnisse liefern. Besonders die modernen Untersuchungsmethoden beim Hund (siehe auch Kap. 15) sind geeignet, die exokrine Pankreasfunktion zu bestimmen. Die älteren Verfahren ergeben in der Regel nur Anhaltspunkte, ohne spezifische Aussagen treffen zu können.

Chymotrypsinbestimmung im Kot

Die direkte Bestimmung des Chymotrypsins im Kot ist seit der Verfügbarkeit geeigneter Testkombinationen auch in der Tiermedizin gut durchführbar und hat sich als die *sicherste Methode* zur Diagnostik von chronischen exokrinen Pankreasinsuffizienzen erwiesen (Reusch 1986).

Material

Kot von drei verschiedenen Tagen. Das Untersuchungsmaterial kann versandt werden.

Wichtig ist, daß der Patient *nicht vorbehandelt* ist, insbesondere daß mindestens fünf Tage kein Pankreasferment gegeben wurde.

Prinzip

Die Methode basiert auf der Extraktion von Chymotrypsin aus dem Kot mittels Salzen und Detergenzien, wobei das Chymotrypsin aus dem Substrat Succinyl-Ala-Ala-Pro-Phe-p-Nitroanilid das gelbe 4-Nitroanilin abspaltet. Die Intensität der entstehenden gelben Farbe wird bei 405 nm kinetisch gemessen.

Technik

An *mindestens drei Tagen* wird Kot gewonnen. Notfalls kann das Material an drei aufeinanderfolgenden Tagen

gewonnen werden, besser ist es jedoch, wenn jeweils zwei bis drei Tage dazwischenliegen.

Bei akuten Durchfällen sollte möglichst die akute Phase verstrichen sein, bevor die Untersuchung eingeleitet wird.

Durchführung nach Anleitung des Herstellers

Referenzbereiche

Hund, Katze: > 1 IU/g

Bewertung

In der Regel liegen beim Gesunden *alle drei Werte über 1 IU/g,* teilweise bis zu 100 IU/g.
Bei *Durchfällen anderer als pankreatogener Ursache* können bisweilen eine Probe oder auch in seltenen Fällen zwei Proben unter 1 IU/g liegen; nie haben wir aber in allen drei Fällen Werte unter 1 IU/g gemessen, wenn keine Pankreasinsuffizienz vorlag.

↑ (alle drei Proben): ● exokrine Pankreasinsuffizienz

Paraaminobenzoesäuretest (PABA-Test)

Ein mit Paraaminobenzoesäure (PABA) gekoppeltes Peptid wird im Darm *durch Chymotrypsin gespalten.* Dabei wird PABA freigesetzt, resorbiert und über die Niere ausgeschieden. Der Test wurde von Freudiger und Bigler (1977) in die Diagnostik beim Hund eingeführt und so modifiziert, daß die PABA nicht im Urin wie in der ursprünglichen Beschreibung bestimmt wird, sondern *im Blutserum.* Die Untersuchung im Blut ist bei Hund und Katze sicherer, da die Uringewinnung mit größeren Schwierigkeiten verbunden ist.

Material

Blutserum

Prinzip

Das Peptid N-Benzoyl-L-Tyrosyl wird mit PABA gekoppelt und per os gegeben. Im Darm werden die Komponenten durch Chymotrypsin spezifisch gespalten. Dadurch wird PABA frei, das nun resorbiert werden kann. Die Bestimmung im Blutserum wird in der Regel über einen Zeitraum von 120 bis 180 min alle 30 bis 60 min bestimmt.

Technik

Testsubstanz: Paraaminobenzoesäure gekoppelt an N-Benzoyl-L-Tyrosyl

→ Blut entnehmen (Zitrat).
→ 15 mg Testsubstanz/kg KG (entspricht 5 mg PABA/kg) in 200 ml Wasser lösen und per Sonde verabreichen. Anschließend rohes Ei zur Pankreasstimulierung eingeben.
→ 7mal im Abstand von je 30 min Blut entnehmen.

Reagenzien:
   (1) Natriumnitrit 0,0145 M (0,1%)
   (2) N-(1-Naphthyl)-Äthylendiamin 3,86 mM (0,1%)
   (3) Ammonium-Sulfamat-Lösung 0,5%
   (4) Trichloressigsäure 10%
   (5) Paraaminobenzoesäure

Gebrauchslösungen:
→ Substanz (1) 100 mg in 100 ml DM-Wasser lösen (gefroren 1 Woche haltbar).
→ Substanz (2) 100 mg in 100 ml DM-Wasser lösen.
→ Substanz (3) 500 mg in 100 ml DM-Wasser lösen.
→ Substanz (5) 6 mg in 100 ml Trichloressigsäure 10% lösen, hiervon 10 ml in 100 ml Trichloressigsäure 10% lösen (Standardlösung).

Durchführung:
→ Enteiweißung: 0,3 ml Zitratplasma + 0,6 ml Trichloressigsäure schütteln, Überstand verwenden.
→ Folgende Lösungen herstellen:

	Probe	Standard	Leerwert
Natriumnitrit (1)	0,2	0,2	0,2
Überstand	0,25	–	–
Trichloressigsäure (4)	–	–	0,25
Standard	–	0,25	–
Ammonium-Sulfa-mat-Lösung (3)	0,2	0,2	0,2
N-(1-Naphthyl)-Äthylendiamin (2)	0,5	0,5	0,5

→ Lösungen mischen und 10 min stehenlassen.
→ Filter 546 nm einsetzen und gegen Leerwert messen.

Berechnung:

$$\frac{\text{Ext. (Analyse)} - \text{Ext. (Leerwert)}}{\text{Ext. (Standard)} - \text{Ext. (Leerwert)}} \times 600 \times \frac{0,9}{0,3} = \text{mg/dl}$$

Referenzbereiche

	Hund	Katze
60 bis 120 min nach Applikation:	>300 µg/dl	unbrauchbar

Bewertung

Während sich der Test beim *Hund* als gut brauchbar erwiesen hat, allerdings nicht als so sicher wie die Chymotrypsinaktivitätsbestimmung, ist er bei der *Katze* nicht einsetzbar (Fischer 1993), da sich bei dieser Tierart die Werte bei Pankreasinsuffizienz mit denen gesunder Katzen überschneiden.

↓ ● exokrine Pankreasinsuffizienz
   ● (falsch niedrige Werte bisweilen bei Resorptionsstörungen)

Lipase

Die Lipase wird vom Pankreas in aktiver Form sezerniert. Zusammen mit den Gallensäuren ist sie für die *Fettverdauung* verantwortlich. Deutliche Anstiege im Blutserum werden bei **akuter Pankreatitis** und **Pankreasnekrose** des Hundes gesehen; jedoch kommen auch normale Werte vor. Dies trifft besonders für die Katze zu. Das Ferment sollte gleichzeitig mit der α-Amylase bestimmt werden, ist aber spezifischer als diese.

Material

Blutserum

Prinzip

Die Bestimmung hat folgende Reaktion zur Grundlage:

$$\text{Triolein} + H_2O \overset{\text{Lipase}}{\longleftrightarrow} \text{Monoglycerid} + \text{Fettsäure}$$

Die Messung erfolgt im UV-Bereich (365 nm).

Testkombinationen sind im Handel erhältlich. Durchführung nach Anleitung des Herstellers

Referenzbereiche

	Hund	Katze	Rind[1]
IU/l	bis 300	bis 250	10–80
nkat/l	bis 3	bis 2,5	0,1 bis 0,8

[1] nach Riße 1993

Umrechnungsfaktoren:
→ SI-Einheit: 0,01 (nkat/l)
→ konventionelle Einheit: 100 (IU/l)

Bewertung

Aussagekräftig sind nur Werte, die *das Dreifache* der oberen Grenze des Referenzbereichs überschreiten.
↑ (mehr als das Dreifache) ● akute Pankreatitis
● akute Pankreasnekrose
● Niereninsuffizienz
● (unregelmäßig)

Bei der Katze selten erhöht. Beim Wiederkäuer spiegelt die Lipaseaktivität auch die Situation mit gesteigerter Lipolyse wider.

α-Amylase

Die pankreatische α-Amylase sorgt im alkalischen Milieu des Dünndarms für die *Kohlenhydratverdauung*. Das Pankreas ist allerdings nicht die einzige Quelle des Ferments: andere Entstehungsorte sind Speicheldrüsen, Leber und Dünndarm. Eine Aktivitätserhöhung des Enzyms im Blut ist nicht unbedingt auf eine Pankreaserkrankung zurückzuführen; das Ferment sollte immer gleichzeitig mit der Lipase bestimmt werden.

Material

Blutserum, Blutplasma (Heparin)

Prinzip

Die Bestimmung erfolgt über mehrere Hilfswege, bis eine NAD/NADH-abhängige Reaktion erfolgt. Die Ab-

nahme der NAD-Konzentration in dieser Reaktion ist der α-Amylase-Aktivität proportional und wird bei 365 nm photometrisch gemessen.

Technik

Es sind Testkombinationen im Handel erhältlich. Arbeitsanleitung des Herstellers beachten!

Referenzbereiche

	Hund	Katze	Schwein	Rind[2]
IU/l	bis 1650	bis 1850	bis 3500[1]	60–120 IU/l

[1] Merk 1992
[2] nach Riße 1993

Bewertung

Aussagekräftig und verdächtig für eine akute Pankreasentzündung oder -nekrose sind Werte über das Dreifache der oberen Grenze des Referenzbereichs.
↑ (mehr als das Dreifache) ● akute Pankreatitis
● akute Pankreasnekrose
● Niereninsuffizienz
● (unregelmäßig)

Bei der Katze selten erhöht. Bei Wiederkäuern verhält sich die α-Amylase außerdem deutlich glukokortikoidabhängig.

Mikroskopische Kotuntersuchung

Stärke

Liegt ein Mangel an Amylase vor, kann unverdaute Stärke im Kot nachgewiesen werden. Vor der Untersuchung muß eine Probefütterung von Kartoffelbrei oder ähnlichem stärkehaltigem Futter erfolgen.

Material

Kot

Technik

Kot auf einem Objektträger ausstreichen und mit Lugol-Lösung färben.
Stärke färbt sich schwarz-blau.

Bewertung

Hund, Katze: keine oder nur geringe Mengen an Stärke nachweisbar

Muskelfasern

Bei einem **Mangel an Peptidasen** lassen sich unverdaute Muskelfasern (Eiweiß) im Kot nachweisen. Vor der Untersuchung wird Muskelfleisch verfüttert. Zu einem positiven Testergebnis kommt es erst, wenn *schwere Verdauungsstörungen* vorliegen.

Material

Kot

Technik

Quetschpräparat (Objektträger) auf Muskelfasern (erhalten gebliebene Querstreifen) untersuchen.

Referenzbereiche

Hund: keine oder ganz vereinzelt Muskelfasern nachweisbar

Bewertung

↑ (große Mengen) • Maldigestion
                • exokrine Pankreasinsuffizienz

Fettausscheidung im Kot, Fettbilanz

Eine **erhöhte Ausscheidung von Fett** (Steatorrhö) weist auf eine *gestörte Digestion oder Resorption* hin. Es können größere Fettmengen mit dem Kot ausgeschieden werden, bevor eine Diarrhö auftritt. Da die Fettausscheidung im Kot bei gesunden Hunden und Katzen sehr wechselt, sollte die *Untersuchung mehrfach* durchgeführt werden. Bereits einige Tage vor der Bestimmung muß eine Fettzufuhr von 30 bis 100 g Fett pro Tag (Olivenöl ins Futter mischen) begonnen werden.

Bewertung

↓ Resorption von weniger als 90% Fett:
   • Maldigestion bzw. Malabsorption
   • chronische Enteritis
   • Pankreasinsuffizienz (Lipasedefizit)
   • Gallensäuredefizit (selten)

Wird durch Substitution von Pankreasenzymen eine Normalisierung der Fettausscheidung erreicht, so kann auf eine **Pankreasinsuffizienz** geschlossen werden. **Fettstoffwechselstörungen** können durch Bestimmung der Gesamtlipide und Lipidfraktionen des Serums differenziert werden (s. S. 156 ff.).

Material

24-Stunden-Kot (Sammelkot)

Prinzip

◆ **Qualitativ**

Im mikroskopischen Nativpräparat erscheinen Fettsäuren als Nadeln, Fettseifen als plumpe Kristalle, Neutralfett als Tropfen. Durch Erhitzen mit Essigsäure entstehen aus allen Fetttropfen, die sich mit Sudan III rot färben.

◆ **Quantitativ**

Freie und veresterte Fettsäuren werden durch Kochen mit KOH in Fettseifen überführt. Diese werden durch Salzsäure freigesetzt, mit Petroleumbenzin extrahiert und titriert.

Technik

◆ **Qualitativ**

➡ Auf Objektträgerausstrich 1-2 Tropfen Essigsäure 30% geben.
➡ 2- bis 3mal bis zum Sieden erhitzen (durch kleine Flamme ziehen, nicht antrocknen lassen).
➡ Nach Abkühlung 2–3 Tropfen konz. Sudan-III-Lösung dazugeben.
➡ Erneut erhitzen.
➡ Untersuchung im starken Trockensystem: Fetttropfen erscheinen rot.

◆ **Quantitativ**

Reagenzien:
   Äthanol (96 Vol.-%)
   iso-Amylalkohol z. A.
   Kaliumhydroxid 33%
   Salzsäure 25%
   Petroleumbenzin z. A. (Siedebereich 40–60 °C)
   0,1 N Natronlauge
   Thymolblau-Indikator

Lösungen:
1. Amylalkohol 0,4 ml +
   Äthanol 96 Vol.-% ad 100 ml
2. Thymolblau 1 ml +
   Äthanol 96 Vol.-% 26 ml +
   Aqua dest. ad 50 ml

Durchführung:

➡ 24-Stunden-Sammelkot gut mischen.

➡ Ca. 5 g Kot in Erlenmeyer-Kolben geben und Nettogewicht feststellen.

➡ 10 ml Kalilauge 33% + 40 ml Amylalkohol-Äthanol dazugeben.

➡ 20 min kochen.

➡ Unter fließendem Wasser rasch abkühlen.

➡ 17 ml Salzsäure 25% dazugeben.

➡ Abkühlen lassen.

➡ 50 ml Petroleumbenzin dazugeben.

➡ Erlenmeyer-Kolben gut verschließen, 1 min kräftig schütteln, danach absetzen lassen.

➡ Aus Petroleumbenzinschicht 25 ml entnehmen, in 50-ml-Erlenmeyer-Kolben überführen, durch Wärme, besser im Vakuum einengen.

➡ Rückstand mit 10 ml Äthanol 96 Vol.-% auflösen.

➡ Aus Mikroküvette mit 0,1 N NaOH gegen Thymolblau titrieren (Beginn der Gelbfärbung).

Berechnung:

$$\frac{\text{Verbrauchte NaOH (ml)} \times 5{,}907}{\text{Kotmenge (g)}} = \text{Fettsäure (g/100 g Kot)}$$

Trypsin-Like Immunoreactivity (TLI)

Mit diesem Test wird sowohl Trypsin als auch Trypsinogen im Serum nachgewiesen. Der Test ist sehr gut brauchbar zur Diagnose der chronisch exokrinen Pankreasinsuffizienz. Er ist auch unter Therapie mit Pankreasfermenten durchführbar.

Material

Blutserum

Prinzip

Radioimmunoassay

Technik

Die Untersuchung ist bisher Speziallabors vorbehalten. Das Blutserum kann versandt werden.

Referenzbereiche

Sie sind abhängig vom jeweiligen Labor. Man sollte sich daher immer nach den Angaben richten, die von der Untersuchungsstelle als »normal« oder »erniedrigt« angesehen werden. Für den Hund kann ein Wert, der über 2,5 ng/ml liegt, als *Anhaltspunkt* für den Referenzbereich dienen.

Bewertung

↓ • exokrine Pankreasinsuffizienz

Es sind bisher keine Untersuchungsmöglichkeiten bei anderen Spezies verfügbar; für die Katze oder andere Tierarten sind die für den Hund entwickelten Antikörper nicht verwendbar.

Tab. 14.1: Diagnose exokriner Pankreaskrankheiten – Akute Pankreatitis

Enzym, Substrat	Untersuchungsmedium	Hund	Katze
α-Amylase	Serum, Plasma	>4.900 IU	selten erhöht
Lipase	Serum, Plasma	>900 IU/l	selten erhöht
α-Amylase	Aszitesflüssigkeit	wenn > als im Plasma	wenn > als im Plasma
Lipase	Aszitesflüssigkeit	wenn > als im Plasma	wenn > als im Plasma
Lipämie	Serum, Plasma	häufig	häufig
TLI	Serum, Plasma	kurzfristig ↑	?
ALT	Serum, Plasma	↑	↑
GLDH	Serum, Plasma	↑	↑
AP	Serum, Plasma	↑	?
Bilirubin	Serum, Plasma	selten ↑	selten ↑
Glukose	Blut	häufig ↑	häufig ↑
Kalzium	Serum, Plasma	↓ (später)	?
Cholesterin	Serum, Plasma	↑	↑ ?
Harnstoff	Serum, Plasma	↑	↑
Kreatinin	Serum, Plasma	↑	↑
Hämokonzentration	Blut (Hkt), Plasma (Protein)	+	+
Leukozyten	Blut	+	+
Neutrophilie	Blut	+	+
Lymphozytopenie	Blut	+	+

Tab. 14.2: Diagnose exokriner Pankreaskrankheiten – Chronische Pankreasinsuffizienz

Substrat	Untersuchungsmedium	Hund	Katze
PABA-Test	Serum	<300 μg/dl	unbrauchbar
Chymotrypsin	Kot	wenn dreimal < 1 U/g	wenn dreimal < 1 U/g
TLI	Serum	(cTLI) < 2,5 ng/ml	(fTLI) < 2,5 ng/ml
Fett	Kot	↑	↑
Stärke	Kot	↑	↑
Protein (Muskelfasern)	Kot	↑	↑
Protein, Albumin	Serum	↓	↓
Gesamtkalzium	Serum	↓	↓
Lipidämie	Serum, postprandial	negativ	negativ

Lipidämie, postprandial

Durch Mangel an Pankreaslipase ist die Fettverdauung erheblich gestört. Normalerweise tritt 1 bis 3 Stunden nach Aufnahme eines fetten Futters eine deutliche Lipidämie im Blutserum/-plasma auf. Bei exokriner Pankreasinsuffizienz fehlt diese Hyperlipidämie, das Serum bleibt klar. Der Test ist recht empfindlich, das Fehlen der Lipidämie nahezu typisch für chronische exokrine Pankreasinsuffizienzen.

Voraussetzung ist die Fütterung einer fetten Mahlzeit. Man kann sie in Form der Schmidt-Probekost in Verbindung mit der Untersuchung des Kotes auf Fett, Stärke und Muskelfasern durchführen. Dazu kann ein fettes Fleisch zusammen mit 30 bis 100 g Olivenöl gefüttert werden. Nach 1 bis 3 Stunden wird Blut zur Serum-/Plasmagewinnung entnommen und die Trübung festgestellt.

Bewertung

Trübung entspricht normaler Fettverdauung. Fehlende Trübung spricht für exokrine Pankreasinsuffizienz.

Literatur

1. Fischer S, Kraft W. BT-PABA-/Xylose-Test bei der Katze? Tierärztl Prax 1993; 21: 159-62.
2. Freudiger U, Bigler B. Die Diagnose der chronischen exokrinen Pankreasinsuffizienz mit dem PABA-Test. Kleintierpraxis 1977; 22: 73-9.
3. Merk B. Einfluß von Alter, Rasse, Haltung, Fütterung und Fortpflanzungsstadium auf Serumenzymwerte beim Schwein. Diss. München 1992.
4. Reusch C. Photometrische Chymotrypsinbestimmung des Hundes. Tierärztl Prax 1986; 14: 147-52.
5. Riße R. Untersuchungen zur Aktivität der Pankreas-γ-Amylase und Pankreas-Lipase in Blutplasma und Harn von Milchkühen. Leipzig: Vet Med Diss 1993.

15 Gastrointestinaltrakt

Wilfried Kraft

Bei Erkrankungen des Gastrointestinaltrakts, insbesondere bei akuten Erkrankungen im Jungtieralter, sollte immer auch an *Endoparasitosen* gedacht werden. Eine parasitologische Untersuchung sollte daher unbedingt durchgeführt werden (s. Kap. 28), sofern das klinische Bild nicht eindeutig für eine andere Krankheit spricht. Es ist dabei aber zu beachten, daß nur *adulte Würmer* Geschlechtsprodukte abgeben; Bandwurmbefall, beim Pferd auch Dassellarvenbefall, können mit den üblichen Kotuntersuchungen unerkannt bleiben. Bandwurmbefall – außer schwerste Befälle – führen in der Regel aber nicht zu klinischen Symptomen; Dassellarven können endoskopisch gut erkannt werden.

Magenfunktion

Magensekretuntersuchung

Bei Tieren mit einhöhligem Magen ist die Bestimmung der Wasserstoffionenkonzentration (pH-Wert) eine wichtige Funktionsuntersuchung. Allerdings ist die Untersuchung einer zufällig entnommenen Magensaftprobe nicht sehr aussagekräftig. Überlegen wäre die Bestimmung *der Leistungsfähigkeit einer maximal angeregten Sekretion*. Einen erheblichen Fortschritt erbrachte die Untersuchung mit der **pH-Magensonde**, mit der eine kontinuierliche Messung über Stunden möglich wurde. Damit können auch verschiedene **Funktionsprüfungen** (Gastrin-, Koffein-, Histaminstimulation) durchgeführt werden.

Die Magenfunktionsuntersuchungen beim Kleintier und auch beim Pferd wurden in den letzten Jahren weitgehend durch die *Endoskopie mit Biopsie* ersetzt.

Material

Magensaft. Das Sekret sollte in folgender Weise gewonnen werden:
1. Zweimal eine Viertelstunde Absaugen und getrenntes Gewinnen des Nüchternsekrets.
2. Viermal eine Viertelstunde Absaugen und getrenntes Gewinnen von Magensekret unter Sekretionsanregung durch Gastrin- oder Histaminapplikation.

Prinzip

Der Magen des Hundes (und der Katze?) stellt unter Ruhebedingungen die Magensaftsekretion fast ein **(Basalsekretion)**. Damit ist die alleinige Untersuchung des Magensaftes unter Ruhebedingungen nicht aussagekräftig. Durch *Gastrinapplikation* werden die Parietalzellen zur Sekretion angeregt; der Mageninhalt wird saurer. Dadurch kann die direkte Wirkung auf die Magensekretion geprüft werden (**»Maximalsekretion«**). Durch die Gabe von Histamin, Koffein oder Alkohol wird die Gastrinsekretion und damit die Magensaftsekretion angeregt. Dadurch kann die Gastrinsekretion mittelbar untersucht werden. Die Untersuchung erfolgt mittels pH-Meter und/oder durch Titration.

Technik

Zur Gewinnung des Magensaftes wird der Hund in Seitenlage gebracht.

Keine Sedation! Sie beeinflußt die Magensekretion. Unter Morphinderivaten kommt eine (Sub-)Maximalsekretion zustande, so daß bei widersetzlichen Hunden nach Morphingabe wenigstens diese Meßgröße bestimmt werden kann.

◆ **Basalsekretion**
➡ Magensonde ins Antrum einführen (Durchleuchtung oder Endoskopie).
➡ Magen möglichst vollständig entleeren (Spritze).
➡ Zweimal genau 15 min durch Absaugen den Magensaft möglichst quantitativ gewinnen.

◆ **Maximalsekretion**
➡ Sekretionsanregung der Parietalzellen: 320 mg Histamin/kg KM s. c.
➡ Gleichzeitig Applikation eines H_1-Antihistaminikums zur Verhinderung der Nebenwirkungen (der Magen enthält H_2-Rezeptoren, die vom Histamin angeregt, vom H_1-Antagonisten jedoch nicht blockiert werden).
Der Test zeigt indirekt auch die *Gastrinsekretion* an.

Oder:

→ Sekretionsanregung durch Pentagastrin: 6 µg Pentagastrin/kg KM s. c.

Der Test zeigt die *direkte Wirkung des Gastrins* auf die Parietalzellen an; er sagt nichts aus über die Gastrinsekretion.

In allen Fällen wird *viermal eine Viertelstunde lang* Magensekret quantitativ gewonnen. Die Bestimmung des pH-Wertes erfolgt am besten durch ein pH-Meter.

◈ Bestimmung der Wasserstoffionenkonzentration durch Titration mit Phenolrot als Indikator

→ NaOH-Lösung 0,1 N in die Bürette geben.

→ Fraktionierten Magensaft (2 × 15 min Basalsekretion, 4 × 15 min Maximalsekretion) abmessen und mit Phenolrot versetzen.

→ Unter Schwenken NaOH-Lösung zugeben bis zum Farbumschlag.

Berechnung:

$$\text{H}^+\text{-Konzentration (mval/l)} = \frac{\text{Verbrauch an NaOH [ml]} \times 0,1 \text{ [mval/l]}}{\text{Menge des vorgelegten Magensaftes [ml]}}$$

Damit lassen sich die *Basal-* und die *Maximalsekretion pro 15 Minuten* bestimmen. Zur Umrechnung pro Stunde werden die Werte, die pro Viertelstunde gemessen wurden, gemittelt. Im allgemeinen ist der erste Viertelstundenwert nach Sekretionsanregung noch relativ niedrig, der pH-Wert relativ hoch.

Hund: ● pH-Magensonde:
  – Basal-pH-Wert: 0,7 bis 1,7
  – pH-Wert nach Pentagastrin: 0,6 bis 0,8
● Magensaftgewinnung:
  – Basalsekretion H^+-Ionen: <1,7 mval/l (Spitzenwerte bis 6,7 mval/l)
  – Maximalsekretion H^+-Ionen (6 µg Pentagastrin/kg): 14-40 mval/h
  – Maximalsekretion (ml/h): 99-270 ml

Die Messung der **Basalsekretion** durch Gewinnung von Magensaft ist beim Hund nicht sehr aufschlußreich. Die aufwendige Bestimmung der Maximalsekretion dürfte einen routinemäßigen Einsatz verhindern. Immerhin können eine ausbleibende Vermehrung der Sekretmenge und ein fehlender Anstieg der H^+-Ionenkonzentration nach Pentagastrinapplikation als *Hypazidität* gedeutet werden.

Wesentlich bessere Aussagen lassen sich mit der **pH-Magensonde** erzielen. Insbesondere nach Pentagastrin kommt ein Abfall des pH-Wertes zustande. Ein auch Stunden nach Einführen der pH-Sonde in den Magen gleichbleibend hoher pH-Wert, der auch nach Pentagastringabe nicht abnimmt, spricht – korrekte Lage der Sonde vorausgesetzt (Röntgenkontrolle!) – für *Hypazidität*.

Serum-Gastrin

Das Hormon Gastrin wird von den *G-Zellen sezerniert,* die sich hauptsächlich im Antrum, geringe Mengen offenbar auch im proximalen Duodenum, Pankreas und Kolon finden. Die **Anregung der Sekretion** erfolgt in Anwesenheit von *Futter* in Magen und Duodenum. Auch durch *Fremdkörper,* die sich im Magen befinden, wird die Gastrinsekretion angeregt, weshalb besonders die sich häufig in der Antrum-Pylorus-Gegend ansammelnden Bezoare zu einer ständigen Gastrinsekretion (Dehnungseffekt) mit Hypergastrinämie führen. Hieraus können Magenulzera und Pylorushypertrophie resultieren. Beim Hund wird die Sekretion durch cholinerge Mechanismen gesteigert. Ein *niedriger Magen-pH* sowie *Somatostatin* **hemmen** die **Sekretion**.

Blutplasma, Blutserum

Radioimmunoassay

Testkombinationen befinden sich im Handel. Durchführung nach Anleitung des Herstellers.

	Hund	Pferd
pg/ml	5–32[1]	21,1 ± 15,6[2]

[1] Die Werte sind außerordentlich labor- und testabhängig. Deshalb müssen für jedes Labor und jeden Test eigene Referenzbereiche festgelegt werden. Die angegebenen Werte können daher nur als Anhaltspunkte dienen.

[2] Schusser und Obermayer-Pietsch 1992

Ob eine Verminderung des Gastrins (**Hypogastrin-ämie**) in der Tiermedizin wirklich von Bedeutung ist, erscheint bisher sehr fraglich.

↑ = **Hypergastrinämie:**
- Gastrinom (endokriner Tumor des Verdauungstrakts, besonders Pankreasinselzelltumoren ohne Insulinsekretion)
- atrophische Gastritis
- Hyperparathyreoidismus
- Pylorushypertrophie, Passagestörung
- Niereninsuffizienz
- Hepatopathie?
- Pferd: akute sekundäre Magendilatation (Schusser et al. 1992)

Bei Verdacht auf **Gastrinom** können bei normalem Serum-Gastrinspiegel Kalzium oder Sekretin i. v. gegeben werden. Folgt darauf ein Anstieg von Gastrin im Serum, so spricht dies für ein Gastrinom.

Darmfunktion

Darmfunktionsstörungen können durch eine Reihe von unterschiedlichen Krankheiten ausgelöst werden. Neben der *parasitologischen Untersuchung* und den *mikrobiologischen Untersuchungen* sind labordiagnostisch solche Funktionsstörungen zu erfassen, die zu einer **Malassimilation** – Maldigestion oder Malabsorption – führen. Die Untersuchungsmethoden sind bisher nur beim Hund etabliert und wurden kürzlich auch für die Katze überprüft (Fischer 1992).
Eine Reihe mehr oder weniger aussagekräftiger Tests kann zur Prüfung der Darmfunktion herangezogen werden. Die Wahl richtet sich nach der Fragestellung. Die Untersuchungen können eingeteilt werden in:
- **Bilanztests:** Bestimmung der Differenz zwischen der oral aufgenommenen und der mit dem Kot ausgeschiedenen Menge einer Substanz
- **Toleranztests:** Bestimmung der Konzentration einer oral verabreichten Substanz im Blutserum
- **Ausscheidungstests:** Bestimmung der im Harn pro Zeiteinheit ausgeschiedenen Menge einer oral verabreichten Substanz. Sie werden in der Tiermedizin wegen der Schwierigkeit, Harn quantitativ zu gewinnen, kaum noch durchgeführt.

Bilanztests

Qualitative und quantitative Bilanztests siehe Kapitel 14

Toleranztests

Laktosetoleranztest

Die Disaccharide Laktose, Maltose und Sukrose werden nur resorbiert, wenn sie vorher durch spezifische Enzyme metabolisiert wurden. Diese Enzyme sind im Bürstensaum des Dünndarmepithels lokalisiert. Sie können alle gemeinsam oder auch jeweils isoliert gestört sein. Bei Hund und Katze wird relativ häufig die Funktion der **Laktosemetabolisation** untersucht.

Vollblut, Blutserum

Laktose wird oral zugeführt. Das Enzym Laktase (β-Galaktosidase) spaltet Laktose in Glukose und Galaktose. Beide werden resorbiert. Im Blut wird die Glukoseerhöhung bestimmt.

➡ Zwölfstündige Nahrungskarenz
➡ Bestimmung der Blutglukose (Ausgangswert)
➡ 2 g Laktose/kg KM mit der Magensonde eingeben.
➡ Erneute Blutglukosebestimmung nach jeweils viermal fünfzehn Minuten. Die höchste Glukose-Konzentrationserhöhung im Blut wird bei den meisten Probanden schon nach 15 min erreicht (Habel 1982).

Hund: Anstieg der Blutglukose um 15 bis 30% des Ausgangswertes
Katze: Anstieg der Blutglukose um 15 bis 30% des Ausgangswertes

↑ ● Laktasemangel
- erniedrigt auch bei
  - Erbrechen
  - Magenfunktionsstörung mit verzögerter Entleerung
  - Enteritis
  - bisweilen bei chronischer Pankreasinsuffizienz
↓ ● Diabetes mellitus
- bisweilen ohne erkennbare Ursache

Die Bewertung muß auch das *klinische Bild* berücksichtigen. Bei ausreichender Laktaseaktivität kommen kaum einmal Meteorismus oder Durchfall vor; bei Laktasemangel werden dagegen Blähungen (Palpation, Perkussion, Röntgen) und Diarrhö beobachtet.

D-Xylose-Toleranztest

Der Test eignet sich zur **Überprüfung der Kohlenhydratresorption** im Dünndarm. D-Xylose ist ein Pentose-Monosaccharid, das normalerweise weder in der Nahrung noch in Blut oder Harn vorkommt. Es wird passiv im Duodenum und oberen Jejunum resorbiert.

Die Resorption wird beeinflußt von der
– applizierten Menge
– Magenentleerung
– resorptionsfähigen Dünndarmschleimhautfläche
– Blutzirkulation in der Dünndarmwand

Die früher auch als Ausscheidungstest durchgeführte Untersuchung war außerdem abhängig von der Nierenfunktion und der (beim üblichen Tierpatienten Un-)Möglichkeit der exakten quantitativen Harngewinnung innerhalb einer bestimmten Zeit. Nicht direkt beeinflußt wird die Resorption und damit der Test dagegen durch Dünndarmenzyme oder Bakterien (es sei denn, sie hätten zur Enteritis geführt).

Material

Blutserum

Prinzip

D-Xylose wird mit der Magensonde verabreicht und in zeitlichen Abständen (mindestens 30, 60 und 90 min nach Applikation) im Blut gemessen.

Technik

Der Test ist als Testkombination im Handel erhältlich. Durchführung nach Angabe des Herstellers

Referenzbereiche

Hund: Maximum der Xylosekonzentration 45 mg/dl, erreicht i. a. zwischen 30 und 90 min nach Applikation

Katze: Die Testergebnisse von Tieren mit Resorptionsstörungen überschneiden sich sehr stark mit denen gesunder Katzen, so daß eine gesicherte Aussage nicht möglich ist.

Bewertung

↓ (Wert unter 45 mg/dl):
● Kohlenhydratmalabsorption
● chronische exokrine Pankreasinsuffizienz (Veränderung der Darmschleimhaut, Dysbakterie)

PABA-Xylose-Test

PABA- und Xylose-Test können gleichzeitig durchgeführt werden. Dazu gibt man die beiden Substanzen in magenlöslichen Kapseln ein. Als Dosis verwendet man für D-Xylose 0,5 g/kg KM, für PABA 15 mg/kg KM. Die Ergebnisse entsprechen jenen der Einzeluntersuchungen.

Weitere Untersuchungen

Lysozym im Kot

Lysozyme sind *Polypeptide* mit einem Molekulargewicht zwischen 14000 und 18000 D. Hauptquelle der Lysozyme sind segmentkernige neutrophile Granulozyten, Monozyten und Makrophagen. Im *Kot* gesunder Tiere werden sie nur in Spuren gefunden. **Erhöht** sind sie bei entzündlichen Erkrankungen sowie bei Kolonkarzinomen. Im *Urin* werden vermehrt Lysozyme bei Tubulopathien festgestellt, im *Liquor* bei entzündlichen Erkrankungen des ZNS, im *Blutserum* bei leukämischen Leukosen und anderen Tumoren.

Material

Kot

Prinzip

Die Kotprobe wird mit einer Suspension abgetöteter Bakterien (Micrococcus lysodeicticus) inkubiert. Bei Anwesenheit von Lysozymen werden die Bakterienwände aufgelöst. Die dadurch entstehende Aufhellung der Suspension wird turbidimetrisch gemessen (Trübungsmessung).

Technik

Es sind Testkombinationen erhältlich (Testomar-Lysozym Mono, Fa. Behringwerke). Durchführung nach Angabe des Herstellers.

Referenzbereiche

	Hund	Katze
µg/g Kot	bis 35[1]	bis 2,6[2]

[1] Kottrockenmasse (Warlies 1988)
[2] Fischer 1992

↑ *Hund:* ● Enteritiden
  Katze: ● akute Duodenitis (gering erhöht)
      ● chronische Duodenitis (stärker erhöht)

↓ *Katze:* ● akute Kolitis (gering vermindert)
      ● chronische Kolitis (stärker vermindert)

Elastase der polymorphkernigen neutrophilen Granulozyten (PMN-Elastase)

Es handelt sich um ein *Glykoprotein* von ca. 30000 D. Diese unspezifische Proteinase ist in den azurophilen Granula (Lysosomen) der polymorphkernigen neutrophilen Granulozyten gespeichert. Beim Menschen läßt sie sich zur Differenzierung entzündlicher von nichtentzündlichen Gelenkerkrankungen, tumorösen von entzündlichen Pleuraergüssen, zur Diagnose bakterieller Meningitiden und entzündlicher Darmkrankheiten verwenden.

Material

Kot

Prinzip

Man gibt Kot in ein Kunststoffröhrchen, das mit spezifischen Antikörpern gegen Elastase (α_1-Proteinaseinhibitor) beschichtet ist. Die in der Kotprobe enthaltene Elastase wird an diese Antikörper gebunden, das übrige Material durch Abgießen und Waschen entfernt. Danach gibt man enzymmarkierte (Alkalische Phosphatase) Antikörper gegen α_1-Proteinaseinhibitor hinzu, die sich an die antigenen Determinanten des α_1-Proteinaseinhibitors am Röhrchen binden. Nach Auswaschen des Überschusses wird die enzymatische Aktivität des Antikörper-Enzym-Konjugats bestimmt.

Technik

Es sind Testkombinationen erhältlich (PMN-Elastase-Immunoassay, Fa. Merck Diagnostika). Durchführung nach Angabe des Herstellers.

Referenzbereiche

Hund: keine Ergebnisse bekannt
Katze: bis 2,9 µg/dl Kot (Fischer 1992)

Bewertung

↑ ● Enteritiden, insbesondere chronische

Milchsäure

Die Milchsäure ist ein *Abbauprodukt des Kohlenhydratstoffwechsels.* Im Kot kommt sie nicht oder nur in Spuren vor. Während die Bestimmung des Laktats im Blut bereits weite Verbreitung erfährt, ist ihre Untersuchung im Kot noch weitgehend unbekannt. Besonders bei **ulzeröser Kolitis** ist sie vermehrt.

Material

Kot

Prinzip

Photometrische Bestimmung der Milchsäure in fett- und proteinfreiem Kotfiltrat, Bestimmungsprinzip LDH- und NADH-abhängig wie Laktatbestimmung im Blut (s. dort).

Technik

Es sind Testkombinationen erhältlich. Durchführung nach Angabe des Herstellers.

Referenzbereiche

Hund: bis 25 mg/g Fäzes (Flasshoff 1977)
Katze: Die Werte von gesunden und kranken Tieren unterscheiden sich nicht.

Bewertung

↑ *Hund:* ● Laktasemangel (Flasshoff 1977)
      – primärer Laktasemangel des Welpen
      – sekundärer Laktasemangel des Welpen bei
         ◇ familiärer Laktoseintoleranz
         ◇ akuter Gastroenteritis
         ◇ Darmparasitosen
      – sekundärer Laktasemangel des adulten Hundes bei
         ◇ Proteinfehlernährung
         ◇ rezidivierender Gastroenteritis
         ◇ Therapie mit darmwirksamen Antibiotika

Plasmaprotein im Kot

Plasmaproteine kommen im Kot gesunder Tiere allenfalls in *Spuren* vor. Stark vermehrt sind sie bei jeder Form der **exsudativen Enteropathie**.

Material

Kot

Prinzip

Elektrophoretische Bestimmung (Agarosegelelektrophorese) der Plasmaproteine in der Kotsuspension

Technik

Es sind Testkombinationen erhältlich (High Resolution Elektrophorese [HRE] Kit, Fa. Beckman Instruments). Durchführung nach Angabe des Herstellers.

Referenzbereiche

Hund: Spur

Katze: Sowohl gesunde als auch kranke Katzen scheiden nur Spuren von Plasmaprotein aus (Fischer 1992).

Bewertung

↑ *Hund:* ● exsudative Enteropathie
● Darmblutungen
● Darmulzera
● akute (Dünn-)Darmentzündung

Phenolkörper

Zu den Phenolkörpern gehören außer dem Phenol selbst u. a. Brenzkatechin, Pyrogallol, Indoxyl, Kresol. Phenolkörper stammen überwiegend aus dem *Abbau aromatischer Aminosäuren* durch Bakterien im Darm; nur eine geringe Menge wird im Intermediärstoffwechsel in der Leber gebildet.

Material

Serum

Prinzip

Die Bestimmung erfolgt nach Holloway et al. (1980), modifiziert nach Flasshoff (1983) mit dem Folin-Ciocalteus-Reagenz. Die hierin enthaltenen komplexen Polyphosphorwolframsäureverbindungen werden unter Einwirkung von Phenolkörpern gelb bis farblos. In alkalischem Milieu entsteht eine Blaufärbung, die photometrisch gemessen wird.

Technik

	Leerwert	Probe
Serum (ml)	–	0,25
Aqua dest. (ml)	0,5	0,25
Perchloressigsäure 70 %	0,05	0,05

➡ 10 s schütteln, abzentrifugieren.

Überstand	0,2	0,2
Aqua dest.	1,0	1,0

➡ Schütteln, mit Kunststoffspatel mischen.

Natriumkarbonat 10%	1,0	1,0

➡ Schütteln, 60 min bei Raumtemperatur stehen lassen.
➡ Umfüllen in Polystyrolküvetten.
➡ Extinktion bei 578 nm gegen Leerwert messen.

Erstellen der Eichkurve:
➡ 60,9 mg p-Hydroxyphenylessigsäure (0,4 mmol) mit Aqua bidest. ad 20 ml lösen (= 20 mmol/l oder 3045 mg/l).
➡ Hiervon 1 ml mit Aqua bidest. ad 20 ml auffüllen (= 1 mmol/l).
➡ In Spitzzentrifugengläser (Kunststoff) pipettieren:

ml Eichlösung	–	0,25	0,1	0,05
ml H$_2$O	0,5	0,25	0,4	0,45
Konz. (mmol/l)	0	0,5	0,2	0,1

➡ Weiter behandeln wie Probe.
➡ Die Extinktionen der Proben werden anhand der Eichkurve abgelesen, das Ergebnis mit 2 multipliziert = mmol/l.

Referenzbereiche

Sie wurden bisher nur bei Hund (Kamuf 1989) und Pferd (Zeilmann 1990) ermittelt.

	Hund	Pferd
mmol/l	0,3–0,7	0,25–0,37

Bewertung

↑ ● Darmkrankheiten, insbesondere Ileuszustände und hämorrhagische Enteritiden
● Leberkrankheiten
● Nephropathien (seltener)

Indikan

Indikan, das zu den *Phenolkörpern* gerechnet wird, entsteht durch *bakteriellen Eiweißabbau* im Darm aus Tryptophan. Wenn größere Mengen an Protein ins Kolon gelangen (**Maldigestion, Blutungen, exsudative Enteropathie**), wird vermehrt Indikan gebildet, resorbiert und mit dem Urin ausgeschieden. Im Urin wird es qualitativ oder quantitativ nachgewiesen. Der Test wird durch Niereninsuffizienz gestört und wurde früher auch als Nierenfunktionsprobe angewandt.

Material

Urin

Prinzip

Methode nach Obermayer

Technik

➡ Harn 20 ml, ggf. mit einigen Tropfen 3%iger Essigsäure,
  + 5 ml 10%ige Blei-II-Azetat-Lösung schütteln, filtrieren.
➡ 10 ml Filtrat + 10 ml Obermayers Reagenz
  (Obermayers Reagenz: 0,2 Teile 10%ige Eisenchloridlösung + 25 Teile konz. Salzsäure) schütteln.
➡ Farbe der überstehenden Chloroformphase beurteilen.

In der Regel wird die grobsinnliche Beurteilung durchgeführt. Zur photometrischen Untersuchung wird die Chloroformphase im 24-Stunden-Sammelurin bei 540 bis 560 nm gegen Chloroform als Leerwert herangezogen.

Referenzbereiche

	qualitativ	quantitativ mg/24 Stunden
Hund:	farblos bis leicht rosa	bis 30
Katze:	farblos bis leicht rosa	bis 20
Pferd:	lichtblau	bis 300
Rind:	rosa bis lichtblau	bis 250

Bewertung

↑ (blaue bis tiefblaue Färbung)
  ● Ileuszustände
    (beim Pferd oft >1000 mg/24 Stunden)
  ● Peritonitis
  ● Niereninsuffizienz

Serum-Kobalamin (Vit. B$_{12}$)

Kobalamin wird unter Einwirkung der Magensäure und proteolytischer Enzyme aus der Nahrung freigesetzt. Im Magen erfolgt eine Bindung an Protein. Proteolytische Pankreasenzyme lösen diese Bindung wieder, und das Kobalamin wird an den Intrinsic-Faktor gebunden. Im distalen Dünndarm befinden sich Rezeptoren, die den Komplex Kobalamin-Intrinsic-Faktor binden und zur Resorption bringen. Diese Resorptionsfähigkeit ist bei **Dünndarmkrankheiten** sowie bei **exokrinen Pankreasstörungen** herabgesetzt.

Material

Blutserum

Prinzip

Kompetitive Bindungsanalyse

Technik

Die Untersuchung ist sehr aufwendig und sollte an kommerzielle Labors abgegeben werden.

Referenzbereiche

Hund: 300 bis 800 ng/l (Williams 1991)
Katze: kein Referenzbereich bekannt

Bewertung

↑ ● Dünndarmkrankheiten mit Resorptionsstörung, einschließlich Dysbakterie
  ● chronisch exokrine Pankreasinsuffizienz

Serum-Folsäure

Die zu den *B-Vitaminen* gehörende Folsäure ist im Futter des Hundes ausreichend vorhanden. Sie kann zunächst kaum resorbiert werden; erst wenn sie die Folsäurekonjugase im Bürstensaum der Jejunumschleimhaut an ein Monoglutamat konjugiert, wird sie an spezifischen *Carrier resorbiert*. **Chronische Jejunumerkrankungen,** die zu einer schweren Beeinträchtigung der Schleimhautfunktion geführt haben, setzen die Resorptionsfähigkeit und damit die Serum-Folsäurekonzentration herab.

Material

Blutserum, Blutplasma (unterschiedliche Werte?)

Prinzip

Kompetitive Bindungsanalyse

Technik

An Speziallabors gebunden

Referenzbereiche

Sehr unterschiedliche Angaben in der Literatur!

Hund: Blutserum: 4,8 bis 13,0 µg/l[1]
                     7,5 bis 17,5 µg/l[2]
         Blutplasma: 4,0 bis 26,0 µg/l[3]

[1] Batt et al. 1982
[2] Williams 1991
[3] Baker et al. 1986

Bewertung

↑ ● exokrine Pankreasinsuffizienz

   ● Darmhyperbakterie

↓ ● Resorptionsstörungen (Malabsorptionssyndrom)

Literatur

1. Baker H, Schor SM, Murphy BD et al. Blood vitamine and choline concentrations in healthy domestic cats, dogs and horses. Am J Vet Res 1986; 47: 1468-71.
2. Batt RM, Morgan JO. Role of serum folate and vitamin B_{12} concentrations in the differentiation of small intestinal abnormalities in the dog. Res Vet Sci 1982; 32: 17-22.
3. Fischer S. Zur Aussagefähigkeit des N-Benzoyl-L-Tyrosyl-Paraaminobenzoesäure- und Xylose-Tests bei der Katze sowie der Lysozym-, Elastase-, Milchsäure- und Plasmaproteinbestimmung im Katzenkot. Diss. München 1992.
4. Flasshoff HJ. Zur Diagnostik des Laktasemangels beim Hund. Kleintierpraxis 1977; 22: 64-6.
5. Flasshoff HJ. Persönliche Mitteilung 1983.
6. Habel H. Der Laktose-Toleranztest als Diagnostikum beim Malassimilationssyndrom des Hundes. Diss. München 1982.
7. Holloway et al. 1980, zit. n. Flasshoff 1983.
8. Kamuf M. Intragastrische pH-Metrie über 24 Stunden am Hund. Erstellen eines Referenzbereichs. Diss. München 1989.
9. Schusser GF, Obermayer-Pietsch B. Plasmagastrinspiegel bei Pferden mit Kolik. Tierärztl Prax 1992; 20: 395-8.
10. Warlies K. Die Bestimmung von Lysozym und Plasmaproteinen im Stuhl gesunder und kranker Hunde. Diss. Hannover 1988.
11. Williams DA. Exocrine pancreatic disease. In: Canine Medicine and Therapeutics. Oxford: Blackwell, 1991.
12. Zeilmann M. Laborwerte und deren Verlaufskontrolle bei Pferden mit Kolikerkrankung unter besonderer Berücksichtigung der freien Serumphenole. Diss. München 1990.

16 Serum-Protein

Wilfried Kraft und Ulrich M. Dürr
unter Mitarbeit von Manfred Fürll, Hartwig Bostedt und Karl Heinritzi

Gesamtprotein

Mit Ausnahme der Immunglobuline wird fast das gesamte Plasma-Protein *in den Hepatozyten synthetisiert*. Dies gilt auch für nahezu alle Gerinnungsfaktoren (Ausnahmen: Faktor VIII und Faktor IV [Kalzium]).

Indikationen für die Bestimmung des Gesamtproteins (und/oder der Fraktionen) sind Dehydratation, Hyperhydratation, Durchfall, Erbrechen, Gewichtsverlust, Nephropathien, Hepatopathien, sicherere Interpretation von Hämatokritwerten.

Material

Blutserum, Blutplasma (Heparin, EDTA, Zitrat, Fluorid) (leicht differierende Werte zwischen Blutserum und -plasma)

Prinzip

Die in der Regel angewandte Methode ist die **Biuretmethode nach Weichselbaum:**
Kupferionen lagern sich in alkalischer Lösung an die Peptidbindungen von Proteinen und Peptiden an. Dabei entsteht eine Violettfärbung, die der Zahl der Peptidbindungen proportional ist. Die Farbintensität wird bei 546 nm gemessen.

Auf einfache Weise läßt sich die Proteinkonzentration **refraktometrisch** recht genau bestimmen; die Werte liegen etwas niedriger als bei der Biuretmethode.

Technik

Es stehen zahlreiche kommerziell erhältliche Testkombinationen für Naß- und Trockenchemie einschließlich automatisierter Verfahren zur Verfügung. Durchführung nach Anleitung des Herstellers.

Zur Refraktometrie wird ein Tropfen Serum auf die Untersuchungsfläche des Refraktometers gegeben, mit der Deckplatte abgedeckt, damit verteilt und optisch gemessen.

Referenzbereiche

	g/dl	g/l
Hund	5,4–7,5[1]	54–75[1]
Katze	5,7–9,4[2]	57–94[2]
Pferd	5,5–7,5	55–75
Rind	6,0–8,0[3]	60–80[3]
Schaf	5,5–7,5	55–75
Ziege	6,5–7,5	65–75
Schwein	bis 8,6[4]	bis 86[4]

Umrechnungsfaktoren:
→ SI-Einheit: × 10 (g/l)
→ konventionelle Einheit: × 0,1 (g/dl)

[1] Jungtiere <1 Jahr: 4,8-7,5 g/dl / 48-75 g/l
[2] Jungtiere <1 Jahr: 4,8-8,8 g/dl / 48-88 g/l
[3] Kälber 5,0-7,0 g/dl (50-70 g/l), erwachsene Rinder 6,0-8,0 g/dl (60-80 g/l) (Stöber und Gründer 1990)
[4] Bickhardt 1992

Bewertung

Jungtiere haben einen geringeren Serum-Proteingehalt als Erwachsene. Bei der *Katze* liegen die Serum-Proteinkonzentrationen wesentlich höher, als bisher angenommen. Dies ist besonders deshalb wichtig, weil bei dieser Tierart hohe Serum-Proteinwerte fast als spezifisch für die feline infektiöse Peritonitis angesehen wurden.

↑ = **Hyperproteinämie:**
- chronische Infektionskrankheiten (Hyperfibrinogenämie; zusammen mit Hypergammaglobulinämie besonders bei feliner infektiöser Peritonitis, Leishmaniose)
- Hypergammaglobulinämie (mono- oder polyklonal)
- Pseudohyperglobulinämie: Dehydratation (relative Hyperglobulinämie)
- chronische Entzündungsprozesse (Peritonitis, Fremdkörper, Pleuritis, Pneumonien, Metritis, Polyarthritis, Perikarditis, Pyelonephritis, Panaritium)

↓ = **Hypoproteinämie:**

1. Hauptsächlich verminderte Synthese:

- Malassimilationssyndrom, einschließlich exokriner Pankreasinsuffizienz
- chronische Hepatopathien
- chronische Enteropathien (Tumorosen, Enteritiden, Darmparasitosen)
- Unter- oder Fehlernährung
- generalisierte Tumorose

2. Hauptsächlich Proteinverluste:

- Proteinurien (nephrotisches Syndrom)
- exsudative Enteropathie
- exsudative Dermatitiden, besonders Verbrennungen
- Blutverluste nach außen
- M. Addison
- maligne Tumorosen

Serum-Proteinfraktionen

Durch **Elektrophorese** können die Serum-Proteine in mehrere Fraktionen aufgespalten werden. Die Auftrennung der Proteine ist sehr methodenabhängig; entsprechend müssen die Ergebnisse immer unter Berücksichtigung der jeweiligen Methode interpretiert werden. Die hier angegebenen Werte wurden mit der *Azetatfolienelektrophorese, Mikromethode, pH 7,4, 250 Volt, bei zwanzigminütiger Laufzeit* ermittelt.

Indikationen für die Bestimmung der Proteinfraktionen sind besonders alle Formen der *Hyper- oder Hypoproteinämie,* sofern sie anderweitig nicht abgeklärt werden können (wertvolles Hilfsmittel ist der Hämatokritwert).

Material

Blutserum, Blutplasma

Prinzip

Die Serum-Protein-Elektrophorese wird i. a. als **Trägerelektrophorese** durchgeführt, d. h., das Blutserum (-plasma) wird auf einen *Träger* (Filterpapier, Zellulose-Azetatfolie, Stärke-Polyacrylamidgel) aufgetragen. Durch Anlegen einer *elektrischen Spannung* an den Träger kommt es zur Wanderung der Eiweißmoleküle. In einer definierten Zeit (meistens 20 min) wandern die Eiweißfraktionen unterschiedlich schnell und trennen sich dadurch auf. Anschließend werden sie durch *Färbung* sichtbar gemacht. Das Ergebnis ist ein **Elektropherogramm,** auf dem die Eiweißfraktionen als feine Streifen zu sehen sind. Mit einem geeigneten Photometer lassen sich Intensität und Breite der Färbung messen, wodurch die jeweilige Fraktion quantitativ bestimmt werden kann.

Technik

Azetatfolienelektrophorese

→ Folie auf eine Auftragebrücke aufspannen.

→ Elektrophoresepipette ganz leicht (!) und oberflächlich in Serum (Plasma) eintauchen, auf die Auftragevorrichtung aufsetzen und Stempel der Pipette niederdrücken. In der Regel können mehrere Elektropherogramme nebeneinander auf einer Folie angefertigt werden.

→ Den mit Serum beschickten Träger auf die Elektrophoresebrücke auflegen.

→ Spannung (in der Regel 250 V) anlegen. Spannung und Meßzeit (in der Regel 20 min) müssen exakt eingehalten werden!

Referenzbereiche

in Prozent

	Hund	Katze	Pferd	Rind	Schaf	Ziege	Schwein
Präalbumin	–	–	–	4–7	–	–	–
Albumin	47–59	45–60	45–60	51–59	–	–	40–50
α_1-Globulin	4–7	4–14	4–6	2–7	–	–	14–23
α_2-Globulin	5–12	7–12	5–13	4–8	–	–	–
β_1-Globulin	10–18	5–16	12–17	3–4	–	–	8–23
β_2-Globulin	11–20	11–15	10–20	4–8	–	–	–
β_3-Globulin	–	–	–	6–10	–	–	–
γ-Globulin	8–18	10–28	8–22	8–12	–	–	15–23

	Hund	Katze	Pferd	Rind	Schaf	Ziege	Schwein
in g/dl							
Präalbumin	–	–	–	0,3–0,5	–	–	–
Albumin	2,5–4,4	2,6–5,6	2,5–4,5	3,5–4,2	2,4–3,0	2,7–3,9	1,8–3,1[1]
α_1-Globulin	0,2–0,5	0,2–1,3	0,2–0,5	0,1–0,3	–	–	0,3–0,4
α_2-Globulin	0,3–0,9	0,4–1,1	0,3–1,1	0,3–0,6	–	–	1,2–1,5
β_1-Globulin	0,5–1,4	0,3–1,5	0,7–1,3	0,2–0,3	–	–	0,1–0,3
β_2-Globulin	0,6–1,5	1,1–1,4	0,6–1,5	0,3–0,6	–	–	1,3–1,7
β_3-Globulin	–	–	–	0,4–0,7	–	–	–
γ-Globulin	0,4–1,4	0,6–2,6	0,4–0,9	0,6–0,8	–	–	2,2–2,5
in g/l							
Präalbumin	–	–	–	3–5	–	–	–
Albumin	25–44	26–56	25–45	35–42	24–30	27–39	18–31[1]
α_1-Globulin	2–5	2–13	2–5	1–3	–	–	3–4
α_2-Globulin	3–9	4–11	3–11	3–6	–	–	12–15
β_1-Globulin	5–14	3–15	7–13	2–3	–	–	1–3
β_2-Globulin	6–15	11–14	6–15	3–6	–	–	13–17
β_3-Globulin	–	–	–	4–7	–	–	–
γ-Globulin	4–14	6–26	4–9	6–8	–	–	22–25

[1] stark altersabhängig (Benjamin 1978)

Umrechnungsfaktoren:
→ SI-Einheit: $\times$ 10 (g/l)
→ konventionelle Einheit: $\times$ 0,1 (g/dl)

Verhältnis Albumin zu Globulin

Hund	Katze	Pferd	Rind	Schaf	Ziege	Schwein
0,6–1,1	0,6–1,2	0,7–1,1	0,8–1,2	0,4–0,8	0,6–1,3	0,37–0,51

➡ Folie färben (Anleitung des Herstellers beachten).
➡ Folie auf Objektträger aufziehen und entfärben.
➡ Trocknen lassen. Anschließend in das Aufzeichnungsgerät einlegen.

Bewertung

◆ **Albumin**

↓ = **Hypalbuminämie:**
- lange Hungerzustände
- Malassimilationssyndrom
- Leberzirrhose
- renale Verluste (glomerulär), nephrotisches Syndrom
- exsudative Enteropathie
- umfangreiche Verbrennungen
- Hyperhydratation (i.d.R. iatrogene Überwässerung)

↑ = **Hyperalbuminämie:**
- Dehydratation (relative Hyperalbuminämie)

◆ α_1-**Globuline**

↓
- Hepatopathie, besonders Leberzirrhose
- exsudative Enteropathie

↑
- chronische Entzündungen
- bösartige Tumoren
- rheumatoide Arthritis

◆ α_2-**Globuline**

↓
- chronische Entzündungen (Transferrin)
- bösartige Tumoren
- chronische Hepatopathien, besonders Leberzirrhose
  (Haptoglobine, spezielle Leberproteine, die in der α-Fraktion wandern und als Gc-Globuline bei Leberzirrhose vermindert sind)
- hämolytische Anämie
- nephrotisches Syndrom

↑
- chronische Entzündungen (Haptoglobine)
- bösartige Tumoren (Ceruloplasmin)
- Systemmykosen

◈ β₁-**Globuline**

↓ • Autoimmunopathien
  • hämolytische Anämie
  • exsudative Enteropathie

↑ • nephrotisches Syndrom

◈ β₂-**Globuline**

↑ • akute Entzündungen
  • Systemmykosen
  • Hepatopathien
  • exsudative Enteropathien (relativ)

◈ γ-**Globuline**

Monoklonale Hypergammaglobulinämien zeichnen sich durch eine spitze γ-Fraktion auf schmaler Basis aus, während **polyklonale** Gammopathien plump, eventuell mit einem angedeuteten zweiten Maximum auf breiter Basis imponieren.

↓ • Immunsuppression
  • Immunmangelkrankheiten
  • Neugeborenen-Hypogammaglobulinämie

↑ • akute Entzündungen
  • chronische Infektionskrankheiten, besonders FIP, Leishmaniose, Ehrlichiose, Dirofilariose
  • Pyodermie
  • Ektoparasitosen
  • chronische Hepatopathien, besonders Leberzirrhose

Monoklonale Hypergammaglobulinämien
  • Infektionskrankheiten (seltener)
    – Ehrlichiose
    – feline infektiöse Peritonitis
  • Leukosen, insbesondere lymphatische
  • Myelome
  • idiopathisch

Polyklonale Hypergammaglobulinämien
  • Infektionskrankheiten (häufiger)
    – feline infektiöse Peritonitis
    – felines Immunschwächesyndrom, Anfangsstadium
    – Pyodermien
    – Druse
    – Brucellose
    – Leukosen, insbesondere lymphatische
    – Ehrlichiose
    – Systemmykosen
    – Dirofilariose
    – Demodikose
    – Skabies

  • Immunkrankheiten
    – Pemphigus
    – autoimmunhämolytische Anämie
    – aystemischer Lupus erythematodes
    – rheumatoide Arthritis
  • Pyometra
  • generalisierte Tumorose

u • exsudative Enteropathie
  • Inanition
  • Malassimilationssyndrom

Glutal-Test (Sandholm-Probe)

In der Labordiagnostik wird eine Reihe von Tests zum indirekten Nachweis der γ-Globuline genutzt. Sie beruhen auf der fraktionierten Ausfällung dieser Globulinfraktion. Als Fällungsreagens ist vor allem Zinksulfat (Zinksulfattrübungstest) im Gebrauch. Eine fraktionierte Bestimmung der γ-Globuline und des Fibrinogens ist mit Glutaraldehyd möglich.

Material

Vollblut

Prinzip

Die zwei Aldehydgruppen des Glutardialdehyds können mit freien Aminogruppen, über die besonders die γ-Globuline sowie das Fibrinogen verfügen, reagieren. Sie führen so zu einer Vernetzung und Polymerisation dieser Eiweiße, so daß das Blut in Abhängigkeit von der γ-Globulin- und Fibrinogenkonzentration in bestimmten Zeiten koaguliert. Rinder sollten für die Anwendung des Glutal-Tests mindestens ein Jahr alt sein, der Krankheitsprozeß für die Ausbildung einer entsprechenden Hypergammaglobulinämie wenigstens 10 Tage bestehen.

Technik

4 ml frisch entnommenen Blutes werden in ein mit 1 ml Glutardialdehyd präpariertes Reagenzglas gegeben. Anschließend wird dieses einige Male zum Durchmischen gekippt und die Zeit gestoppt, bis das Blut bei Neigung des Reagenzglases nicht mehr flüssig erscheint.

Referenzbereiche

Koagulationszeit >15 Minuten

Bewertung

Koagulationszeit	Gammaglobulingehalt	Bewertung
6–15 min	leicht erhöht	Verdacht auf Entzündung
3–6 min	erhöht	Entzündung mit Sicherheit vorhanden
< 3 min	stark erhöht	ungünstige Prognose bei chronischen Prozessen

Verkürzte Koagulationszeiten sprechen hauptsächlich für eine chronische traumatische Peritonitis, Pneumonie, Polyarthritis oder metastatisch eitrige Endokarditis. Sie ist auch bei hämolytischen Blutproben verkürzt.

Immunelektrophorese

Bei der Immunelektrophorese wird die unterschiedlich rasche Wanderung der Proteinfraktionen mit einer *Antigen-Antikörper-Reaktion* verknüpft. Als Träger wird meistens Agarosegel verwendet. Während jedoch bei der üblichen Zellulose-Azetatfolien-Elektrophorese alle Proteinkörper vom Auftragungsort in einer Richtung, nämlich anodenwärts, wandern, bestehen bei der Agarosegelelektrophorese zusätzlich Gegenkräfte, die als *Elektroendosmose* bezeichnet werden; sie bewirken eine Wanderung kathodenwärts. Dies führt dazu, daß schnell wandernde Proteine auch weiterhin anodenwärts wandern, während sich langsame Proteine vom Auftragungsort aus kathodenwärts bewegen.

Material

Blutserum; Normalserum zu Kontrollzwecken

Prinzip

Auf einem mit Agarosegel beschichteten Objektträger werden die Eiweißfraktionen zunächst elektrophoretisch getrennt. Anschließend läßt man aus einer Rinne im Agarosegel Antiserum entlang der Wanderungsrichtung diffundieren. Nach einer Diffusionszeit, die i. a. mehrere Stunden beträgt, reagieren die aufeinandertreffenden zugehörigen Antigene und Antikörper im Agarosegel, so daß sich bogenförmige Präzipitationslinien ausbilden. Sie können durch Färbung besser sichtbar gemacht werden.

Technik

➡ Ca. 1 µl Patientenserum in das eine sowie 1 µl Normalserum (Kontrollserum) in das zweite Stanzloch des Agarosegel-beschichteten Objektträgers geben.

➡ Objektträger auf die Elektrophoresebrücke legen. Mit zwei Filterpapierstreifen auf jeder Seite des Objektträgers Verbindung des Agarosegelfilms mit der Elektrolytlösung in der Elektrophoresekammer herstellen.

➡ Elektrophorese in der üblichen Weise unter exakter Einhaltung von Spannung, Zeit und pH-Wert durchführen.

➡ Vorgestanzte Rille in der Längsrichtung des Objektträgers mit einem Skalpell oder einer Kanüle entfernen und das spezifische Antiserum in die Rille füllen.

➡ Objektträger für 16 bis 20 Stunden in eine feuchte Kammer legen.

Färbung der Präzipitationslinien:

➡ Zum Auswaschen des nicht präzipitierten Proteins Objektträger für 12 Stunden in physiologische Kochsalzlösung, danach für 12 Stunden in Aqua dest. einlegen.

➡ Objektträger über Nacht in staubfreier Umgebung trocknen.

➡ 5 min lang in 2%ige Essigsäurelösung einlegen.

➡ Mit kommerziellen Farbstoffen färben (Arbeitsanleitung des Herstellers beachten).

➡ Nicht präzipitierte Anteile im Gel entfärben.

Referenzbereiche

Sie lassen sich nicht generell festlegen und variieren stark innerhalb verschiedener Labors. Es ist daher erforderlich, jeweils eigene Bereiche anhand von Normalseren festzulegen.

Bewertung

◈ Immunglobuline A (IgA)

Ihre Bedeutung liegt in der *Infektabwehr.* IgA vermögen Viren, Bakterien und Toxine zu neutralisieren. Sie kommen in *zahlreichen Sekreten* vor (Tränenflüssigkeit, Respirationstrakt, Magen-Darm-Trakt, Urogenitaltrakt, ferner im Kolostrum).

↓ • Neugeborene (völlig fehlend)
  • sehr junge Tiere (langsamer Anstieg)
  • Neigung zu Infektionskrankheiten, besonders der Schleimhäute
  • Autoimmunkrankheiten

↑ ● Infektionskrankheiten
  ● Leberzirrhose
  ● lymphatische Leukose
  ● Myelose
  ● bullöses Pemphigoid
  ● Pemphigus
  ● systemischer Lupus erythematodes
  ● Lupus erythematodes discoidalis

Immunglobuline G (IgG)

Die IgG sind vorzugsweise präzipitierende und komplementbindende Antikörper, die besonders für die *sekundäre Immunantwort* und für die *Abwehr bakterieller Infektionen* verantwortlich sind. Sie kommen intra- und extravasal vor. Bei Tieren mit einer Placenta endothelio- oder haemochorealis (Hund und Katze bzw. Pferd) können IgG von der Mutter auf den Fetus übergehen, während dies bei Tieren mit einer Placenta epitheliochorealis (Wiederkäuer, Schwein) nicht der Fall ist.

↓ ● Neugeborene (geringe Konzentration, nach Kolostrumaufnahme rasch steigend)

↑ ● Icterus haemolyticus neonatorum
  ● Autoimmunkrankheiten, i. a. stärker als IgA erhöht
  ● Vaskulitis

Immunglobuline M (IgM)

Die IgM sind die Immunglobuline mit dem größten Molekulargewicht und normalerweise im Blutserum in geringer Konzentration vorhanden. Auch sie sind komplementbindende und präzipitierende Globuline und werden bei der *primären Immunantwort* gebildet.

↓ ● Neugeborene (können die Plazentaschranke nicht überwinden)

↑ ● Neugeborene: intrauteriner Infekt
  ● Infektionskrankheiten
  ● Autoimmunkrankheiten
  ● Vaskulitis
  ● rheumatoide Arthritis (Rheumafaktor)

Immunglobuline E (IgE)

Die Bestimmung der IgE im Blutserum oder Gewebe ist beim Tier noch sehr problematisch. Für die Routineuntersuchung stehen noch keine Bestimmungsverfahren zur Verfügung. Vermehrt sind die IgE bei **Allergien**, insbesondere bei Hautallergien (sog. atopisches Ekzem). Sie werden auf den Membranen von Eosinophilen und Mastzellen gefunden. Durch Bindung der zugehörigen Antigene führen sie zur Freisetzung der biogenen Amine und induzieren so die allergische Reaktion. Sie rufen damit den *Soforttyp (Typ 1)* der allergischen Reaktionen hervor.

↑ ● allergische (atopische) Krankheiten, besonders allergische Ekzeme (nicht bei allen Tierarten nachgewiesen)
  ● vermutlich auch bei Parasitosen

Spezielle immunologische Tests

Coombs-Test

Man unterscheidet den **direkten** und den **indirekten** **Coombs-Test.** Beim direkten Coombs-Test werden *Autoantikörper auf der Erythrozytenmembran,* beim indirekten *im Serum* des Patienten festgestellt.

Der Test ist nur zuverlässig, wenn *hochwertige Testseren* zur Verfügung stehen; sie müssen in der Lage sein, Autoantikörper sowohl vom IgG- als auch vom IgM-Typ aufzuspüren, außerdem noch Komplement C 3. Dies ist bei manchen kommerziell erhältlichen Seren leider nicht der Fall. Beim *Hund* liegen vorwiegend IgG-, weniger IgM-, bei der *Katze* IgG- und IgM-Antikörper vor. Komplement kommt bisweilen bei Patienten vor, die IgG- und IgM-negativ sind. Die Untersuchung sollte *bei 37 °C* und *bei 4 °C* durchgeführt werden.

Beim **direkten Coombs-Test** wird mit Patientenerythrozyten eine Verdünnungsreihe (1:1, 1:2, 1:4, 1:16) hergestellt. Tritt in einer der Verdünnungsschritte *Agglutination* auf, so gilt der Test als positiv. **Falsch positive** *Agglutination* tritt auf bei kürzlich durchgeführter Bluttransfusion. **Falsch negativ** wird der Test, wenn die Testseren unvollständig sind, d. h. wenn der Nachweis sich nicht auf IgG-, IgM-Antikörper und C 3-Komplement erstreckt. Kortikosteroidapplikation behindert den Test jedoch nicht.

Der **indirekte Coombs-Test** ergibt nicht so zuverlässige Resultate wie beim Menschen. Es kommen öfter falsch positive oder falsch negative Ergebnisse vor.

Antinukleäre Antikörper (ANA)

Bei Verdacht auf **systemischen Lupus erythematodes (SLE)** wird der ANA durchgeführt. Nachgewiesen werden damit eine Reihe von *Antikörpern gegen körpereigene Zellkernkomponenten* im Patientenserum.

Eine Reihe von Methoden ist gebräuchlich. Beim Hund hat sich der **indirekte Immunfluoreszenztest** als brauchbar erwiesen.

In der Regel wird zunächst eine Patientenserumverdünnung von 1:10 hergestellt. Diese Verdünnung wird mit Gewebekulturen inkubiert. Bei Anwesenheit von antinukleären Antikörpern (ANA) im Patientenserum binden diese an Kernsubstrat und können durch hinzugegebenes fluoreszeinmarkiertes Antiglobulin nachgewiesen werden. Wenn die Reaktion positiv ausfällt, werden weitere – stärkere – Serumverdünnungen durchgeführt, bis keine positive Reaktion mehr beobachtet wird. Diese Verdünnungsstufe wird angegeben.

Man sollte den Test in einem spezialisierten Labor durchführen lassen. Der Test und seine Ergebnisse sind laborabhängig. Die »Normalwerte« sind also nicht allgemeingültig anzugeben.

> Es muß außerdem unbedingt berücksichtigt werden, daß positive Ergebnisse in geringen Verdünnungsstufen bei zahlreichen anderen Krankheiten vorkommen können, besonders bei Infektionskrankheiten, Entzündungen und Tumorosen. Der ANA-Test kann bis zu einem Viertel der eindeutig SLE-kranken Tiere negativ sein. Bei Lupus erythematodes discoidales ist der Test in der Regel negativ.

Referenzbereiche

Bis 1:5 oder 1:10 positiv auch bei gesunden Individuen

Bewertung

Zwischen **1:10** und **1:40** i. a. unspezifisch, bei folgenden Krankheiten möglich:

- Demodikose
- Flohbißüberempfindlichkeit
- autoimmunhämolytische Anämie
- autoimmune Thrombozytopenie
- Dirofilariose
- FeLV-Infektion
- FIP
- Cholangitis
- Neoplasien
- rheumatoide Arthritis
- autoimmune Thyreoiditis (lymphoplasmazytäre Thyreoiditis Hashimoto)

1: >40:
- Pemphigus
- systemischer Lupus erythematodes
- Autoimmunstomatitis

1: >80 (>160):
- systemischer Lupus erythematodes

Falsch positive Ergebnisse:
- Applikation von
  - Griseofulvin
  - Sulfonamiden
  - Tetrazyklin
  - Procainamid
  - Hydralazin

Falsch negative Ergebnisse:
- Applikation von
  - Kortikosteroiden (hohe Dosen)
  - Zytostatika (besonders lymphodepressive)

Rheumafaktor

> Der **Rheumafaktor** ist ein *Autoantikörper gegen körpereigenes IgM*, seltener IgG.

Material

Blutserum. Es kann gekühlt, aber nicht gefroren aufbewahrt werden (IgM reagiert empfindlich auf Einfrieren).

Prinzip

Gewöhnlich wird der **Waaler-Rose-Test** angewandt, der besonders Antikörper gegen IgG, aber auch gegen IgM nachweist: Schaferythrozyten, die von Kaninchenantikörpern gegen Erythrozyten-IgG besetzt sind, werden mit Verdünnungsreihen des Probandenserums in Reaktion gebracht. Bei Anwesenheit des Rheumafaktors werden die Schaferythrozyten agglutiniert.

Bewertung

Falsch positive Resultate ergeben sich oft, weil das Hundeserum sehr häufig Antikörper gegen Schaferythrozyten enthält. Eine *Kontrolluntersuchung* ohne Rheumafaktor ist also unbedingt erforderlich. Es wird dann die Differenz der Verdünnungsstufen zwischen dem Test mit sensitiven Schaferythrozyten und dem Test mit nichtsensitiven Schaferythrozyten gebildet. Die Differenz (**Differenztiter**) sollte <8 sein.

Bei Durchführung des Tests in einem humanmedizinischen Labor sollte daher unbedingt erfragt werden, ob der Differenztiter bestimmt wird.

Differenztiter 1:8 oder höher:
- **rheumatoide Arthritis** wahrscheinlich
- hin und wieder bei **SLE** positiv
  (rheumatoide Arthritis kann zum Bild des SLE gehören.)

Der Test ist nur bei der Hälfte bis drei Viertel der an rheumatoider Arthritis leidenden Hunde positiv. Dies bedeutet, daß nur das positive Testergebnis eine zuverlässige Aussage zuläßt.

Plättchenfaktor 3

Thrombozytopenien sind bisweilen auf Autoantikörper gegen die eigenen Thrombozyten zurückzuführen. Der kommerziell erhältliche Test ist nicht gut reproduzierbar. Bisweilen werden Thrombozytopenien auch bei SLE und/oder autoimmunhämolytischer Anämie gefunden, weshalb bei anderweitig nicht abzuklärenden Thrombozytopenien auch der *Test auf ANA (SLE-Test)* und der *Coombs-Test* durchgeführt werden sollten.

Literatur

1. Benjamin MM. Outline of Veterinary Clinical Pathology. 3rd ed. Ames, Iowa: Iowa State University Press, 1978.
2. Bickhardt K. Kompendium der allgemeinen Inneren Medizin und Pathophysiologie für Tierärzte. Pareys Studientexte 69. Berlin, Hamburg: Parey, 1992.
3. Bredow M. Untersuchungen zur Eiweißkonzentration und den Eiweißfraktionen im Blutserum nichtgravider, gravider und laktierender Zwergziegen. Leipzig: Vet Med Dipl-Arb 1985.
4. Kaneko JJ. Clinical Biochemistry of Domestic Animals. 4. ed. New York: Academic Press 1989.
5. Stöber M, Gründer H-D. Kreislauf. In: Die klinische Untersuchung des Rindes, 3. Aufl. Dirksen G, Gründer H-D, Stöber M, Hrsg. Berlin, Hamburg: Parey, 1990.

17 Serum-Lipide

Wilfried Kraft
unter Mitarbeit von Hartwig Bostedt und Karl Heinritzi

Unter der Bezeichnung Lipide wird eine Gruppe chemisch sehr *unterschiedlicher Substanzen* zusammengefaßt, die in organischen Lösungsmitteln gut, in Wasser jedoch nicht löslich sind. Die im Blutserum vorkommenden Lipide umfassen **Triglyzeride, Phosphatide, Steroide.** Im Blut sind die Lipide infolge ihrer Wasserunlöslichkeit auf *Transportproteine* angewiesen (Lipoproteine).

Die Untersuchung der Lipide ist in der Tiermedizin nicht sehr weit verbreitet, da wesentlich seltener **Indikationen** hierfür bestehen als beim Menschen. Einige **Voraussetzungen** sind bei ihrer Bestimmung zu erfüllen:
- 12 bis 18 Stunden Nahrungskarenz bei Hund und Katze
- keine Vorbehandlung mit Lipide beeinflussenden Medikamenten
- keine Beunruhigung des Patienten vor Blutentnahme
- Bestimmung der Lipide unmittelbar nach Serumgewinnung
- in Ausnahmefällen Aufbewahrung des Serums bei 4 °C (eingefrorenes Serum ist nicht mehr verwertbar)

Makroskopische Prüfung

Nach einer fettreichen Fütterung werden dem Darm große Mengen von exogenen Triglyzeriden zugeführt. Sie werden im Darm resorbiert, an geringe Mengen Protein gebunden und geraten als *Chylomikronen* mit einem Lipidanteil von 98 bis über 99% über die Lymphgefäße des Darms in den Ductus thoracicus und von dort ins Blut. Hier führen sie zu einer mehr oder weniger deutlichen *milchigen Trübung des Serums* und zu einer *bläulichen Verfärbung des Blutes.* Ein ähnliches Phänomen tritt bei massiver Lipolyse **(Ponyhyperlipämie)** ein. **Hypercholesterinämien** oder geringe **Hyperlipidämien** führen nicht zur Trübung.

Postprandiale Trübung

Die postprandiale Trübung kann in der groben Erkennung von Fettdigestions- und Absorptionsstörungen nützlich sein.

Material

Serum

Technik

➡ Nüchternblutentnahme, Zentrifugation
➡ Eingabe von Speiseöl, 2 bis 3 ml/kg KM in wenig Futter
➡ Zwei Stunden nach der Fütterung erneute Blutentnahme und Zentrifugation
➡ Vergleich der Trübung prä- und postprandial

Bewertung

- Trübung der zweiten Probe: ungestörte Pankreasfunktion und Fettresorption
- Keine Trübung in der zweiten Probe: exokrine Pankreasinsuffizienz oder Dünndarmresorptionsstörung für Fett

Triglyzeride

Die wegen Fehlens einer elektrischen Ladung auch als **Neutralfette** bezeichneten Triglyzeride sind Ester des Glyzerins, eines dreiwertigen Alkohols, mit drei Fettsäuren. Sie werden exogen mit der *Nahrung zugeführt* oder endogen *in den Hepatozyten* im endoplasmatischen Retikulum *synthetisiert.* Eine Reihe von Stoffwechselkrankheiten kann zu einer Entgleisung des Triglyzeridstoffwechsels führen.

Material

Serum, Plasma (EDTA)

Spaltung der Triglyzeride in Glyzerin und Fettsäuren, Bestimmung des Glyzerins unter Anwendung enzymatischer Hilfsreaktionen:

$$\text{Glyzerin} + \text{ATP} \xrightarrow{\text{CK}} \text{Glyzerin-3-Phosphat} + \text{ADP}$$

$$\text{ADP} + \text{PEP} \xrightarrow{\text{PK}} \text{Pyruvat} + \text{ATP}$$

$$\text{Pyruvat} + \text{NADH} - \text{H}^+ \xrightarrow{\text{LDH}} \text{NAD} - \text{Laktat}$$

Photometrische Messung der NADH-Abnahme bei 334, 340 oder 366 nm

Technik

Testpackungen sind im Handel erhältlich. Durchführung nach Anleitung des Herstellers.

Referenzbereiche

	mg/dl	mmol/l
Hund	25–340	0,29–3,88
Katze	50–100	0,57–1,14
Pferd	100–500	1,14–5,70
Rind	15–45	0,17–0,51
Schaf	5–30[1]	0,06–0,34[1]
Ziege	–	–
Schwein	bis 44[2]	bis 0,50[2]

Umrechnungsfaktoren:
→ SI-Einheit: × 0,0114 (mmol/l)
→ konventionelle Einheit: × 87,5 (mg/dl)

[1] bei Zwillingsträchtigkeit höhere Werte (20–40 mg/dl)
[2] Bickhardt (1992)

Bewertung

↑ ● postprandial
  ● Ponyhyperlipämie (Fettmobilisation durch Hungerzustände)
  ● Lipomobilisationssyndrom bei Kühen
  ● Diabetes mellitus
  ● Hypothyreose
  ● Morbus Cushing, Cushing-Syndrom, Kortikosteroidtherapie
  ● intra-, posthepatische Cholestase
  ● akute Pankreatitis, Pankreasnekrose
  ● exsudative Enteropathie
  ● nephrotisches Syndrom
  ● Urämie
  ● idiopathische Hyperlipoproteinämie der Zwergschnauzer

Cholesterin

Das Cholesterin besitzt wie alle Steroide einen Viererring mit einer sekundären Hydroxylgruppe in der C-3-Stellung. Diese Hydroxylgruppe kann in der Leber verestert werden **(verestertes Cholesterin)** oder frei sein **(freies Cholesterin)**. Cholesterin wird im Organismus selbst gebildet **(endogenes Cholesterin)** oder – unter natürlichen Verhältnissen besonders beim Fleischfresser – mit der tierischen Nahrung aufgenommen. Es ist der Grundstoff für die *Gallensäuren* und die *Steroidhormone*. Die Ausscheidung erfolgt zum überwiegenden Teil über die Gallensäuren mit dem Darminhalt.

Bei **Leberkrankheiten** ist die Veresterung gestört, so daß verminderte Werte des veresterten Cholesterins auftreten. Die Cholesterinbestimmung wird jedoch zur Diagnostik von Leberkrankheiten heute kaum noch herangezogen.

Material

Serum

Prinzip

Es stehen zahlreiche Bestimmungsverfahren zur Verfügung. Im allgemeinen wird heute der *enzymatische Test* verwendet.

CHOD-PAP-Methode: Spaltung der Cholesterinfettsäureester durch eine spezifische Esterase. Freies Cholesterin wird durch Cholesterinoxidase zu S_4-Cholesteron und H_2O_2. Dieses bildet mit Aminophenazon und Phenol unter Peroxidaseeinfluß einen roten Farbstoff, der photometrisch gemessen wird.

Technik

Photometrische Messung bei 546 nm (500 bis 550 nm). Es stehen mehrere Testkombinationen zur Verfügung. Durchführung nach Anweisung des Herstellers.

Referenzbereiche

	mg/dl	mmol/l
Hund	120–390	3,1–10,1
Katze	70–150	1,8–3,9
Pferd	90–170	2,3–4,4
Rind	50–150	1,3–3,9
Schaf	45–75	1,2–1,9
Ziege	77–130	2,0–3,4
Schwein	77–128[1]	2,0–3,3[1]

Umrechnungsfaktoren:
→ SI-Einheit: × 0,0259 (mmol/l)
→ konventionelle Einheit: × 38,664 (mg/dl)

[1] Bickhardt (1992)

↑ ● postprandial (Karnivoren; tierische Fette)
● Ponyhyperlipämie
● Diabetes mellitus
● Hypothyreose
● Morbus Cushing, Cushing-Syndrom,
  Kortikosteroidtherapie
● intra-, posthepatische Cholestase
● akute Pankreatitis, Pankreasnekrose
● exsudative Enteropathie
● nephrotisches Syndrom

Serum-Gallensäuren

Siehe Kapitel 13 »Leber«, S. 125 f.

Literatur

Bickhardt K. Kompendium der allgemeinen Inneren Medizin und Pathophysiologie für Tierärzte. Pareys Studientexte 69. Berlin, Hamburg: Parey, 1992.

18 Elektrolyte und Säure-Basen-Haushalt

Elektrolyte
Wolfgang Wirth

Als Elektrolyte werden *in Wasser gelöste Salze* bezeichnet, die aufgespalten – dissoziiert – sind in positiv geladene **Kationen** und negativ geladene **Anionen.** Elektrolyte sind in allen Körperflüssigkeiten enthalten.

Der **Gesamtwassergehalt des Organismus** schwankt altersabhängig zwischen 60 und 80 Prozent des Körpergewichtes. *Neugeborene* haben einen hohen Körperwassergehalt, der mit zunehmendem Lebensalter abfällt.

Die Körperflüssigkeit verteilt sich auf den größeren **Intrazellularraum,** der etwa *zwei Drittel* des Gesamtwassergehaltes ausmacht, und den kleineren **Extrazellularraum.** Beide Flüssigkeitsräume enthalten Elektrolyte in gleicher Gesamtkonzentration, so daß ein *osmotisches Gleichgewicht* zwischen beiden Räumen besteht. Die Zusammensetzung der Elektrolytkonzentration im Intrazellularraum unterscheidet sich jedoch wesentlich von der des Extrazellularraumes:

– *Kalium* in hoher Konzentration gefolgt von *Phosphat* und *Magnesium* bestimmt die Zusammensetzung der intrazellulären Flüssigkeit.
– In der Extrazellularflüssigkeit, die sich aus der Interstitialflüssigkeit und dem Plasmawasser zusammensetzt, haben die genannten Ionen nur eine geringe Konzentration. Hier herrschen die *Natriumkonzentration* auf der Seite der Kationen und die *Chloride* auf der Seite der Anionen vor.

Die Konzentrationsunterschiede zwischen Zellraum und Extrazellularraum werden durch *aktive Transportmechanismen* der Zellen aufrechterhalten.

Labordiagnostischen Untersuchungen zugänglich ist nur der extrazelluläre Raum durch Messungen der **Plasmaelektrolytkonzentrationen.** Der Interstitialraum steht über die Kapillarmembranen mit dem Plasmaraum in enger Beziehung. Die Elektrolytkonzentrationen dieser beiden Abteilungen sind bis auf die Proteinkonzentration (Proteine verhalten sich im schwach alkalischen Milieu wie Anionen) fast gleich. Während durch die Bestimmung *extrazellulärer* Elektrolytkonzentrationen Veränderungen leicht aufgedeckt werden können, lassen sich Aussagen über *intrazelluläre Elektrolytveränderungen* nur unter Vorbehalt machen.

Natrium

In der Extrazellularflüssigkeit ist Natrium das Kation mit der höchsten Konzentration. Es bestimmt den osmotischen Druck, die **Osmolalität,** in der extrazellulären Flüssigkeit. Durch die Zellmembran ist der extrazelluläre vom intrazellulären Flüssigkeitsraum getrennt. Im Intrazellularraum bestimmt das Kalium den osmotischen Druck. Beide Flüssigkeitsräume befinden sich in einem *osmotischen Gleichgewicht.* Konzentrationsänderungen ziehen Flüssigkeitsverschiebungen vom nieder- in den höherkonzentrierten Raum nach sich bis zum Ausgleich.

Änderungen der Natriumkonzentration im Extrazellularraum, gemessen als Serum-/Plasmanatrium, zeigen eine Zu- oder Abnahme der Osmolalität im Extrazellularraum an. Die Zuordnung, ob eine Flüssigkeitsverschiebung von einem Raum in den anderen stattgefunden hat, als Folge einer Überwässerung – **Hyperhydratation** – oder eines Wasserverlustes – **Dehydratation** – läßt sich ablesen, wenn zur Natriumkonzentration noch der Hämatokritwert, die Hämoglobinkonzentration, die Erythrozytenzahl und der Serum-/Plasmaeiweißgehalt ermittelt werden.

◆ Hypertone Hyperhydratation (Abb. 18.1)

Bei hoher Kochsalzaufnahme (Kochsalzvergiftung) oder Infusion *hypertoner Natriumlösungen* nimmt die extrazelluläre Natriumkonzentration zu. Der so erhöhte extrazelluläre osmotische Druck hat einen Wasserausstrom aus den Zellen zur Folge. Das Zellvolumen wird kleiner, die intrazelluläre Salzkonzentration größer. Extrazellulär bleibt die Natriumkonzentration erhöht, während durch das größere Flüssigkeitsvolumen der Hämatokritwert, die Erythrozytenzahl, die Hämoglobinkonzentration und auch der Plasmaeiweißgehalt erniedrigt sind.

◆ **Isotone Hyperhydratation (Abb. 18.2)**

Wird dem Organismus eine *isotone Natriumlösung* infundiert, so verteilt sich diese allein im Extrazellularraum ohne Änderung der Osmolalität. Flüssigkeitsverschiebungen zwischen Intrazellularraum und Extrazellularraum finden nicht statt. Das größere extrazelluläre Flüssigkeitsvolumen bedingt eine Verminderung des Hämatokritwerts, der Erythrozytenzahl, der Hämoglobinkonzentration und des Plasmaeiweißgehaltes.

◆ **Hypotone Hyperhydratation (Abb. 18.3)**

Die Infusion *hypotoner Elektrolytlösungen* oder von *Glukoselösungen* führen zur Ausweitung des extrazellulären Volumens. Infolge der verminderten Elektrolytkonzentration im extrazellulären Raum nimmt auch der osmotische Druck gegenüber dem Zellraum ab. Eine Flüssigkeitsverschiebung in die Zellen mit Herabsetzung des extrazellulären Volumens ist die Folge. Neben der Natriumkonzentration sind auch der Hämatokritwert, die Erythrozytenzahl, die Hämoglobinkonzentration und der Plasmaeiweißgehalt herabgesetzt. Es besteht eine *Wasserintoxikation*.

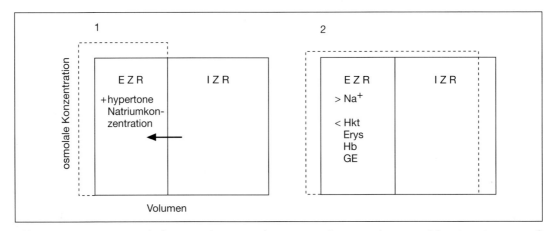

Abb. 18.1: Hypertone Hyperhydratation. Hkt = Hämatokrit, Erys = Erythrozyten, Hb = Hämoglobin, GE = Gesamteiweiß

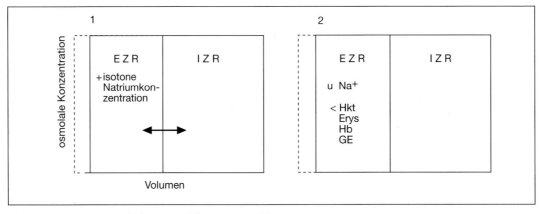

Abb. 18.2: Isotone Hyperhydratation. Abkürzungen s. Abb. 18.1

◆ Hypotone Dehydratation (Abb. 18.4)

Bei *Natriumverlusten* durch gesteigerte renale Ausscheidung als Folge einer Nebennierenrindeninsuffizienz (Morbus Addison), bei chronischem Nierenversagen, in der polyurischen Phase der akuten Niereninsuffizienz, bei chronischem Einsatz von Diuretika wie auch bei alimentärer Natriumunterversorgung nimmt die extrazelluläre Natriumkonzentration ab. Mit ihr fällt auch der osmotische Druck gegenüber dem Zellraum ab. Die Folge ist eine Wasserverschiebung aus dem Extra- in den Intrazellularraum bis zum Druckausgleich. Die herabgesetzte Osmolalität versucht der Organismus durch eine vermehrte Wasserausscheidung auszugleichen. Wird dabei jedoch das Volumen so stark vermindert, daß die Volumenrezeptoren ansprechen, wird eine weitere Wasserausscheidung über das *antidiuretische Hormon* verhindert. Die Mehrausscheidung kommt zum Stillstand, es stellt sich eine *Oligurie* ein. Extrazellulär bleibt die Natriumkonzentration niedrig. Durch den Flüssigkeitsverlust aus dem extrazellulären Raum nehmen der Hämatokritwert, die Erythrozytenzahl, die Hämoglobinkonzentration und der Plasmaeiweißgehalt zu.

◆ Isotone Dehydratation (Abb. 18.5)

Gehen dem Extrazellularraum sowohl *Wasser als auch Natrium in gleichem Verhältnis verloren* wie bei Flüssigkeitsverlusten direkt aus dem Extrazellularraum, aus dem Blutgefäßsystem bei starken Blutverlusten, bei Plasmaverlusten im Schock sowie bei Verlusten von Sekreten, die in ihrer Zusammensetzung der Extrazellularflüssigkeit gleichen, nimmt das extrazelluläre Flüssigkeitsvolumen ab ohne Änderung des osmotischen Drucks. Der intrazelluläre Raum bleibt unbeeinflußt. Die Natriumkonzentration im Plasma bleibt im Normalbereich, der Hämatokritwert, die Erythrozytenzahl, die Hämoglobinkonzentration und der Plasmaeiweißgehalt steigen dagegen infolge des Flüssigkeitsverlustes an.

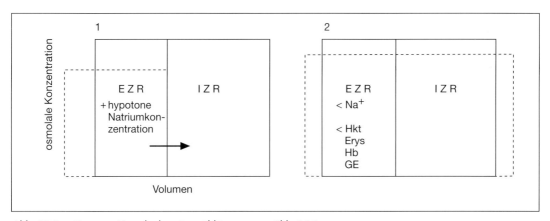

Abb. 18.3: Hypotone Hyperhydratation. Abkürzungen s. Abb. 18.1

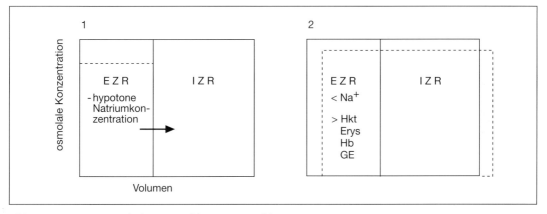

Abb. 18.4: Hypotone Dehydratation. Abkürzungen s. Abb. 18.1

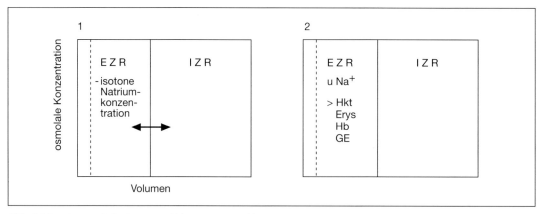

Abb. 18.5: Isotone Dehydratation. Abkürzungen s. Abb. 18.1

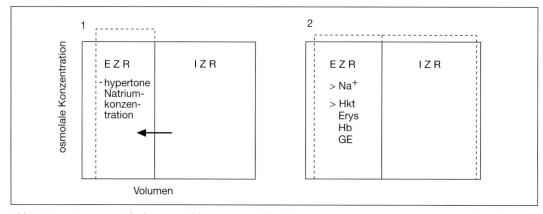

Abb. 18.6: Hypertone Dehydratation. Abkürzungen s. Abb. 18.1

◆ Hypertone Dehydratation (Abb. 18.6)

Eine *stärkere Wasser- als Natriumverminderung im extrazellulären Raum* wie bei unzureichender Trinkwasseraufnahme führt zum Anstieg der Natriumkonzentration und damit auch zur Erhöhung des osmotischen Druckes. Es kommt zur Flüssigkeitsverschiebung aus den Zellen in den Extrazellularraum. Zellraum wie Extrazellularraum sind anschließend verkleinert, die extrazelluläre Natriumkonzentration erhöht und mit ihr der Hämatokritwert, die Erythrozytenzahl, die Hämoglobinkonzentration und der Plasmaeiweißgehalt.

– *Flammenphotometrie:* Serum, Plasma (EDTA, Lithiumheparinat, Ammoniumheparinat)

Das Material kann im Kühlschrank kurzfristig bei 4 °C, längerfristig im Gefrierschrank bei minus 20 °C aufbewahrt werden.

– *Ionenselektive Methode:* ungerinnbar gemachtes Vollblut (Lithiumheparinat)

Flammenphotometrie

Die zuvor verdünnte Probe wird in einem Brenner vernebelt, der mit Wasserstoff-, Propan- oder Azetylengas zusammen mit Druckluft zur Erhöhung der Flammentemperatur gespeist wird. In dieser heißen, nichtleuchtenden Flamme emittiert Natrium ein charakteristisches Spektrum, aus dem mit Hilfe eines Monochromators die Meßwellenlänge für Natrium (589 nm) selektiert und der Fotozelle zugesendet wird. Entsprechend der Natriumkonzentration der Probe entsteht ein elektrisches Signal, das verstärkt als Lichtemission angezeigt wird, die der Natriumkonzentration direkt proportional ist.

Ionenselektive Methode

Den ionenselektiven Elektroden liegt als Meßprinzip die Potentiometrie zugrunde. Für Messungen sind eine Referenzelektrode sowie eine Meßelektrode erforderlich. Beide sind über eine leitende Brücke miteinander verbunden. Das Potential der Meßelektrode ist so zu wählen, daß es auf die Konzentration des Kations (Natrium, Kalium, Kalzium) anspricht, während die Referenzelektrode eine konstante Spannung erhält. Die Meßelektrode ist an ihrer Spitze mit einer Membran ausgestattet, die die entsprechenden Kationen durchläßt. Sie verfügt weiter über ein Sensorteil. Hat die Membran Kontakt mit der Lösung, die das entsprechende Kation enthält, so wandern die Kationen über die Membran in die Elektrode und verändern das Potential. Diese Änderung zwischen Meß- und Referenzelektrode wird gemessen. Es besteht eine logarithmische Beziehung zwischen der meßbaren Spannungsänderung und der Konzentration der Probe.

Technik

Flammenphotometrie

➡ Probe mit Aqua dest. verdünnen.
➡ Flammenphotometer mit wäßrigen Eichlösungen im gewünschten Meßbereich eichen.
➡ Lichtemission der Eichlösungen und der Probenlösungen messen.

Ionenselektive Methode

➡ Vollblutprobe (versetzt mit Lithiumheparinat) direkt aus dem Probengefäß in das Meßgerät ansaugen und die Messung durchführen.

Bewertung

↑ = **Hypernatriämie:**
- Wassermangel infolge ungenügender Aufnahme
- Verabreichung hypertoner Kochsalzlösungen
- Kochsalzvergiftung
- Morbus Cushing, Cushing-Syndrom
- Applikation von Nebennierenrindenhormonen mit mineralokortikoider Wirkung

↓ = **Hyponatriämie:**
- ungenügende Kochsalzaufnahme
- Verlust mit der Gastrointestinalflüssigkeit durch Vomitus, Diarrhö, Laxanzien
- starke Verbrennungen

- Verluste mit Schweiß beim Pferd
- chronische Niereninsuffizienz mit Zwangspolyurie
- akute Niereninsuffizienz, polyurische Phase
- längere Diuretikagabe
- Hyperglykämie
- Hyperlipidämie
- Nebenniereninsuffizienz (M. Addison)

Referenzbereiche

	mmol/l
Hund	140–155
Katze	145–158
Pferd	125–150
Rind	135–157
Schaf	140–160
Ziege	–
Schwein	140–160

Kalium

Vom **Gesamtkörperkalium** befinden sich 96 bis 98% im Intrazellularraum, wo es wesentlich den *osmotischen Druck* mitbestimmt. Außerhalb der Zellen, in der Extrazellularflüssigkeit, sind die restlichen zwei bis vier Prozent zu finden. Es besteht ein Konzentrationsgefälle zwischen beiden Räumen, das durch die Natrium-Kalium-ATPase der Zellmembran aufrechterhalten wird.

Die **Aufnahme** von Kalium in den Körper erfolgt im oberen Dünndarm. Unter Mithilfe von *Aldosteron* und *Insulin* wird es rasch aus dem Extra- in den Intrazellularraum verlagert. Die **Regulation** des extrazellulären Kaliums wird durch die Nieren in den distalen Tubuli und Sammelrohren besorgt. Kalium wird bei Natriummangel zugunsten des Natriums eliminiert.

Während bei **Elektrolytverlusten** die osmotischen Verhältnisse durch Flüssigkeitsverschiebungen zunächst ausgeglichen werden, haben längerfristige Elektrolytverluste schließlich auch Elektrolytverschiebungen zwischen den beiden Verteilungsräumen und aus den Speichern zur Folge. Kaliumverluste des Extrazellularraumes werden aus der Muskulatur ersetzt. Dabei werden drei Kaliumionen aus der Zelle gegen zwei Natriumionen und ein Wasserstoffion ausgetauscht. Eine **zelluläre Azidose** ist die Folge. Extrazellulär dagegen kommt es zum Anstieg der Bikarbonatkonzentration und zu einer erhöhten renalen Chloridausscheidung. Es entwickelt sich eine **hypokaliämische Alkalose**.

Die bei Hypo- und Hyperkaliämien zu beobachtenden *klinischen Erscheinungen* werden durch die Einwirkung von Kaliumionen auf das Membranpotential der Muskelzellen bestimmt. Das Ruhemembranpotential steht unter dem Einfluß des Quotienten von intrazellulärem zu extrazellulärem Kalium. Bei einer **Hypokaliämie** sind die Kaliumveränderungen extrazellulär ausgeprägter als in der Zelle. Der Quotient steigt an und damit das Ruhemembranpotential. Die Erregbarkeit der Muskelzellen nimmt ab. *Paralysen der glatten und quergestreiften Muskulatur* sind die Folge. Im Elektrokardiogramm fällt eine ST-Strecken-Senkung auf. Es besteht eine *verminderte Glykosidtoleranz.*

Der Quotient intra- zu extrazellulärem Kalium nimmt bei einer **Hyperkaliämie** ab. Bei diesen Patienten sind *neuromuskuläre Symptome* zu beobachten. Schädigung der Myokardfunktion bis zum Herzstillstand können auftreten. Eine Hyperkaliämie betrifft in erster Linie den Extrazellularraum.

Material

– *Flammenphotometrie:* (Serum) Plasma (EDTA, Lithiumheparinat, Ammoniumheparinat)
  Das Material kann im Kühlschrank kurzfristig bei 4 °C, längerfristig im Gefrierschrank bei minus 20 °C aufbewahrt werden.
– *Ionenselektive Methode:* ungerinnbar gemachtes Vollblut (Lithiumheparinat)

Prinzip

Siehe bei Natrium

Technik

Siehe bei Natrium

Bewertung

↑ = **Hyperkaliämie:**
  ● akutes und chronisches Nierenversagen (Urämie)
  ● postrenale Urämie bedingt durch Harnröhrenobstruktion, Blasenruptur
  ● akute Nephritis
  ● Gewebszerstörungen als Folge von Traumen, Operationen, Verbrennungen und Gewebszerfall
  ● Hypoxie
  ● Hämolysen
  ● Verabreichung von überalterten Blutkonserven und kaliumreichen Infusionslösungen
  ● Nebenniereninsuffizienz, Morbus Addison
  ● Azidosen

↓ = **Hypokaliämie:**
  ● enteraler Verlust durch Vomitus, Diarrhö, Laxanzien
  ● renaler Verlust durch Polyurie bei Diabetes mellitus
  ● Morbus Cushing, Cushing-Syndrom, Kortikosteroidmedikation
  ● Hyperaldosteronismus
  ● chronische Lebererkrankungen, insbesondere Zirrhosen
  ● Alkalose
  ● längere Diuretikagabe
  ● zu geringe Kaliumaufnahme mit dem Futter (selten)
  ● Urämie (Polyurie)

Referenzbereiche

	mmol/l
Hund	3,5–5,1
Katze	3,0–4,8
Pferd	2,8–4,5
Rind	3,5–4,5
Schaf	3,5–4,5
Ziege	–
Schwein	4,0–5,0

Chlorid

Chlorid ist das *wichtigste Anion des extrazellulären Raumes,* nur 12 Prozent des Gesamtchlorids sind auf den intrazellulären Raum und das Bindegewebe verteilt. Chlorid bestimmt zusammen mit Natrium im extrazellulären Raum den osmotischen Druck. Chloride werden im Ileum absorbiert, ihre **Ausscheidung** erfolgt fast vollständig über die Nieren. Die Belegzellen der *Magenschleimhaut* haben einen hohen Chloridgehalt, hier wird die Salzsäure des Magensaftes gebildet.

Die **extrazelluläre Chloridkonzentration** – gemessen im Plasma – ändert sich häufig parallel mit der Natriumkonzentration und dem Hydratationszustand des Organismus. Chlorid folgt dem Natrium zumeist passiv nach, wenn sich dessen Konzentration in den Verteilungsräumen ändert. Es ist somit auch der Regulation durch das Aldosteron unterworfen.

Der **Chloridspiegel** ändert sich häufig *gegenläufig zum Bikarbonatspiegel.* Bei allen Formen der metabolischen Alkalose mit Anstieg des Bikarbonatwertes muß aus Gründen der Elektroneutralität ein entsprechender Abfall anderer Anionen – zumeist der Chloride – stattfinden.

– *Absorptionsphotometrie, Titration:* Serum, Plasma (EDTA, Lithiumheparinat, Ammoniumheparinat)

Das Material kann im Kühlschrank kurzfristig bei 4 °C, längerfristig im Gefrierschrank bei minus 20 °C aufbewahrt werden.

– *Ionenselektive Methode:* ungerinnbar gemachtes Vollblut (Lithiumheparinat)

Absorptionsphotometrie

Chlorid setzt aus Quecksilberchloranilat rotviolett gefärbte Chloranilsäure frei unter Bildung von nicht-dissoziiertem Quecksilberchlorid. Die freigesetzte Chloranilsäure entspricht in ihrer Farbintensität der Chloridkonzentration der Probe. Die Messung erfolgt bei 500 nm Wellenlänge.

Titration

Bei der titrimetrischen Chloridbestimmung mit Quecksilbernitrat als Maßlösung entsteht nichtdissoziiertes Quecksilberchlorid. Nach Bindung aller Chloridionen an Quecksilber werden die ersten freien Quecksilberionen durch den Indikator Diphenylcarbazon als violette Farbe angezeigt. Mit dem Auftreten der ersten Violettfärbung ist der Endpunkt der Titration erreicht. Die verbrauchte Maßlösung entspricht der Chloridmenge der Probe.

Ionenselektive Methode

Auch Chlorid kann mit der ionenselektiven Methode gemessen werden. Die Meßelektrode enthält in diesem Fall ein Silberchloridkristall. Durch eine Membran ist er von der Analysenprobe getrennt. Bei der Messung durchwandern die Chloridionen der Probe die Membran und lagern sich dem Kristall an. Es entsteht eine Potentialdifferenz gegenüber der konstanten Referenzelektrode. Diese Differenz wird gemessen. Sie ist der Chloridkonzentration der Probe proportional.

Absorptionsphotometrie

Dem Meßvorgang ist eine Enteiweißung der Probe vorgeschaltet. Zum Vergleich wird ein Standard mitgeführt.

Titration

Die titrimetrische Bestimmung kann mit und ohne Enteiweißung durchgeführt werden. Eine ausreichende Probenverdünnung mit Aqua dest. ist Voraussetzung für eine direkte Titration.

Ionenselektive Methode

Für die ionenselektive Untersuchungsmethode kann Vollblut aus dem mit Lithiumheparinat beschickten Probenröhrchen direkt in das Gerät eingegeben werden.

	mmol/l
Hund	96–113
Katze	110–130
Pferd	95–105
Rind	90–110
Schaf	100–106
Ziege	–
Schwein	102–106

↑ = **Hyperchlorämie:**
- mangelnde Wasseraufnahme
- Flüssigkeitsverlust über Nieren oder Darm
- Verabreichung von Lösungen mit hohem Chloridgehalt, u. U. auch phys. NaCl-Lösung
- Applikation von Nebennierenrindenhormonen mit mineralokortikoider Wirkung, Cushing-Syndrom, Morbus Cushing
- metabolische, respiratorische Azidosen

↓ = **Hypochlorämie:**
- kochsalzarme Nahrung
- profuser oder chronischer Vomitus
- Diarrhö
- Verabreichung großer Mengen chloridarmer oder -freier Lösungen
- metabolische Alkalose
- respiratorische Azidose

Kalzium, Magnesium, Phosphor

Siehe Kapitel 25, S. 247 ff.

Säure-Basen-Haushalt ———————————————— Wilfried Kraft

Säuren sind Stoffe, die Wasserstoffatome (Protonen, H^+) abgeben, sog. Protonendonatoren, und Laugen sind Stoffe, die Wasserstoffatome aufnehmen (Protonenakzeptoren). Der Säuregrad wird angegeben durch den pH-Wert (Potentia hydrogenii) der eine Maßzahl für die Aktivität der freien Wasserstoffionen in einer Lösung darstellt. In verdünnten Lösungen ist die Aktivität der Wasserstoffionen gleich ihrer Konzentration. Der pH-Wert ist der negative dekadische Logarithmus der Wasserstoffionenkonzentration: $pH = -\log H^+$.

Im tierischen Organismus bewegt sich der pH-Wert in engen physiologischen Grenzen. Bei den meisten Säugetieren bewegt sich der pH-Wert etwa zwischen 7,36 und 7,44, im Mittel bei 7,40. Schon geringe Abweichungen führen zu schweren metabolischen Ausfallserscheinungen, die insbesondere bei enzymatisch gesteuerten Stoffwechselvorgängen manifest sind. Der Organismus ist daher auf wirksame intra- und extrazelluläre Puffersysteme angewiesen, die den pH-Wert ausgeglichen erhalten. Außerdem erfolgt eine Regulation durch die Lunge, indem CO_2 abgeatmet oder zurückgehalten wird, und durch die Nieren, die Wasserstoffionen ausscheiden.

Das wichtigste Puffersystem im extrazellulären Raum ist das Kohlensäure-Bikarbonat-System. Bei verstärktem Anfall von Protonen, also bei Absinken des pH-Werts im Extrazellulärraum, wird CO_2 über die Lunge abgeatmet. Das System ist gekennzeichnet durch die Formel $CO_2 + H_2O \leftrightarrow H_2CO_3 \leftrightarrow H^+ + HCO_3^-$. Wenn nun vermehrt Säuren, d.h. also H^+-Ionen, anfallen, dann verschiebt sich das Gleichgewicht nach links, es entsteht vermehrt H_2CO_3 wogegen HCO_3^- abnimmt. H_2CO_3 dissoziiert zu $CO_2 + H_2O$. CO_2 wird durch die Lunge ausgeschieden. Die Abatmung verläuft so lange, bis das Gleichgewicht zwischen H_2CO_3 und HCO_3^- wiederhergestellt ist. Dieses System gewährleistet, daß trotz Zugabe von H^+-Ionen der pH-Wert konstant im physiologischen Bereich bleibt.

Ein weiteres Puffersystem besteht im Verhältnis von primärem zu sekundärem Phosphat ($H_2PO_4^-$/ HPO_4^{2-}). Es nimmt im Urin bis zu 86% der H^+-Ionen pro 24 Stunden auf, die als NaH_2PO_4 eliminiert werden. Im Ammonium-Ammoniak-System werden ebenfalls H^+-Ionen mit dem Urin eliminiert nach der Formel: $NH_3 + H^+ \leftrightarrow NH_4^+$.
Je mehr H^+-Ionen vorhanden sind, je tiefer also der pH-Wert sinkt, um so mehr ist die Gleichung nach der rech-

ten Seite verschoben. Auf diese Weise werden unter physiologischen Bedingungen $2/3$ bis $3/4$ der Wasserstoffionen eliminiert.

Ein weiteres Puffersystem stellt das Serumprotein-Proteinat-System dar.

Bei krankhaften Zuständen kann das Säure-Basen-Gleichgewicht an verschiedenen Stellen gestört werden, so daß entweder eine Azidose oder eine Alkalose resultiert. Als Azidose wird der Anstieg der H^+-Ionen (Azidämie) über 44 nval/l bezeichnet, woraus ein pH-Wert von unter 7,36 resultiert. Dagegen versteht man unter einer Alkalose einen Abfall unter 36 nval/l mit einem pH-Wert >7,44 (Alkalämie). Durch die Puffersysteme können die Wasserstoffionenkonzentrationen noch ausgeglichen werden, obgleich bereits krankhafte Veränderungen der Säure-Basen-Bilanz vorliegen. Man bezeichnet dies als kompensierte Azidosen bzw. kompensierte Alkalosen.

Die Entstehung einer Azidose kann auf verschiedene Weise zustande kommen:
1. durch gesteigerte endogene Produktion infolge des Stoffwechsels
2. durch vermehrte exogene Zufuhr
3. durch verminderte renale Elimination
4. durch Verluste von Basen (z.B. bei Durchfall)
5. durch verminderte pulmonale Ausscheidung von CO_2 (respiratorische Azidose infolge Hypoventilation)

Man hat (1) bis (3) anschaulich auch als Additionsazidosen, (4) als Subtraktionsazidose bezeichnet.

Alkalosen können folgende Entstehungsweisen haben:
1. vermehrter endogener Anfall (Additionsalkalose)
2. vermehrter Verlust von Wasserstoffionen aus dem Extrazellulärraum (Subtraktionsalkalose)
3. verstärkte pulmonale Elimination von CO_2 (respiratorische Alkalose durch Hyperventilation)

Störungen des Säure-Basen-Haushalts werden durch kompensatorische Maßnahmen des Komplementärorgans sofort auszugleichen, zu kompensieren, versucht. So werden metabolische Azidosen durch verstärkte Lungenfunktion mit Abatmen von CO_2 kompensiert. Umgekehrt erfolgt bei Alkalosen eine Verminderung der respiratorischen Tätigkeit, wodurch weniger CO_2 abgeatmet wird. Bei respiratorischen Azidosen erfolgt in der Niere eine kompensatorische Verminderung der HCO_3^--Ausscheidung, während bei respiratorischen Alkalosen eine kompensatorisch verminderte Ausscheidung angestrebt wird.

In der täglichen Praxis werden Azidosen wesentlich häufiger angetroffen als Alkalosen. Insbesondere länger anhaltende Alkalosen werden fast nur bei chronischer Hypokaliämie gefunden.

Die Säure-Basen-Verhältnisse werden zusammen mit der Blutgasanalyse untersucht. Dazu müssen zunächst einige weitere Begriffe geklärt werden:

1. Unter titrierbarer Azidität versteht man die Menge Säure oder Lauge, die einem Liter einer Flüssigkeit zugefügt werden muß, um den Titrationspunkt von pH 7,000 zu erreichen. In der Medizin wird jedoch als Titrationsendpunkt der physiologische Wert von 7,400 zugrunde gelegt.

2. Als Basenüberschuß (Basenabweichung, base excess, BE) des Vollbluts wird die titrierbare Azidität bei einem CO_2-Partialdruck pCO_2 von 40 mmHg (= 5,33 kPa) und einer Temperatur von 37 °C bezeichnet, wobei der Titrationsendpunkt einem pH-Wert von 7,400 entspricht. Als mittlerer Referenzwert wird im arteriellem Blut ein BE von 0 (Null) gefunden bei 37 °C, einem pH-Wert von 7,400 und einem pCO_2 von 24,2 mmol/l. Sobald der pH-Wert unter 7,400 fällt, wird der BE negativ, wenn er über 7,400 steigt, positiv.

3. Unter dem Partialdruck eines Gases versteht man nach der Definition von Dalton (1803) denjenigen Druck des Gases in Prozent, den es anteilsmäßig am Volumen eines Gasgemisches einnimmt. Beispiel: Wenn Sauerstoff etwas 20% des Gesamtgasgemischs der Luft einnimmt, dann beträgt der pO_2 der Luft also 20.

4. Azidose wird ein klinisches Krankheitsbild genannt, das mit vermehrter Säurebildung, verminderter Säureausscheidung oder Basenverlust einhergeht.

5. Metabolische Azidose ist der Zustand, der durch vermehrte Bildung, vermehrte Zufuhr oder/und verminderte renale Ausscheidung ausgelöst wird (Additionsazidose). Häufigste Ursachen sind Nierenversagen, Kreislaufversagen, Ketoazidose, Laktatazidose. Bei der Subtraktionsazidose werden vermehrt Pufferionen verloren. Häufigste Ursachen sind Durchfälle, Ileus mit sekundärer Magenüberladung und Erbrechen oder (Pferd) Abhebern des aus dem Darm »regurgitierten« Mageninhalts. Eine Verteilungsazidose entsteht dann, wenn durch Verdünnung der Puffersysteme infolge Überinfusion neutraler Lösungen oder Hyperinfusion von Kali-

umionen eine Verdrängung der Wasserstoffionen eintritt. Kompensiert wird die metabolische Azidose durch Hyperventilation (Kussmaul-Atmung) mit Abatmung von CO_2. Dessen Messung in Verbindung mit pH- und BE-Messung im arteriellen (!) Blut ermöglicht die Diagnose einer kompensierten metabolischen Azidose.

6. Respiratorische Azidose wird die Zunahme von pCO_2 im arteriellen Blut >45 mmHg genannt. Dies entspricht dem Begriff der Hyperkapnie (καπνοσ = Rauch). Sie tritt auf bei alveolärer Hypoventilation infolge zentraler Atemdepression, neuromuskulärer Erkrankungen oder schmerzhafter Vorgänge im Thoraxbereich.

7. Alkalose ist der Zustand bei Anstieg des arteriellen pH-Wertes über 7,44. Dabei steigt der Basenüberschuß (BE) in positive Bereiche.

8. Metabolische Alkalose geht mit einem Anstieg des Bikarbonats und des Standardbikarbonats einher. Ursachen sind Verluste von Wasserstoffionen (Subtraktionsalkalose) infolge starken Erbrechens von Magensaft, Hypokaliämie (u. a. durch starke Schleifendiuretika), Kortikosteroidtherapie, Hyperaldosteronismus.

9. Respiratorische Alkalose geht mit einem Verlust von CO_2 durch Hyperventilation (bei Anämie, Aufenthalt in großen Höhen, Lungenkrankheiten, Reizung des Atemzentrums infolge von Gehirnerkrankungen, Hyperthyreose, Hepatoenzephalopathie, iatrogen bei künstlicher Beatmung) einher. Im arteriellen Blut sinkt der pCO_2 ab bei gleichzeitigem Anstieg von pH und BE.

10. Standardbikarbonat ist die Meßgröße für das CO_2-Bindungsvermögen des Blutes unter definierten Standardbedingungen: volle Sauerstoffsättigung, pCO_2 von 40 mmHg, 37 °C.

11. Bei der respiratorischen Kompensation metabolischer Störungen wird das Atemzentrum entweder aktiviert (metabolische Azidose) oder gehemmt (metabolische Alkalose).

Bei der metabolischen Kompensation respiratorischer Störungen erfolgt eine sofortige Pufferung durch pCO_2 mit Anstieg von HCO_3^-, gefolgt von vermehrter Bikarbonatbildung in der Niere.

Material

Es sollte arterielles heparinisiertes Vollblut verwendet werden. Dies kann am besten aus der A. femoralis (Kleintier) oder durch Punktion der Mundschleimhaut (Kleintier, Großtier; gelingt bei Schockpatienten nicht) oder durch Punktion der A. carotis (Großtier) gewonnen werden. Die Untersuchung von venösem Blut gibt nur grobe Anhaltspunkte (pH-Wert, BE). Die sofortige Analyse ist erforderlich. Kann nicht innerhalb weniger Minuten analysiert werden, so ist das Blut auf 4 °C herunterzukühlen (Haltbarkeit maximal zwei Stunden).

Prinzip

● pH-Wertmessung: Verwendet werden Glaselektroden mit einer Silber-Silberchlorid-Elektrode als Bezugselektrode. In der Elektrode befindet sich eine Lösung mit bekanntem pH-Wert. An der Glasmembran entstehen Potentialdifferenzen, die dem pH-Wert der zu messenden Lösung proportional sind.

● pCO_2-Messung: Die pCO_2-Elektrode ist wie die pH-Elektrode aufgebaut. Als Membran enthält sie eine für CO_2 durchlässige Glasfolie. Für Wasser, Protonen und Ionen ist sie undurchdringlich. Durch das Eindringen von CO_2 in die Elektrodenflüssigkeit wird eine pH-Änderung herbeigeführt, die gemessen wird. Die pO_2-Elektrode ist also eine spezielle pH-Elektrode.

● pO_2-Messung: Die Membran der Sauerstoffelektrode ist mit einer Folie überzogen, die nicht für Ionen, sondern für nichtionisierte Gase durchlässig ist. Die Sauerstoffmessung ist zur Bestimmung des Säure-Basen-Haushalts nicht erforderlich; sie wird jedoch in einem Arbeitsgang mit der pH- und CO_2-Messung durchgeführt und gibt wertvolle Hinweise für die Sauerstoffversorgung des Organismus.

Referenzbereiche

	Hund	Katze	Pferd	Rind	Schaf	Ziege	Schwein
pH-Wert	7,36–7,44	7,34–7,44	7,34–7,44	7,40–7,46	7,42	–	7,42
pO_2 (mmHg)	85–95	85–95	90–100	98	98	–	98
pCO_2 (mmHg)	36–40		42–48	35–53	33–41	–	50
aktuelles Bikarbonat (mval/l)	19–24	19–24	24–28	22–28	20–30	–	20–30
Basenexzeß (mval/l)	–2,5 – +2,5	–2,5 – +2,5	–2,5 – +2,5	–3,5 – +3,5	–3,5 – +3,5	–	–3,5 – +3,5

Es sei noch einmal darauf hingewiesen, daß die Messung der Blutgase im venösen Blut nur anhaltensweise (pH-Wert, BE) verwertbare Ergebnisse bringt; pO_2 oder pCO_2 sind – abgesehen von bestimmten Fragestellungen wie Feststellung der Differenz von arteriellem und venösem pO_2 zur Feststellung der Sauerstoffausnutzung – im venösen Blut unbrauchbar. Anhaltsweise können im venösen Blut ein BE von –2 bis –5 mmol/l und ein pH-Wert von 7,32 bis 7,35 angenommen werden.

Beurteilung

	pH	pCO_2	St-Bikarb.	BE
metabolische Azidose	↓	u	↓	↓
metabolische Azidose – kompensiert	u	↓	↓	↓
metabolische Alkalose	↑	u	↑	↓
metabolische Alkalose – kompensiert	u	↑	↑	↑
respiratorische Azidose	↓	↑	u	u
respiratorische Azidose – kompensiert	u	↑	↑	↑
respiratorische Alkalose	↑	↓	u	u
respiratorische Alkalose – kompensiert	u	↓	↓	↓

	Hypoventilation	Hyperventilation
pCO_2	↑	↓
pO_2	↓	↑

19 Harnapparat

Wilfried Kraft und Ulrich M. Dürr
unter Mitarbeit von Manfred Fürll, Hartwig Bostedt und Karl Heinritzi

Die **labordiagnostischen Untersuchungen** des Harnapparates können eingeteilt werden in
- Urinuntersuchung
- Blut-, Serumuntersuchung
- Nierenfunktionstests

Wenn durch die klinische Untersuchung der Verdacht auf ein Versagen der Nieren besteht, sollten folgende Fragen beantwortet werden:
1. Liegt wirklich ein Nierenversagen vor, oder sind die Symptome nur Begleiterscheinungen einer anderweitigen Krankheit?
2. Ist das Nierenversagen renal, prärenal, oder liegen postrenale Störungen vor?
3. Handelt es sich um ein akutes Nierenversagen?
4. Besteht eine Glomerulopathie?
5. Besteht ein chronisches Nierenversagen?

Die Fragen (1) und (2) lassen sich bei Feststellung einer Azotämie durch die klinische Untersuchung weitgehend beantworten. Bei akutem Nierenversagen ist die Urinmenge eingeschränkt; sie beträgt im oligurischen Stadium $<1/2$ ml/kg KM und Stunde und kann im Falle einer Anurie noch deutlicher darunter liegen. Im folgenden Stadium der Polyurie werden erheblich größere Urinmengen abgesetzt (>2 ml/kg KM und Stunde).

Bei **prärenalem Nierenversagen**, dessen Ursachen Hypovolämie (Dehydratation, akuter Blutverlust), Kreislaufschock anderer Ursache, Addison-Krankheit (Hypadrenokortizismus), Herzinsuffizienz (vermindertes HZV) oder Hypalbuminämie sein können, werden folgende Befunde erhoben:
- Serum-Kreatininerhöhung
- Serum-Harnstofferhöhung
- Verhältnis Kreatinin [mg/dl] : Harnstoff [mg/dl] ≥ 45
- Hämatokritwert und Protein bei Dehydratation meist erhöht (nicht jedoch bei vorausgegangener Anämie, Hypoproteinämie oder bei Welpen)
- spezifisches Gewicht/Urin kann hoch sein

Bei **akutem Nierenversagen**, dem eine Nephritis (interstitiell oder tubulär) zugrunde liegt, können die nachstehenden Befunde erhoben werden:
- Serum-Kreatininerhöhung
- Serum-Harnstofferhöhung
- Verhältnis Kreatinin [mg/dl] : Harnstoff [mg/dl] ≥ 40
- Hyperphosphatämie
- Hyper-, Normo- oder Hypokaliämie
- metabolische Azidose
- spezifisches Gewicht/Urin Hund $<1{,}030$, Katze $<1{,}035$, Pferd $<1{,}025$, Rind $<1{,}020$, Tendenz zur Isosthenurie ($1{,}008$ bis $1{,}012$ [Katze $1{,}008$ bis $1{,}015$])
- Proteinurie, Hämaturie, Zylindrurie

Bei **postrenalem Nierenversagen,** hervorgerufen durch Harnwegsobstruktion jeglicher Ursache, werden folgende Befunde erhoben:
- Serum-Kreatininerhöhung
- Serum-Harnstofferhöhung
- Verhältnis Kreatinin [mg/dl]: Harnstoff [mg/dl] ≤ 40
- spezifisches Gewicht/Urin unverändert (erst bei Schädigung von mehr als $2/3$ der Nephrone erniedrigt, bei $>3/4$ Isosthenurie
- Hyperphosphatämie
- Hyperkaliämie

Glomerulopathien liegen entweder Glomerulitiden oder Nierenamyloidosen zugrunde. Glomerulitiden (Glomerulonephritiden) werden ausgelöst unter Antigen-Antikörper-Komplexe, die an der Basalmembran abgelagert werden und über Komplementaktivierung eine Schädigung der Basalmembran auslösen, oder es werden Antikörper gegen die Basalmembran selbst gebildet. Die Nierenamyloidose ist häufig eine Folge chronischer Krankheiten (Infektionen oder Neoplasien, bei der Katze auch Vitamin-A-Hypervitaminose).

In beiden Fällen kommen vergrößerte Poren zwischen den Podozyten zustande, die für größere Moleküle passierbar werden. Die Folge ist eine oft massive Albuminurie mit gleichzeitiger Hypalbuminämie. Hieraus resultieren die Laborbefunde:
- Azotämie (kann lange Zeit fehlen)
- Hypalbuminämie
- Normoglobulinämie oder Hyperglobulinämie

- vermindertes Verhältnis Albumin : Globulin
- Hyperphosphatämie (bei Azotämie – Urämie)
- Hypercholesterinämie
- Hypokalzämie
- Hypernatriämie
- Hypochlorämie (unregelmäßig)
- Albuminurie (oft sehr hoch)
- Zylindrurie (hyaline Zylinder)
- Hämaturie
- spezifisches Gewicht/Urin üblicherweise hoch, erst bei chronischem Nierenversagen Isosthenurie (nur erkennbar bei geringem Urin-Protein)

Chronische Niereninsuffizienz löst folgende Laborbefunde aus:
- Serum-Kreatininerhöhung
- Serum-Harnstofferhöhung
- Verhältnis Kreatinin [mg/dl] : Harnstoff [mg/dl] unverändert (≤ 40)
- spezifisches Gewicht/Urin (bei Funktionseinbußen von ⅔ der Nephrone) Hund <1,030, Katze <1,035, Pferd <1,025, Rind <1,020, später (Schädigung von >¾ der Nephrone) Isosthenurie (1,008 bis 1,012 [Katze 1,008 bis 1,015])
- Hyperphosphatämie
- Hyper-, Normo- oder Hyperkaliämie
- Hyper-, Normo- oder Hyponatriämie
- Normo- oder Hypochlorämie
- metabolische Azidose
- aregenerative Anämie

Urinuntersuchung

Außer über die Harnorgane vermag die Urinuntersuchung auch wertvolle Hinweise auf *Erkrankungen anderer Organe und Systeme* zu geben, so z. B. durch den Nachweis von Glukose, Ketonkörpern oder Gallenfarbstoffen im Urin.

Bei stärkerer Verdünnung des Urins infolge einer *Polyurie* sind die Ergebnisse **quantitativer Bestimmungen** oft wenig verläßlich, insbesondere wenn nur eine zufällig gewonnene Harnprobe untersucht wird. Wünschenswert wäre daher für quantitative Untersuchungen das Sammeln von 24-Stunden-Harn. Dazu muß der Harn quantitativ aufgefangen, konserviert und im Kühlschrank aufbewahrt werden. Das Auffangen im Stoffwechselkäfig ist bei untrainierten Patienten wegen der damit verbundenen Unruhe und Aufregung kaum möglich. Daher hat man für quantitative Untersuchungen eine Bezugsgröße festgelegt, die weitgehend unabhängig von der Harnmenge ist. Als geeignet erwies sich die Kreatininmenge (Hörauf et al. 1990). Für Übersichtsunter-

suchungen begnügt man sich jedoch i. a. mit **qualitativen** oder **semiquantitativen Untersuchungen.** Dazu wird in der Regel der *erste oder zweite Morgenurin* verwendet. Dabei ist jedoch folgendes zu berücksichtigen:
- *Spontanurin* ist immer *kontaminiert* durch die Passage von Harnröhre, Präputium oder Scheide; er repräsentiert daher nie reinen Harnblasen- oder gar Nierenurin.
- Durch die Harngewinnung mittels Katheter erfolgt immer eine *Kontamination der Harnblase* und des Blasenurins.
- Das Ausmassieren der Harnblase führt sehr häufig zu einem Aufsteigen des Urins ins Nierenbecken mit der *Gefahr einer Infektion;* bei geschädigter Harnblase kann eine *Ruptur* provoziert werden. Im übrigen gilt das für die Gewinnung von Spontanurin Gesagte.

Die **Gewinnung von Spontanurin** hat allerdings auch einige Vorteile:
- Die erste Portion ist besonders reich an *Bestandteilen aus der Harnröhre, aus Scheide oder Präputium und den Geschlechtsorganen.*
- Die zweite Portion ist repräsentativ für den *Gesamtharn.*
- Die Endportion ist besonders bei *Blasenkrankheiten* verändert.

Katheterurin darf nur mit *sterilen (Einmal-)Kathetern* entnommen werden. Präputium oder Scheide sind vorher zu reinigen. Das Katheterisieren muß so *vorsichtig* und so *steril* wie möglich geschehen, um Verletzungen und Infektionen zu vermeiden. **Indikationen** für das Katheterisieren können sein (wobei beim Kleintier im Einzelfall zu prüfen ist, ob nicht besser die unten beschriebene Harnblasenpunktion durchgeführt werden sollte):
- Gewinnung reinen Blasenurins (zur Differenzierung von Krankheiten der harnbereitenden Organe, der Harnblase und, im Vergleich mit Spontanurin, der Harnröhre)
- Unmöglichkeit, auf andere Weise Urin zu erhalten
- Ausscheidungskontrolle (Verdacht auf Oligo-, Anurie, also quantitative Harngewinnung durch einen Dauerkatheter)
- Prüfung der Harnröhrendurchgängigkeit
- Blasenlähmung
- retrograde Kontrastmittelapplikation
- örtliche Behandlung der Harnblase

Die schonendste Art, beim Kleintier Harn zu gewinnen, ist die **Zystozentese** (Blasenpunktion). Sie kann durch manuelle Fixation der Harnblase »blind« oder –

besser – unter Ultraschallkontrolle durchgeführt werden. Damit ist reiner Blasenurin ohne Kontamination zu gewinnen. **Indikationen** sind:

- Gewinnung *sterilen Urins* zur bakteriologischen Untersuchung
- Gewinnung *reinen Blasenurins* zur Beurteilung des Harns ohne Kontamination durch Harnröhre oder Geschlechtsorgane
- rasche *Entleerung* einer übervollen Blase besonders bei Hindernis in der Harnröhre (Vorsicht bei Katzen und Kaninchen: Die übervolle Blase kann rupturieren!)

Harnvolumen

Die Bestimmung des Harnvolumens ist beim Tier, wie oben erwähnt, sehr unsicher und nur mit erheblichem Aufwand durchzuführen. Bei Verdacht auf Oligurie/Anurie kann dagegen mit einem *verschließbaren Dauerkatheter* die Menge gut bestimmt werden. Da die Bestimmung des Harnvolumens aufwendig ist und insbesondere in praxi nicht immer sicher bestimmt werden kann, umgeht man häufig die direkte Messung der Harnmenge und untersucht eine im Harn zu messende Substanz in ihrem Verhältnis zum Urin-Kreatinin als Bezugsgröße. **Beispiel:** Wenn die im Harn ausgeschiedene Gesamt-Proteinmenge geschätzt werden soll, werden Urin-Kreatinin und Urin-Protein gemessen; der Proteinwert wird dann zum Urin-Protein in Beziehung gesetzt (siehe Urin-Protein/Kreatinin oder U-P/C)

Das **Harnvolumen** variiert beim gesunden Individuum erheblich. Daher sind »Normalwerte« besonders problematisch und Untersuchungsbefunde nur unter Berücksichtigung von *Fütterungs- und Haltungsbedingungen* sowie der Verwendung des Tieres zu interpretieren. Im einzelnen ist das Volumen beeinflußbar von

- Art der Fütterung
- Gelegenheit und Gewohnheit der Flüssigkeitsaufnahme
- Körperbewegung
- Aufregung
- Lufttemperatur und -feuchtigkeit
- Körpertemperatur

Material

Urin

Prinzip

Quantitatives Sammeln (24-Stunden-Sammelurin), bei Verdacht auf Oligurie/Anurie stündliches Sammeln von Dauerkatheterurin

Technik

- Stoffwechselkäfig
  (nur bei speziell trainierten Tieren möglich)
- Dauerkatheter
- Auffangen des Spontanurins
- Harnbeutel

Referenzbereiche

	ml/kg KM/d	ml/kg KM/h
Hund	24–50	1–2
Katze	9–20	1 (0,5)–2
Pferd	8–30	0,5–1,25
Rind	16–50[1]	0,5–2[1]
Schaf	10–40	0,5–1,5
Ziege	10–40	0,5–1,5
Schwein	20–80	0,8–3,3

[1] Kalb je nach Trinkmenge; bei Ad-libitum-Tränke: 3,2-6,2 ml/kg KM/h (Fisher und Martinez 1978)

Bewertung

↑ = **Polyurie:**

1. vorübergehend:
- physiologisch vermehrte Wasseraufnahme (scharfe Nahrung, hohe Umgebungstemperatur etc.)
- Diuretika
- iatrogene Überwässerung
- Kortikosteroide (iatrogen)
- Spironolacton (Aldosteronantagonist)
- Methoxyfluran
- Amphotericin B

2. krankhaft:
- chronische Nephropathie, polyurische Phase (»Zwangspolyurie«):
  - generalisierte Nephropathie
  - Tubulopathie
  - renale Amyloidose
- akutes Nierenversagen, polyurische Phase
- Diabetes insipidus
- Diabetes mellitus
- Pyometra
- chronische Hepatopathie (Hyperaldosteronismus)
- Morbus Cushing, Cushing-Syndrom
- Hyperthyreose
- Hyperkalzämie
- Hypokaliämie
- M. Addison (Hypadrenokortizismus)
- renale Glukosurie (teilweise)

- Gehirnkrankheiten mit Beteiligung von Thalamus, Hypothalamus
- psychogen?

↓ = **Oligurie, Anurie:**

- längeres Dürsten
- akutes Nierenversagen, anurische Phase
- chronische Niereninsuffizienz, oligurische/anurische Phase (Terminalstadium)
- Erbrechen
- Durchfall
- Verbrennung
- Fieber
- Schock
- M. Addison (Hypadrenokortizismus)
- Herzinsuffizienz (Senkung des HZV)
- Hypalbuminämie (Glomerulonephropathie)
- Obstruktion der Harnwege (spontan oder iatrogen)

Farbe

Die Harnfarbe kann grobe Anhaltspunkte über die *Urinkonzentration* (besser: Urindichte) geben. Außerdem erhält man Hinweise auf *krankhafte Beimengungen*. Medikamente und Futtermittel können die Harnfarbe erheblich beeinflussen.

Der **physiologische Urin** weist große tierartliche Unterschiede auf:
Hund: blaßgelb bis braungelb
Katze: gelb bis kräftig dunkelgelb
Pferd: lehm- bis ockerfarben, trüb
Rind: hellgelb bis dunkelbraungelb
Schaf: hellgelb bis dunkelbraungelb
Ziege: hellgelb bis dunkelbraungelb
Schwein: hellgelb bis dunkelgelb

Abweichungen:
- sehr *dunkle Verfärbung* frisch abgesetzten Urins: Dehydratation (Erbrechen, Durchfall, Fieber, Verbrennung, Herz-Kreislauf-Insuffizienz, Dürsten), längeres Stehen an Luft
- sehr *heller bis farbloser* Urin: Polyurie (Polydipsie aus Gewohnheit oder bei Diabetes insipidus, seltener D. mellitus, Pyometra, Niereninsuffizienz, polyurisches Stadium, Diuretika, Morbus Cushing oder Cushing-Syndrom, Kortikosteroidbehandlung)
- *gelbbraun bis grünbraun:* Gallefarbstoffe
- *rot, braun, schwarz:* Hämoglobin-, Myoglobinurie, Hämaturie

- *rot:* Azosulfonamide, Phenothiazin, Phenolphthalein
- *blau:* Methylenblau
- *grüngelb:* Akridinfarbstoffe
- *gelb-rahmig:* Eiter

Transparenz

Mit Ausnahme des Pferdes ist der *frisch abgesetzte Urin* bei den Haussäugetieren *klar;* beim *Pferd* ist er infolge der Schleimbeimengungen und auch des hohen Gehalts an Kalziumkarbonatkristallen *trüb.* Nach *längerem Stehenlassen,* auch im Kühlschrank, wird besonders der konzentrierte Harn (vor allem bei der Katze) *trüb* durch Kristallausfällung, Bakterienwachstum oder durch Ausfällung von Protein bei hohem Eiweißgehalt.

Veränderungen:
Eine *pathologische Trübung* tritt auf durch Beimengungen von
- Schleim
- Eiter
- Blut
- Epithelien
- Bakterien

Pferdeurin kann bei Azidose und saurem Harn-pH-Wert klar werden.

Geruch

Der Geruch soll nur an *frischem Urin* untersucht werden. Er wird als **»artspezifisch«** gekennzeichnet, wobei oft der Versuch einer Beschreibung unternommen wird:
Hund: »fleischbrüh- bis knoblauchartig«
Katze: »scharf«
Pferd: »aromatisch«
Rind: »aromatisch«
Schaf: indifferent bis »aromatisch«
Ziege: indifferent bis »aromatisch«
Schwein: »aromatisch-unangenehm«

Veränderungen:
- *stechend, ammoniakalisch:* Ammoniakbildung unter Bakterienurease-Einwirkung bei Harnblasenentzündung, Harnabsatzbeschwerden, langem Stehenlassen des Urins nach dem Absetzen
- *süßlich, honigartig:* Diabetes mellitus
- *azetonartig-obstartig bis stechend:* Ketoazidose
- *Geruchsbeeinflussung* durch Medikamente und Nahrungsbestandteile (»Spargelbrühe«)

Konsistenz

Mit Ausnahme des Pferdes ist der frisch abgesetzte Urin von *wäßriger Konsistenz;* Pferdeharn weist einen schleimig-fadenziehenden Charakter auf. Eine grobsinnlich erkennbare Veränderung der Konsistenz geht mit Veränderungen von Farbe, Geruch und Durchsichtigkeit einher.

Veränderungen:
– *fadenziehend-schleimig* (außer Pferd): Entzündungen der harnabführenden Wege

Wasserstoffionenkonzentration (pH-Wert)

Die »Reaktion« des Urins ist erheblich durch die *Fütterung beeinflußbar.* Erhöhter Umsatz von Proteinen, insbesondere solcher tierischer Herkunft, führt zu saurem, wenig proteinreiche pflanzliche Nahrung zu alkalischem pH-Wert. Die Harnreaktion hängt neben dem Gehalt an Puffersubstanzen sehr stark von den mit der Nahrung aufgenommenen Kationen (Na^+, K^+, Ca^{++}, Mg^{++}) und Anionen (Cl^-, S^{2-}, HPO_4^{2-}) ab (sog. Futterbasenüberschuß nach Liebig). Der Harn von Säuglingen, auch der Pflanzenfresser, weist einen sauren pH-Wert auf. Umgekehrt wird der Urin von Fleischfressern amphoter bis alkalisch, wenn sie mit einer pflanzlichen Diät versorgt werden.

Bei tierartspezifischer Fütterung und »normaler« körperlicher Aktivität werden bei den Haustieren folgende »Reaktionen« festgestellt:

Referenzbereiche	
Hund	5,5–7,0
Katze	5,0–7,0
Pferd	7,6–9,0
Rind	7,0–8,0[1]
Schaf	7,5–8,5
Ziege	7,5–8,5
Schwein	5,5–8,0[1]

[1] stark von der Fütterung abhängig. Der Harn-pH-Wert ist darüber hinaus von der Laktationsphase abhängig. Er sinkt gegen Ende der Trächtigkeit ab und schwankt bei Wiederkäuern in dieser Zeit zwischen 6,0 und 7,0.

Veränderungen:
pH sauer:
- physiologisch beim arttypisch ernährten Fleischfresser und beim Mastschwein
- Kreislaufschock

- Hypoxämie
- Azidosen
  - respiratorische Azidose
  - metabolische Azidosen
    Durchfall
    ständiges schweres Erbrechen
    Azotämie, Urämie
    Ketoazidose
    Fieber
    parenteraler Proteinabbau
    Hungerzustände
- Äthylenglykol-(Frostschutzmittel-)Vergiftung
- pH-senkende Medikamente (Ammoniumchlorid, Vitamin C, Methionin)
- proteinreiche o. a. säuernde Futtermittel
- »paradoxe Azidurie«

pH alkalisch:
- physiologisch beim arttypisch ernährten Pflanzenfresser
- proteinarmes Futter
- Erbrechen von Mageninhalt (Pylorusobturation)
- respiratorische Alkalose (Hyperventilation)
- bakterielle Zystitis
- Harnverhaltung
- zu lange ungekühlt aufbewahrter Urin
- vorübergehend nach der Fütterung
- medikamentös (Bikarbonat, Laktat, Chlorthiazide)

Technik

pH-Meter, Indikatorpapier, Teststreifen, Teststäbchen

Netto-Säure-Basen-Ausscheidung (NSBA)

Gemäß der Brönsted-Definition sind Säuren Verbindungen, die H^+-Ionen abgeben (Protonendonatoren) und Basen solche, die H^+-Ionen aufnehmen (Protonenakzeptoren). Demzufolge setzen sich gelöste und dissoziierte Salze (Salzgemische) aus Elektrolyten zusammen, die als Protonenakzeptoren sowie -donatoren fungieren, d. h. aus Basen und Säuren. Das trifft auch für alle Körperflüssigkeiten zu (vgl. Pansensaft, Milch und Blut). Im Harn sind dies vor allem folgende durch Titration mit HCl bzw. NaOH summarisch erfaßbaren Kat- sowie Anionen:

$Na^+ + K^+ + Ca^{++} + Mg^+$ = Titrationsalkalität
$Cl^- + SO_4^- + HPO_4^{--}$ + organische Säurereste = Titrationsazidität

Im Harn kommen neben den genannten Elektrolyten noch das NH_4^+ sowie das HCO_3^- hinzu, die als Protonenakzeptor sowie -donator wirken und für die Regulation der H^+-Ionen-Exkretion durch die Nieren von besonderer Bedeutung sind. Demzufolge setzt sich die Gesamtheit der mit dem Harn ausgeschiedenen Basen und Säuren zusammen aus:

$Na^+ + K^+ + Ca^{++} + Mg^{++} + HCO_3^-$ = *Basen* +
$Cl^- + SO_4^- + HPO_4^- + org.$ *Säuren* + NH_4 = *Säuren*

Bildet man die Differenz, so erhält man die Netto-Säure-Basen-Ausscheidung = Basen-Säuren = mmol/l. Jeweils ein Teil der Protonenakzeptoren sowie -donatoren ist durch Puffersubstanzen gebunden und kann durch Titration bestimmt werden (= Pufferkapazität). Der verbleibende Teil repräsentiert die freien H^+-Ionen und wird durch den pH-Wert ausgewiesen.

Technik

Die NSBA kann als Makro- und als Mikromethode (Siebtest) bestimmt werden.

Makromethode
- 10 ml Harn schütteln + 1 n HCl bis pH-Wert <4
- 10 ml Formalin zugeben + 6 Tropfen Phenolrot
- $\frac{1}{10}$ n NaOH bis zum Farbumschlag titrieren (Magnetrührer)

Mikromethode
- 0,5 ml Harn + 0,2 ml HCl
- 5 Minuten im Wasserbad erhitzen,
- 0,5 ml Formalin-Phenolrot-Lösung
- schrittweise 0,05 ml 1 n NaOH bis zum Farbumschlag zugeben

Berechnung:
NSBA (mmol/l) =
$10 \times (10 \times$ ml 1 n HCl–
$- 0{,}1$ n NaOH)

Berechnung:

zugegebene ml NaOH	NSBA (mmol/l)
0,050	>300
0,100	300–200
0,150	200–100
0,200	100–0

Durch Formalin wird das NH_4^+ in Hexamethylentetramin als titrierbare Form überführt (Formoltitration). In der geschilderten Weise (Titration mit HCl/Rücktitration mit NaOH) wird die NSBA als Bilanzwert bestimmt. Notiert man dagegen die Menge Basen, das Ammonium wie auch Säuren einzeln, so erhält man die sogenannte »fraktionierte NSBA« und damit die Möglichkeit zu einer differenzierteren Bewertung. Außerdem können diese »Fraktionen« zueinander in Beziehung gesetzt werden:

$$\frac{\text{Basen (mmol/l)}}{\text{Säuren (mmol/l)} + NH_4^+ \text{ (mmol/l)}} = \text{Base-Säuren-Quotient BSQ}$$

Dadurch kann die Abhängigkeit von Diureseschwankungen, die als variierende Harnmenge die NSBA beeinflussen, weitgehend eliminiert werden.

Die NSBA reflektiert sensibel Fütterungseinflüsse, d. h. Veränderungen des »Futterbasenüberschusses« (Futter-BE). Davon abhängig bestehen eine gewisse Tageszeit- sowie eine deutliche Jahreszeitdynamik. Fleischfresser haben i. d. R. eine negative (Überwiegen der Säureausscheidung), Pflanzenfresser eine positive NSBA (Überwiegen der Basenausscheidung). Im Fastenzustand bzw. bei Anorexie sinkt die NSBA ebenso wie der pH-Wert systematisch ab (Abb. 19.1). Diese Veränderung wird z. T. als »paradoxe Azidurie« bezeichnet. Sie ist fast ausschließlich durch die Abnahme der K-Ausscheidung bedingt und somit gut erklärbar.

Bewertung

Abnahmen der NSBA und des BSQ zeigen sensibel azidotische, Zunahmen alkalotische Belastungen des Säure-Basen-Haushaltes an. Veränderungen der NSBA treten früher als solche des pH-Wertes ein, da dieser erst nach Erschöpfung des Puffervermögens reagiert, die NSBA aber bereits die Beanspruchung der Puffer anzeigt. Außerdem können Abweichungen im Harn als Ausdruck renaler Kompensation von Belastungen des Säure-Basen-Haushaltes auftreten, während im Blut (noch) keine Abweichungen festzustellen sind (Abb. 19.2). Deshalb ist die NSBA besonders zum Nachweis chronischer, fütterungsbedingter Belastungen des Säure-Basen-Haushaltes geeignet.

Neben den Veränderungen der Gesamt-NSBA werden akute Azidosen mit exzessiver H^+-Ionen-Bildung, z. B. bei akuter Pansenazidose, besonders durch starke Anstiege der NH_4^+-Konzentrationen angezeigt (Abb. 19.3), chronische durch Verschiebungen des Basen : Säuren-Verhältnisses (BSQ) mit moderatem NH_4^+-Anstieg, z. B.

Referenzbereiche

NSBA$_{gesamt}$	Basen[1] $\longrightarrow$	Säuren[1] $\longrightarrow$	NH_4^{+}[1] $\longrightarrow$	BSQ $\longrightarrow$	
Pferd	–140 – +200	10 – 270	30 – 170	5 – 25	0,20 – 3,30
Milchrind	80 – 220	150 – 250	50 – 100	<10	2,5 – 4,8
Jungrind	50 – 200	50 – 250	20 – 70	<20	2,0 – 4,0
Schaf	10 – 190	120 – 550	20 – 80	<20	2,0 – 5,0

[1] mmol/l

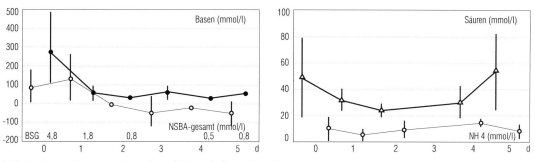

Abb. 19.1: Fraktionierte NSBA bei adulten Schafen während 5tägigen Fastens (n = 5)

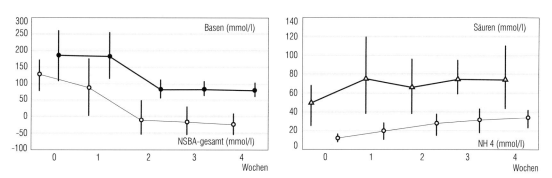

Abb. 19.2: Fraktionierte NSBA bei Jungrindern während chronisch-azidotischer Belastung infolge systematischer Reduzierung des Rohfaseranteils im Futter

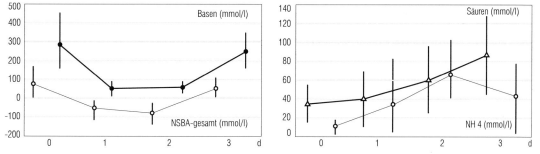

Abb. 19.3: Fraktionierte NSBA bei adulten Schafen während akuter Pansenazidose nach oraler Gabe von 10 g Glukose pro kg Körpermasse am Tag 0

beim Milchfettmangelsyndrom und bei der chronischen Pansenazidose (Abb 19.3). Weiter Beispiele für Ursachen von NSBA-Abweichungen sind in Tabelle 19.1 aufgeführt.

Dabei werden die metabolischen Azidosen jeder Form durch eine verminderte NSBA, die metabolischen, auf Addition beruhenden Alkalosen durch eine Zunahme der NSBA angezeigt. Bei den übrigen Störungen ist der Einfluß der dabei i.d.R. bestehenden Anorexie zu berücksichtigen. Pflanzenfresser nehmen mit Gräsern reichlich Kalium auf, so daß bei diesen Tieren auch die Kaliumausscheidung über den Harn dominiert und die NSBA eng mit dem Kalium korreliert.

Da die NSBA in enger Beziehung zum Futter-BE steht, ist sie über die Diagnostik von Störungen hinaus zur Einschätzung des SBH u.a. bei Kühen in der Hochträchtigkeit hinsichtlich Gebärparese-Gefährdung oder bei Pferden hinsichtlich Bedingungen für Ausdauerleistungen geeignet.

> Die Senkspindel- und die Refraktometerwerte stimmen nicht immer absolut überein!

Dichte, spezifisches Gewicht (SG)

Das spezifische Gewicht oder die Dichte zeigt die **Konzentration löslicher Substanzen** im Urin an. Man erhält daraus einen Hinweis auf die Wasserrückresorptionsfähigkeit des Tubulussystems (Konzentrationsfähigkeit). Die Niere besitzt eine große Variationsbreite in ihrer *Fähigkeit der Wasserrückresorption* und damit der Konzentrationsfähigkeit. Dadurch kann das SG in weiten Grenzen je nach Nahrungs- und Wasseraufnahme, Wasserabgabe, körperlicher Belastung und Temperatur variieren.

Beim gesunden Individuum besteht eine **umgekehrte Proportionalität** zwischen Urinmenge und Konzentration (SG):
- geringe Urinmenge → hohes SG
- hohe Urinmenge → geringes SG

Diese Regel wird jedoch bei bestimmten Krankheiten durchbrochen: Beim *Diabetes mellitus* kommt normalerweise eine Polyurie zustande; durch die starke Glukoseausscheidung steigt das SG jedoch an. Eine Polydipsie erheblichen Ausmaßes kann auch beim *nephrotischen Syndrom* beobachtet werden; trotzdem steigt das SG an, weil große Mengen von Protein (Albumin) im Harn auftreten.

Material

frischer Urin

Prinzip

- Senkspindel
- Refraktometer (»Urometer«)

Technik

Für die **Senkspindelmethode** sind *größere Urinmengen* nötig. Wichtig ist, daß der Urin vor der Messung zentrifugiert und die auf der Senkspindel angegebene *Temperatur* (20 bis 25 °C) eingehalten wird. Es ist ferner darauf zu achten, daß die Senkspindel frei schwimmt und nicht an der Gefäßwand durch Adhäsion »festklebt«.

Die **refraktometrische Methode** benötigt nur *wenige Tropfen Urin*. Man pipettiert sie auf die Meßplatte, deckt sie mit dem klappbaren Deckglas ab, hält das Refraktometer gegen eine Lichtquelle und liest den Wert ab.

Referenzbereiche

Die Referenzbereiche sind je nach Wasseraufnahme und -abgabe (-verlust*) großen physiologischen Schwankungen* unterworfen. Das spezifische Gewicht kann nach Aufnahme großer Wassermengen vorübergehend bis auf 1,001 absinken. Bei ständig sehr niedrigem SG muß deshalb ein *Konzentrationsversuch* durchgeführt werden, der tierartspezifisch unterschiedliche Mindestwerte ergibt (s. Nierenfunktionsprüfungen). Das auffallend *hohe SG der Katze* wird auf deren relativ große Tubuluslänge der marknahen Nephrone zurückgeführt, wodurch eine besonders intensive Wasserrückresorption bewirkt werden soll.

spez. Gewicht

Hund	1,001–1,065
Katze	1,001–1,080 (bis 1,085)
Pferd	1,001–1,040
Rind	1,020–1,040
Schaf	1,001–1,040
Ziege	1,001–1,040
Schwein	1,001–1,040

[1] Der Harn von Kälbern ist physiologischerweise weniger konzentriert als der erwachsener Rinder. Er liegt zwischen 1,005 und 1,012, bei Erwachsenen zwischen 1,020 und 1,040.

Bewertung

Eine einmalige Untersuchung ist nur dann ausreichend, wenn das SG über den Werten liegt, die als tierartspezifische Mindestkonzentrationsfähigkeit (s. Kap. Nierenfunktionsprüfungen) angenommen werden (Hund >1,029, Katze >1,034, Pferd >1,024, Rind, Schaf, Ziege, Schwein >1,019).

↑ *vorübergehend und dann physiologisch:*
- verminderte Wasseraufnahme
- hohe Umgebungstemperatur
- schwere Arbeit
- Hecheln, Schwitzen

krankhaft, ständig:
- Dehydratation
- Fieber
- Diabetes mellitus (bei Polydipsie) o. a. Glukosurie
- Proteinurie
- Oligurie (akute Nephritis, akutes Nierenversagen in der oligurischen Phase)

↓ *vorübergehend und dann physiologisch:*
- vermehrte Wasseraufnahme
- iatrogene Überwässerung
- Glukokortikoid-, Primidon-, Diuretikabehandlung

krankhaft:
- chronische Nephropathie, polyurische und auch oligurische Phase
- akutes Nierenversagen, polyurische Phase
- Diabetes insipidus (Hyposthenurie, Hund: 1,001 bis 1,006, Katze: bis 1,009)
- Pyometra
- chronische Hepatopathien
- M. Cushing, Cushing-Syndrom
- Mobilisierung von Ödemen (Diuretika, Kardiaka)
- psychische Polydipsie/Polyurie (?)

Bei der **chronischen Nephropathie** engt sich die Konzentrationsfähigkeit der Niere mehr und mehr ein. Es wird schließlich im Endstadium ein SG erreicht, das sich ständig zwischen 1,008 und 1,012 bewegt und auch durch einen Konzentrationsversuch nicht ansteigt. Dieser Bereich wird als **Isosthenurie** bezeichnet.

Protein

Fast das gesamte in den Glomerula ausgeschiedene Protein wird im Tubulussystem rückresorbiert. Im Sekundärharn finden sich daher nur sehr geringe Proteinmengen, die der üblichen Laboruntersuchung entgehen. **Vorübergehende** meßbar **erhöhte Proteinmengen im Harn** können auftreten:
- bei starker körperlicher Belastung
- im Östrus
- unter der Geburt
- in den ersten Lebenstagen

Dauernde Proteinerhöhungen sind als krankhaft einzustufen und müssen diagnostisch abgeklärt werden. Problematisch ist die quantitative Beurteilung. Man hat daher feste Bezugsgrößen gesucht und sie im Verhältnis Protein zu Kreatinin gefunden (s. Urin-Protein/Kreatinin-Verhältnis).

Protein kann in der Niere in den Urin gelangen (**renale Proteinurie**) oder in den harnabführenden Wegen beigemischt werden (**postrenale Proteinurie**). Als **prärenale Proteinurie** wird die stauungsbedingte vermehrte Ausscheidung bei Rechtsherzinsuffizienz sowie das Auftreten krankhafter Proteine im Serum mit Überschreiten der tubulären Rückresorptionskapazität bezeichnet.

Die **renale Proteinurie** kann *glomerulär* bedingt sein. Dabei ist das Molekulargewicht im allgemeinen höher (Makroglobulinurie) als bei der *tubulären Mikroglobulinurie*. Die Differenzierung kann prognostisch und therapeutisch bedeutsam sein.

Material

frischer Urin

Prinzip

Qualitativer, semiquantitativer Nachweis durch eine Reihe von unterschiedlichen Methoden. Verbreitet ist die Tetrabromphenolblau-Methode (Teststreifen), weniger angewandt wird heute die Proteinfällung durch Sulfosalizylsäure (10- bis 20%ig).

Technik

Tetrabromphenolblau-Methode

Verschiedene Teststreifen und Kombinationen befinden sich im Handel. Durchführung nach Arbeitsanleitung des Herstellers.

> Es ist zu beachten, daß stark alkalischer Urin (Pferd) bisweilen zu falsch positiven Resultaten führt.

Sulfosalizylsäure-Methode

➡ Harn in Reagenzglas geben.
➡ Sulfosalizylsäure tropfenweise hinzugeben.
➡ Trübung mit unbehandelter Harnprobe vergleichen:

−	keine Trübung
(+)	Opaleszenz: geringgradige Trübung vor dunklem Hintergrund gerade sichtbar
+	Trübung vor hellem Hintergrund sichtbar
++	deutliche Trübung
+++	milchige Trübung
++++	starke Präzipitation

Referenzbereiche

Man geht heute davon aus, daß das Testergebnis mit o. a. Methoden bei allen Tierarten *negativ* sein muß (Ausnahmen s. o.).

Bewertung

Die o. a. Methoden erlauben keine oder nur eine sehr eingeschränkte quantitative Aussage, da die Urinmenge nicht berücksichtigt wird. Anhand klinischer und weiterer Laboruntersuchungen (U-P/C, SG, Blut, Hämoglobin, Myoglobin, S-Harnstoff, S-Kreatinin u. a.) muß die Herkunft des Proteins abgeklärt werden.

↑ *falsch positiv:* stark alkalischer Urin

renal:
a) physiologisch (vorübergehend):
- starke körperliche Belastung (Rennen, Jagd, Transport)
- psychische Belastung (Transport) (?)
- Unterkühlung (Wasserarbeit)
- erste Lebenstage

b) pathologisch:
- Glomerulopathie
- Tubulopathie
- generalisierte Nephropathie
- nephrotisches Syndrom
- Nephritiden
- Pyelonephritis
- Nierentumoren, Nierenleukose

postrenal:
a) physiologisch:
- Östrus

b) pathologisch:
- Entzündungen der harnabführenden Wege (Pyelitis, Ureteritis, Zystitis, Urethritis)
- Tumoren
- Verletzungen
- Konkremente
- Beimengungen aus den Geschlechtsorganen, besonders bei Endometritis, Vaginitis, Prostatitis, Balanoposthitis

prärenal:
pathologisch:
- Ischämie der Nieren (Kreislaufschock)
- Kongestion der Nieren (Rechtsherzinsuffizienz)
- Nephrotoxine
- Hämoglobinämie
- Myoglobinämie
- Plasmazelltumoren (Bence-Jones-Körper)

Urin-Kreatinin/Protein (U-P/C)

Es hat sich gezeigt, daß eine gute Übereinstimmung des Proteingehalts im 24-Stunden-Harn mit dem Verhältnis aus Harn-Protein zu Harn-Kreatinin (U-P/C) besteht. Die hierzu notwendigen Meßgrößen Urin-Protein und -Kreatinin lassen sich leicht bestimmen.

Material
Urin

Prinzip
- Proteinbestimmung nach Biuret
- Kreatininbestimmung enzymatisch nach Siedel et al. (1984)

Technik

◆ Urin-Protein
➡ 1 ml Urin + 200 μl Trichloressigsäure 20%ig mischen (Vibrator).
➡ 10 min stehenlassen.
➡ 10 min bei 3000 U/min zentrifugieren.
➡ Überstand absaugen.
➡ Präzipitat mit 1 ml Biuretreagenz versetzen und mischen.
➡ 20 min bei Raumtemperatur stehenlassen.
➡ Photometrisch messen bei 546 nm gegen Wasser.
➡ Probe mit 50 μl KCN-Lösung, 10molar, versetzen und mischen.
➡ Erneut messen.

Als Standard wird Kontrollogen LP (Fa. Behring), 62 mg Protein/dl, verwendet.

Auswertung:
$$\text{Protein [mg/dl]} = (E_P - E_{1-P} - E_2) \times f$$

$$f = \frac{\text{Sollwert}_{St} \text{ [mg/dl]}}{E_{St} - E_{1-St} - E_2}$$

E_P = Extinktion der Probe + Biuretreagenz

E_{1-P} = Extinktion der Probe nach Zugabe von Biuretreagenz

E_2 = Extinktion des Biuretreagenz

E_{St} = Extinktion des Standards

E_{1-St} = Extinktion des Standards + Biuretreagenz nach Zugabe von KCN

Referenzbereiche

Hund:	Katze:
6 bis 53 mg/dl	2 bis 63 mg/dl

Bewertung

↑ *mäßige Erhöhung:*
Proteinurie bei interstitiellen und glomerulären Nephropathien

hohes Fieber
große Entzündungsherde

starke Erhöhung:
Proteinurie bei Glomerulitis oder nephrotischem Syndrom

◆ Urin-Kreatinin

➡ Harn 1:20 verdünnen.
➡ Für die Bestimmung können die für Serum entwickelten Testbestecke verwendet werden. Durchführung nach Arbeitsanleitung des Herstellers.

Hund: *Katze:*
bis 106 mg/dl   bis 190 mg/dl

Die Urin-Kreatinin-Bestimmung wird als fixe Bezugsgröße für andere Harnmeßgrößen herangezogen, z. B. zur Bestimmung des Urin-Protein-Kreatinin-Quotienten (U-P/C). Als eigene Meßgröße ist der Wert wenig aussagekräftig.

◆ Urin-Protein/Kreatinin-Verhältnis (U-P/C)

Die **Proteinausscheidung mit dem Urin** hängt wesentlich von der Verdünnung durch die Urinmenge ab. Damit ist die *quantitative Bestimmung* des Proteins, bezogen auf Urin als Bezugsgröße (pro ml, pro dl oder pro l), mit einem großen Unsicherheitsfaktor verknüpft. Sicherer wäre die Berechnung des innerhalb von 24 Stunden ausgeschiedenen Gesamtproteins. Sie ist jedoch nur durchführbar, wenn man den Gesamturin quantitativ erfaßt, was beim spontan erkrankten Patienten nahezu unmöglich ist. Man hat daher als Bezugsgröße das mit dem Urin ausgeschiedene Kreatinin herangezogen und damit besser reproduzierbare Ergebnisse erzielt.

Urin

Kreatinin im Urin wird mit der enzymatischen Methode nach Siedel et al. (1984) und Protein mit der nach Weichselbaum (1946) und Hoffmann et al. (1987) modifizierten Biuretmethode bestimmt.

Sowohl für die Bestimmung von Kreatinin als auch von Protein stehen kommerziell erhältliche Testbestecke zur Verfügung. Durchführung nach Anleitung des Herstellers.
Es sollte *Zystozentese-Urin* verwendet werden. Für die Bestimmung von Urin-Kreatinin muß der Urin 1:20 verdünnt werden.
Zur Ermittlung des Urin-Protein/Kreatinin-Verhältnisses wird der Quotient aus Protein- und Kreatinin-Konzentration gebildet.

Hund   Katze
bis 0,5   bis 0,33

nach Hörauf et al. 1990, Hörauf 1992

↑ ● Proteinurie (quantitativ)
  ● Nephropathie
  ● prärenal: unverändert
  ● renal: erhöht
  ● postrenal: unverändert
  ● geringe Erhöhung (bis 2,0): interstitielle Nephritis, chronische Nephropathien
    starke Erhöhung (über 2,0): Glomerulonephritis, Nierenamyloidose (Hörauf 1992)

Bence-Jones-Körper

Diese Eiweißkörper stellen niedermolekulare Ketten von Immunglobulinen dar, deren Molekulargewicht sich um 22000 D bewegt. Sie treten daher fast ungehindert in den Urin über und können hier durch elektrophoretische Untersuchungen (s. u.) oder – weniger exakt – durch Erwärmung nachgewiesen werden.

Urin

Bence-Jones-Proteine fallen bei ca. 50 °C aus. Dabei entsteht eine Trübung.

➡ Zentrifugierten, klaren, schwach sauren (ggf. durch einen Tropfen Essigsäure ansäuern) Harn auf 50 °C im Wasserbad erwärmen.

Trübung: Bence-Jones-Proteine sind vorhanden, wenn die Trübung bei weiterem Erwärmen verschwindet und bei Abkühlung auf 50 °C wieder sichtbar wird.
Bei Proteinurie/Albuminurie bleibt die Trübung bestehen. In diesen Fällen ist die Methode nicht anwendbar, es muß auf elektrophoretische Untersuchungsmethoden zurückgegriffen werden.

Bei allen Haustieren *negativ*

Positiv in den meisten Fällen eines Plasmozytoms

Urin-Elektrophorese

Die Untersuchung der Urin-Proteinfraktionen gelingt mit *SDS-Polyacrylamid-Gelelektrophorese* (SDS-PAGE). Die Methode ist recht aufwendig und bleibt daher i. a. Speziallabors und Kliniken vorbehalten. Zur Technik sei daher auf die Arbeit von Hörauf (1992) verwiesen.

Bei *gesunden Hunden und Katzen* kann keine Proteinbande oder aber eine Albuminbande mit einem MG von ca. 68000 D nachgewiesen werden; in seltenen Fällen wurde eine Mikroproteinurie geringen Grades gefunden.

Makro- (geringergradig und selten mikro-)molekulare Proteine werden bei **glomerulärer Nephropathie** beobachtet. Mikromolekulare Proteine werden dagegen bei **interstitiell/tubulären Nephropathien** gefunden; bei weiterem Fortschreiten der Erkrankung werden zunehmend Makroglobuline nachgewiesen.

Hämoglobin, Myoglobin

Das Auftreten von roten Blutkörperchen im Urin wird als **Hämaturie** bezeichnet.
Als **Hämoglobinurie** bzw. **Myoglobinurie** bezeichnet man die Ausscheidung von Blut- bzw. Muskelfarbstoff mit dem Harn.

Die Unterscheidung zwischen Hämaturie (Nachweis im Sediment, s. S. 184 ff.) und Hämoglobinurie ist von großer diagnostischer Bedeutung: **Hämaturie** ist in den meisten Fällen auf eine *Erkrankung des Harn-Geschlechts-Apparates* zurückzuführen, während eine **Hämoglobinurie** das Symptom einer *systemischen Krankheit* zu sein pflegt. Allerdings kann durch Hämolyse im Harn eine Hämoglobinurie bei Hämaturie vorgetäuscht

werden; in diesen Fällen finden sich allerdings Erythrozytenschatten im Sediment.

frischer (!) Urin

In der Regel werden zum *semiquantitativen Nachweis* Teststreifen mit 2,5-Dimethylhexan-2,5-dihydroperoxid verwendet, das mit Blut, Hämoglobin oder Myoglobin eine blaue Farbreaktion ergibt.
Eine exakte Differenzierung ist durch die *Spektroskopie* möglich.

Teststreifenmethode
Durchführung nach Arbeitsanleitung des Herstellers.

Differenzierung:
Hämaturie: Probe positiv, im Urinsediment intakte oder stechapfelförmige (geschrumpfte) Erythrozyten oder Blutschatten;
Hämoglobinurie: Probe positiv, Urinsediment ohne Erythrozyten, S-Kreatinkinase nicht oder nur geringgradig erhöht;
Myoglobinurie: (indirekter Nachweis) Probe positiv, Urinsediment ohne Erythrozyten, S-Kreatinkinase stark erhöht.

Spektroskopie
Zur Unterscheidung von Hämoglobin und Myoglobin:
Reduziertes Hämoglobin hat eine einzige breite Absorptionsbande bei 556 nm, Myoglobin zwei Banden bei 581 und 543 nm. Durch Zugabe einiger Tropfen Ammoniumsulfid-Lösung wird Oxyhämoglobin reduziert.

Bei allen Haustieren *negativ*

Hämaturie:
siehe »Urinsediment«, S. 184 ff.

Hämoglobinurie:
intravasale Hämolyse durch
● hämolytische Anämien einschl. der Immunhämolysen
● Schlangengifte

- Babesiose
- Hämobartonellose
- bakterielle Infektionskrankheiten, besonders Leptospirose, bisweilen bei Clostridium-haemolyticum-Infektion,
- Transfusionszwischenfälle
- »Wasserintoxikation«
- Kupfer-, Quecksilbervergiftung

Myoglobinurie:
- Myositis
- Lumbago
- Myodegeneration
- Muskelverletzungen

Harn-Enzyme

Die Bestimmung von Enzymaktivitäten im Urin ist technisch aufwendig und daher *Speziallabors* von Instituten und großen Kliniken vorbehalten. Bezüglich des Prinzips und der technischen Durchführung sei auf die Arbeit von Reusch (1992) hingewiesen. Dieser Untersuchung sind auch die Referenzbereiche entnommen.

Als geeignet zur **Frühdiagnose von Nephropathien,** insbesondere als Komplikation anderer Organkrankheiten, erwiesen sich die Urinenzymaktivitäten von N-Acetyl-β-D-Glucosaminidase (U-NAG), α-Hydroxybutyratdehydrogenase (U-α-HBDH), Alaninaminotransferase (U-ALT) und Aspartatdehydrogenase (U-AST).

Referenzbereiche

in IU/g Urin-Kreatinin	Hund	Katze
U-AAP[1]	bis 14	bis 4
U-NAG	bis 10	bis 10
U-α-HBDH	bis 9	bis 6
U-LDH	bis 24	bis 6
U-AP	bis 55	bis 248
U-GGT	bis 38	bis 22
U-ALT	bis 6	bis 1
U-AST	bis 4	bis 1

(nach Reusch 1992)
[1] Urin-Alaninaminopeptidase

	IU/g	IU/mol
Kühe[1]	0,7–9,8	80–1100
Jungrinder[1]	0,6–18,8	70–2100
Kälber[2]		
männlich	3,2–32	360–3600
weiblich	4,3–68	480–7600

[1] nach Liesenhoff (1990)
[2] ab dem vierten Lebenstag; nach Schürmann (1992)

Bewertung

Hund: $\uparrow\uparrow$ U-NAG, U-α-HBDH, U-LDH, U-ALT, U-AST: Glomerulonephritis

$\uparrow$/u U-NAG, U-α-HBDH, U-ALT, U-AST: tubulo-interstitielle Nephritis

Katze: $\uparrow$ bis $\uparrow\uparrow$ U-LDH, U-α-HBDH, U-ALT, U-AST: tubulo-interstitielle Nephritis

Keimgehalt

Erkrankungen der Harnwege sind häufig bakteriell bedingt. Eine Bestimmung des Keimgehaltes und gegebenenfalls ein Resistenztest sind deshalb angezeigt.

Material

frischer Urin (Mittelstrahlurin, besser steril entnommener Katheterharn)

Prinzip

– Anzüchtung der Keime auf Nährböden
– Teststreifen
– Ausstrichverfahren

Technik

Keimzahlbestimmung

Objektträgerkultur- oder Eintauchobjektträgerverfahren

➡ Mit Nähr- oder Selektivnährböden beschichteten Objektträger in Harn eintauchen oder Harn direkt auftropfen.
➡ Objektträger 24 Stunden bei 37 °C bebrüten.

Teststreifen mit kombinierten Trockennährböden
Inkubationszeit 12 bis 18 Stunden
Das Bakterienwachstum wird durch den Vergleich mit schematischen Musterbildern beurteilt.

1000 Keime/ml	= Kontamination
10000 bis 100000 Keime/ml	= zweifelhaft
> 100000 Keime/ml	= Infektion

Nitrit-Teststreifen

Nachweis nitratreduzierender Bakterien (meist Enterobacteriaceae)

Nur das positive Resultat ist aussagekräftig!

Gram-Färbung

1 Keim pro Gesichtsfeld (500fache Vergrößerung) = positiv

Vorteil: Die Auswertung kann umgehend erfolgen.

Keimidentifizierung und Resistenztest
Siehe Kapitel 29, Klinische Mikrobiologie.

Glukose

Im Harn gesunder Tiere findet sich keine Glukose. Eine **Glukosurie** tritt auf, wenn die »Nierenschwelle« für Glukose überschritten wird. Die Höhe dieser *Nierenschwelle* weist tierartliche und sogar individuelle Unterschiede auf. Normalerweise wird die in den Glomerula ungehindert in den Primärharn ausgeschiedene Glukose in den Tubuli vollständig rückresorbiert. Sobald sich jedoch die Blutglukose erheblich – permanent oder vorübergehend – über die obere Grenze erhöht, wird die Rückresorptionskapazität überschritten und Glukose erscheint im Urin.

Die zweite pathophysiologische Basis der Glukosurie ist die *Verminderung der tubulären Rückresorptionskapazität,* also eine Herabsetzung der »Nierenschwelle«. Dabei tritt auch bei physiologischen Blut-Glukosewerten Glukose in nachweisbaren Mengen im Harn auf.

Material

frischer (!) Urin

Prinzip

Zur Anwendung kommen die Hexokinase/Glukose-6-phosphat-dehydrogenase- oder die Glukoseoxidase(GOD)-Peroxidase(POD)-Wasserstoffdonator(D)-Methode; letztere liegt den meisten Teststreifen zugrunde.

$$\text{β-D-Glukose} + H_2O + O_2 \overset{GOD}{\longleftrightarrow} \text{Glukonsäure} + H_2O_2$$

$$H_2O_2 + DH_2 \overset{POD}{\longleftrightarrow} 2\ H_2O + D$$

Der durch den Vorgang oxidierte Wasserstoffdonator ergibt eine Farbe, die entweder grobsinnlich mit einer Farbskala verglichen (semiquantitative Methode) oder photometrisch gemessen wird (relativ quantitative Methode, absolute Werte aber abhängig von der Urinmenge).

Technik

Semiquantitative Teststreifenmethoden. Durchführung nach Arbeitsanleitung des Herstellers.

Referenzbereiche

Bei allen Haustieren *negativ*

Bewertung

Glukosurie bei allen Steigerungen der Blutglukose über die »Nierenschwelle«:
- Diabetes mellitus
- Hyperkortisolismus, spontan (M. Cushing, Cushing-Syndrom) oder iatrogen (Kortikosteroidbehandlung)
- Dextrose- oder Fruktoseapplikation (auch per os; Schokolade!)
- Gehirnerkrankungen (Erhöhung des intrakranialen Drucks)
- Hyperpituitarismus
- emotionale Glukosurie (Katze! s. auch »Blutglukose«)
- Enterotoxämie durch *Cl. perfringens* (Schaf)
- primäre renale Glukosurie (niedrige Nierenschwelle)
- sekundäre renale Glukosurie (bisweilen bei akuten oder chronischen Nephropathien mit Verminderung der tubulären Rückresorption)

Ketonkörper bei Tieren mit einhöhligem Magen

> Als **Ketonurie** bezeichnet man das Auftreten von Ketonkörpern im Urin.

Zu den Ketonkörpern zählen Beta-Hydroxybuttersäure, Azetessigsäure und Azeton.

Material

Urin

Prinzip

Den heute üblichen Teststreifen- oder Tablettenmethoden liegt in der Regel die *Legal-Probe* zugrunde: Natriumnitroprussid ergibt unter Anwesenheit von Azetessigsäure und Azeton eine violette Farbe.

> Beta-Hydroxybuttersäure wird jedoch nicht erfaßt!

Technik

Es stehen Teststreifen- und Tablettenmethoden zur Verfügung. Arbeitsanleitung des Herstellers beachten. Positiv ist die *blauviolette Verfärbung;* eine rote Verfärbung (Testtabletten) gilt nicht als positiv für Ketonkörper.

Bei allen Haussäugetieren *negativ*

Positives Testergebnis:
- Diabetes mellitus, ketotische Stoffwechsellage (Hund, Katze)
- Fieber, Hungerzustände (Welpen, besonders Zwergrassen)
- relativer Kohlenhydratmangel (Rind):
- Hungerzustände jeder Ursache
- unzureichende Energiezufuhr

Ketonkörper bei Wiederkäuern

Gundlegende Unterschiede bestehen im Stoffwechsel der Ketonkörper zwischen Monogastriden und Wiederkäuern. Während bei Monogastriden nur geringe Konzentrationsschwankungen vorkommen, können diese bei Wiederkäuern auf das 10- bis 20fache ansteigen. Die Ketonkörperkonzentration im Harn ist drei- bis achtmal höher als im Blut. Sie kann sowohl durch alimentäre Aufnahme ketogener Substanzen (hauptsächlich Buttersäure) als auch durch Störungen des Energiestoffwechsels erheblich zunehmen. Auf letztere reagieren besonders sensibel gutgenährte Tiere während der Hochträchtigkeit (kleine Wiederkäuer) und in der Frühlaktation (Kühe) mit Entwicklung einer Ketose. Den Hauptanteil bildet mit ca. 80% die β-OH-Buttersäure. Bei Energiestoffwechselstörungen steigt besonders der Anteil des Acetacetats durch hepatogene Ketogenese an. Bei Monogastriden sind die Konzentrationsveränderungen während der »Hungerketose« gering.

Harn

Der trockenchemische Nachweis der Ketonkörper im Harn mit Teststreifen oder -tabletten entspricht der Legal-Probe. Natriumnitroprussid als Chromogen reagiert mit Acetacetat sowie Azeton (nicht mit β-OH-Butyrat!) im alkalischen Milieu unter Bildung eines violetten Farbkomplexes. Die Nachweisgrenze für Azeton liegt bei 1,7 mmol/l.

Benetzen der Testtablette bzw. Eintauchen des Teststreifens in den Harn und Beurteilung der Farbent-

wicklung nach 60 Sekunden. Eine semiquantitative Beurteilung ist durch Einstufung in negativ (–), gering- (+), mittel- (++) oder hochgradige (+++) Farbveränderung möglich. Eine weitere Differenzierung kann durch Harnverdünnung vorgenommen werden. Die Farbveränderungen entsprechen im Mittel folgenden Ketonkörperkonzentrationen im Blut:

–: 0,5 mmol/l	+: 0,6 mmol/l
++: 0,9 mmol/l	+++: 1,6 mmol/l

Negative Farbreaktion. Es kann jedoch physiologisch bei kleinen Wiederkäuern in der Hochträchtigkeit und bei Kühen in der Frühlaktation eine geringgradige Hyperketonurie (+ positive Reaktion) bestehen. Als positiv sind deshalb nur eindeutige Farbreaktionen (++/+++) zu bewerten.

Positive Testergebnisse
- Alle Formen gestörten Energiestoffwechsels
  - relativer oder absoluter Hunger
  - Fieber
  - Diabetes millitus mit ketotischer Stoffwechsellage
  - Ketose bei Kühen (post partum) und kleinen Wiederkäuern (ante partum, »Trächtigkeitstoxikose«), gegebenenfalls infolge Fettmobilisationssyndrom
  - energetisch unausgewogene Fütterung bei Wiederkäuern mit Mißverhältnis im Protein-Energie-Aufgebot
- Alimentäre Ketogenese[1]
  - vermehrt ketogene Futterstoffe (hauptsächlich Buttersäure
  - Kohlenhydratüberangebot (erhöhte Ketogenese im Pansen)

[1] Bei alimentärer Ketose bestehen starke fütterungsabhängige Konzentrationsschwankungen. Harnuntersuchungen vor und ca. 2 Stunden nach Fütterung liefern entsprechende diagnostische Hilfen. Außerdem ist i. d. R. in der ganzen Herde (postprandial) eine Hyperketonurie nachzuweisen.

Bilirubin

Im Urin wird normalerweise allenfalls konjugiertes (an Glukuronsäure gebundenes), *wasserlösliches Bilirubin* gefunden. Lediglich bei Blutungen in die Niere kann in den Tubulusepithelien primäres Bilirubin aus Hämoglobin gebildet und direkt in den Urin ausgeschieden werden.

Material

frischer Urin

Prinzip

Konjugiertes Bilirubin bildet mit Diazoniumsalz in sulfosalizylsaurer Lösung einen blauen Farbstoff. Dieses Prinzip liegt den Teststreifen- und Tablettenmethoden zugrunde.

Technik

Teststreifen- und Tabletten sind im Handel erhältlich. Durchführung nach Arbeitsanleitung des Herstellers.

Referenzbereiche

Hund: negative, einfach positive und vorübergehend zweifach positive Reaktion nicht aussagekräftig

Katze: negativ

Pferd: negativ

Rind: negativ, bisweilen positiv ohne Krankheitswert

Schaf: negativ

Ziege: negativ

Schwein: negativ

Bewertung

Bei den Tierarten, die normalerweise eine negative Reaktion aufweisen, ist die positive Verfärbung als Zeichen einer **Hyperbilirubinämie** zu werten und deutet auf einen **hepatischen** oder **posthepatischen Ikterus** hin. Auch bei massiven **Hämolysen** mit vermehrtem Anfall von primärem Bilirubin kann der Urintest positiv werden, wenn die Leber das primäre Bilirubin konjugiert und damit wasserlöslich (harnfähig) macht.

Beim *Hund* werden geringere Mengen an Bilirubin auch bei gesunden Tieren gefunden, ohne daß dies Krankheitswert hat.

Urobilinogen

Mit der Galle in den Dünndarm ausgeschiedenes Bilirubin wird über Zwischenschritte zu Urobilinogen reduziert. Dieses wird zum Teil im Darm umgewandelt, zum Teil resorbiert. Es gelangt über den Blutkreislauf in die Leber und die Niere. In der Niere wird es mit dem Urin ausgeschieden.

Material

Urin

Prinzip

Probe nach Ehrlich. Urobilinogen ergibt mit Ehrlich-Reagenz eine rote Farbe. Dieses Prinzip liegt den Teststreifenmethoden zugrunde.

Technik

Teststreifen sind im Handel erhältlich. Durchführung nach Arbeitsanleitung des Herstellers.

Referenzbereiche

Bei allen Haussäugetieren *negativ* oder *schwach positiv*

Bewertung

U-Urobilinogen *negativ* bei gleichzeitig hohem S- oder U-Bilirubin: posthepatischer Ikterus (oder hepatischer Ikterus im Endstadium)

U-Urobilinogen *stark positiv*, gleichzeitig S- und U-Bilirubin erhöht: intrahepatischer Ikterus

	U-Urobilinogen	U-Bilirubin
gesund	negativ oder schwach positiv	negativ, Hund: schwach positiv
hämolytischer (prähepatischer) Ikterus	erhöht	i. a. negativ
hepatischer Ikterus	erhöht	erhöht
posthepatischer Ikterus	negativ	erhöht

Harnsediment

Für die mikroskopische Harnuntersuchung eignet sich nur frischer (oder allenfalls mit Formalin versetzter) Urin.

– Soll die Untersuchung speziell über die Verhältnisse *in und proximal der Blase* Aufschluß geben, so ist Blasenurin am geeignetsten. Man gewinnt ihn am besten durch Zystozentese.

– Sollen *Harnröhre und Geschlechtsorgane* untersucht werden, so empfiehlt sich die Gewinnung von spontan abgesetztem Urin. Gut geeignet ist dann die »Dreigläserprobe«: Man gewinnt Anfangs-, Mittel- und Endportion getrennt.

frischer Urin

➡ Harn gut mischen.
➡ Möglichst immer gleiche Harnmenge (ca. 10 ml) in Spitzzentrifugenglas geben und 5 min bei 2000 g zentrifugieren.
➡ Überstand abgießen und Sediment aufschütteln.
➡ Einen Tropfen auf Objektträger aufbringen und mit Deckglas abdecken.
➡ Bei starkem Trockensystem mikroskopieren.

Eine *quantitative Untersuchung* kann mit der Pflaumer-Kammer durchgeführt werden (24-Stunden-Urin).

Sedimentfärbung

Simultandoppelfärbung nach Quensel (Chroma-Gesellschaft)

zelluläre Bestandteile blau, Fett gelbrot
Arbeitsanleitung des Herstellers beachten!

Neutralrot-Methylenblau-Färbung

(1) Neutralrot-Methylenblau-Lösung:
   Phenol. liquefact.   0,5
   + Neutralrot   1,0
   + Aq. dest. ad   100,0
(2) Konzentrierte alk. Methylviolettlösung
➡ Harn ansäuern.
➡ 20 Tr. Lösung. (1) mit 20 Tr. Lösung (2) mischen.
➡ Sediment mit gleicher Menge des Gemischs versetzen und ca. 1 min einwirken lassen.
➡ Objektträgerpräparat herstellen.
Besonders für Zylinder geeignet.

Organische Bestandteile

◆ **Erythrozyten** (Abb. 19.4)
Erythrozyten treten als kleine Scheibchen, bisweilen stechapfelförmig im Sediment auf. Ein Befund mit 0 bis 1 Erythrozyten pro Gesichtsfeld bei ca. 350facher

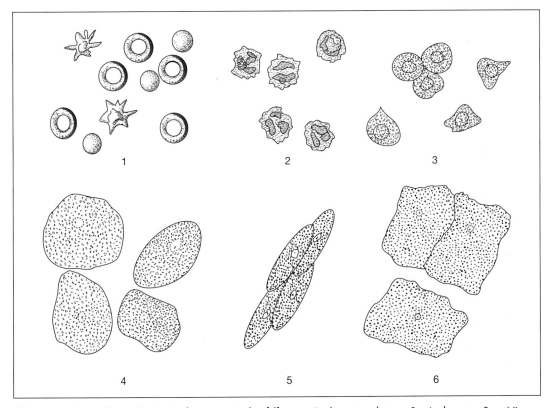

Abb. 19.4: Harnsediment (I): 1 = Erythrozyten, Stechapfelformen, Erythrozytenschatten; 2 = Leukozyten; 3 = »Nierenepithelien«; 4 = Blasenepithelien; 5 = Epithel vom Blasenhals; 6 = Plattenepithel aus der Scheide

Vergrößerung ist als physiologisch anzusehen. Beim Katheterisieren oder durch Zystozentese können Mikroblutungen entstehen, die zu einer Vemehrung der Erythrozyten (Hämaturie) führen.

↑ Erythrozyten vereinzelt:
- chronische Nephropathien
- Pyelitis
- iatrogen, evtl. beim Katheterisieren oder bei Zystozentese

zahlreich bis massenhaft:
- akute Nephritiden
- Verletzungen der Harnwege durch Trauma oder Steine
- Zystitis
- Prostatitis
- Tumoren
- Läufigkeit (Hund, Katze)

◆ Leukozyten (Abb. 19.4)

Das vermehrte Auftreten von Leukozyten gilt als Hauptsymptom von *Entzündungen* im Urogenitalbereich.
Vereinzeltes Auftreten (1–4 Leukozyten pro Gesichtsfeld bei ca. 350facher Vergrößerung) ist ohne Bedeutung.

↑ Leukozyturie:
- Pyelonephritis
- Zystitis
- Prostatitis,
- Pyometra, Kolpitis, Balanoposthitis

Beim *alten Rüden* ist bei Verdacht auf eine Pyelonephritis die Abgrenzung einer **Prostatitis** wichtig. Dazu wird ein sog. *Exprimat* gewonnen, indem ein Katheter nicht ganz bis in die Blase eingeführt und die Prostata vom Rektum aus kräftig massiert wird.

Stammen die Leukozyten aus den Nieren, finden sich meist auch *Harnzylinder.*
Nach längerem Stehen zerfallen die Leukozyten zu einem *körnigen Detritus,* der mit Phosphat verwechselt werden kann, aber unter Essigsäurezusatz im Gegensatz zu diesem nicht löslich ist.

◆ Epithelien (Abb. 19.4)

Es wird unterschieden zwischen tubulären Epithelzellen, Übergangsepithelien und Plattenepithelien.

1. Tubuläre Epithelzellen

Sie sind etwa um ein Drittel größer als Leukozyten. Die Zelle selbst ist meist rund oder oval, seltener unregelmäßig dreieckig oder kubisch, enthält Granula (fettige Degeneration). Der Kern ist relativ groß, rund, bisweilen wegen der Granula nicht klar sichtbar.
Bei Hund, Katze, Pferd, Rind, Ziege, Schaf und Schwein ist das *vereinzelte Vorkommen* physiologisch (Zellmauserung).
↑ • Nephritiden, besonders akute

2. Übergangsepithelien

Sie sind um das Zwei- bis Vierfache größer als Leukozyten. Die Zelle ist oval, länglich, birnenformig, geschwänzt. Der Kern ist relativ klein, rund. Herkunftsorte der Zellen sind die abführenden Wege distal des Nierenbeckens.
Bei Hund, Katze, Pferd, Rind, Ziege, Schaf und Schwein treten Übergangsepithelien physiologischerweise *ganz vereinzelt* auf.
↑ • Pyelitiden
- Zystitiden

3. Plattenepithelien

Es sind große polygonale Zellen mit Granulation. Der Kern ist sehr klein. Die Zellen stammen aus der Vagina oder dem Präputium. Sie haben kaum diagnostische Bedeutung und dürfen nicht mit Übergangsepithelien verwechselt werden.

◆ Harnzylinder (Abb. 19.5)

Man versteht hierunter *zylindrisch geformte Ausgüsse der Nierentubuli oder Sammelrohre.* Sie entstehen durch vermehrte glomeruläre Proteinausscheidung und/oder verminderte tubuläre Reabsorption. Gefördert wird die Bildung durch verminderte Harnmenge, sauren pH, abnorme Ionen- und erhöhte Salzkonzentration. Als Matrix der Zylinder jeder Art liegt ein Mukoprotein, das sog. Tamm-Horsfall-Protein, vor. Es wird in der Henleschen Schleife, dem Distaltubulus und dem Sammelrohr sezerniert, wo es ausfällt und die zylindrischen Ausgüsse bildet. Durch den proximal entstehenden Urindruck werden sie schließlich ausgeschwemmt und erscheinen im Sediment.

1. Hyaline Zylinder

Sie bestehen aus *Protein und Mukopolysacchariden.* Sie sind sehr zart strukturiert, farblos und durchsichtig und werden daher leicht übersehen. Besser erkennbar werden sie bei Abblendung oder nach Vorschaltung eines Grünfilters. Noch deutlicher erkennt man sie im Phasenkontrastmikroskop.

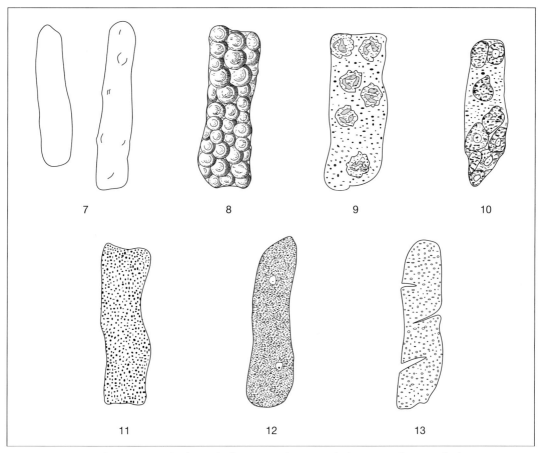

Abb. 19.5: Harnsediment (II): 7 = hyaline Zylinder; 8 = Erythrozytenzylinder; 9 = Leukozytenzylinder; 10 = Nieren-epithelzylinder; 11 = granulierter Zylinder grob; 12 = granulierter Zylinder fein; 13 = Wachszylinder

Sie treten *vereinzelt* beim gesunden Individuum auf, vermehrt aus renalen und prärenalen Ursachen. Häufig sind Auflagerungen von Salzen (Phosphat, Urat) oder Fetttröpfchen (Fetttröpfchenzylinder).

↑ ● Proteinurie
  ● renal (glomeruläre oder/und interstitielle Nephritis)
  ● prärenal (fieberhafte Infekte, Herzinsuffizienz)

2. Epithelzylinder
Sie enthalten geringe Anteile Proteinmatrix und m. o. w. große Mengen desquamierte Epithelien der Tubuli. Die Zellen zerfallen oder degenerieren fettig oder körnig, es entstehen granulierte Zylinder. Die Epithelien sind größer als die Leukozyten bei Leukozytenzylindern. Bei weiterer Degeneration der granulierten Zylinder können Wachszylinder entstehen.

↑ ● tubuläre Nephropathie (interstitielle Nephritis)

3. Granulierte Zylinder
Sie entstehen durch Proteindenaturierung.

↑ ● tubuläre Nephropathie (interstitielle Nephritis)

4. Wachszylinder
Sie sind farblos bis leicht gelblich und zeigen matten wachsartigen Glanz. Wachszylinder sind scharf konturiert und oft gekerbt.

↑ ● akute diffuse Nephritiden
  ● Amyloidose

5. Fetttröpfchenzylinder
Die stark lichtbrechenden, unterschiedlich großen Fetttröpfchen werden auf Zylindern besonders bei subakuten und chronischen nephritischen Erkrankungen gefunden (fettige Degeneration).

↑ ● subakute bis chronische Nephritiden
(besonders Katze)

6. Erythrozytenzylinder

Sie entstehen durch Zusammenballung von Erythrozyten in den Tubuli. Die Zellgrenzen sind deutlich, der Zylinder erscheint rötlich bis braun.

↑ ● akute Nephritiden
● Nierenblutungen

7. Hämoglobinzylinder

Die Zylinder sind homogen gelblich, rötlich bis bräunlich. Zellgrenzen sind nicht erkennbar.

↑ ● Hämolyse

8. Leukozytenzylinder

Die Grundsubstanz ist wieder Protein, auf das Leukozyten aufgeladen sind. Sie sind oft schwer von Epithelien zu unterscheiden (Kernform).

↑ ● Pyelonephritis
● akute Nephritis

9. Gemischte Zylinder

Gleichzeitig hyaline, granulierte, zellige Anteile. Die Beurteilung entspricht den o. a. Formen.

10. Pseudozylinder

Sie erscheinen als lange bandartige, ausgefaserte Zylindroide, Urat- oder Phosphatzylinder, die sich mit Essigsäure auflösen, Bakterienzylinder.

Kristalline Bestandteile

Die Form der ausgeschiedenen Salze ist abhängig von Säure-Basen-Haushalt und kolloidalen Verhältnissen. Die Anzahl der im Urin gefundenen Kristalle läßt keine Aussage über die Höhe der Salzausscheidung zu.
Eine Übersicht über die Differenzierung von Harnkristallen gibt die Tabelle 19.1.

Harnsteine

Voraussetzung für die optimale Behandlung eines Patienten mit **Urolithiasis** ist die Analyse des spontan abgegangenen oder chirurgisch entfernten Harnkonkrementes. Beim Vorliegen von *Cystinsteinen* besteht gleichzeitig eine Cystinurie, so daß die röntgenologisch oft schwer erfaßbaren Steine über eine Cystinbestimmung im Urin als solche erkannt werden können.

Differentialdiagnose
der wichtigsten Harnkonkremente

Material

Harnstein

Tab. 19.1: Klinische Übersicht über Störungen des Säure-Basen-Haushaltes (Fürll 1993)

Störung		Addition	Retention	Substraktion
metabolisch	akut Azidose ↓ chronisch	↑ leichtverdauliche Kohlenhydrate Hypo-, /Anoxie/ Kreislaufinsuffizienz Anorexie Rohfasermangel ↓ Futter-BE mineralsäurestabilisiertes Futter	tubuläre Nieren-insuffizienz K-Überversorgung mit H⁺-Ionen-Retention	Ileusformen mit ↑ Alkali-Flüssigkeitssequestration Anorexie Diarrhö mit ↑ Alkaliverlust
	akut Alkalose chronisch	↑ NPN-Verbindungen im Futter (Harnstoff) HCO₃-Hyperinfusion ↑ Futter-BE Proteinüberschuß/Energie-mangel NaOH-behandeltes Stroh	Leberinsuffizienz mit ↑ NH₃ Pankreatitis mit HCO₃⁻-Retention Aldosteronismus mit Na-Retention	Erbrechen (Hyperemesis) Labmagenverlagerung Glukokortikoidapplikation mit ↑ K-Ausscheidung Hypokaliämie mit ↑ H⁺-Ionen-Ausscheidung
respiratorisch	akut Azidose chronisch	CO₂ in Atemluft (Pendelatmung)	Hypoventilation, Diffusions- und Perfusionsstörungen bei verschiedenen Lungen-krankheiten	
	akut Alkalose ↓ chronisch			Hyperventilation u. a. bei körperlicher Belastung, Anämie

Makroskopische Untersuchung

Beurteilt werden Farbe, Konsistenz und Oberflächenstruktur.

Physikalisch-chemische Untersuchung

Die Vorgehensweise ist in Abbildung 19.3 veranschaulicht. Häufig angewendet wird auch die Murexid-Probe.

Murexid-Probe

➡ Stein verpulvern, in Salpetersäure lösen, zur Trockne eindampfen.
   1. + Ammoniak: purpurrot: Harnsäure, Urat
   2. + Ammoniak: farblos,
      Kalilauge: rot: Xanthin
   3. + Ammoniak farblos,
      Kalilauge: farblos,
      jedoch Lösung,
      bei Trockne sechsseitige Tafeln: Cystin

Fertige Reagenziensätze zur Harnsteinanalyse stellen die Firmen Biotechnik, Hamburg, Merck, Darmstadt und Temmler, Marburg her. Auch Kontrollsubstanzen zur Harnsteinanalyse stehen zur Verfügung.
Zur Cystinbestimmung im Urin dient das Besteck »Cystinognost« Fa. Heyl, Berlin.

Kalziumoxalat: hart, durch Blutfarbstoff bräunlich, sonst hell, kantig-scharf, höckrig; unlöslich in Essigsäure, löslich in Salzsäure

Urat: (aus Harnsäure und harnsauren Salzen) hart, gelb bis bräunlichrot, Oberfläche feinkörnig; unlöslich in Es-

sigsäure und Salzsäure, Murexid-Probe purpurrot

Phosphat: weich, kreidig, blätternd, Oberfläche grau; löslich in Salzsäure, löslich in Essigsäure, mit Molybdän-Reagenz Blaufärbung

Cystin: glatt, blaßgelb, wachsartig, weich; verbrennt mit geringem Rückstand; keine Farbreaktion mit Kalilauge oder Ammoniak (Murexid-Probe)

Weitere Angaben sind der Tabelle 19.2 zu entnehmen.

Harnpflichtige Substrate im Serum

Hierunter fällt eine Reihe von heterogenen Stoffwechselprodukten des intermediären Metabolismus, denen die Herkunft – exogenes oder endogenes Protein – und der Bestandteil Stickstoff gemeinsam ist. Dies sind *Harnstoff, Kreatinin, Kreatin, Harnsäure, Aminosäuren, Ammonium, Ammoniak u. a.* Wegen der einfachen Bestimmbarkeit werden i. a. Harnstoff und Kreatinin im Serum untersucht. Sie werden bei akuter oder chronischer Niereninsuffizienz nicht mehr ausreichend ausgeschieden und reichern sich im Blut an. Ein Anstieg der harnpflichtigen Stoffe im Blut ist Zeichen einer bereits weit fortgeschrittenen Insuffizienz und ist als Symptom einer schweren Funktionsstörung anzusehen.

> Die Erhöhung der harnpflichtigen Stoffe im Blut wird als **Azotämie,** das mit der Azotämie verbundene klinische Syndrom als **Urämie** bezeichnet.

Tab. 19.2: Differentialdiagnose prärenale, renale, postrenale Azotämie: Anamnese und klinische Befunde

	prärenal	renal	postrenal
Polydipsie, Polyurie	–	+ (chronisch)	–
Oligurie, Anurie	+	–/+	+
Hypothermie	–/+	+ (bisweilen)	–
Fieber	–	+ (bisw. akut), sonst –	–
Nephrotoxinexposition	–	+	–
Palpation schmerzhaft	–	+ (bisw. akut), sonst –	+/–
Blutdruck	normal oder erniedrigt	erhöht	alles möglich

(auszugweise aus: Kraft, W.: Krankheiten der Harnorgane. In: Kraft, W., Dürr, U. M.: Katzenkrankheiten, 4. Aufl. Schaper Verlag 1996)

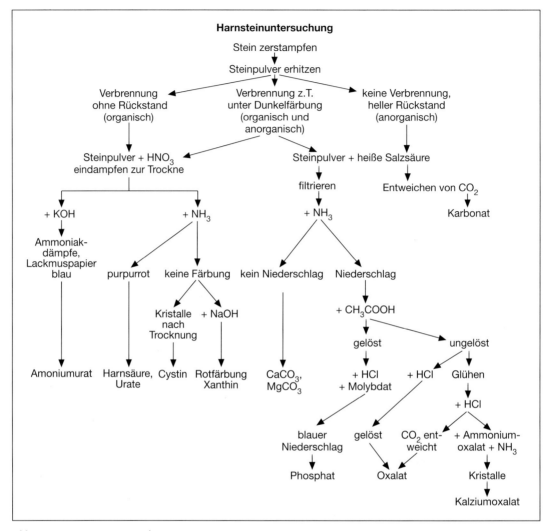

Abb. 19.6: Harnsteinuntersuchung

Harnstoff

Harnstoff wird im Harnstoffzyklus in der Leber *aus Ammoniak synthetisiert.* Er kann als das entgiftete Stoffwechselendprodukt der Proteinverdauung betrachtet werden, das normalerweise über die Niere ausgeschieden wird. Bei starker Erhöhung im Blut infolge einer **Niereninsuffizienz** wird er auch über die Schleimhäute des Magen-Darm-Trakts ausgeschieden und durch Urease-bildende Bakterien wieder zu toxischem Ammoniak gespalten.

Harnstoff entsteht sowohl beim endogenen Abbau von Protein als auch aus dem mit der Nahrung zugeführten Eiweiß. Der im Blut bestimmte Wert ist daher *nahrungsabhängig.*

Harnstoffwerte werden – besonders im englischen Schrifttum – häufig als Harnstoff-Stickstoff-Werte (Harnstoff-N; englisch: **BUN** = blood urea nitrogen) angegeben. Da 1 Mol Harnstoff (MG 60,06) zwei Atome Stickstoff (MG 28,02) enthält, ergibt sich folgende Umrechnungsformel:

Harnstoff-N (mg/dl) $\times$ 2,14 = Harnstoff (mg/dl)

Material

Serum, Plasma, für trockenchemische Methoden bisweilen Vollblut

Prinzip

Es stehen naß- und trockenchemische Untersuchungsmethoden zur Verfügung. In der Regel werden Urease-abhängige Verfahren durchgeführt. Harnstoff wird durch Urease in Ammoniak und Kohlendioxid abgebaut. Ammoniak ergibt mit Phenol und Hypochlorid bei Anwesenheit von Natriumnitroprussid eine blaue Farbe, deren Intensität der Konzentration von Ammoniak und damit von Harnstoff proportional ist. Diese blaue Farbe wird semiquantitativ auf einem Teststreifen mit einer Vergleichsskala geprüft oder trocken- oder naßchemisch photometrisch gemessen. Die Ureasemethode ist sehr spezifisch. Der Ammoniak im Serum ist – auch bei Leberkranken – so gering, daß er für die Harnstoffbestimmung vernachlässigt werden kann.

Technik

Es stehen zahlreiche Testkombinationen für Naß- und Trockenchemie zur Verfügung. Durchführung nach Anleitung des Herstellers. Es hat sich gezeigt, daß die Verwendung von Serum oder Plasma besser geeignet ist als Vollblut.

Referenzbereiche

Harnstoff	Hund	Katze	Pferd	Rind	Schaf	Ziege	Schwein
mg/dl	20–50	30–68	20–40	20–30	20–30	25–35	20–50
mmol/l	3,3–8,3	5,0–11,3	3,3–6,7	3,3–5,0	3,3–5,0	4,2–5,8	3,3–8,3

Umrechnungsfaktoren:
→ SI-Einheit: × 0,1665 (mmol/l)
→ konventionelle Einheit: × 6,006 (mg/dl)

Harnstoff-N	Hund	Katze	Pferd	Rind	Schaf	Ziege	Schwein
mg/dl	9–23	14–32	9–23	9–19	12–23	9–23	9–23
mmol/l	3,2–8,2	5,0–11,4	3,2–8,2	3,2–6,8	4,3–8,2	3,2–8,2	3,2–8,2

Umrechnungsfaktoren:
→ SI-Einheit: × 0,3561 (mmol/l)
→ konventionelle Einheit: × 2,808 (mg/dl)

Harnsäure	Hund	Katze	Pferd	Rind	Schaf	Ziege	Schwein
mg/dl	0,1–1,1	–	0,9–1,1	0,5–2,0	0,5–2,0	0,2–1,2	0,5–2,0
µmol/l	6–65	–	54 –65	30–119	30–119	12–71	30–119

Umrechnungsfaktoren:
→ SI-Einheit: × 59,485 (µmol/l)
→ konventionelle Einheit: × 0,0168 (mg/dl)

Bewertung

↑ *physiologisch oder vorübergehend:*
- wenige Stunden nach proteinreicher Nahrung
- endogener Proteinkatabolismus (Fieber, Darmblutung, Gewebszerfall)
- Kortikosteroid-, Thyroxinapplikation

pathologisch:
a) prärenal:
- Dehydratation, Elektrolytimbalance
- Kreislaufinsuffizienz (Schock)
- Herzinsuffizienz
- örtliche (renale) Kreislaufstörung
- körperliche Belastung (Überlastung)
- Fieber
- Gewebsnekrosen
- Gewebs- oder Körperhöhlenblutungen, besonders Magen-Darm-Blutungen
- Hyperthyreose
- Hypadrenokortizismus (Addison-Krankheit)
- Hypalbuminämie
- katabole Medikamente (Kortikosteroide)
- bisweilen nach Bluttransfusion

b) renal:
- akute generalisierte Nephritis
- Glomerulonephritis

Tab. 19.3: Differentialdiagnose prärenale, renale, postrenale Azotämie: Laborbefunde

	prärenal	renal	postrenal
Serum-Kreatinin	erhöht	erhöht	erhöht
Serum-Harnstoff	erhöht	erhöht	erhöht
U-P/C	normal	erhöht	normal
Azotämie nach Volumensubstitution	rasche Normalierung	ggf. Besserung (prärenaler Anteil ausgeglichen)	ggf. Besserung (prärenaler Anteil ausgeglichen)
Hämatokrit	normal	normal bis erniedrigt	normal
Serum-Phosphat	normal oder erhöht	erhöht	erhöht
Serum-Kalium	normal	normal, term. erhöht	normal oder erhöht
Serum-Kalzium	normal	normal, anfangs bisw. erhöht, bisweilen vermindert	normal, selten vermindert
Azidose	– (durch Grundkrankheit evtl. +)	+	terminal +
spezifisches Gewicht/Urin	Hd ≥ 1,030 Ktz ≥ 1,035 Pfd ≥ 1,025 Rd, Schf, Zg, Schw ≥1,020	Hd <1,030 Ktz <1,035 Pfd <1,025 Rd, Schf, Zg, Schw <1,020 chronische NI: 1,008–1,012 (1,015)	bis 1,065 bis 1,085 bis 1,040 bis 1,040
Proteinurie	–	– bis ++	+
»Nierenepithelien«	–	– bis ++	–
Harnzylinder	–	–	bei Ruptur +
Histologie (Bioptat)	unverändert	verändert	unverändert

- chronische erworbene Nephropathie
- angeborene (erbliche) Nephropathie
- beidseitiger Nierentumor einschl. Leukose
- Nierenamyloidose
- diffuse Nierenkalzinose
- chronische Pyelonephritis
- beidseitiges Trauma
- Nierentoxine (auch medikamentöse)

c) postrenal:
- Verlegung oder Ruptur der Harnwege (Nierenbecken bis Urethra)
  - angeboren
  - Konkremente (kristallin, organisch [sog. »felines urologisches Syndrom«, FUS])
  - Tumoren
  - Herniation der Harnblase
  - iatrogen (chirurgische Perforationen oder Unterbindungen)
↓ • fütterungsbedingt (proteinarme Ernährung)
- Hungerzustände (zum Teil)
- Hepatopathie

- portosystemischer Shunt
- Diabetes insipidus
- psychische Polydipsie
- Anabolika

Kreatinin

Kreatinin ist ein *Produkt des endogenen Muskelstoffwechsels.* Es wird gebildet aus Kreatin und Phosphokreatin. Sein Hauptteil im Urin wird in den Glomerula filtriert. Die Serumkonzentration steht in einer gewissen Beziehung zur Muskelmasse des Individuums; dies gilt jedoch nur eingeschränkt in bezug auf Rassebesonderheiten (etwa beim Pferd).

Kreatinin hat gegenüber dem Harnstoff den Vorteil, daß es *nicht nahrungsabhängig* ist und auch *vom endogenen Proteinmetabolismus nicht beeinflußt* wird. Es ist daher durch Nahrungskarenz nicht scheinbar »normal« und kann durch diätetische Maßnahmen nicht erniedrigt werden. Deshalb ist seine Serumkonzentration auch in Verlaufsuntersuchungen bei Tieren in Behand-

Tab. 19.4: Differentialdiagnose akute und chronische Nephropathie: Anamnese und klinische Befunde

	akut	chronisch
Polydipsie, Polyurie	–	+
Oligurie, Anurie	+/–	terminal +
Hypothermie	–	+
Fieber	+/–	–
Nephrotoxinexposition	+	–
Palpation schmerzhaft	+/–	–
Blutdruck	normal oder erhöht	zunehmend erhöht
Sonographie	echodichter	zunehmend verändert in Form und Dichte
Röntgen/Kontrast (Kleintier)	keine oder verlängerte Ausscheidung	verminderte Aktivität
Szintigraphie (Kleintier)	verminderte Aktivität	verminderte Aktivität

lung zuverlässiger. Da es im wesentlichen nur glomerulär filtriert wird, ermöglicht Kreatinin hauptsächlich Aussagen über das Glomerulumsystem.

Kälber haben bei der Geburt einen auffallend hohen Kreatinin-Blutspiegel, der innerhalb von etwa vier Tagen in den für ältere Kälber üblichen Bereich absinkt (Klee 1985).

Material

Serum, Plasma

Prinzip

Die früher vielhäufig angewandte Pikratmethode nach Enteiweißung des Serums/Plasmas wird wegen der Störmöglichkeiten im klinischen Bereich heute nicht mehr angewendet. Die *enzymatische Methode* ist wesentlich spezifischer, so daß auch keine »Pseudokreatinine« mehr zu scheinbar erhöhten Werten führen können. Folgende Reaktionen liegen ihr zugrunde:

$$Kreatinin + H_2O \xrightarrow{\text{Kreatininase}} Kreatin$$

$$Kreatin + H_2O \xrightarrow{\text{Kreatinase}} Sarkosin + Harnstoff$$

$$Sarkosin + H_2O + O_2 \xrightarrow{\text{Sarkosinoxidase}} Glyzin + HCHO + H_2O_2$$

$$H_2O_2 + TBHB + 4\text{-Aminophenazon} \xrightarrow{\text{POD}} Farbstoff + 2 H_2O + HBr$$

TBHB = 2,4,6-Tribrom-3-hydroxybenzoesäure

Die Farbentstehung wird photometrisch gemessen.

Technik

Es befinden sich mehrere Testkombinationen für Naß- und Trockenchemie im Handel. Durchführung nach Arbeitsanleitung des Herstellers.

Referenzbereiche

	mg/dl	µmol/l
Hund	0,4–1,2	35–106
Katze	0–1,9	0–168
Pferd	0,8–1,8	71–159
Rind	1,0–2,0	88–177
Schaf	0,6–1,4[1]	53–124[1]
Ziege	0,5–1,2	44–106
Schwein	0,45–1,5	40–133

Umrechnungsfaktoren:
→ SI-Einheit: × 88,402 (µmol/l)
→ konventionelle Einheit: × 0,0113 (mg/dl)

[1] Kälber bei Geburt: 2,9 ± 1,2 mg/dl (256 ± 106 µmol/l); ältere Kälber: 1,2 ± 0,3 mg/dl (108 ± 28 µmol/l) (Klee 1985)

Bewertung

↑ *prärenal:*
- Dehydratation, Elektrolytimbalance
- Kreislaufinsuffizienz (Schock)
- Herzinsuffizienz
- örtliche (renale) Kreislaufstörung
- Hypadrenokortizismus (M. Addison)
- Hypalbuminämie

renal:
- akute generalisierte Nephropathie
- Glomerulonephritis
- chronische Nephropathie
- beidseitiger Nierentumor einschl. Leukose
- Nierenamyloidose
- beidseitiges Trauma
- diffuse Nierenkalzinose
- chronische Pyelonephritis
- Nephrotoxine
- angeborene (erbliche) Nephropathien

postrenal:
- Verlegung oder Ruptur der Harnwege (Nierenbecken bis Urethra)

Das Verhältnis der Blutspiegel von Harnstoff und Kreatinin gibt einen Hinweis auf die Natur einer **Azotämie.** Bei *prärenaler* Azotämie ist dieses Verhältnis erhöht, da die Harnstoff-Clearance, nicht aber die Kreatinin-Clearance bis zu einem gewissen Grad dem Harnstoffwert proportional ist. Bei *renaler* Azotämie ist es unverändert. Es beträgt beim Rind normalerweise 30-50 μmol/l.

Funktionsprüfungen

Konzentrationsprüfung

Wird einem Individuum Wasser vorenthalten, so wird in der Hypophyse *antidiuretisches Hormon (ADH)* sezerniert. Dies führt zu einer vermehrten Rückresorption von Wasser im Tubulusapparat. Das *spezifische Gewicht* (Dichte) des Harns *steigt,* die Menge wird vermindert. Bei nicht ausreichender Tubulusfunktion (oder verminderter ADH-Sekretion) bleiben spezifisches Gewicht und Urinmenge m. o. w. unverändert. Die Konzentrationsfähigkeit ist früher eingeschränkt als die Diurese.

Die Prüfung der Konzentrationsfähigkeit ist **indiziert** bei
- unklarer Polyurie
- Isosthenurie oder Hyposthenurie

Sie ist ein sehr empfindlicher Indikator für die Funktionsfähigkeit des Tubulussystems.

Kontraindikationen bestehen bei
- Urämie
- Dehydratation
- schlechtem Allgemeinzustand
- schweren Allgemeinerkrankungen

Material

Urin

Prinzip

Durch Dürstenlassen wird ADH sezerniert, wodurch das spezifische Gewicht zunimmt und die Harnmenge abnimmt.

Technik

➡ Urin gewinnen und spezifisches Gewicht bestimmen (Ausgangswert).
➡ Trockene Nahrung (Pellets, Heu, Trockenfutter) füttern und während 24 Stunden Wasser entziehen.

Bei Abnahme des Körpergewichts um >5% oder Verschlechterung des Allgemeinbefindens sofortiger Abbruch!

➡ Nach ca. 20 Stunden Harnblase entleeren.
➡ Nach weiteren vier Stunden Urin quantitativ gewinnen (Entleerung der Blase).
➡ Urinmenge messen und spezifisches Gewicht bestimmen.
➡ Umrechnen auf die Menge/Stunde.

Referenzbereiche

Spezifisches Gewicht, Konzentrationsprüfung

Hund	>1,029
Katze	>1,034
Pferd	>1,024
Rind	>1,019
Schaf	>1,019
Ziege	>1,019
Schwein	>1,019

Bewertung

SG unter den Referenzbereichen bedeutet verminderte Konzentrationsfähigkeit des Tubulussystems. Wenn das SG dauernd zwischen 1,008 und 1,012 bleibt (Isosthenurie), besteht keinerlei Konzentrationsfähigkeit (das SG entspricht dem des Glomerulumfiltrats [Primärharn]). In jedem Fall muß das Körpergewicht laufend (alle drei Stunden während des Konzentrationsversuchs überwacht werden: Bei Verlust von >5% ist der Konzentrationsversuch (Durstversuch) sofort abzubrechen (Dehydratationsgefahr!)

Sofern ein SG von 1,006, bei der Katze von 1,008, während des Konzentrationsversuchs nicht überschritten wird (Hyposthenurie), ist ein zentraler oder renaler Diabetes insipidus sehr wahrscheinlich. Vorsicht! Erhöhte Dehydratationsgefahr!

Carter-Robbins-Test (= Hickey-Hare-Test)

Der Test dient der Feststellung der Konzentrationsfähigkeit und wird vorwiegend zur Diagnose des Diabetes insipidus angewandt.

Prinzip

Durch Infusion einer hyperosmolalen Lösung wird vermehrt ADH sezerniert und eine Verminderung der Urinsekretion und ein Anstieg des spezifischen Gewichts herbeigeführt. Bei Fehlen von ADH (zentraler Diabetes insipidus) oder Nichtansprechbarkeit der Tubuli für ADH (renaler Diabetes insipidus) fällt die Urinproduktion nicht ab, sondern steigt möglicherweise sogar noch an, das spezifische Gewicht bleibt niedrig (Hyposthenurie).

Technik

Der Test kann auf verschiedene Weise durchgeführt werden. Geeignet ist folgende Methode:
➡ orale Applikation von 20 ml Wasser/kg KM
➡ Messung der Urinmenge und des spezifischen Gewichts alle 15 Minuten (Dauerkatheter)
➡ nach einer Stunde Infusion (DTI) von 0,25 ml einer 2,5%igen NaCl-Lösung pro kg KM und min über 45 min
➡ fortlaufende Messung der Urinmenge und des SG alle 15 min
➡ falls kein Absinken der Urinmenge: 30 min nach Infusionsende 5 E Pitressin (ADH) i. m.

➡ weitere Messungen der Harnmenge und des SG (zweimal 15 min)

Bewertung

Bei Abwesenheit eines Diabetes insipidus sinkt nach NaCl-Infusion die Harnmenge auf (annähernd) Null, das spezifische Gewicht steigt deutlich an (bei Nierengesunden über die im Konzentrationsversuch genannten tierartspezifischen Mindestwerte) (Abb. 19.7). Bei Diabetes insipidus bleibt die Urinmenge unbeeinflußt, kann während der NaCl-Infusion sogar noch ansteigen, das spezifische Gewicht bleibt niedrig (<1,006, bei der Katze <1,008) (Abb. 19.8).

Phenolsulfophthalein-Test (PSP-Test)

Die intravenöse Injektion von Phenolrot führt zur Bindung des Farbstoffes an Plasmaproteine. Er wird zu etwa 95% über die Tubuli, zu weniger als 5% über die Glomerula ausgeschieden. Die auch als Phenolrottest bekannte Untersuchung läßt daher Rückschlüsse auf die *Tubulusfunktion* zu. Allerdings müssen die Nierentubuli bereits schwer geschädigt sein, wenn der in der üblichen Form durchgeführte Test positiv wird. Wohl aus diesem Grund wird er heute nur noch selten routinemäßig durchgeführt; allerdings gibt er beim Hund in Verbindung mit der Bestimmung des Serum-Kreatinins und/oder der endogenen Kreatinin-Clearance gute Einblicke in die gesamte Nierenfunktion.

Material

– Bromsulfophthalein als Phenolrot
– PSP_{60}-Plasma-Clearance: Plasma (Heparin)
– Exkretionstest: Urin

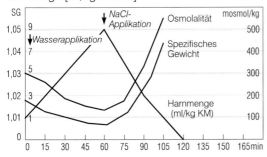

Abb. 19.7: Carter-Robbins-Test bei einem gesunden Hund

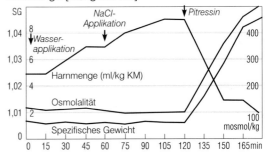

Abb. 19.8: Carter-Robbins-Test bei zentralem Diabetes insipidus

Intravenöse Applikation von Phenolrot, Durchführung des Tests entweder als Bestimmung der Plasma-Clearance (PSP_{60}) oder als Exkretionstest (Bestimmung des im Harn ausgeschiedenen PSP).

Technik

◆ **PSP_{60}-Plasma-Clearance**

Rind: PSP_{30}-Plasma-Clearance
➡ 4 ml Heparin-Blut gewinnen, zentrifugieren.
➡ PSP 1 mg/kg KM (Rind: 0,4 mg/kg KM) i.v. verabreichen;
➡ Nach *exakt* 60 min (Rind: 30 min) 4 ml Heparin-Blut gewinnen, zentrifugieren.

Analyse:

	Probe I (vor PSP)	Probe II (60' nach PSP)
Plasma	1 ml	1 ml
Azeton	3 ml	3 ml
4 N NaOH	0,5 ml	0,5 ml

➡ 60 s kräftig ausschütteln, stehenlassen oder – besser – zentrifugieren.
➡ Überstand (Azetonphase) der Probe II bei 546 nm photometrisch gegen Leerwert (= Probe I) messen.

Herstellung einer Eichkurve:
➡ Stammlösung: 12 mg PSP in 1 ml Wasser lösen und auf 200 ml auffüllen (= 6000 µg/dl).

Verdünnungsreihe:

	Stammlösung	Aqua dest.
60 µg/dl	1 ml	ad 100 ml
120 µ/dl	2 ml	ad 100 ml
240 µ/dl	4 ml	ad 100 ml
360 µ/dl	6 ml	ad 100 ml

Die Lösungen sind ebenfalls bei 546 nm zu messen. Die Kurve wird als Eichkurve auf Millimeterpapier aufgezeichnet.

◆ **PSP-Exkretion**

➡ Blase vollständig entleeren (katheterisieren).
➡ 6 mg PSP i.v. verabreichen (Zeit 0).
➡ Exakt 20 min nach i.v. Applikation gesamten Blasenurin mit einem Katheter gewinnen, anschließend Blase mehrmals mit 10 ml phys. Kochsalzlösung spülen.
➡ Aufgefangenen Urin auf 400 ml mit Aqua dest. auffüllen.
➡ 12,5 ml 1 N Natronlauge zugeben.
➡ Auffüllen auf 500 ml mit Aqua dest. (bei tiefdunkler Farbe auf 1000 ml).

➡ Schütteln.
➡ Bei Trübung filtrieren oder zentrifugieren.
➡ Bei 546 nm messen.
➡ Bezugskurve (Eichkurve) erstellen wie oben beschrieben.

Der Exkretionstest ist wesentlich ungenauer, aufwendiger in der Durchführung und mit der Gefahr einer Blaseninfektion verbunden.

Referenzbereiche

PSP_{60}-**Clearance:** *Hund:* < 80 µg/dl
PSP_{30}-**Clearance:** *Rind:* < 50 µg/dl
Exkretionstest: Ausscheidung von 21 bis 66% des Farbstoffs innerhalb 20 min (Osborne et al. 1971)

Bewertung

PSP_{60}-Clearance (Hund):
>80 <120 µg/dl: ● verdächtig für Tubulusinsuffizienz
>120 µg/dl: ● Tubulusfunktionsstörung

PSP_{30}-Clearance (Rind):
>100 µg/dl: ● Tubulusfunktionsstörung

Exkretionstest:
↓
● renale Minderdurchblutung
● Herzinsuffizienz
● Kreislaufinsuffizienz
● Hypadrenokortizismus
● Tubulusinsuffizienz

Renale Clearance

Unter der **renalen Clearance** versteht man die Plasmamenge, die in der Niere pro Zeiteinheit von einer bestimmten endogenen oder exogen zugeführten Substanz befreit wird.
Genauere Definition: Die Clearance ist der Durchsatz durch die Niere bezogen auf die Plasmakonzentration der untersuchten Substanz.

Man unterscheidet weiterhin zwischen **direkter Clearance,** bei der Harnvolumen, Harn- und Plasmakonzentration einer bestimmten – endogenen oder exogenen – Substanz gemessen werden. Diese Form ist bei Tieren als Patienten problematisch in der Durchführung, da sie an die *quantitative Gewinnung des Harns gebunden* und daher *fehleranfälliger* als beim Menschen ist. Bei der **indirekten Clearance** erfolgt die Bestimmung des Substrats nur *im Plasma* ohne Harngewinnung; diese Methode eignet sich beim Tier wesentlich besser als die direkte.

Verschiedene endogene oder exogene Substanzen werden entweder im Glomerulum oder im Tubulus oder in beiden ausgeschieden. Damit lassen sich mit der Clearance gute Hinweise auf die *Lokalisation eines Schadens in der Niere* ermitteln. In praxi sind die Verhältnisse komplizierter: Wenn eine Substanz durch die Glomerula ausgeschieden, und normalerweise durch die Tubulusepithelien rückresorbiert wird, bleibt die Konzentration im Serum erhalten. Sobald die Rückresorption nicht mehr vollständig möglich ist, nimmt die Substanz im Plasma ab, im Urin zu. Dies trifft bei Glukose zu. In diesem Falle erhöht sich die Clearance, wenn die glomeruläre Filtration ungestört, die Rückresorption infolge einer tubulären Insuffizienz dagegen gestört ist.

Endogene Kreatinin-Clearance

Kreatinin wird fast ausschließlich im Glomerulum filtriert. Die endogene Clearance ermöglicht eine zuverlässige Aussage über die *glomeruläre Filtrationsrate (GFR)* und damit über die glomeruläre Funktionsfähigkeit. Die endogene Kreatinin-Clearance läßt bereits in frühen Stadien die Diagnose einer **Glomerulopathie** zu, lange bevor Serum-Harnstoff oder -Kreatinin ansteigen. Allerdings ist mit der Methode nicht zwischen renaler, prä- oder postrenaler Insuffizienz zu unterscheiden.

Material

Serum (Plasma), Harn

Prinzip

Untersucht werden die Kreatinin-Konzentration in Harn und Blut und die Harnmenge, die pro Minute ausgeschieden wird.

Technik

➡ Harnblase vollständig entleeren (Katheter).
➡ Harnblase mehrfach mit phys. Kochsalzlösung spülen und vollständig entleeren, danach etwas Luft insufflieren.
➡ 15 bis 20 min Harn sammeln (Aspiration mit Spritze).
➡ Anschließend Harnblase mit phys. Kochsalzlösung spülen und diese zum gesammelten Urin geben.
➡ Gesammelten Urin mischen.
➡ Urinmenge pro Minute (VHarn) bestimmen.

➡ Kreatininkonzentration in Harn (UKr) und Blutserum (SKr) bestimmen.
➡ Berechnung der GFR nach der Formel:

$$GFR = \frac{UKr\ (mg/dl) \times VHarn\ (ml/min)}{SKr\ (mg/dl)}\ (ml/min)$$

Referenzbereiche

ml/min/kg KM	Hund	Rind (Kuh)	Kalb
	$2,98 \pm 0,96$	$1,16–2,20^1$	$1–1,4^2$

[1] Jaffé-Methode (Poulsen 1957)
[2] Vogel 1962

Bewertung

Bei **Glomerulopathien** unterschreitet die Clearance die untere Grenze des Referenzbereichs. Normalverteilung vorausgesetzt, würde dies einem unteren Grenzwert von 1,06 ml/min und kg KM entsprechen.

Die Unterscheidung einer renalen von einer prärenalen oder postrenalen Azotämie/Urämie ist klinisch sehr wichtig (s. Fachbücher der Inneren Medizin oder entsprechende Kapitel in speziesbezogenen Fachbüchern). Hier sollen nur einige Hinweise gegeben werden, ohne auf Einzelheiten eingehen zu können.

Literatur

1. Bethe W, Schäfer M. Zur Brauchbarkeit einiger diagnostischer Methoden zum Nachweis subklinischer Ketosen in Milchviehherden. Mh Vet Med 1973; 28: 541-45.
2. Fisher EW, Martinez AA. Studies in neonatal calf diarrhoea. VII. The effects of milk intake. Br Vet J 1978; 139: 234-42.
3. Fürll M, Jäkel L, Bauerfeld J, Groppel B. Gebärpareseprophylaxe mit Anionenrationen. Prakt Tierarzt, Colleg Veterin XXVII, 1996.
4. Fürll M, Schwabe H, Fürll B. Interactions between Acid-Base-State (ABS) and Electrolyte Metabolism during Fasting. Proceedings VIII. International Symposium Ruminant Physiology, Willingen.
5. Fürll M, Schwarzer U, Zeyner A, Kirbach H. Untersuchungen zum Säure-Basen- und Elektrolytstatus bei Pferden. Proceedings, 5. DVG-Jahrestagung, FG Innere Medizin und Labordiagnostik, München 29.
6. Hörauf A. Neue Möglichkeiten in der Diagnostik von Nephropathien bei Hund und Katze: Harnproteinanalyse mittels SDS-Page und histologische Nieren-Bioptat-Untersuchung. Diss. München 1992.
7. Hörauf A, Reusch C, Minkus G. Aussagekraft des Protein-Kreatinin-Verhältnisses im Urin zur Differenzierung feliner Nephropathien. Tierärztl Prax 1990; 18: 423-5.
8. Hoffmann WE, Baker G, Rieser S, Dorner JL. Alterations in selected serum biochemical constituents in equids after induced hepatic disease. Am J Vet Res 1987; 48: 1343-7.

9. Kienzle E. Ernährung und Urolithiasis bei Haussäugetieren. Übers. Tierernähr 1991; 19: 157-200.

10. Klee W. Untersuchungen über die Nierenfunktion bei gesunden und bei an akutem Durchfall erkrankten Kälbern. Habil.-Schrift, München 1985.

11. Kutas F. Determination of net acid-base excretion in the urine of cattle. Acta Vet Acad Sci Hung 1965; 15: 147-53.

12. Lachmann G, Schäfer M. Diagnostik fütterungsbedingter metabolischer Azidosen und Alkalosen beim Rind. Wiss Z KMU, Math Naturwiss R 1985; 34: 460-65.

13. Liesenhoff B. Referenzwerte für den GGT-Kreatinin-Quotienten im Harn von Rindern. Diss. Hannover 1990.

14. Osborne CA, Low DG, Johnson KH. Renal Disease. Vet Clin North Am 1971; 1: 323-53.

15. Poulsen E. Renal clearance studies in cows. Thesis, Kopenhagen 1957.

16. Reusch C. Untersuchung zur Aussagekraft von Proteinurie und Enzymurie für die Diagnose von Nierenerkrankungen unter besonderer Berücksichtigung der diabetischen Nephropathie. Habil.-Schrift, München 1992.

17. Schürmann HD. GGT-Kreatinin-Quotient und Kreatininausscheidung im Harn neugeborener Kälber. Diss. Hannover 1992.

18. Siedel J, Möllering H, Ziegenhorn J. Sensitive color reagent for the enzymatic determination of creatinine. Clin Chem 1984; 30: 968.

19. Vogel G. Beiträge zur Kenntnis der Nierenphysiologie einiger Haussäugetiere. Zentralbl Veterinärmed 1962; Beiheft 3.

20. Weichselbaum DTE. An accurate and rapid method for the determination of proteins in small amounts of blood serum and plasma. Am J Clin Pathol 1946; 16: 40-9.

20 Genitaltrakt

Hans-Klaus Dreier

Gynäkologie

Die klinisch-gynäkologischen Befunde und Diagnosen können durch vaginal-zytologische, mikrobiologische, hormonanalytische und chemische Untersuchungen präzisiert, erweitert und korrigiert werden.

Vaginalzytologie

Material

Scheidenschleimhautabstrich

Prinzip

Die Probenentnahme erfolgt bei der Hündin entweder *blind* durch Spreizen der Labien aus dem Vorhof bzw. unter Sicht mit *Hilfe eines Vaginoskops* aus dem kranialen, dorsalen oder seitlichen Scheidengewölbe (Methode der Wahl!)

Das Untersuchungsmaterial wird entweder mit einer *ausgeglühten Drahtöse* oder einem sterilen *Wattestäbchen* dünn auf einen entfetteten Objektträger aufgebracht. Die Drahtöse wird bevorzugt, da sie keine Artefakte wie das Wattestäbchen hinterläßt.

Fixierungsmöglichkeiten
1. ãã Äther-Alkohol-Gemisch 20–30 Min. sofort nach der Herstellung des Präparates
2. Fixierspray (Fa. Merck)
3. Lufttrocknung 12–24 Stunden
4. Hitzefixierung: 2- bis 3mal über Flamme schwenken.

Färbemethoden

Hinweis: Farbstofflösungen sollen regelmäßig vor Verwendung filtriert werden, um die Ablagerung von Farbstoffklumpen am Objektträger zu verhindern (Tafel III-21).

Papanicolaou-Färbung

Methode mit den besten Ergebnissen
➡ Ausstriche durch die absteigende Alkoholreihe führen: 80%, 70%, 50%.
➡ Ausstriche in Aqua dest. tauchen.
➡ Mit Hämatoxilinlösung (Lösung 1) 8 Min. färben (Kernfärbung).
➡ Ausstriche in zwei mit Aqua dest. gefüllten Küvetten waschen.
➡ Für 8 Min. in folgender Lösung bläuen: 3 ml Ammoniak-Lösung 0,91% p.a. + 97 ml Alkohol 70%.
➡ Ausstriche durch die aufsteigende Alkoholreihe führen: 70%, 80%, 96%.
➡ 6 Min. in Orange-G-Lösung (Lösung 2) färben.
➡ Abspülen in zwei mit 96%igem Alkohol gefüllten Küvetten.
➡ Für 6 Min. in Lösung 3 b (Polychromlösung EA 50®) färben.
➡ In zwei Gefäßen mit 96%igem Alkohol spülen.
➡ Ausstriche durch absoluten Alkohol und Xylol ziehen.
➡ Ausstriche trocknen und mit Kanadabalsam eindecken.

Dauer des Färbevorganges: 30 Minuten
Superfizialzellen: *rot*
Basal-, Parabasal- und Intermediärzellen: *blau bzw. blaugrün*
Kerndifferenzierung: sehr deutlich (Tafel III-1)

Shorr-Färbung

➡ Mit Shorr-Lösung S III, 1–5 Min. färben.
➡ 10mal in 70%igen Alkohol eintauchen.
➡ 10mal in 95%igen Alkohol eintauchen.
➡ 10mal in absoluten Alkohol eintauchen.
➡ Für $1/2$ Minute in Xylol tauchen.
➡ In Kanadabalsam einbetten.

Dauer des Färbevorganges: 6 Minuten

Superfizialzellen: *orangerot*
tiefe Zellen: *grün* (Tafel III-2, Tafel III-3)

Hemacolor® (Fa. Merck)
Hemafix® (Fa. Biomed)

➡ 5mal in Fixierlösung ein- und austauchen.
➡ 5mal in Hemafix rot (eosinophil) ein- und austauchen.
➡ Mit Wasser überschüssigen Farbstoff vorsichtig abspülen.
➡ In Hemafix blau (basophil) 8mal ein- und austauchen.
➡ Mit Wasser überschüssigen Farbstoff vorsichtig abspülen.
➡ Lufttrocknen.

Dauer des Färbevorganges: 1 Minute

Superfizialzellen: *rot bis rotviolett*
tiefe Zellen: *blau bis blauviolett* (Tafel III-4, Tafel III-5)

Gram-Färbung

Eventuelle Zusatzfärbung zur exakten Keimbeurteilung
➡ Objektträger ca. 30 Sekunden mit Lösung I (Kristallviolett) übergießen.
➡ Mit Aqua dest. abspülen.
➡ 2 Min. mit Lösung II (Lugol-Lösung) färben.
➡ Mit Aqua dest. abspülen.
➡ Lösung III (Azeton-Alkohol-Gemisch) so lange differenzieren, bis keine blauen Schlieren mehr abgehen.
➡ Mit Aqua dest. abspülen.
➡ 1 Minute mit Lösung IV (Safranin) färben.
➡ Mit Aqua dest. abspülen.
➡ Zwischen Filterpapier trocknen – nicht reiben.

Dauer des Färbevorganges: 4 Minuten (Tafel III-12)

Eine bildliche Gegenüberstellung der Färbemethoden Papanicolaou, Shorr und Hemafix ergeben die Abbildungen III-1 bis III-5.

Bewertung

Zellen

◆ **Epithelzellen**

● **Basalzellen:** basophil, zylindrisch mit basalständigem Kern, 10–20 µm (Tafel III-6)
● **Parabasalzellen:** basophil, rund mit mittelständigem Kern, 15–20 µm (Tafel III-7)
● **Intermediärzellen:** basophil, länglich, eliptoid, großer Kern, 20–30 µm (Tafel III-8)
● **Untere Oberflächenzellen:** basophil und azidophil, polygonal, großer Kern, 35-60 µm (Tafel III-9)

● **Obere Oberflächenzellen:** Kernpyknose oder Karyorrhexis, aufgeworfene Zellränder »Chips«, sonst wie untere Oberflächenzellen (Tafel III-10)
● **Schollen:** kernlos, sonst wie obere Oberflächenzellen (Tafel III-11)

◆ **Erythrozyten**
Tafel III-13, III-14, III-15, III-20

◆ **Leukozyten**
Tafel III-17, III-19, III-20

◆ **Keime**
Tafel III-12, III-18

Zur weiteren Ausstrichbeurteilung werden **Azidophilie-** und **Pyknoseindex** herangezogen. Sie geben den prozentualen Anteil von mindestens 100 ausgezählten Zellen mit azidophil gefärbten Zellen (I_A) bzw. pyknotischen Kernen (I_p) an.

Pseudoazidophilie (Fehlfärbung) kann bei zu dicht ausgestrichenen Präparaten und bei Luft- oder Hitzefixierung auftreten.

Differenzierung der Zyklusphasen

Die einzelnen **Zyklusphasen** sind durch *Reihenuntersuchungen in Zwei-Tage-Abständen* durch das Auftreten bestimmter Epithel- und Blutzellen bestimmbar. Zuerst wird das Präparat übersichtsmäßig mit 100facher Vergrößerung beurteilt, um die Zellverteilung und die Art der Zellfärbung zu erkennen. Dann erfolgt die Beurteilung bei 250- bis 1000facher Vergrößerung, um eine Diagnose zu stellen.

◆ **Früher Proöstrus**
Viele basophile Parabasal- und Intermediärzellen, massenhaft Erythrozyten, Leukozyten möglich (Tafel III-13)

◆ **Später Proöstrus**
Überwiegend Intermediärzellen, Zunahme der unteren Oberflächenzellen, beginnende Azidophilie, weniger Erythrozyten (Tafel III-14)

◆ **Früher Östrus**
Vereinzelt Intermediärzellen, überwiegend untere Oberflächenzellen, unterschiedlicher Anteil an oberen Oberflächenzellen und Schollen, deutliche Azidophilie, wenige Erythrozyten (Tafel III-15)

◆ **Später Östrus**
Dominierende obere Oberflächenzellen und Schollen, Azidophilie, wenige oder keine Erythrozyten (Tafel III-16)

◆ Früher Metöstrus

Hauptsächlich basophile Intermediär- und Parabasalzellen, vereinzelt Oberflächenzellen, massenhaft Leukozyten, reichlich Schleim (Tafel III-17)

◆ Später Metöstrus

Wenige basophile Parabasal- und Intermediärzellen,
wenige Leukozyten, etwas Schleim

◆ Anöstrus

Wenige basophile Basal-, Parabasal- und Intermediärzellen; vereinzelt Leukozyten

Befunderhebungen in zwei Tagesabständen erlauben
in Verbindung mit den klinisch-gynäkologischen
Diagnosen und den Progesteronanalysen im Blut eine
Bestimmung der Deckungen vier Tage im voraus.

Pathologische Befunde

◆ Erhöhter Keimbefall
während der Läufigkeit

Färbbarkeit beeinträchtigt (»verwaschen«; keine deutliche Baso- bzw. Azidophilie), Zelldetritus unterschiedlichen Ausmaßes (Tafel III-18)

◆ Verlängerte Läufigkeit

Untere und obere Superfizialzellen, Schollen, Erythrozyten, beeinträchtigte Färbbarkeit, Zelldetritus, Serienuntersuchungen in zwei bis drei Tagesabständen
zur Sicherung einer Diagnose erforderlich (Tafel III-18)

◆ Endometritis purulenta acuta

Gemischtes Zellbild, unterschiedliche Färbbarkeit,
Leukozyten, massenhaft Keime (Tafel III-19)

◆ Geschlossene Pyometra

Basophile Basal- und Parabasalzellen, vereinzelt Intermediärzellen, Leukozyten (Diagnose ist nicht gesichert)

◆ Involutionspyometra

Basophile Basal- und Parabasalzellen, vereinzelt Intermediärzellen, Leukozyten, Erythrozyten und Schleim
(Tafel III-20)

◆ Anöstrie

Wenige basophile Basal- und Parabasalzellen, vereinzelt Intermediärzellen und Leukozyten

◆ Suböstrie

Zahlreiche basophile Parabasal- und Intermediärzellen, Erythrozyten. Bei weiteren Befundungen keine
Veränderungen im Zellbild.

Bestimmung von Glukose im Läufigkeitssekret

Während des Östrus erfolgt vor den Ovulationen eine
Zunahme des Gehaltes an Glykogen im Genitale (pro-
gesteronabhängig).

Material

Läufigkeitsfluor

Technik

➡ Teststreifen für Glukose mit einem Pean oder einer
Pinzette ins Vestibulum bzw. den kaudalen Schei-
denbereich einbringen.

Bewertung

Die Ergebnisse sind für eine zeitgerechte Deckzeit-
punktbestimmung *zu ungenau*. Fehler können durch
Eigenfärbung des Läufigkeitsfluors auftreten. Im
Östrus ist das Läufigkeitssekret in geringer Menge vorhanden, so daß der Teststreifen oft nur ungenügend
angefeuchtet werden kann.

Hormonbestimmung im Blut

Östrogen-, Progesteron-, Follikelstimulierungshormon-
und Luteinisierungshormon-Bestimmung werden mit
Hilfe des Radioimmunoassays (RIA) bzw. eines semiquantitativen Testes bestimmt. Für die Praxis ist die
semiquantitative Progesteronbestimmung (P4; z. B.
Premate® Fa. Rhone Merieux, Target Canine Ovulation
Timing Test®, Fa. Bio Metallic) von Bedeutung.

Premate®

Das Set hat folgende Bestandteile:

– Fläschchen A (blauer Verschluß): *Progesteron +*,
niedrige positive Kontrolle, gebrauchsfertig
– Fläschchen B (roter Verschluß): *Progesteron +++*,
hohe positive Kontrolle, gebrauchsfertig
– Fläschchen C (weißer Verschluß): *Konjugat*, mar-
kiertes Progesteron, gebrauchsfertig
– Fläschchen D (weißer Verschluß): *Substratpuffer*
– 1 Tablette: *Substrat,* Tablette im Substratpuffer auflösen, 3 Monate haltbar
– Beschichtete *Reaktionsvertiefungen*
– *Plastikpipetten, Pipettierhilfen*

Material

Plasma, Serum

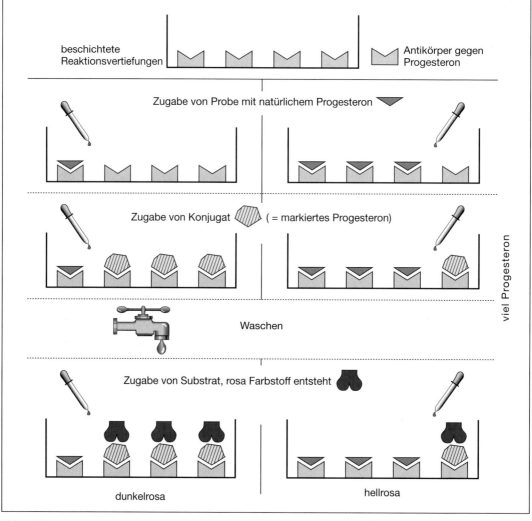

Abb. 20.1: Semiquantitative Progesteronbestimmung mit dem Premate-Test®: Durchführung, Beurteilung

Technik

6 Arbeitsschritte

① ➡ Plastikfolie von den benötigten Reaktionsvertiefungen abziehen.
➡ Konservierungsmittel in den Reaktionsvertiefungen durch Ausklopfen auf einem gut saugfähigen
Papier entleeren.

② ➡ Pipettierhilfe an einem Ende der Pipette aufsetzen und vertikal halten.
➡ In die erste Reaktionsvertiefung einen Tropfen
der Kontrolle A (+) geben.
➡ Unter Benützung einer neuen Pipette dasselbe
für Kontrolle B (+++) mit der zweiten Reaktionsvertiefung wiederholen.

➡ Vorgang für jede Probe (Reaktionsvertiefungen
3, 4 usw.) wiederholen, dabei Pipette jedesmal
wechseln.

③ ➡ Fläschchen C vertikal halten und 4 Tropfen
Konjugat in jede Reaktionsvertiefung geben.
➡ Reaktionsvertiefungen mit einem Blatt Papier
abdecken.
➡ Mindestens 15 Min. (bis max. 90 Minuten) bei
Raumtemperatur inkubieren.

④ ➡ Inhalt der Reaktionsvertiefungen ausgießen und
diese mit kaltem Leitungswasser kräftig aus-
spülen.
➡ Waschvorgang 3mal wiederholen.

Zu beachten: Die erfolgreiche Testung hängt vom zuverlässigen Waschen ab.

→ Durch Ausklopfen auf saugfähigem Papier trocknen.

⑤ → Fläschchen D vertikal halten und 4 Tropfen Substrat in jede Reaktionsvertiefung geben.
→ Reaktionsvertiefungen mit einem Blatt Papier abdecken.
→ 15 Min. bei Raumtemperatur inkubieren.

⑥ → Reaktionsvertiefungen vergleichen, die verschiedene Farbintensitäten von rosa aufweisen (Abb. 20.1).

Fall 1:

| gleich oder dunkler rosa als Kontrolle A | 2-5 ng | Hündin noch im Proöstrus, Testwiederholung nach 2 Tagen |

Fall 2:

| hellrosa (zwischen Kontrolle A und B) | 5-10 ng | Ovulation innerhalb von 48 Stunden, in 2 Tagen zum Decken. Bei Problemhündin Test täglich wiederholen, bis Fall 3 eintritt |

Fall 3:

| gleich oder heller rosa als Kontrolle B | >10 ng | Ovulation erfolgt; sofortige Deckung wenn noch möglich oder instrumentelle Samenübertragung (künstliche Besamung – KB) |

Target Canine Ovulation Timing Test®

Das Testset besteht aus folgenden Teilen:
- Enzym (Flasche mit rotem Verschluß)
- Waschlösung (Flasche mit weißem Verschluß)
- Substrat A
- Substrat B
- Mischflasche (blauer Verschluß)
- Kunststoffpipetten
- Testbecher
- Farbskala

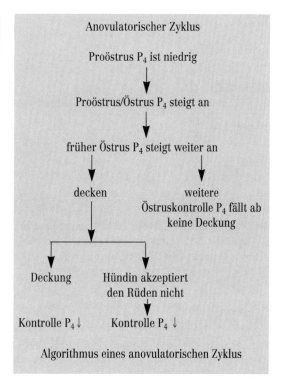

Anovulatorischer Zyklus

Proöstrus P_4 ist niedrig

↓

Proöstrus/Östrus P_4 steigt an

↓

früher Östrus P_4 steigt weiter an

↓ ↓

decken | weitere Östruskontrolle P_4 fällt ab keine Deckung

Deckung | Hündin akzeptiert den Rüden nicht

Kontrolle P_4↓ | Kontrolle P_4 ↓

Algorithmus eines anovulatorischen Zyklus

Plasma, Serum

5 Arbeitsschritte:
① → 4 Tropfen des Untersuchungsmaterials in die Mitte des Testbechers pipettieren.
→ 2 Min. warten.

② → 3 Tropfen Enzym in die Bechermitte geben und 1 Minute warten.

③ → Becher mit Waschlösung füllen und warten bis Becher leer ist.

④ → Aus dem Substrat A und B je 1 Teilstrich nacheinander in die Mischflasche pipettieren und gut schütteln.
→ 3 Tropfen des hergestellten Substrates, das nach einer halben Stunde ausfällt, in die Mitte des Testbechers aufbringen.

⑤ → Nach 9 Min. die Farbe beurteilen und mit der Farbskala vergleichen.

dunkelblau (C1):
0-1 ng/ml Progesteron   Test nach 2 Tagen wiederholen

hellblau (C2):
1-2,5 ng/ml Progesteron Test nach 2 Tagen wiederholen

zartblau (C3):
2,5-5 ng/ml Progesteron Test wiederholen

weiß (C4):
>5 ng/ml Progesteron   decken
(siehe Tafel III-22)

Bei der Zuchthündin hat die Progesteronbestimmung (P_4) nicht nur Bedeutung für die Deckzeitbestimmung, sondern dient auch für die Diagnose »anovulatorischer Zyklus« (siehe Algorithmus anovulatorischer Zyklus).

Mikrobiologische Untersuchung

Der mikrobiologischen Untersuchung folgt die Erstellung eines Antibiogramms. Es wird speziell auf *Haemophilus equigenitalis* (Stute) und Mykoplasmen untersucht.

Serologische Untersuchung

Untersucht wird auf Leptospirose, Salmonellose, Brucellose, Toxoplasmose.

Trächtigkeit (Gravidität)

Trächtigkeitsnachweisverfahren, die in einem Laboratorium durchgeführt werden, sind zur Zeit nur bei der Stute gegeben.

Progesteronbestimmung

Plasma, Serum
Die Blutentnahme (10 ml Blut) wird am 18./19. Tag nach erfolgter Belegung durchgeführt.

Radioimmunoassay (RIA)

Plasma oder Serum an ein Labor einsenden.

unter 2 ng/ml: sicher nicht tragend
über 2 ng/ml: höchstwahrscheinlich tragend (Fehler bedingt durch Pathozyklus, Fruchtresorption), weitere Trächtigkeitskontrollen sind erforderlich

Latex-Test »RapiTex-PMSG«*

Reaktion zwischen Testphasen-Immunadsorption-Antikörper mit PMSG. Die genauesten Resultate sind dem infolge des individuellen Verlaufes der PMSG-Kurve zwischen 50. und 90. Tag p. conceptionem zu erwarten.

50 µl Serum

- 50 µl Serum werden auf ein Feld der Testplatte pipettiert
- Einen Tropfen (ca. 25 µl) Absorptionslösungen dazu setzen
- Dann Latex-PMSG-Reagenz (25 µl) auftropfen und alle drei Komponenten gut durch Schwenken der Testplatte mischen
- Ablesen des Ergebnisses in 45–60 Sekunden
- Eine deutliche strukturierte Randbildung spricht für das Bestehen der Gravidität
- Die Meßgenauigkeit liegt bei > 2 I. E./ml PMSG
- Hersteller Hoechst-Roussel Vet

Östrogennachweis im Kot*

Der Nachweis von Östrogen im Kot ist vom 120. bis 270. Trächtigkeitstag aussagekräftig.

ca. 5 Gramm Kot

Radioimmunoasssay (RIA) oder Enzymimmunoassay (EIA) für unkonjugierte Östrogene (Östron und Östradiol-17)

* Literatur am Ende des Kapitels

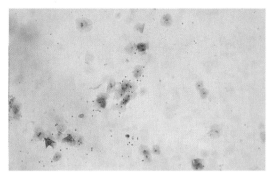

Tafel III-1: Scheidenschleimhautabstrich (Papanicolaou-Färbung), 200 x

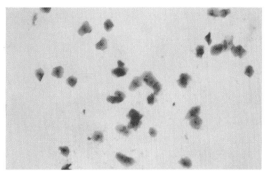

Tafel III-4: Scheidenschleimhautabstrich (Hemafix-Färbung), 200 x

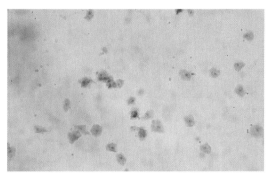

Tafel III-2: Scheidenschleimhautabstrich (Shorr-Färbung), 200 x

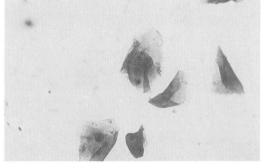

Tafel III-5: Scheidenschleimhautabstrich (Hemafix-Färbung), 800 x

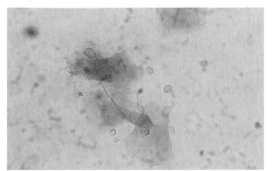

Tafel III-3: Scheidenschleimhautabstrich (Shorr-Färbung), 800 x

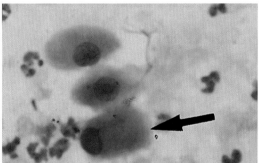

Tafel III-6: Basalzelle (Papanicolaou-Färbung), 2000 x

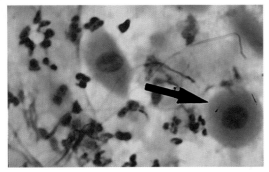

Tafel III-7: Parabasalzelle (Papanicolaou-Färbung), 2000 x

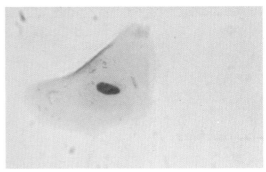

Tafel III-10: Obere Oberflächenzelle (Papanicolaou-Färbung), 2000 x

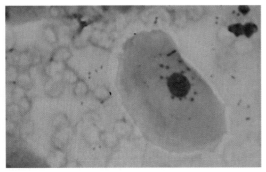

Tafel III-8: Intermediärzelle (Papanicolaou-Färbung), 2000 x

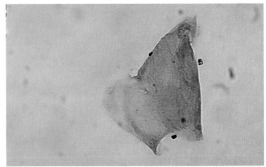

Tafel III-11: Scholle (Papanicolaou-Färbung), 2000 x

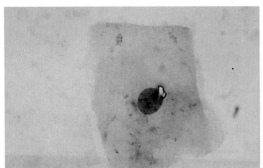

Tafel III-9: Untere Oberflächenzelle (Papanicolaou-Färbung), 2000 x

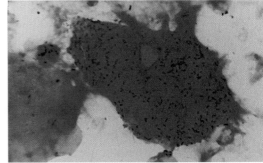

Tafel III-12: Keime (Gramfärbung), 2000 x

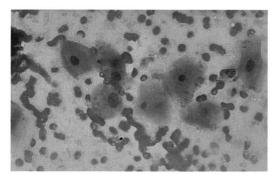

Tafel III-13: Früher Proöstrus (Papanicolaou-Färbung), 800 x

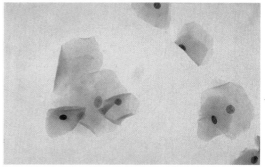

Tafel III-16: Später Östrus (Papanicolaou-Färbung), 800 x

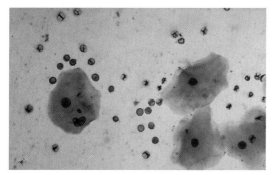

Tafel III-14: Später Proöstrus (Papanicolaou-Färbung), 800 x

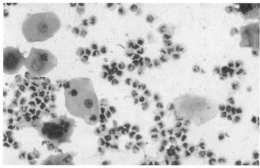

Tafel III-17: Metöstrus (Papanicolaou-Färbung), 800 x

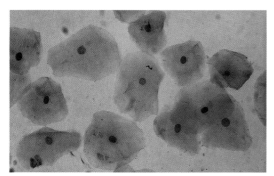

Tafel III-15: Früher Östrus (Papanicolaou-Färbung), 800 x

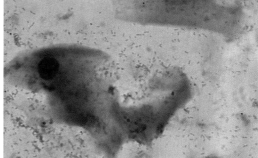

Tafel III-18: Verlängerte Läufigkeit: Keime, Zelldetritus (Papanicolaou-Färbung), 800 x

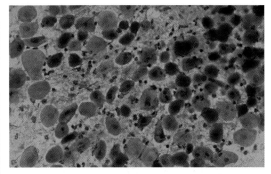

Tafel III-19: Endometritis purulenta acuta (Papanicolaou-Färbung), 800 x

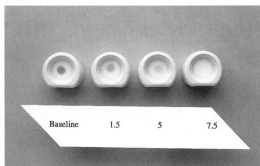

Tafel III-22: Semiquantitative Progesteronbestimmung mit dem Target Canine Ovulation Timing Test®: Beurteilung

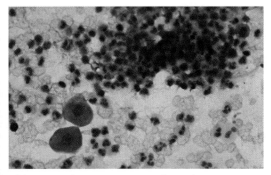

Tafel III-20: Involutionspyometra (Papanicolaou-Färbung), 800 x

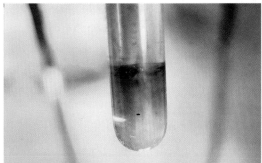

Tafel III-23: Test nach Rommel: positive Reaktion

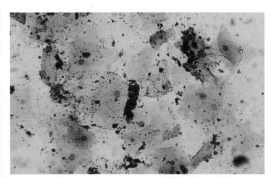

Tafel III-21: Farbstoffablagerungen am Objektträger durch unsachgemäße Farbstoffpflege

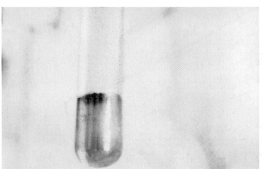

Tafel III-24: Test nach Rommel: negative Reaktion

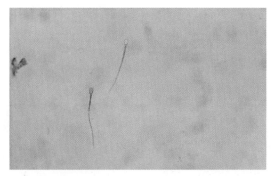

Tafel III-25: Supravitalfärbung: totes Hundespermium: rot, lebendes Hundespermium: farblos; 800 x

Technik

➡ 0,5 g Kot in Zentrifugenröhrchen einwiegen.
➡ 1,5 ml KOH (1 Mol/l) und 0,5 ml einer Mischung von Chloroform und n-Hexan (6+4) zugeben.
➡ 30 Min. schütteln.
➡ 15 Min. bei 1500 g zentrifugieren.
➡ 10 l des Überstandes (KOH-Phase) in den RIA oder EIA einsetzen.

Dauer der Untersuchung: 5–16 Stunden, je nach RIA- bzw. EIA-Verfahren

Referenzbereiche

Werte >15 ng/g Kot sind ein Hinweis für eine bestehende Trächtigkeit.
Die Fehlergrenze liegt bei ca. 3 %.

Östrogennachweis im Harn

Der Östrogennachweis im Harn erfolgt ab dem 120. Tag der Trächtigkeit (Methode nach Rommel).

Material

ca. 10 ml Harn

Technik

➡ 2,5 ml filtrierten Harn + 7,5 ml Aqua dest. + 1 ml konz. Salzsäure (HCl) in einen Erlenmeyer-Kolben geben.
➡ Probe mit Stanniolpapier verschließen und 10 Min. in ein siedendes Wasserbad stellen.
➡ Anschließend 10 Min. im Eiswasser abkühlen.
➡ Im Schütteltrichter 10 ml thiophenfreies Benzol zusetzen und etwa 100mal schütteln.
➡ Die wäßrige Phase (Harn-Aqua-dest.-Salzsäure-Gemisch) unter der Benzolphase ablassen und verwerfen.
➡ Zum zurückgebliebenen Benzol 5 ml konz. Schwefelsäure geben und ca. 100mal schütteln.
➡ Schwefelsäureextrakt ablassen.
➡ Probe mit 0,1 g Hydrochinon und 2,5 ml Aqua dest. versetzen und 30 Min. in ein siedendes Wasserbad stellen.
➡ 5 Min. im Eiswasser abkühlen.
➡ 10 ml Aqua dest. zusetzen, gut durchschütteln.
➡ 3 Min. im Eiswasser belassen.
➡ 4 ml eisgekühlte 2%ige Lösung p-Nitrophenol in Chloroform + 1 ml 1%iges Äthanol zugeben und gut schütteln.

Bewertung

Positive Reaktion:
untere Phase ist rot mit erbsengrüner Fluoreszenz im durchscheinenden Licht (Tafel III-23)
Negative Reaktion:
untere Phase ist hellbraun (manchmal bläulich), keine Fluoreszenz (Tafel III-24)

Nachweis der Gravidität mittels Östronsulfatbestimmung

Prinzip

Plazentär wird als graviditätsspezifisches Hormon Östronsulfat (E_1S) bei Pferd, Wiederkäuer und Schwein gebildet und über das Blut ausgeschieden. Ein nachgewiesener Wert spricht nicht nur für eine Gravidität, sonder auch für die Vitalanzeichen beim Fetus.

Technik

Radioimmunoassay

Material

Blutserum, entnommen ab dem 2. Drittel der vermuteten Gravidität

Andrologie

Samen (Sperma)

Die spermatologische Untersuchung ist eine wesentliche Ergänzung des klinisch-andrologischen Untersuchungsganges. Sie erfolgt im Rahmen der *Zuchttauglichkeitsprüfung* und der instrumentellen Samenübertragung mit Frisch- und Tiefgefriersamen. Beurteilt wird die *Hauptfraktion* des Ejakulates (»originäres Sperma«).

Zu berücksichtigen ist, daß die Samenqualität vom Alter des Rüden, von der Deckfrequenz und auch von der Jahreszeit abhängig ist. Bei 1 bis 2 täglichen Deckeinsätzen über mehrere Monate hindurch kommt es zu einer Reduktion von Menge und Dichte. Bei 2- bis 3maliger Ejakulation in der Woche entspricht die Samenqualität der Norm. Der Samen ist im Frühjahr und Frühsommer von höherer Qualität als im Spätsommer und Herbst. Eine Abhängigkeit von der Dauer des Lichteinflusses und der Temperatur wird diskutiert.

Menge

Material

originäres Sperma

Technik

grobsinnliche Beurteilung im graduierten Tulpenglas

Referenzbereiche

	Rüde	Hengst
Gesamtejakulat (ml)	5-25	50-200
Hauptfraktion (ml)	1-3	30-100

Farbe

Material

originäres Sperma

Technik

subjektive Beurteilung

Referenzbereiche

Rüde, Hengst: grauweiß bis weißgrau

Konsistenz

Material

originäres Sperma

Technik

subjektive Beurteilung

Referenzbereiche

Rüde, Hengst: wäßrig-milchig bis milchig-wäßrig

pH-Wert

Material

originäres Sperma

Technik

◆ **Kolorimetrisch mit Indikatorpapier**
➡ Samen auf Indikatorpapier aufbringen und entstehenden Farbton mit Farbskala vergleichen.

◆ **Elektrisch mit pH-Meßgerät**

Referenzbereiche

Rüde: 6,7 – 7,1
Hengst: 7,2 – 7,6

Dichte

Material

originäres Sperma

Technik

– Bestimmung der Spermienzahl mit Hilfe der Zählkammer nach Bürker-Türk:
10 ml Hayem-Lösung + 0,1 ml Sperma

– Dichtebestimmung mit Spermiodensimeter nach Karras

– In einer Leukozytenmischpipette Samen bis zur Marke 0,5 und 0,1 n HCl-Lösung bis zur Marke 11 aufziehen, schwenken und in der Zählkammer nach Bürker-Türk beurteilen.

Referenzbereiche

Rüde: 100000–300000/mm^3
Hengst: 100000–500000/mm^3

Spermienbeweglichkeit

Material

originäres Sperma

Technik

Massenbewegung
➡ 1 Tropfen Sperma mit vorgewärmter Pipette auf vorgewärmten, entfetteten Objektträger aufbringen.
➡ Mikroskopische Beurteilung bei 50-100facher Vergrößerung auf wellenförmige Bewegung:
*** = sehr gute
** = gute
* = mäßige
– = keine Massenbewegung

Einzelbewegung und Agglutination
➡ Aufarbeitung wie bei Untersuchung der Massenbewegung
➡ Dichtes Sperma 1:100 verdünnen.
➡ Spermatropfen mit vorgewärmtem Deckgläschen abdecken.

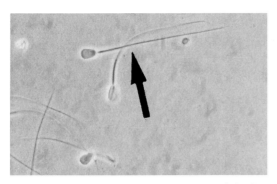

Abb. 20.2: Physiologisches Hundespermium (Pfeil) (Flüssigfixierung nach Hancock), 2000 x

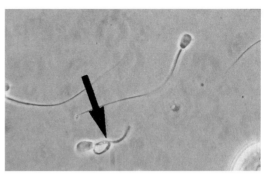

Abb. 20.4: Hundespermium mit Schleifenbildung und aufgerolltem Schwanz (Pfeil) (Flüssigfixierung nach Hancock), 2000 x

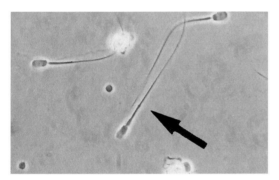

Abb. 20.3: Hundespermium mit Kopfkappe in Ablösung (Pfeil) (Flüssigfixierung nach Hancock), 2000 x

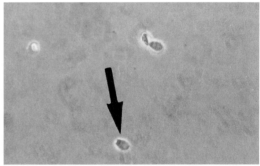

Abb. 20.5: Hundespermium mit Halsbruch (Pfeil) (Flüssigfixierung nach Hancock), 2000 x

➡ Mikroskopische Beurteilung bei 300–500facher Vergrößerung:
- Vorwärtsbewegung
- Orts-, Kreis- und Rückwärtsbewegung
- Unbeweglichkeit

Referenzbereiche

	Hund	Hengst
	Massenbewegung	
	–	+/–
Vorwärtsbewegung (%)	>70	65–75%
Orts-, Kreis-, Rückwärtsbewegung und Unbeweglichkeit (%)	<30	25–35%
Agglutination	keine	keine

Unterscheidung lebender und toter Spermien

Material

originäres Sperma

Technik

Supravitalfärbung

Eosinfärbung
➡ 1 Tropfen Sperma und 1-2 Tropfen gelbliche Eosinlösung auf entfettetem, vorgewärmtem Objektträger vorsichtig mit Glasstäbchen vermischen und mit Deckgläschen dünn ausstreichen.
➡ Luft- oder Wärmetrocknung
➡ Beurteilung von 200 Spermien bei 400-500facher Vergrößerung
lebende Spermien: farblos
tote Spermien: rot (Tafel III-25)

Tab. 20.1: FSH-, LH- und Testosteronkonzentration beim Rüden mit Fruchtbarkeitsstörungen (Freshman et al., 1988)

Schädigungsgrad	FSH (ng/ml ± SEM)	LH (ng/ml ± SEM)	Testosteron (ng/ml ± SEM)
Anzahl der Hunde			
I	73 ± 7	34 ± 9	3 ± 0,5
(n = 17)			
II	84 ± 9	85 ± 32	3 ± 0,6
(n = 18)			
III	236 ± 49	96 ± 18	3 ± 0,7
(n = 21)			
IV	321 ± 58	95 ± 26	3 ± 0,6
(n = 14)			
ICT	237 ± 104	70 ± 32	5 ± 1,2
(n = 7)			
SCT	104 ± 23	44 ± 11	2 ± 0,6
(n = 2)			

Beurteilung:
Grad I: alle Tubuli seminiferi haben eine aktive Spermiogenese
Grad II: alle oder einige Tubuli seminiferi haben eine erniedrigte Spermiogenese oder verminderte Spermatogonienanzahl
Grad III: einige, aber nicht alle Tubuli seminiferi haben keine Spermiogenese und beinhalten nur Sertoli-Zellen
Grad IV: alle Tubuli seminiferi haben keine Spermiogenese und beinhalten nur Sertoli-Zellen
ICT   Leydig-Zwischenzelltumor
SCT   Sertoli-Zelltumor

Referenzbereiche

Rüde, Hengst: bis 80% lebende Spermien

Differenzierung pathologischer Spermien

Material

originäres Sperma

Technik

Flüssigfixierung nach Hancock

Reagenzien:
- NaCl – Stammlösung:
  NaCl   9,0 g
  Aqua dest.   ad 500 ml

- Puffer-Stammlösung:
  a) $Na_2HPO_4 \times 2\ H_2O$ 21,682 g
  Aqua dest.   ad 500 ml

  b) KH_2PO_4 22,254 g
  Aqua dest.   ad 500 ml

  200 ml a) und b) ergeben 280 ml
  Puffer-Stammlösung.

- Formol-Salz-Lösung (Hancock-Lösung)
  Formalin 35%   6,25 ml
  NaCl-Stammlösung   150,0 ml
  Puffer-Stammlösung 150,0 ml
  Aqua dest.   ad 500 ml

Präparatherstellung:
➡ 0,5 ml Hancock-Lösung in ein 1,5-ml-Eppendorf-Gefäß pipettieren, 0,1 ml Sperma zugeben und schütteln.
➡ Phasenkontrastoptische Befundung bei 1000facher Vergrößerung (Abb. 20.2 bis 20.5).

Phasenkontrastuntersuchung

➡ 1 Tropfen Sperma auf entfettetem, vorgewärmtem Objektträger dünn ausstreichen.
➡ Lufttrocknung oder Hitzefixierung
➡ Beurteilung phasenkontrastoptisch bei 500facher Vergrößerung

Kopfkappenfärbung nach Karras-Kördel

Reagenzien:
- Metachromgelbstammlösung:
  Metachromgelb   20,0 g
  Aqua dest.   ad 2000,0 ml

- Viktoriablaustammlösung:
  Viktoriablau   15,0 g
  Methanol   500,0 ml

- Eichenrindenlösung:
  Eichenrinde   1,0 g
  Aqua dest.   20,0 ml
  5 Min. kochen, filtrieren, Filtrat 24 Stunden stehenlassen, noch einmal aufkochen.

➡ Dünnen Ausstrich auf entfettetem, vorgewärmtem Objektträger herstellen.

➡ 24 Stunden Lufttrocknung bei Zimmertemperatur

➡ Fixieren durch 2maliges kurzes Eintauchen im Methanol.

➡ 30 Min. Lufttrocknung

➡ 90 Sek. in Metachromgelblösung eintauchen.

➡ Mit H_2O abspülen, bis das abtropfende Wasser das Filterpapier nicht mehr gelb färbt.

➡ 60 Sek. in Eichenrindenlösung eintauchen.

➡ Mit H_2O abspülen.

➡ 10-15 Sek. in Viktoriablaulösung eintauchen.

➡ Mit H_2O abspülen.

➡ Lufttrocknung

➡ 200 Spermien mikroskopisch bei 1000facher Vergrößerung beurteilen.

Alkalische Phosphatase im Samen

Sie wird wie im Serum bestimmt. Sie stammt hauptsächlich vom Nebenhoden und ist ein Nebenhodensekretmarker im Samen. Sie beträgt bei Hunden mit einer physiologischen 2. Fraktion mehr als 10 000 IU/l. Die erste und zweite Fraktion des Ejakulates haben deutlich niedrigere Alkalische-Phosphatase-Werte (Olson 1989). Sie soll bestimmt werden, um zwischen einer unvollständigen Ejakulation und einer Azoospermie differenzieren zu können (Meyers-Wallen 1995).

Mikrobiologische Beurteilung

Eine Untersuchung der Samenhauptfraktion (= bei der Samengewinnung die 2. Fraktion) auf Bakterien (mit Berücksichtigung von Brucella canis) und Mykoplasmen sollte in jedem Fall durchgeführt werden. Es kann damit eine Entzündung von Hoden und/oder Nebenhoden bestätigt werden. Die 3. Fraktion hat Bedeutung für die Diagnose einer Prostataerkrankung. Bei einem positiven bakteriellen Befund, der auch bei gesunden Zuchttieren erhoben werden kann, ist die Erstellung eines Antibiogramms angezeigt. Die im Samen am häufigsten nachgewiesenen Krankheitserreger sind Pasteurella multocida, β-hämolysierende Streptokokken, Escherichia coli, Mykoplasmen spp. und Staphylokokken.

Serologische Untersuchung

Untersucht wird auf Leptospirose, Salmonellose, Toxoplasmose, Brucellose.

Feinnadelbiopsie und Biopsie des Hodens und Nebenhodens

Zur Differenzierung von physiologischem und pathologischem germinativem Gewebe wie Entzündungen (Orchitis, Epididymitis), Schädigung der Tubuli seminiferi und Tumoren (Sertoli-Zelltumor, Seminom, Leydig-Zwischenzelltumor)

Hormonuntersuchungen beim Rüden
(Tab. 20.1)

Hinweise auf Funktionsstörungen des germinativen Gewebes (Funktionsstörungen der Tubuli seminiferi, Leydig-Zwischenzelltumor, Sertoli-Zelltumor, Seminom) geben die Bestimmungen der Gonadotropine, des follikelstimulierenden Hormons (FSH) und luteinisierenden Hormons (LH) sowie von Testosteron (Freshman et al. 1988; Abb. 26).

Literatur

1. Bostedt H, Hirschhäuser R, Blanco C, Toth T. Über den Einsatz eines neuen Latex-Testes zur indirekten Graviditätsdiagnose bei der Stute. Berl Münch Tierärztl Wochenschr 1983; 96: 192–4.

2. Freshman JL, Amann RP, Bowen RA, Soderberg SF et al. Clinical evaluation of infertility in the dog. Comp Cont Ed 1988; 10: 443.

3. Hoffmann B, Schuler G, Gundelach G. Estronsulfate as a parameter of pregnancy diagnosis in the mare and other domestic animal and recent methodological developments. World Assoc Lab Diagn. VIIIth Symposium Jerusalem, 1996.

4. Meinecke B, Gips H. Atypische Graviditätsbefunde bei der Stute und ihre Beurteilung unter endokrinologischem Aspekt. Pferdeheilkunde 1987; 3: 87-96.

5. Meyers-Wallen VN. Semen analysis, artificial insemination, and infertility in the male dog. In: Textbook of Veterinary Internal Medicine. Ettinger SJ, Feldman EC, eds. Philadelphia: Saunders 1995: 1649-62.

6. Möstl E, Meyer HHD, Bamberg E, von Hegel G. Oestrogen determination in faeces of mares by enzyme immunoassay on microtitre plates. Proc Symp Analysis of Steroids. Sopron, Hungary. 1987: 219-24.

7. Olson PN. Exfoliative cytology of the canine reproductive tract. Proc Soc for Theriogenology, Coeur d'Alene, Idaho 1989: 274.

8. Schwarzenberger F, Möstl E et al. Concentration of progestagens and oestrogens in the faeces of pregnant Lipizzan, Trotter and Thoroughbred mares. J Reprod Fert, 1991, Suppl. 44: 489-99.

9. Sobiraj A, Bostedt H. Direkte und indirekte Verfahren zum Trächtigkeitsnachweis bei der Stute. Tierärztl Praxis 1985; 13: 313-23.

21 Klinische Endokrinologie

Wilfried Kraft
unter Mitarbeit von Manfred Fürll, Hartwig Bostedt und Karl Heinritzi

Nebennierenrinden-hormone

Die Nebennierenrinde produziert über 40 Kortikosteroide, die in drei Gruppen eingeteilt werden:
- Glukokortikosteroide
- Mineralokortikosteroide
- Sexualhormone

Unter den **Glukokortikoiden** spielt klinisch und labordiagnostisch das **Kortisol** eine besondere Rolle. Es läßt sich mit den für die humanmedizinische Diagnostik entwickelten kommerziellen Testmethoden auch bei den Haustieren untersuchen, während für die meisten anderen Hormone spezifische Antikörper nötig sind; eine routinemäßige Untersuchung ist deshalb meist nicht möglich.

Hypothalamus-Hypophysen-Nebennierenrinden-Achse

Im *Hypothalamus,* in den hinteren der paraventrikulären Nuklei, wird ein früher als Corticotropin-Releasing-»Faktor«, heute als **Corticotropin Releasing Hormon (CRH)** bezeichnetes Polypeptid freigesetzt. Über die Pfortadergefäße im Hypophysenstiel gelangt CRH in die Hypophyse. In der *Adenohypophyse* (Hypophysenvorderlappen, HVL) stimuliert CRH die Sekretion, wahrscheinlich aber nicht die Synthese, von **adrenocorticotropem Hormon (ACTH)**. Ob ein Feedback-Mechanismus zwischen ACTH und CRH sozusagen »auf dem kurzen Weg« besteht, ist noch umstritten. Möglicherweise spielt auch das **antidiuretische Hormon (ADH)** bei der Wirkung des CRH insofern eine Rolle, als es bei Streß vermehrt sezerniert wird und die Wirkung des CRH verstärkt, wodurch die Sekretion von ACTH gesteigert wird.

ACTH wird in den basophilen Zellen des HVL synthetisiert, beim Hund auch im Lobus intermedius. Es *stimuliert* die Synthese sowohl der *Gluko- und Mineralokortikosteroide* als auch der *Androgene* der NNR. Durch ständige ungehemmte Sekretion von ACTH kommt es zur **Hypertrophie und -plasie der NNR** und damit zur erhöhten Sekretion der NNR-Hormone. Umgekehrt

führt eine Verminderung der ACTH-Sekretion zu einer **Hypoplasie der NNR** und zur Abnahme der NNR-Hormonsekretion. Unabhängig von der ACTH-Sekretion können eine oder beide NNR oder Teile davon durch Adenome oder Adenokarzinome »aus sich heraus«, also »autonom« Hormon sezernieren. In diesem Falle wird infolge des Rückkoppelungsmechanismus weniger ACTH sezerniert. Eine Abnahme der natürlichen Sekretion von CRH, ACTH und damit auch von Kortisol wird auch durch die Applikation künstlicher Kortikosteroide (Prednisolon, Dexamethason u. a., besonders aber Langzeitkortikosteroide) provoziert. Dies ist von therapeutischer, aber auch von diagnostischer Bedeutung.

Die **Sekretion von ACTH und Kortisol** unterliegt einem *zirkadianen Rhythmus* und ist sehr *streßanfällig.* Es ist daher wichtig, bei der Bestimmung des Hormons immer denselben Zeitplan einzuhalten und den Probanden so wenig wie möglich aufzuregen. Die Hospitalisierung ist unbedingt einer ambulanten Untersuchung – ständig erneute Aufregung durch wiederholte Einbestellung – vorzuziehen.

Klinisch von besonderer Bedeutung – vorwiegend beim Hund – sind die *Überfunktionszustände der NNR,* hierbei in erster Linie die Kortisolhypersekretion. Man unterscheidet:
- **Cushing-Syndrom:** Hyperadrenokortizismus infolge eines autonomen NNR-Adenoms/Adenokarzinoms; diese Form kommt nur in etwa 15% der Fälle von spontanem Hyperkortisolismus vor.
- **Morbus Cushing:** Hyperadrenokortizismus infolge eines ACTH-sezernierenden, in aller Regel gutartigen Hypophysentumors (ca. 85% aller Hyperkortisolismusfälle)
- **Iatrogener Morbus Cushing:** hochdosierte Kortikosteroidapplikation

Die *Unterfunktion der NNR,* gleich welchen Ursprungs, wird als **Morbus Addison** bezeichnet.

Diagnostisches Prozedere:
- Bestimmung des Kortisol-Basiswerts (0-Wert)
- ACTH-Stimulationstest
- Dexamethason-Suppressionstest, niedrig dosiert

Sofern möglich und nötig, können weitere Tests durchgeführt werden:
- ACTH-Bestimmung
- CRH-Stimulationstest
- Dexamethason-Suppressionstest, hoch dosiert

Die Tests sind nicht international standardisiert. Es bestehen daher zahlreiche *verschiedene Methoden,* die je nach Untersuchungsstelle variieren. Vergleiche sind daher schwer möglich. Einigkeit herrscht darüber, daß *immer zur selben Tageszeit untersucht* werden soll. Kaum noch Meinungsverschiedenheiten bestehen auch darin, daß die *alleinige Bestimmung des Basalwertes nicht ausreicht* – weder zur Diagnose eines Hyper- noch eines Hypadrenokortizismus. Im folgenden wird das Vorgehen an der I. Medizinischen Tierklinik der Universität München beschrieben (Abb. 21.1).

Bei spontanem oder iatrogenem Hyperkortisolismus treten häufig Aktivitätsanstiege der Leberenzyme, besonders der alkalischen Phosphatase auf, die zur diagnostischen Unsicherheit führen, ob diese Erhöhung auf einer Induktion oder aber auf einer Hepatose beruht. Eine einfache Methode zur Differenzierung wird von Rothuizen empfohlen (mündliche Mitteilung):

- Bestimmung der alkalischen Phosphatase im Serum; bei Erhöhung:
- Erwärmung des Serums auf 60 °C
- Die nach Erwärmung gemessene AP ist auf die Kortikosteroidinduktion zurückzuführen.

Plasma-Kortisol

Material

Serum; Blutgewinnung zwischen 8 und 10 Uhr

Prinzip

Es werden heute hauptsächlich RIA- und ELISA-Methoden angewandt.

Technik

Mehrere Testkombinationen sind im Handel erhältlich. Durchführung nach Anleitung des Herstellers.

➡ Aufnahme des Patienten wenn möglich einen Tag vor der Untersuchung

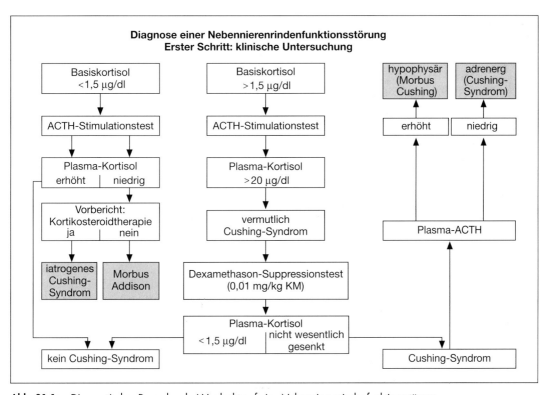

Abb. 21.1: Diagnostisches Prozedere bei Verdacht auf eine Nebennierenrindenfunktionsstörung

➡ 1. Tag:

8 Uhr: Entnahme des Blutes für den Basalwert, anschließend Applikation von 0,25 mg ACTH/Hund (0,125 mg/Katze) i. m.

9 Uhr (Katze: 8.30 Uhr): Entnahme von Blut für den ACTH-Stimulationswert

➡ 2. Tag:

8 Uhr: 0,01 mg Dexamethason/kg KM i. v. 16 Uhr: Entnahme des Blutes für den Suppressionstest

Referenzbereiche

Sie sind bisher nur beim Hund (und mit Einschränkung bei der Katze) erarbeitet und variieren nach Methode und selbst innerhalb der Methode von Labor zu Labor oft ganz erheblich. Die hier angegebenen Referenzbereiche sollen daher nur als *Anhaltspunkte* verstanden werden.

> Man muß sich unbedingt Referenzbereiche des eigenen Labors erarbeiten oder sie sich von dem Labor, mit dem man zusammenarbeitet, mitteilen lassen.

Hund (ELISA)

	µg/dl	µmol/l
Basalwert	1,5–6,5	0,04–0,18
ACTH-Stimulation	>16,0 (20,0)	0,44 (0,55)
Dexamethason-Suppression	<1,0	0,03

Rind (ELISA)

	µg/dl	µmol/l
Basalwert	0,3–0,8	8–22

Umrechnungsfaktoren:
→ SI-Einheit: × 0,0276 (µmol/l)
→ konventionelle Einheit: × 36,247 (µg/dl)

Bewertung

◆ Basalwert

Er allein ist wenig aussagekräftig. Niedrige Werte können durchaus bei Cushing-Syndrom oder Morbus Cushing vorkommen.

◆ ACTH-Stimulationstest

Bei einem Wert über 20 µg/dl (0,55 µmol/l) kann ein **Hyperadrenokortizismus** als wahrscheinlich gelten. Werte zwischen 16 und 20 µg/dl (0,44 und 0,55 µmol/l) gelten als verdächtig; der Test sollte nach ein bis zwei Monaten wiederholt werden. Eine *Differenzierung zwi-*

schen Morbus Cushing und Cushing-Syndrom ist mit diesem Test nicht möglich. In einer Reihe von Fällen fällt der ACTH-Stimulationstest allein »normal« aus, obgleich das klinische Bild eindeutig für einen Hyperadrenokortizismus spricht.

Im Falle eines *iatrogenen Hyperkortizismus* liegen Basis- und Stimulationswert niedrig.

◆ Dexamethason-Suppressionstest

Bei gesunden Hunden sinkt der Kortisolwert unter 1,0 (1,5) µg/dl (0,03 bzw. 0,04 µmol/l) ab. Dieser niedrige Wert wird acht Stunden nach Applikation von Dexamethason bei **Hyperadrenokortizismus** nur selten (nach Feldman nur in etwa 5% der Krankheitsfälle) erreicht. In den meisten Fällen (etwa 3/4 der hypophysären Fälle und bei allen NNR-Adenomen/Adenokarzinomen) sinkt der Plasma-Kortisolspiegel nicht oder nur geringgradig ab; bei etwa 45% der Morbus-Cushing-Patienten werden Acht-Stunden-Werte um 2 µg/dl erreicht, bei den übrigen bleibt er höher. Man sollte den Acht-Stunden-Wert heranziehen, da frühere Untersuchungen oft niedrigere Werte ergeben.

> Die Testergebnisse müssen unbedingt mit dem klinischen Untersuchungsbefund verglichen werden! Nicht plausible Testergebnisse sind ggf. zu wiederholen.

In Einzelfällen konnten wir allerdings auch dann immer wieder »normale« Testergebnisse erzielen, obgleich das klinische Bild eindeutig für ein Krankheitsbild des Cushing-Komplexes sprach.

Bei Wiederkäuern bestehen bei der Ketose niedrige Plasma-Kortisolkonzentrationen.

Plasma-ACTH

Die Plasma-Kortisolkonzentration ist außerordentlich *streßempfindlich* und kann sich innerhalb kurzer Zeit (Minuten) ändern. Darüber hinaus ist sie einem zirkadianen Rhythmus unterworfen.

> Man sollte deshalb den Patienten am Tag vor der Untersuchung stationär aufnehmen, vorsichtig behandeln und am folgenden Tag um 8 Uhr die Blutentnahme schonend durchführen!

Das ACTH in der Blutprobe ist sehr empfindlich (Halbwertszeit in vitro ca. 25 min). Das Blut muß daher mit *vorgekühlten Kunststoffspritzen* (heparinisiert) entnommen und in vorgekühlte Kunststoffgefäße abgefüllt werden, die sofort ins Eisbad verbracht werden. Die Zentrifugation wird in der *Kühlzentrifuge* durchgeführt. Die Aufbewahrung kann bei –70 °C erfolgen.

Nicht alle Testkombinationen, die sich auf dem Markt befinden, haben sich als geeignet erwiesen. In der Münchener Klinik wird der von Nelson (1985) untersuchte und auch von Feldman empfohlene Testkit der Fa. Nichols (»ACTH-RIA-Kit«, Nichols Institute Diagnostics, San Juan Capistrano, CA, USA) durchgeführt.

Material

Heparinplasma, in jeder Phase gekühlt (4 °C), nicht mit Glas in Berührung kommend, evtl. tiefgefroren (–70 °C) aufbewahrt

Prinzip

Radioimmunoassay

Technik

Arbeitsanleitung des Herstellers beachten. Vorbereitung siehe oben

Referenzbereiche

Die Werte sind besonders *tageszeit-, streß-, umgebungs- und laborabhängig.* Die hier angegebenen Werte sind also nur als *Anhaltspunkte* zu verstehen.

Hund: 35–60 pg/ml
       7,7–13,2 pmol/l

Umrechnungsfaktoren:
→ SI-Einheit: × 0,2202 (pmol/l)
→ konventionelle Einheit: × 4,5410 (pg/ml)

Bewertung

↓ ● Cushing-Syndrom (autonomes Adenom/Adenokarzinom)
  ● iatrogener Hyperkortizismus
↑ ● Morbus Cushing (Hypophysenadenom)

Überschneidungen zwischen Morbus Cushing, gesund und Cushing-Syndrom kommen vor.

CRH-Stimulationstest

Der CRH-Test beim Hund dient hauptsächlich der *Differenzierung eines hypophysären von einem peripheren* (Nebennierenrinden-autonomen) *Hyperkortizismus.*

Material

Serum

Prinzip

Durch die intravenöse Injektion von Human-CRH (hCRH) wird die ACTH-Sekretion angeregt. Vor der Injektion und 30 min danach wird ACTH im Blutserum untersucht. Die im folgenden beschriebene Technik und die Referenzbereiche sind der Arbeit von Hähnle (1992) entnommen.

Technik

→ Blut entnehmen zur Bestimmung des ACTH-Basiswertes.
→ 2 µg hCRH/kg KM innerhalb von 10 s intravenös injizieren.
→ (15) 30 min nach der CRH-Applikation Blut entnehmen zur ACTH-Bestimmung.

Referenzbereiche

Hund: $ACTH_{30 min}$: 950 ± 320 pg/ml

Bewertung

Der Test ist nur sinnvoll, wenn vorher schon auf andere Weise (s. o.) ein Cushing-Syndrom sicher nachgewiesen und ein iatrogenes Cushing-Syndrom ausgeschlossen worden ist.

Bei anderweitig gesichertem Cushing-Syndrom steigt der ACTH-Spiegel im Serum nur im Falle des **hypophysären Morbus Cushing** an. Kein Anstieg wird bei Nebennierenrinden-autonomem Hyperkortisolismus (NNR-Adenom, -adenokarzinom) beobachtet (Abb. 21.2a–c).

Diabetes insipidus

Folgende *Formen* des Diabetes insipidus werden unterschieden:
– **zentraler Diabetes insipidus: absoluter** oder **relativer** (partieller zentraler D. i.) Mangel an antidiuretischem Hormon (ADH, Vasopressin)
– **renaler Diabetes insipidus:** herabgesetzte Antwort der Tubulusepithelien auf ausreichend vorhandenes ADH

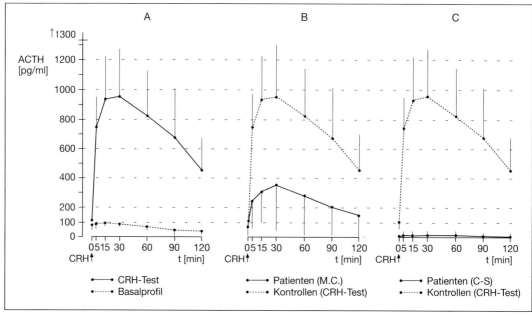

Abb. 21.2: CRH-Test: A: ACTH-Basalprofil und Wert nach CRH-Applikation bei Kontrollhunden. B: CRH-Test bei Hunden mit (hypophysärem) Morbus Cushing (M. C.) und Kontrollhunden. C: CRH-Test bei Hunden mit (nebennierenabhängigem) Cushing-Syndrom (C-S) und Kontrollhunden (Hähnle, 1992)

Konzentrationsversuch

Bei einem Hund mit Diabetes insipidus überschreitet das *spezifische Gewicht des Harns* kaum 1,006, bei einer Katze kaum 1,009. Es steigt auch im Konzentrationsversuch nicht an, während es bei gesunden Individuen zu einem deutlichen Anstieg über die auf Seite 194 angegebenen speziesspezifischen Werte kommt.

Die Wasserrückresorption dieser Patienten ist schwer beeinträchtigt. Der Versuch soll deshalb nicht über die gesamte 24-Stunden-Periode ausgedehnt werden, da andernfalls schwerste Störungen des Wasser-Elektrolyt-Haushalts mit Kreislaufinsuffizienz auftreten. Bei entsprechenden Anzeichen (beginnende Unruhe, Hecheln, Hämokonzentration [Anstieg des Hämatokrits, Serum-Proteins]) ist er sofort abzubrechen. Der Test darf bei Urämie oder schwerer Störung des Allgemeinbefindens nicht durchgeführt werden.

Durchführung siehe Seite 194 f.

Bewertung

– physiologisch:
  nach wenigen Stunden sinkende Urinmenge und steigendes spezifisches Gewicht

– Diabetes insipidus:
  kaum sinkende Urinmenge, spezifisches Gewicht <1,006 (Hund) bzw. <1,009 (Katze)

Feldman und Nelson (1987) teilen einen **modifizierten Konzentrationsversuch (Durstversuch)** mit.

Phase I:
➡ 72 Stunden vor dem Test Reduktion der Trinkwassermenge auf 120 ml/kg KM und Tag in kleinen Einzelmengen
➡ 48 Stunden vorher Reduktion auf 90 ml/kg KM und Tag
➡ 24 Stunden vorher Reduktion auf 60 bis 80 ml/kg KM und Tag

Phase II:
➡ Wasser- und Futterentzug bis 10 Stunden
➡ vollständige Entleerung der Blase alle 30 bis 60 min
➡ genaue Gewichtfeststellung (Verlust >5% KM: Versuch abbrechen)
➡ Feststellung von spezifischem Gewicht und/oder Osmolalität des Urins
➡ Feststellung der Osmolalität des Serums
➡ Bestimmung von Serum-Harnstoff
➡ Feststellung des Allgemeinzustands und des Dehydratationsgrads

Phase III:
- Sofern nach Phase II keine anderweitige Diagnose gestellt werden kann (Azotämie), Reaktion auf exogenes ADH untersuchen:
- 2 bis 5 IU Vasopressin i. m.
- Entleeren der Blase alle 30 min über ein bis zwei Stunden
- Messung von Urin-Osmolalität und/oder spezifischem Gewicht
- Messung von Serum-Osmolalität
- Messung von Serum-Harnstoff
- Feststellung des Dehydratationsgrads

Phase IV:
- 10 bis 20 ml Wasser/kg KM alle 30 min
- Achten auf Erbrechen, Hydratationsgrad, ZNS-Symptome
- Bei gutem Allgemeinbefinden Wasser ad libitum

Bewertung:
Bei gesunden Hunden und Katzen steigt das spezifische Gewicht über 1,048, die Urin-Osmolalität auf Werte über 1700 mOsmol/kg.

↓ (SG und Urin-Osmolalität erniedrigt):
Konzentrationsinsuffizienz
SG <1,006, U-Osmol <300 mOsmol/kg:
Diabetes insipidus

Carter-Robbins-Test

Durchführung und Beurteilung s. Kap. 19 »Harnapparat«, Seite 195.

Vasopressin-Test

Die Gabe von Vasopressin soll die *Differenzierung zwischen zentralem und renalem Diabetes insipidus* ermöglichen.

Material

Urin

Prinzip

ADH (Vasopressin), intramuskulär oder intravenös (wäßriges!) verabreicht, führt zu einer Abnahme der Urinmenge und Zunahme des spezifischen Gewichts, wenn ein zentraler Diabetes insipidus vorliegt. Bei renalem Diabetes insipidus erfolgt keine (wesentliche) Reaktion.

Technik

- Harnblase entleeren.
- Spezifisches Gewicht des Harns feststellen.
- 2 bis 5 IU ADH/Patient i. m. oder i. v. verabreichen.
- Stündlich Urin durch vollständige Blasenentleerung gewinnen, spezifisches Gewicht und Menge bestimmen.

Referenzbereiche

Die Urinmenge nimmt auf unter 2 ml/kg KM und Stunde ab.
Das spezifische Gewicht steigt auf Werte über die untere Grenze der speziesspezifischen Konzentrationsfähigkeit an.

Bewertung

- Sofern kein Anstieg von spezifischem Gewicht und Abfall der Urinmenge eintreten, liegt mit hoher Wahrscheinlichkeit ein **renaler Diabetes insipidus** vor.
- Wenn ein Diabetes insipidus anderweitig festgestellt worden ist (s. o.), nach ADH aber die Urinmenge abnimmt und das spezifische Gewicht steigt, liegt ein **zentraler Diabetes insipidus** vor.

Diabetes mellitus

Folgende Formen des Diabetes mellitus werden unterschieden:
- **Primärer Diabetes mellitus:**
  Typ I: absoluter Insulinmangel (insulinabhängiger Diabetes mellitus)
  Typ II: relativer Insulinmangel (insulinunabhängiger Diabetes mellitus)
- **Sekundärer Diabetes mellitus:** Vorliegen einer anderen, meist endokrinen Grundkrankheit, die zur Erhöhung der Blut-Glukose führt (somatotropes Hormon, Hyperadrenokortizismus, Progesteron z. Z. der Scheinträchtigkeit, Hyperthyreose, Medikamente)

Bei Verdacht auf Diabetes mellitus empfiehlt sich eine breitere klinische und labordiagnostische Abklärung, da, wie oben bemerkt, eine Reihe von Ursachen und darüber hinaus Folgen vorliegen können:
- Blut-Glukose
- vollständiges Blutbild
- Serum-Harnstoff
- Serum-Kreatinin
- ALT, GLDH, AP

- Lipase, α-Amylase
- Natrium, Kalium, Chlorid
- Blutgase
- Harnanalyse, insbesondere Glukose, Azetonkörper, pH, spezifisches Gewicht

Blut-Glukose

Zur Bestimmung der Serum- oder Blut-Glukose haben die *enzymatischen Methoden* die älteren Reduktionsverfahren abgelöst. Es sind zahlreiche quantitative und halbquantitative, naß- und trockenchemische Methoden in Gebrauch. Prinzipiell besser als Vollblut eignet sich die Untersuchung von Serum oder Plasma, das im Gegensatz zu Blut nicht hämatokritabhängig ist; allerdings wird auch heute noch weitgehend der »Blutzucker« im Vollblut gemessen. Bei Trockenchemieverfahren werden überdies mit *steigendem Hämatokrit die Werte unzuverlässig;* dies kann beim Hund schon bei Hämatokritwerten innerhalb des Referenzbereichs vorkommen (s. Kap. »Trockenchemie«).

Man beachte, daß die in Serum (Plasma) gemessene Glukose immer höher liegt als in Vollblut.

Material

- Vollblut (Heparin, Zitrat, EDTA): sofortige Untersuchung notwendig!
  Wenn nicht sofort untersucht werden kann, muß *Natriumfluorid* als Gerinnungshemmer eingesetzt werden, um den enzymatischen Abbau der Glukose im Blut zu verhindern. Fertige Testgefäße befinden sich im Handel.
- Blut, Plasma
Es sei noch einmal darauf hingewiesen, das Blut-Glukose niedrigere Referenzbereiche als Plasma-Glukose aufweist.

Prinzip

Verwendet werden heute in der Regel entweder die Glukoseoxidase-Peroxidase- oder die Hexokinasemethode.

Glukoseoxidase-(GOD-)Peroxidase-(POD-)Methode

$$\text{Glukose} + O_2 + H_2O \xrightarrow{\text{GOD}} \text{Glukonat} + H_2O_2$$
$$H_2O_2 + \text{Wasserstoffdonator} \xrightarrow{\text{POD}} \text{Farbstoff} + H_2O$$

Die Farbintensität wird photometrisch i.a. bei 436 nm gemessen.

Hexokinase-(HK-)Methode

$$\text{Glukose} + \text{ATP} \xrightarrow{\text{HK}} \text{Glukose-6-phosphat} + \text{ADP}$$

$$\text{Glukose-6-phosphat} + \text{NADP} \xrightarrow{\text{G6P-DH}} \text{Glukonat-6-phosphat} + \text{NADPH} + H^+$$

Gemessen wird die Reduktion von NADP zu NADPH bei 340 (334, 365) nm.

Technik

Es stehen zahlreiche kommerziell erhältliche Testkombinationen der Trocken- und Naßchemie zur Verfügung. Durchführung nach Arbeitsanleitung des Herstellers.

Referenzbereiche

Sie variieren besonders zwischen Tieren mit einhöhligem Magen gegenüber den erwachsenen Wiederkäuern sehr stark.

Wichtig ist, daß besonders Hund und Katze nüchtern sind. Allerdings spielt selbst bei Pflanzenfressern offenbar die letzte Nahrungsaufnahme eine Rolle, wie neuere Untersuchungen zeigen.

Vollblut:

	mg/dl	mmol/l
Hund	55–120	3,1–6,7
Katze	55–125[1]	3,1–6,9[1]
Pferd	50–90[2]	2,8–5,0[2]
Rind	40–60[3]	2,2–3,3[3]
Schaf	40–60[3]	2,2–3,3[3]
Ziege	40–55[3]	2,2–3,1[3]
Schwein	70–115[1]	3,9–6,4[1]

Serum oder Plasma:

	mg/dl	mmol/l
Hund	70–120	3,9–6,7
Katze	70–150[1]	3,9–8,3[1]
Pferd	80–120	4,4–6,7

Umrechnungsfaktoren:
- → SI-Einheit: × 0,0555 (mmol/l)
- → konventionelle Einheit: × 18,016 (mg/dl)

[1] bei Aufregung o. a. Streßzuständen erheblich höher (bis weit über 200 mg/dl oder 11 mmol/l)
[2] nüchtern; nicht nüchterne Pferde bis 150 mg/dl
[3] Saugkälber und Sauglämmer: 80–125 mg/dl oder 4,4-6,9 mmol/l

↑ = **Hyperglykämie:**
- Diabetes mellitus
- Streßsituationen (besonders bei der Katze extrem hohe Werte; transiente Hyperglykämie)
- Morbus Cushing, Cushing-Syndrom
- Hyperthyreose
- Gehirnerkrankungen
- Krampfzustände
- postprandial
- agonal
- iatrogen:
  - Glukoseinfusion
  - Glukokortikoide
  - ACTH
  - Gestagene
  - Morphine
  - Adrenalin

↓ = **Hypoglykämie:**
- Hyperinsulinismus, Insulinom oder iatrogen
- renale Glukosurie (Hund)
- Eichelvergiftung (Rind)
- Eperythrozoonose (Schwein)
- schwere Hepatopathien, Leberzirrhose
- Glykogenspeicherkrankheit
- Malassimilationssyndrom
- Nahrungskarenz
- Hypoglykämiesyndrom der Welpen von Zwerghunderassen
- Hypoglykämie-Hypothermie-Komplex bei neugeborenen Kälbern und Lämmern
- Hypoglykämie der Saugferkel
- Hypothyreose
- Morbus Addison
- Ketose der Wiederkäuer

Glukose-Belastungstest

Der Glukose-Belastungstest oder -Toleranztest hat mit der genaueren Kenntnis der Ursachen einer Hyperglykämie an Bedeutung verloren. Eine **Indikation** besteht eventuell bei wiederholt fraglich erhöhten Blut-Glukosewerten von 120 bis 200 mg/dl, wenn andere Ursachen (Cushing-Syndrom, Fütterung, Vorbehandlung mit Glukose, Kortikosteroiden, Progesteron, Mylepsinum, Thiaziden) ausgeschlossen werden können. Der Glukose-Belastungstest kann Hinweise auf eine beginnende Glukose-Intoleranz etwa bei STH-Überschuß oder im Metöstrus geben. Er kann als *orale oder intravenöse Methode* durchgeführt werden.

Vollblut, Serum oder Plasma

Glukoselösung wird mit der Magensonde eingegeben oder intravenös appliziert. Anschließend wird die Blutglukose in bestimmten zeitlichen Abständen gemessen. In der Tiermedizin ist in aller Regel die intravenöse Applikation besser geeignet, mit der sich auch Einflüsse durch Magenentleerungs- und Resorptionsstörungen ausschalten lassen.

- ➡ 12stündiges Fasten
- ➡ Blut entnehmen und Glukose bestimmen (Ausgangswert).
- ➡ 25%ige Glukoselösung, 2 ml/kg KM (= 0,5 g Glukose/kg KM) i. v. applizieren.
- ➡ Blut- (Serum-, Plasma-)Glukosekonzentration nach 15, 30, 45, 60, 120, 180 min, mindestens aber nach 30, 60, 120 min messen.
- ➡ Auf Millimeterpapier Verlaufskurve anlegen.

Die Kurve steigt steil an und fällt danach wieder ab. In der Regel ist *nach 120 min der Ausgangswert* erreicht. Oft sinkt die Kurve zwischen 60 und 120 min kurzfristig unter den Ausgangswert (Folge der verstärkten Insulinsekretion).
Beim Rind beträgt die Halbwertszeit 25–65 Minuten. Es besteht eine Beeinflussung durch Trächtigkeit und Laktationsstadium.

Bei Glukoseintoleranz wird der Ausgangswert auch nach 120 und 180 noch wesentlich überschritten.

Ketonkörper

Bei ungenügender Verfügbarkeit von Glukose werden die Fettsäuren unvollständig abgebaut. Es entstehen Ketonkörper (Azetessigsäure, Beta-Hydroxybuttersäure und Azeton). Ihre Erhöhung im Blut bezeichnet man als **Ketoazidose.** Diese schwerwiegende Entgleisung des Glukose-Fettsäure-Stoffwechsels bedarf einer umgehenden Behandlung. Sie kommt besonders bei Hund, Katze, Rind, Schaf und Ziege vor, allerdings unter ganz unterschiedlichen ätiologischen Voraussetzungen.

Während bei Hund und Katze ein *relativer oder absoluter Insulinmangel* die weitaus häufigste Ursache ist, entsteht die Ketose bei den Wiederkäuern durch *relativen Glukosemangel, Hungerzustände oder Verdauungsstörungen.*

Rind: Bei Wiederkäuern stellen Veränderungen der Ketonkörperkonzentration im Blut (Hyperketonämie) die häufigste Stoffwechselstörung dar. Die Ketogenese steigt an, wenn infolge Mangels an glukoplastischen Verbindungen unzureichend Oxalazetat für die Verwertung von Acetyl-CoA im Zitratzyklus verfügbar ist. Die Hauptorte der Ketogenese sind bei Wiederkäuern die Leber (hauptsächlich Azetazetat-Bildung), die Pansenschleimhaut (»Präleber«, hauptsächlich β-OH-Butyrat-Synthese) sowie das Euter. Außerdem sind Pansenbakterien zur Ketonkörpersynthese befähigt. Ursache der stoffwechselbedingten Hyperketonämie bei Wiederkäuern ist letztendlich eine ungenügende Glukoneogenese bei unzureichender Versorgung (»Ketose der Armen«) oder aber bei verfetteten Tieren (»Ketose der Reichen«, »Überfütterungsketose«) im Gefolge des Fettmobilisationssyndroms mit relativer Insulinresistenz. Der Mangel an glukoplastischen Substraten kann primär sein (primäre Ketose) oder sekundär in Verbindung mit anderen primären (»Auslöser-«)Krankheiten entstehen (sekundäre Ketose). Von der stoffwechselbedingten Form der Ketose ist die alimentäre abzugrenzen, die Folge der Aufnahme ketogener Futtermittel (hauptsächlich Buttersäure in fehlgegorener Silage) ist. Neben den Wiederkäuern kommen stärkere Hyperketonämien auch bei Hund und Katze vor. Bei diesen Tierarten sind sie vor allem Folge relativen oder absoluten Insulinmangels. Bei Pferden sind bei Krankheiten gleichfalls Schwankungen der Ketonkörperkonzentration im Blut nachzuweisen, sie sind jedoch relativ gering, so daß eine diagnostische Nutzung kaum in Betracht kommt.

Ketonkörper können in allen Körperflüssigkeiten nachgewiesen werden. Für diagnostische Zwecke ist die Analyse im Blut, gegebenenfalls mit weiteren Substraten (Glukose, freie Fettsäuren, Bilirubin) am sensibelsten. Diagnostisch können aber auch bei gewissem Informationsverlust die Harn- (s.S. 183) sowie die Milchanalytik (s.S. 279) genutzt werden. In besonderen Problemsituationen ergänzt die Untersuchung der Leber (Bioptat) auf Glykogen sowie Triglyzeride (Gesamtlipide) das diagnostische Mosaik. Zumindest bei herdendiagnostischen Untersuchungen sollte die Ketonkörperanalytik **immer** berücksichtigt werden.

Material

Urin
Rind: Serum, Plasma (Harn, Milch)

Prinzip

Ketonkörper werden für praktische Belange im Urin bestimmt. Die azidotische Stoffwechsellage kann dagegen durch Blutgasanalyse mit Bestimmung des pH-Wertes und des Basenüberschusses ermittelt werden.
Der Nachweis erfolgt über Natriumnitroprussid, das mit Ketonkörpern eine violette Farbe ergibt. Es ist erhältlich auf Teststreifen, als Tabletten oder Pulver.

Rind: Für eine differenzierte Diagnostik ist die Analyse der einzelnen Ketonkörper (Azetazetat, Azeton, β-OH-Butyrat) notwendig. Jedoch erfordert die Bestimmung des Azetazetats aufgrund seiner hohen Instabilität einen größeren Aufwand, der i.d.R. diagnostisch nicht gerechtfertigt ist. Die Methode der Wahl stellt deshalb heute die enzymatische Bestimmung des β-OH-Butyrats im Blut dar:

$$\text{D-(-)-3 Hydroxybutyrat + NAD} \xrightarrow[\text{alkal. Milieu}]{\text{NAD-Überschuß}}$$

$$\text{Azetazetat + NADH + H}^+$$

Messung bei 366, 340 oder 334 nm

Für orientierende Zwecke genügt der semiquantitaive Ketonkörpernachweis im Harn mittels Natriumnitroprussid (Azetazetat und Azetonnachweis) oder die trockenchemische β-OH-Butyrat-Bestimmung in der Milch (s. dort). Herdenanalysen sollten jedoch auf quantitativen Untersuchungsmethoden aufbauen.

Technik

➡ Teststreifen in Urin tauchen.
➡ Testtabletten auf Fließpapier legen und einige Tropfen Urin aufbringen.
➡ Wenige Messerspitzen voll Natriumnitroprussidpulver auf Zellstoff geben und einige Tropfen Urin aufträufeln (Einsatz vor allem in der Großtierpraxis).

Beweisend für Ketonkörper ist nur die *violette Farbe;* andere Farbtöne sind nicht typisch.

Referenzbereiche

Gesunde Tiere scheiden normalerweise keine Ketonkörper aus.

Plasma/Serum: β-OH-Butyrat Azeton Azetazetat
Rind <0,6 <0,6 <0,35 mmol/l
Der Natriumnitroprussid-Nachweis auf Ketonkörper im Harn ist bei Monogastriern negativ.

Hund: Ein kurzfristiges Auftreten von Ketonkörpern im Urin ist ohne Bedeutung; bei graviden Hündinnen ist die Ketonurie allerdings Zeichen einer **Gestationsketose** (Hungerketose). Bei Krankheitszeichen jeglicher Art deutet eine längerfristige Ketonurie immer auf eine schwere Entgleisung des Zucker-Fettsäuren-Stoffwechsels hin. Dies gilt besonders bei manifestem Diabetes mellitus.

Rind: Ebenso wie bei den kleinen Wiederkäuern ist eine Hyperketonämie in jedem Fall als Zeichen für eine Insuffizienz des Kohlenhydrat-Fett-Stoffwechsels ein sehr ernstzunehmender Hinweis. Besonders in Verbindung mit dem Fettmobilisationssyndrom 1 bis 2 Wochen post partum sind ausgeprägte Ketosen mit der damit einhergehenden Leberinsuffizienz häufig therapeutisch nur schwer oder nicht zu beherrschen. Deshalb ist in jedem Fall eine gründliche Ursachenanalyse notwendig, die neben der klinischen Untersuchung die Fütterung und Haltung einschließen muß:

- Primäre Ketose
  - unzureichendes (glukoplastisches) Energieangebot
  - unzweckmäßige Protein-Energie-Versorgung
  - schlechte Futterqualität mit reell unzureichenden Inhaltsstoffen
  - Kohlenhydratüberangebot (Zuckerrübenschnitzel)
  - Verfettung der Kühe ante partum (Fettmobilisationssyndrom) mit Verwertungsstörungen post partum
- Sekundäre Ketose
  - Einschränkung bis Sistieren der Futteraufnahme infolge primärer Krankheiten, z.B. Verdauungs- (»Sauerfüttern« der Kühe unmittelbar post partum, Labmagenverlagerungen, BVD u.a.) und Puerperalstörungen, Mastitiden, Panaritium und Pneumonien. Auch auf Aufstallungsfehler als Ausgangspunkt für Technopathien mit sekundärer Ketose ist zu achten.
- Alimentäre Ketose
  - hoher Gehalt an ketogenen Substanzen in Futter (z.B. Buttersäure, hoher Fettgehalt)

Nicht in jedem Fall ist eine alimentäre Hyperketonämie als pathologisch einzustufen.
Eine scharfe Grenze zwischen physiologischen und pathologischen Ketonkörperkonzentrationen im Blut kann nicht gezogen werden. Insbesonder ist der Bereich der **subklinischen Ketose** zu beachten, d.h. ein

Zustand, bei dem noch keine klinischen Störungen, jedoch verminderte Leistung sowie labordiagnostisch nachweisbare Veränderungen bestehen:

	Blut	Harn
subklinische Ketose	0,9–1,7	2,6–12,0 mmol/l
klinisch manifeste	>1,7 (>4)	>12,0 (>25) mmol/l

Schaf: Im Falle eines Anstiegs der Gesamtketonkörper über 13 mg/dl kommt es zur Ausscheidung von Ketonkörpern im Harn. Ihr Nachweis in bereits geringen Mengen ist demnach Ausdruck einer *Überlastung des Stoffwechsels.*

Fruktosamin

Die Bestimmung des Fruktosamins im Blut zeigt an, ob eine passagere oder erst kurzfristig entstandene Hyperglykämie vorliegt oder ob die Hyperglykämie schon länger besteht. Eine Erhöhung des Fruktosaminwertes deutet auf eine länger bestehende Hyperglykämie hin. So kann ein *Diabetes mellitus von einer passageren Hyperglykämie differenziert* werden. Diese Untersuchung ist deshalb besonders bei der Katze, aber auch bei Hunden im fraglich erhöhten Blutglukosebereich von Bedeutung. Darüber hinaus ermöglicht sie bei Diabetes-Patienten eine Kontrolle der optimalen Einstellung mit Insulin und eine Therapieüberwachung (Reusch 1992).

Blutserum

Die Methode folgt der Untersuchung von Johnson et al. (1982). Glukose ist an Serumprotein in Ketoaminform gebunden; der Farbstoff Nitrotetrazoliumblau wird davon reduziert.

Es sind Testkombinationen im Handel. Durchführung nach Arbeitsanleitung des Herstellers

	Hund	Katze
μmol/l	bis 370	bis 340

(Reusch 1992)

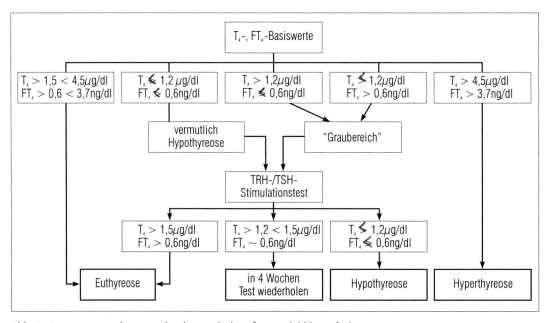

Abb. 21.3: Diagnostisches Prozedere bei Verdacht auf eine Schilddrüsenfunktionsstörung

↑ ● permanente Hyperglykämie bei Diabetes mellitus
  ● schlecht eingestellte diabetische Stoffwechsel-situation (Therapiekontrolle!)

Schilddrüse

Das mit der Nahrung oder über den endogenen Jodstoffwechsel (Dejodierung von Hormonvorstufen) mit dem Blutserum in die Schilddrüse gelangte Jodid wird aktiv in die Thyreozyten aufgenommen (sog. »Jodination«). Gleichzeitig wird im rauhen endoplasmatischen Retikulum (RER) Thyreoglobulin synthetisiert. Diese Synthese wird durch TSH stimuliert. Bei der Wanderung des Thyreoglobulins zum Golgi-Apparat wird es glykolysiert, und am Golgi-Apparat erfolgt die Anlagerung von Sialinsäure. Sobald das Thyreoglobulinmolekül an die follikelseitige Zellmembran gelangt, wird es durch die dortige Thyreoperoxidase jodiert (sog. »Jodisation«). Das jodierte Thyreoglobulin gelangt durch Exozytose in das Follikellumen und wird dort gespeichert. Es wird bei Bedarf durch Pinozytose erneut in die Thyreozyten aufgenommen, wo es mit den Schilddrüsenlysosomen verschmilzt. Durch Proteasen und Peptidasen wird Thyreoglobulin hydrolisiert. Dabei werden die hormonell inaktiven Mono- und Di-jodthyrosin sowie die hormonell wirksamen Thyroxin und – in wesentlich geringerer Menge – Trijodthyronin (Tetrajodthyronin) freigesetzt. Sie verlassen die Thyreozyten an der basalen (kapillarseitigen) Membran und werden dort überwiegend an Transportproteine gebunden, bleiben aber zu einem sehr geringen Teil auch ungebunden (sog. freies T_4 [FT_4] und Freies T_3 [FT_3]).

Hormonell wesentlich aktiver als Thyroxin ist Trijodthyronin. Das Thyroxin kann daher als Prohormon des Trijodthyronins aufgefaßt werden. Der größte Teil des im Körper anzutreffenden T_3 wird nicht in der Schilddrüse synthetisiert, sondern in peripheren Körperzellen durch Monodejodierung von T_4 unter Vermittlung der 5'-Monodejodinase katalysiert. Hierin dürfte der Grund zu suchen sein, weshalb die Bestimmung von Serum-T_3 zur Untersuchung von Unterfunktionen der Schilddrüse keine brauchbaren Ergebnisse hervorbringt. Darüber hinaus entsteht unter Einwirkung der 5-Monodejodinase das hormonell unwirksame reverse Trijodthyronin (rT_3). Diese Verbindung entsteht vermehrt besonders bei schweren Allgemeinkrankheiten. Man hat seine Synthese zuungunsten des T_3 als Schutzmaßnahme des Organismus zur Verhinderung sauerstoffkonsumierender und stoffwechselanregender Schilddrüsenhormonaktivität erklärt. Die Schilddrüsenhormone werden in der Leber zu Glukuronaten und Sulfaten konjugiert und mit dem Urin ausgeschieden.

Trijodthyronin hat wahrscheinlich folgende Wirkungs-mechanismus:

- Aktivierung des Zellkerns
  T_3 bindet an mehrere – teilweise funktionell nicht wirksame – Rezeptoren. Auslösung einer Wirkungs-kaskade mit Aktivierung der Mitochondrien.
- Aktivierung der Mitochondrien
  Nahezu sofortige Erhöhung des Sauerstoffver-brauchs und möglicherweise Steigerung der ATP-Synthese. Später Vermehrung der Mitochondrien-masse, möglicherweise über den Zellkern ausgelöst. Polypeptidsynthese gesteigert.
- Wirkung auf die Zellmembran
  Stimulation der Ca^{2+}-ATPase-Aktivität der Zellmem-bran durch T_4 (!).

Die Regelung der Schilddrüsenfunktion erfolgt haupt-sächlich über einen exogenen Regulationsmechanis-mus. Das übergeordnete Hypophysenhormon Thyreo-tropin (Thyreoidea-stimulierendes Hormon, TSH) un-terliegt selbst der Stimulation durch das hypothalami-sche Thyrotropin Releasing Hormon (TRH). TRH wird durch die peptidergen Neurone des Nucleus paraven-tricularis als Pro-TRH synthetisiert. Es erreicht als aktives Hormon über den portovenösen Kreislauf die Hypophyse. TRH kann durch exogene Einflüsse ge-hemmt oder stimuliert werden:

Hemmung von TRH	Aktivierung von TRH
Somatostatin	Metoclopramid (durch Blockie-
Dopamin	rung der Dopaminrezeptoren)
Bromocriptin (wirk-	
sam durch Dopamin-	
rezeptorstimulation)	

Unter dem Einfluß von TRH wird in den basophilen Zel-len des Hypophysenvorderlappens (Adenohypophyse) unter Vermittlung spezifischer TRH-Rezeptoren das Adenylatzyklase-System aktiviert und die Transkrip-tion des TSH-β-Gens angeregt. Dies führt zu einer ver-mehrten Synthese und Sekretion von TSH, das über den Blutkreislauf die Schilddrüse erreicht. Die dort durch TSH gesteigerte Synthese und Sekretion von Schilddrüsenhormonen führt über einen negativen Feedback zur Hemmung weiterer TSH-Sekretion offen-bar auf der Ebene der Transkription durch das TSH-β-Gen. Dabei ist T_3 offensichtlich wiederum aktiver als T_4.

Die Bindung der Schilddrüsenhormone an Proteine ist tierartspezifischen Unterschieden ausgesetzt. Dies ist der Grund, weshalb die alten Hormonbindungsanaly-sen, die für den Menschen entwickelt worden waren (T_3 resin-uptake [T_3RU]), und die daraus abgeleiteten

Methoden (sog. T_4- oder T_7-Index) in der Tiermedizin zu keinen brauchbaren Ergebnissen führten.

Die Untersuchung der Schilddrüsenfunktion bei Hund, Katze (und Pferd) ist besonders im niedrignormalen und hypothyreoten Bereich nach wie vor problema-tisch, da breite Überschneidungen von eu- und hypo-thyreoten Werten bestehen. Alle Versuche, mit einfa-chen Hormonbestimmungen oder Kombination oder teilweise komplizierten Berechnungen unter Zuhilfe-nahme weiterer Meßgrößen (z.B. Cholesterin) eine ex-akte Differenzierung euthyreot/hypothyreot zu erzielen, sind bisher gescheitert. Die Diagnose einer Hypothy-reose ist daher nach wie vor den Stimulationstests vor-behalten. Zweifellos sicherere Aussagen lieferte der TSH-Test. In Deutschland ist zur Zeit TSH kaum zu erhalten. Daher wurde der TSH- durch den TRH-Test ersetzt. Dagegen lassen sich vollausgebildete Hyper-thyreosen i.a. problemlos durch T_4-(T_3-, FT_4-)Bestim-mung diagnostizieren.

Abbildung 21.3 veranschaulicht das diagnostische Vor-gehen bei Verdacht auf eine Schilddrüsenfunktions-störung.

Thyroxin (T_4)

Im Blutserum wird das Gesamt-Thyroxin, also das an Transportproteine gebundene plus das freie Thyroxin, bestimmt. Hierfür stehen zahlreiche Methoden zur Verfügung, von denen heute nur noch der RIA und ELISA eingesetzt werden.

Material

Serum

Prinzip

1. Radioimmunoassay (RIA)

Natürliches und radioaktives T_4 wirken als Antigen und konkurrieren um die Bindungsorte eines T_4-Antikör-pers. Das radioaktive T_4 (T_4*) wird der Probe zugesetzt. Je höher die Konzentration des natürlichen – nicht ra-dioaktiven – Hormons im Serum ist, um so mehr dieses nicht radioaktiven T_4 kann sich an die Bindungsorte des Antikörpers fixieren und um so weniger radioakti-ves Hormon kann die freien Bindungsorte besetzen. Das nicht gebundene T_4* (und auch der Rest des nicht aktiven T_4) wird an einen sekundären Bindungsort (in der Regel ein weiterer Antikörper gegen den Komplex oder aber ein Adsorbens) gebunden. Die Radioaktivität dieses an den sekundären Bindungsort fixierten T_4* wird gemessen. Anhand einer Eichkurve, die aus bekannten T_4-Konzentrationen hergestellt worden ist, wird die tatsächliche T_4-Konzentration im Serum ermittelt.

2. Enzyme linked immunosorbent assay (ELISA)

Im Prinzip gleicht der Test dem RIA mit dem Unterschied, daß kein radioaktives, sondern enzymmarkiertes Hormon zugegeben und eine Farbreaktion gemessen wird. Um Gesamt-T_4 (also FT_4 und proteingebundenes T_4) bestimmen zu können, wird das proteingebundene Thyroxin aus einer Bindung befreit. Um Thyroxinantikörper, die an das Reagenzgefäß fixiert sind, konkurrieren das natürliche Thyroxin aus der Probe und zugefügtes Peroxidase-markiertes Thyroxin (POD-T_4). Die eingesetzte Menge an POD-T_4 ist bekannt. Je mehr (weniger) T_4 in der Probe enthalten ist, um so weniger (mehr) POD-T_4 wird gebunden. Das nicht gebundene Hormon wird ausgewaschen. Das gebundene reagiert nach Zugabe von H_2O_2 und Chromogen durch Bildung eines Farbstoffs, der photometrisch gemessen wird. Die Bestimmung erfolgt anhand einer Eichkurve.

Technik

Mehrere RIA- und ELISA-Testkombinationen befinden sich im Handel. Durchführung nach Arbeitsanleitung des Herstellers.

Die kommerziell erhältlichen **RIAs** haben den *Nachteil,* daß sie auf die in der Humanmedizin vorkommenden T_4-Konzentrationen ausgelegt sind. Für die Wiederkäuer eignen sie sich gut (höherer Referenzbereich als andere Tierarten). Bei Hund, Katze und Pferd werden in den Referenzbereichen ausreichende, in den hyperthyreoten Bereichen gute Ergebnisse erzielt.

> Für hypothyreote Bereiche ist in jedem Falle, auch wegen der Überschneidung von hypothyreoten und euthyreoten Bereichen, ein Stimulationstest (TSH oder TRH) erforderlich.

Für die **ELISA-Testmethode** gilt dasselbe wie für den RIA. Mit den modernen Enzymanalysatoren lassen sich jedoch auch im niedrig-normalen Bereich gute Ergebnisse erzielen.

> Dennoch ist auch hier im hypothyreoten Bereich eine Stimulation der Schilddrüse erforderlich, um hypo- von euthyreoten Fällen zu differenzieren.

Bisher werden nur an wenigen Untersuchungsstellen speziell für den Hund ausgerichtete RIA- und ELISA-Tests angeboten.

Referenzbereiche

	µg/dl	nmol/l
Hund	1,5–4,5	19–58
Katze	1,5–4,0	19–51
Pferd	1,3–4,1	17–53
Rind	3,8–8,2	49–106
Schaf	3,8–8,0	49–103
Ziege	3,0–8,0	39–103
Schwein	3,1–4,3	40–55

Säuglinge und Jungtiere haben erheblich höhere Werte, Ferkel 65-130 nmol/l

Umrechnungsfaktoren:
→ SI-Einheit: × 12,871 (nmol/l)
→ konventionelle Einheit: × 0,0777 (µg/dl)

Bewertung

↑ ● Hyperthyreose
  ● Thyroxinüberdosierung
  ● TSH- oder TRH-Stimulation
  ● Hyperöstrogenismus (?)
  ● Östrus, Gravidität (?)
  ● bei Welpen bis drei Monate

Bei klinisch festgestelltem Hyperthyreoseverdacht und hochnormalen oder kaum erhöhten Werten empfiehlt sich die Wiederholung nach ein bis zwei Monaten.

↓ ● Hypothyreose
  ● Fettmobilisationssyndrom, Ketose
  ● Trijodthyroninbehandlung
  ● andere schwere Allgemeinkrankheit (»Euthyroid Sick Syndrome«)
  ● Hyperadrenokortizismus
  ● Behandlung mit Primidon, Phenobarbital, Penizillin, Mithodane, Kortikosteroiden, Androgenen, Phenylbutazon, Diazepam, Propylthiourazil, hochdosiertem Jod, Salizylate.

In jedem Falle einer Verminderung der Jodhormone sollte daher ein TSH/TRH-Stimulationstest durchgeführt werden.

Freies Thyroxin (FT$_4$)

Freies Thyroxin (FT$_4$) ist nicht an Protein gebunden und daher sofort für die Zelle verfügbar, in die es penetriert und durch eine Monojoddejodase von einem Jodatom befreit wird. Dadurch entsteht Trijodthyronin, das eigentlich wirksame Hormon.

Freies Thyroxin ist diagnostisch ebenso aussagekräftig wie Gesamtthyroxin. Wenn sowohl Gesamt-T_4 als auch FT$_4$ erniedrigt sind, ist die Aussagekraft bezüglich einer Hypothyreose größer als wenn nur eine dieser

Meßgrößen bestimmt wird; allerdings ist auch dann ein Stimulationstest empfehlenswert.

Material

Blutserum

Prinzip

Der Test wird heute meist nach dem ELISA-Prinzip durchgeführt (s. Abb. 21.4). Während bei der Bestimmung des Gesamt-Thyroxins sowohl das proteingebundene, das dazu vorher aus seiner Eiweißbindung befreit wird, als auch das nichtgebundene Thyroxin bestimmt wird, erfolgt beim Nachweis des freien Thyroxins (FT_4) keine Freisetzung des proteingebundenen Anteils, es wird also keine Substanz zugegeben, die das gebundene Hormon freisetzt.

Technik

Ein Testkit (Fa. Boehringer Mannheim) befindet sich im Handel. Er wurde in unseren Labors für den Hund und die Katze erprobt (Hartmann II, 1996; Reiner, 1997). Durchführung nach Arbeitsanleitung des Herstellers (Abb. 21.4 und 21.5).

Referenzbereiche

Hund: 0,6 bis 3,7 ng/dl (Dietl 1993)
         7,7 bis 47,6 pmol/l

Katze: 0,5 bis 2,6 ng/dl (Schmidt 1993) (vorläufig)
          6,4 bis 33,3 pmol/l

Umrechnungsfaktoren:
→ SI-Einheit: × 12,82 (nmol/l)
→ konventionelle Einheit: × 0,078 (ng/ml)

Bewertung

↑ ● Hyperthyreose
  ● Thyroxinüberdosierung
  ● nach TSH-, TRH-Stimulation

↓ ● Hyperthyreose
  ● Trijodthyroninbehandlung
  ● anderweitige schwere Allgemeinkrankheit (»Euthyroid Sick Syndrom«)

Auch bei einem zu niedrigen FT_4-Ergebnis (<0,6 ng/dl) soll ein TSH- oder TRH-Stimulationstest angeschlossen werden.

Trijodthyronin (T_3)

T_3 wird sowohl in der Schilddrüse synthetisiert als auch – zum größeren Teil – in peripheren Körperzellen aus T_4 gebildet.

Material

Serum

Prinzip

ELISA oder RIA

Technik

Durchführung nach Arbeitsanleitung des Herstellers.

Referenzbereiche

	ng/ml	nmol/l
Hund	0,20–2,06	0,30-3,16
Katze	0,30–2,00	0,46-3,07
Pferd	–	–
Rind	0,78–1,50	1,2–2,3
Schaf	–	–
Ziege	–	–
Schwein	0,84-1,56	1,3–2,4[1]

Umrechnungsfaktoren:
→ SI-Einheit: × 1,536 (nmol/l)
→ konventionelle Einheit: × 65,1 (ng/dl)

[1] Gürtler (1987)

Bewertung

↑ ● Hyperthyreose
  ● Behandlung mit Trijodthyronin
  ● Behandlung mit Thyroxin (!)
  ● Stimulation durch TRH oder TSH

↓ ● (Hyperthyreose; nicht brauchbar)

Hypothyreosen können jedoch auch bei T_3-Werten im Referenzbereich vorliegen. Eine Bestimmung des Trijodthyronins ergibt bei Verdacht auf **Hypothyreose** keinerlei Vorteile; die Ergebnisse überschneiden sich so stark mit euthyreoten Werten, daß die Bestimmung des FT_4 bei Hypothyreoseverdacht unterbleiben kann. Bei **Hyperthyreosen** ist Trijodthyronin in der Regel deutlich erhöht. Umgekehrt können »normale« T_3-Werte bei **Hyperthyreosen** vorkommen. Der T_3-Wert ist insgesamt *diagnostisch weniger zuverlässig* als T_4 und FT_4.

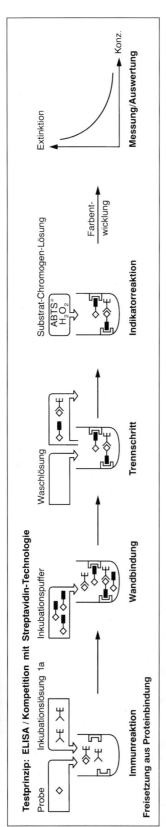

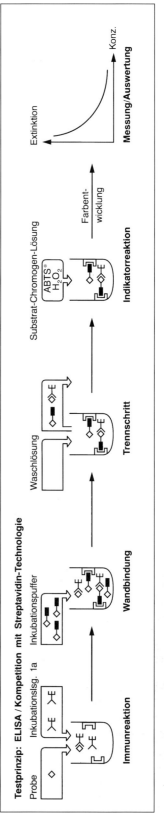

Abb. 21.4 (Wiedergabe mit freundlicher Genehmigung der Boehringer Mannheim GmbH)

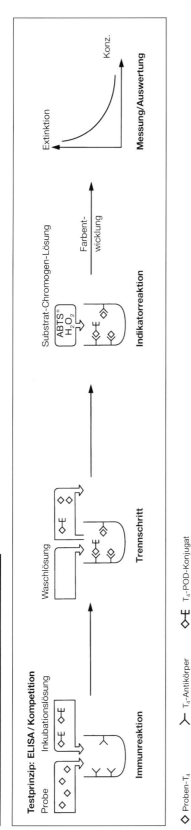

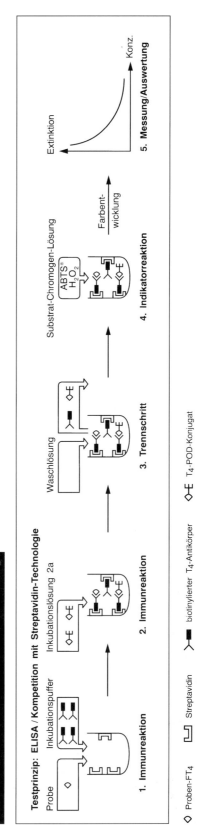

Abb. 21.5 (Wiedergabe mit freundlicher Genehmigung der Boehringer Mannheim GmbH)

Freies Trijodthyronin (FT$_3$)

Es ist das eigentlich hormonell wirksame Prinzip. Durch Monodejodierung des Thyroxins entsteht T$_3$ zum größten Teil in peripheren Körperzellen. Es läßt sich gut zur Untermauerung der Diagnose einer Hyperthyreose verwenden und ist – nach ersten eigenen Befunden – zur Diagnoseunterstützung einer Hypothyreose besser als Gesamt-T$_3$ geeignet.

Material

Blutserum

Prinzip

ELISA-Methode
Die Bestimmungsmethode entspricht der des Gesamt-T$_3$ und FT$_4$. Im Gegensatz zur Bestimmung von Gesamttrijodthyronin wird das Serum nicht mit einer Substanz behandelt, die das gebundene Hormon aus ihrer Proteinbindung befreit, so daß nur das freie Hormon bestimmt wird. Verwendet werden Teströhrchen, die herstellerseits mit Streptavidin beschichtet sind. Das Blutserum mit dem natürlichen Hormon (T$_3$, FT$_3$ oder FT$_4$) wird in einer ersten immunologischen Reaktion mit einem im Überschuß vorhandenen enzymmarkierten Antikörper (Anti-T$_3$-POD) zusammengebracht und inkubiert. Während der Inkubationszeit bindet der Antikörper das natürliche Hormon. Danach wird als zweiter Antikörper ein biotinylierter Antikörper hinzugegeben, der das Serumantigen (das natürliche Hormon) an einer anderen Stelle bindet. Das Antigen ist nun von zwei Seiten von Antikörpern eingeschlossen (»Sandwich«). Dabei bindet das Biotin gleichzeitig an das wandständige Streptavidin, so daß ein stabiler Hormon-Biotin-Streptavidin-Komplex entsteht. Danach werden durch Waschen alle nichtgebundenen Antikörper und Serumbestandteile entfernt. Je mehr Antigen, also Hormon, im Serum vorhanden war, um so mehr Enzym-Antigen-Antikörper-Komplexe werden an den Gefäßwänden gebunden. Wenn nun Chromogen-Substrat hinzugegeben wird, entsteht je nach Höhe der Hormonkonzentration eine Farbe, deren Intensität aber im Gegensatz zur T$_4$-Bestimmung der Hormonkonzentration direkt proportional ist.

Technik

Durchführung nach Anweisung des Herstellers.

Referenzbereiche

Hund   6 bis 9 pg/ml
        4 bis 14 pmol/l

Katze   1,7 bis 5,9 pg/ml (vorläufig)
        2,6 bis 9,1 pmol (vorläufig)

Umrechnungsfaktoren:
→ SI-Einheit: × 0,651 (pmol/l) 1,536
→ konventionelle Einheit: ×1,536 (ng/ml) 0,651

Bewertung

↑ ● Hyperthyreose
  ● Therapie mit Trijodthyronin oder Thyroxin (!)
  ● TSH- oder TRH-Behandlung

↓ ● Hyperthyreose

Diagnostisches Vorgehen bei Schilddrüsenfunktionsstörungen

Hyperthyreoseverdacht:

1. Methode bei TRH-Stimulation
● Bestimmung von T$_4$ (FT$_4$ [und FT$_3$])
● 200 μg TRH i. v.
● Bestimmung von T$_4$ (FT$_4$ [und FT$_3$]) nach 2 und nach 4 Stunden
Hyperthyreose: T$_4$ nach 4 Stunden <1,5 μg/dl, FT$_4$ <0,5 ng/dl (FT$_3$ nach 2 Stunden <6 pg/ml [Hund]; die Bestimmung von FT$_3$ hat den Vorteil, daß das Ergebnis bereits nach 2 Stunden feststeht).

2. Methode bei TSH-Stimulation
● Bestimmung von T$_4$ (FT$_4$[und FT$_3$])
● 0,5 E/kg KM TSH, höchstens jedoch 5 E TSH pro Hund, intramuskulär (!)
● Bestimmung von T$_4$(FT$_4$ [und FT$_3$]) nach 4 und nach 8 Stunden
Hypothyreose: T$_4$ nach 8 Stunden <1,5 μg/dl, FT$_4$ <0,5 ng/dl (FT$_3$ nach 4 Stunden <6 pg/ml [Hund]; die Bestimmung von FT$_3$ hat den Vorteil, daß das Ergebnis bereits nach 4 Stunden feststeht).

Wenn eine Hypothyreose wahrscheinlich ist, kann die Bestimmung von kaninem Serum-**TSH** die Diagnose untermauern: Hohes Serum-cTSH spricht für primäre (thyreogene) Hypothyreose, niedriges cTSH bei Hypothyreose und Nichtreaktion auf TRH für sekundäre (hypophysäre) Hypothyreose.
Ob die Bestimmung von **Thyreoglobulin-Antikörpern** wesentliche Vorteile bringt, ist noch nicht sicher. In Untersuchungen der Münchner Arbeitsgruppe (Deeg, Hartmann II, Kraft, Kaspers, 1995) zeigte es sich, daß etwa 50% aller euthyreoten und etwa 70% aller hypothyreoten Hunde Thyreoglobulin-Antikörper aufwie-

sen. Bei familiärer Hypothyreose bestimmter Hunderassen kann der Nachweis von Thyreoglobulin-Antikörpern möglicherweise einen frühzeitigen Hinweis auf gefährdete Tiere geben und damit zuchthygienische Maßnahmen erleichtern; eine endgültige Aussagen kann hierüber jedoch derzeit noch nicht getroffen werden.

Hyp*er*thyreoseverdacht

- Bestimmung von T_4, (FT_4, T_3, und FT_3)

Folgende Befunde sprechen für Hyp*er*thyreose:

	T_4 μg/dl [nmol/l]	FT_4 ng/dl [pmol/l]	T_3 ng/dl [nmol/l]	FT_3 pg/ml [pmol/l]
Hund	>4,5 [58]	>3,7 [48]	>206 [3,16]	>9,0 [14]
Katze	>4,9 [51]	>2,6 [33]	>200 [3,07]	>5,9 [9,1]
Pferd	>4,1[53]			
Rind	>8,2 [106]			

Die Röntgenuntersuchung insbesondere der Brusthöhle ergibt Hinweise auf ektopisches Schilddrüsengewebe oder Tumoren/Tumormetastasen.

Durch anschließende Szintigraphie können Ausmaß der Schilddrüsenvergrößerung und – evtl. nach Aktivierung durch TRH oder TSH – Schilddrüsenektopien oder Tc-speichernde Tumoren festgestellt werden.

Ebenso können mit der Ultraschalluntersuchung die Größe und die Echogenität von Schilddrüsenvergrößerungen untersucht werden.

Die Schilddrüsenbiopsie gibt Hinweise auf die zugrundeliegende Art der Schilddrüsenvergrößerung (Tumor, Adenom). Die Schilddrüsenzytologie ist jedoch mit sehr großer Unsicherheit verbunden, so daß sie nicht empfohlen werden kann.

TSH-Stimulationstest

Der Test wird angewandt, wenn niedrig-normale (»Graubereich«) oder verminderte T_4- und/oder FT_4-Werte vorliegen. Ein einheitliches Verfahren besteht nicht. In der I. Medizinischen Tierklinik der Universität München wird der Test folgendermaßen durchgeführt:

Material

Serum

Prinzip

Die funktionstüchtige Schilddrüse wird durch endogenes oder exogenes TSH zur Sekretion von T_4 und T_3 angeregt. Bestimmt wird T_4 (oder FT_4) vor und nach TSH-Applikation. Bei Hypothyreose kommt kein oder nur ein minimaler Anstieg zustande.

Technik

- ➡ Blutentnahme zur Bestimmung des Ausgangswertes (0-Wert)
- ➡ 0,5 I. E. TSH/kg KM, höchstens jedoch 10 I. E./Hund, i. m.
- ➡ nach acht Stunden Gewinnung der zweiten Blutprobe
- ➡ Bestimmung jeweils von T_4 (oder FT_4)

Die meisten anderen Arbeitsgruppen geben TSH i. v. In diesem Falle kann T_4 bereits nach vier Stunden gemessen werden.

Die intravenöse Gabe des speziesfremden bovinen TSH kann unserer Meinung nach zu ernsten Zwischenfällen führen (worüber in der Literatur inzwischen auch berichtet wird).

Referenzbereiche

Bei Hund und Katze steigt der *Acht-Stunden-Wert mindestens in den Referenzbereich* hinein, meistens erheblich darüber hinaus.

Bewertung

Bei **Hypothyreose** bleibt der Acht-Stunden-Wert unterhalb des Referenzbereichs. Meist findet keinerlei oder nur ein geringer Anstieg statt. Da auch die Schilddrüse bei sekundärer Hypothyreose (hypophysär bedingte Hypothyreose) hypotrophisch ist und nicht auf eine einmalige – wohl aber auf eine wiederholte – Applikation von exogenem TSH reagiert, ist eine *Differenzierung zwischen primärer und sekundärer Hypothyreose* mit einer einmaligen Gabe von TSH nicht möglich.

TRH-Stimulationstest

Nachdem TSH zur Zeit nicht mehr kommerziell als Medikament erhältlich und die chemische Substanz sehr teuer ist, wurde versucht, den TSH-Test durch die Applikation des Thyrotropin-Releasing-Hormons zu ersetzen. Anhand einer größeren Untersuchungsreihe konnte belegt werden, daß sich *TRH für einen Stimulationstest ebenfalls gut eignet;* dabei zeigte es sich, daß die intravenöse Applikation von *200 μg* als Injektion ausreicht; weder die Erhöhung der Dosis noch die Applikation als Dauertropfinfusion ergab Vorteile. Allerdings sind die T_4-Anstiege keineswegs so eindrucksvoll wie bei TSH-Stimulation. In der I. Me-

Verlauf von T_4 nach TRH

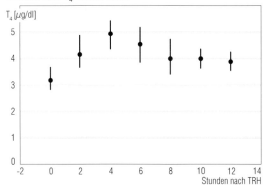

Verlauf von T_3 nach TRH

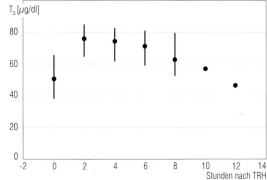

Verlauf von FT_4 nach TRH

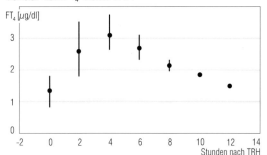

Verlauf von FT_3 nach TRH

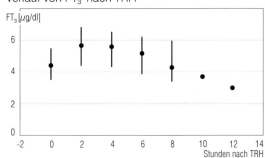

Abb. 21.6: TRH-Stimulationstest: 200 µg TRH i. v.

dizinischen Tierklinik der Universität München wurde folgendes Testprinzip eingeführt:

Material

Serum

Prinzip

Durch exogenes TRH wird die Sekretion von TSH in der Hypophyse ausgelöst. Dies führt zur Synthese und Sekretion der Schilddrüsenhormone bei intakter Hypophyse und Schilddrüse.

Technik

➡ Entnahme von Blut zur Bestimmung des T_4-Ausgangswertes
➡ Intravenöse Injektion von 200 µg TRH
➡ Blutentnahme nach 2, 4, 6, 8 Stunden zur T_4-Bestimmung (notfalls reicht der Vier-Stunden-Wert aus)

Referenzbereiche

Beim Hund steigt im Falle einer intakten TSH-T_4-Sekretion der *Vier-Stunden-Wert des T_4 in den Referenzbereich* schilddrüsengesunder Hunde. Bei primärer oder sekundärer Hypothyreose findet kein oder nur ein sehr geringer Anstieg statt.

Eine **Unterscheidung zwischen primärer und sekundärer Hypothyreose** ist folgendermaßen möglich:

– Durchführung des TRH-Tests
– Bei krankhaftem Ergebnis: Durchführung des TSH-Tests
– Falls auch dieser hypothyreot ausfällt, insgesamt dreimalige Durchführung des TSH-Tests an drei aufeinanderfolgenden Tagen

Bei sekundärer Hypothyreose (hypophysär) steigt der T_4-Wert bis zum dritten Durchgang in physiologische Werte, bei primärer (thyreogener) Hypothyreose dagegen nicht.

Dieser Test ist sehr teuer und nur für *wissenschaftliche Untersuchungen* interessant. Für praktische Zwecke ist er entbehrlich, da er von keinerlei therapeutischer Konsequenz ist.

Bestimmung von caninem TSH

Seit kurzer Zeit steht ein kommerziell erhältlicher Test-kit zur Bestimmung von caninem Thyreostimulin (cTSH) zur Verfügung[1]. Erste Testergebnisse zeigen, daß damit eine Bereicherung der diagnostischen Möglichkeiten zur Untersuchung von Hypothyreosen beim Hund geschaffen wurde (Ruschig und Kraft, 1996; Kraft und Ruschig, 1996)

Material

Blutserum

Prinzip

Immunometrisch

Technik

Die Durchführung ist an eine spezielle Laboreinrichtung zur enzymatischen Bestimmung von Hormonen gebunden. Die Anweisung des Herstellers ist strikt zu beachten.

Referenzbereiche

0,03 bis 0,39 ng/dl (Kraft, Ruschig, 1996)
In eigenen Untersuchungen konnte eine exaktere Trennung zwischen eu- und hypothyreoten Hunden durch einen empirisch festgelegten Grenzwert von 0,6 ng/dl erzielt werden (s. Abbildung 21.7).

Bewertung

TSH <0,6 ng/ml, T_4 ≥1,5 ≤4,5 µg/dl, FT_4 ≥0,6 ≤3,7 ng/dl: Euthyreose
TSH >0,6 ng/ml, T_4 ≤1,5 µg/dl, FT_4 ≤0,6 ng/dl: primäre Hypothyreose

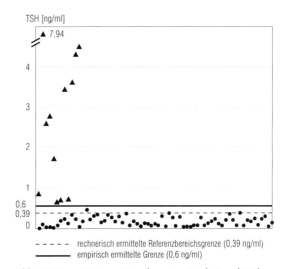

Abb. 21.7: cTSH von 66 euthyreoten (Punkte) und 12 hypothyreoten (Dreiecke) Hunden

Weitere Schilddrüsentests

Cholesterin

Die Bestimmung des Cholesterins wurde früher vielfach als »Schilddrüsentest« herangezogen. Tatsächlich ist das Cholesterin bei Hypothyreose in den *meisten Fällen stark erhöht,* kann aber in Anfangsstadien unauffällig sein. Im Einzelfalle ist die Bestimmung jedoch unbrauchbar, da zahlreiche andere, zum Teil anderweitig endokrine Ursachen für eine Hypercholesterinämie in Frage kommen.

k-Wert-Bestimmung

Von Larsson (1988) wurde eine Formel zur Errechnung des sogenannten k-Wertes mitgeteilt, die das FT_4 und das Cholesterin berücksichtigt. Sie lautet:

$$k = 0,7 \times FT_4 \text{ (pmol/l)} - \text{Cholesterin (mmol/l)}$$

– Ist k <–4, soll der Hund hypothyreot sein.
– Bei Werten zwischen –4 und +1 ist keine sichere Aussage zu treffen.
– Bei Werten >+1 gilt der Hund als euthyreot.

Die Formel wurde in dem Bestreben entwickelt, den aufwendigen und teuren TSH- oder TRH-Test zu umgehen. Da die Methoden insbesondere der FT_4-Bestimmung erheblich variieren und unterschiedliche Referenzbereiche gelten, ist der k-Wert laborspezifisch festzusetzen (Faktor 0,7).

[1] Testkit Milenia Canine TSH Endpoint Enzyme Immunometric Assay der Firma **dpc** Biermann, Bad Nauheim

Nach unseren Untersuchungen können auch anderweitig kranke Tiere sehr niedrige k-Werte aufweisen, ohne hypothyreot zu sein. Der Test ist unserer Meinung nach entbehrlich und zum Teil irreführend.

Weitere Formeln

Durch Verwendung der Bestimmungsergebnisse sowohl des T_4 als auch des FT_4 mit oder ohne Berücksichtigung des Cholesterins wurde in weiteren Berechnungsformeln versucht, eine Verbesserung der Schilddrüsendiagnostik insbesondere im hypothyreoten Bereich zu erzielen.

Folgende Formeln wurden an der Münchner Klinik entwickelt und auf ihre Wirksamkeit getestet:

T_{Dietl}-Wert = 0,5 T_4 + 1,6 FT_4-1,5

Die Formel ermöglicht eine gute Differenzierung euthyreoter Gesunder gegenüber Hypothyreoten. Die Unterscheidung Hypothyreoter und Gesunder einerseits gegenüber euthyreoten anderweitig Kranken andererseits gelingt jedoch nicht.

C_{Dietl}-Wert = 0,02 T_4 + 1,5 FT_4 – 0,03 Cholesterin–0,3

Auch hiermit lassen sich euthyreote Gesunde gegen Hypothyreote abgrenzen; sobald anderweitig Kranke differenziert werden sollen, versagt die Formel.

T_{Kraft}-Wert = 0,92 T_4 + 0,84 FT_4

Es lassen sich Hypothyreote gegen euthyreote, anderweitig Kranke gut abgrenzen, euthyreote Gesunde gegen Hypothyreote dagegen schlecht.

C_{Kraft}-Wert = 0,63 T_4 + 0,48 FT_4 – 0,44 Cholesterin – 1,03

Eine Differenzierung der Gruppen euthyreote Gesunde, euthyreote anderweitig Kranke und Hypothreote gelingt kaum.

Proteinbindungsvalenzen für Thyroxin

Die als T_3RU (Trijodthyronin resin uptake) oder **TBK** (Thyroxinbindungskapazität) bekannten Tests hatten zum Ziel, wie beim Menschen so auch bei den Haustieren die freien Valenzen an den Jodhormon-transportierenden Proteinen zu bestimmen. Damit kann man beim Menschen indirekt Rückschlüsse auf die Höhe des Thyroxins im Serum ziehen. Die Tests haben sich zumindest *bei Hund, Katze und Pferd als unbrauchbar erwiesen*, da die Jodhormon-bindenden Proteine bei diesen Tierarten von denen des Menschen stark abweichen. Sie sind daher obsolet.

Index für das freie Thyroxin (FT$_4$-I)

Der Index errechnet sich aus T_4 und T_3RU oder TBK. Da diese beiden Meßgrößen bei Hund, Katze und Pferd nicht brauchbar sind, kann auch der daraus errechnete Index nicht verwendet werden. Dieser Parameter ist daher ebenfalls *obsolet.*

Wachstumshormon

Das Wachstumshormon (somatotropes Hormon, STH) kann nur in Speziallabors untersucht werden, da ein speziesspezifischer Antikörper hergestellt werden muß. Von Interesse ist die STH-Bestimmung in der Diagnostik des *sekundären Diabetes mellitus,* des *hypophysären Zwergwuchses* und des *»Cushing-ähnlichen Syndroms« (STH-Mangel).*

Referenzbereiche

Der Hormonspiegel bei gesunden Hunden ist außerordentlich *stark labor- und methodenabhängig,* weshalb kein allgemein gültiger Wert angegeben werden kann. Nach Untersuchungen von Tsushima et al. (1971) und Eigenmann et al. (1983) liegt der Referenzbereich *zwischen 1,5 ± 1,2 und 4,3 ± 1,1 ng/ml.* Der Basalwert kranker Hunde unterscheidet sich nicht eindeutig von dem gesunder Tiere; aus diesem Grund ist die STH-Bestimmung *nur sinnvoll,* wenn sie *als Stimulationsmethode* durchgeführt wird.

◆ Clonidin-Stimulationstest

Der Test wird mit einer Dosis durchgeführt, die von verschiedenen Untersuchern in unterschiedlicher Höhe *zwischen 10 und 30 µg/kg KM* angegeben wird. Die Substanz wird intravenös verabreicht und alle 15 min Blut zur STH-Bestimmung entnommen. Das STH-Maximum, das den zehnfachen Ausgangswert oder darüber erreichen kann, wird i. a. nach 30 min gemessen. Bei **Hyposomatotropismus** kommt keine oder nur eine geringgradige Erhöhung zustande.

◆ Xylazin-Stimulationstest

Xylazin wird in Dosen *zwischen 100 und 300 µg/kg KM* gegeben. Die Messung des STH erfolgt in denselben Intervallen wie oben. Die Ergebnisse sind vergleichbar.

Literatur

1. Bethe W, Schäfer M. Zur Brauchbarkeit einiger diagnostischer Methoden zum Nachweis subklinischer Ketosen in Milchviehherden. Mh Vet Med 1973; 28: 541-5.
2. Dietl A. Zur Wertigkeit der Schilddrüsenparameter T_4, FT_4 und T_3 zur Diagnostik der Hypothyreose beim Hund. Diss. München 1993.
3. Eigenmann UJE, Zaremba W, Luetgebrune K, Grunert E. Untersuchungen über die Kolostrumaufnahme und die Immunglobulinabsorption bei Kälbern mit und ohne Geburtsazidose. Berl Münch Tierärztl Wochenschr 1983; 96: 109-13.
4. Feldman EC, Nelson WR. Canine and Feline Endocrinology and Reproduction. Philadelphia: Saunders, 1987.
5. Fürll M. Vorkommen, Ätiologie, Pathogenese, Diagnostik und medikamentelle Beeinflussung von Leberschäden beim Rind. Vet Med Habil-Schrift, Leipzig 1989.
6. Fürll M. Zur Therapie von Leberschäden beim Schaf. Berl Münch Tierärztl Wochenschr 1996; 109.
7. Fürll M, Schäfer M. Vorkommen und Verlauf der Hyperlipidämie bei Ponys. Proceedings 12. Tagung der FG Pferdekrankheiten. Wiesbaden 1992.
8. Gürtler H. Mittelwerte und Streuungsbereiche diagnostisch nutzbarer Parameter. In: Schweinekrankheiten. Neuendorf R, Seidel H, Hrsg. 3. Aufl. Stuttgart: Enke 1987.
9. Hähnle B. Der Kortikotropin-Releasing-Hormon-Stimulationstest in der Untersuchung der Hypothalamus-Hypophysen-Nebennierenrindenachse bei klinisch gesunden Hunden und Hunden mit Cushing-Syndrom. Diss. München 1992.
10. Hartmann II K. Canine Hypothyreose unter besonderer Berücksichtigung der diagnostischen Validität von FT3 sowie TRH- und TSH-Stimulationstest. Diss München 1996.
11. Johnson BH, Welsh TH, Juniewicz PE. Suppression of luteinizing hormone and testosterone secretion in bulls following adrenocorticotropin hormone treatment. Biol Reprod 1982; 26: 305-10.
12. Kraft W, Ruschig S. Canines Thyreoideastimulierendes Hormon (cTSH) als Diagnostikum der caninen Hypothyreose. Kleintierpraxis 1996; 11.
13. Larsson M. Determination of FT_4 and cholesterol as a new screening test for canine hypothyroidism. J Am Anim Hosp Assoc 1988; 24: 209-17.
14. Nelson RW. Disorders of glucose metabolism in the dog. 1. Diabetes mellitus. 2. Complications of insulin therapy and diabetes mellitus. Vet Med 1985; 80: 27-36; 57-79.
15. Reiner B. Untersuchungen zum Einfluß verschiedener Krankheiten und Pharmaka auf die Stimulierbarkeit der Schilddrüse mittels TRH-Stimulationstest (Thyrotropin-Releasing-Hormon) beim Hund. Diss München 1997.
16. Reusch C. Untersuchung zur Aussagekraft von Proteinurie und Enzymurie für die Diagnose von Nierenerkrankungen unter besonderer Berücksichtigung der diabetischen Nephropathie. Habil.-Schrift, München 1992.
17. Riße R. Untersuchungen zur Aktivität der Pankreas-Amylase und Pankreas-Lipase in Blutplasma und Harn von Milchkühen. Vet Med Diss, Leipzig 1993.
18. Ruschig S, Kraft W. Bestimmung von caninem Thyreoidea-stimulierenden Hormon (cTSH) im Blutserum des Hundes und seine Reaktion im TRH-Stimulationstest. Tierärztl Prax 1996; 24: 479-83.
19. Tsushima T, Irie M, Sakuma M. Radioimmunoassay for canine growth hormone. Endocrinology 1971; 3: 685-93.

22 Körperhöhlenergüsse

Johannes Hirschberger

Körperhöhlenergüsse sind ein *Symptom verschiedener Krankheiten*. Die Untersuchung der Ergußflüssigkeit soll die Ursache der Flüssigkeitsansammlung klären und Komplikationen, wie bakterielle Infektion oder Blutung, aufdecken. Kaum ein Parameter allein ist beweisend für das Vorliegen einer bestimmten, den Körperhöhlenerguß hervorrufenden Krankheit. Die zu untersuchenden Parameter helfen differentialdiagnostisch weiter und grenzen die möglichen Ursachen ein.

Die Punktion erfolgt nach antiseptischer Vorbereitung der Punktionsstelle möglichst unter sonographischer Kontrolle. Die **Thorakozentese** kann mit einer Spritze und aufgesetzter Kanüle an der rechten Brustwand sternumnah im sechsten oder siebten Interkostalraum oder an der linken Brustwand im zweiten Interkostalraum durchgeführt werden. Die **Laparozentese** ohne sonographische Führung sollte am stehenden Patienten kaudal des Nabels in der Linea alba erfolgen. Der Darm weicht der Punktionskanüle aus. Lediglich ein tympanischer Darm kann perforiert werden. Es besteht aber die Gefahr, eine vergrößerte Milz oder Leber zu verletzen.

Ein Teil der gewonnenen Flüssigkeit ist zur zytologischen Untersuchung in ein EDTA-Gefäß und zur bakteriologischen Untersuchung in eine Blutkulturflasche zu überführen. Das restliche Punktatmaterial wird bei $1500 \times g$ 10 Minuten zentrifugiert. Der Überstand wird zur Untersuchung verwendet.

Nach der klassischen ätiologischen **Einteilung von Flüssigkeitsansammlungen** im Körper unterscheidet man Transsudate und Exsudate.

> Ein **Transsudat** ist ein Filtrat mit nur geringem Gehalt an gelösten Substanzen. Es entsteht infolge eines Anstiegs der Differenz zwischen intravasalem und extravasalem hydrostatischem Druck oder durch ein Absinken des intravasalen onkotischen Drucks.

> Das **Exsudat** stellt das Ergebnis eines Prozesses dar, in dem lösliche Substanzen in der Körperhöhle oder im Gewebe auftreten und Flüssigkeit durch Steigerung des onkotischen Drucks nachziehen.

Diese Einteilung ist für das Verständnis der pathophysiologischen Zusammenhänge bei Flüssigkeitsansammlungen in Körperhöhlen und im Gewebe wichtig. Außer den Veränderungen des hydrostatischen und onkotischen Drucks sind aber auch andere Faktoren von Bedeutung, so daß diese klassische Einteilung einiger Spezifizierungen bedarf (Tab. 22.1). Faktoren, die die **Zusammensetzung der Körperhöhlenflüssigkeit** beeinflussen, sind
- die Abschilferung von Mesothelzellen,
- deren Vermehrung im Erguß und
- die Zunahme von löslichen Substanzen infolge Zelltod und -stoffwechsel.

Eine *eingeschränkte Lymphzirkulation*, von Lymphknoten, Lymphgefäßen oder einem hohen Venendruck der Vena cava cran. ausgehend, bedingt eine Ansammlung von Lymphflüssigkeit und der mitgeführten gelösten Substanzen. Eine *Rechtsherzinsuffizienz* und andere Ursachen einer *Lebervenenstauung* lassen eine eiweißreiche Flüssigkeit aus der Leber austreten. *Malignome* führen zu Körperhöhlenergüssen, indem sie die Lymph- oder Blutgefäßversorgung beeinträchtigen oder bei flächenhafter Ausbreitung durch Erhöhung der Kapillarpermeabilität Proteine aus den Gefäßen austreten lassen. Abgeschilferte Tumorzellen reichern den Erguß mit Stoffwechselprodukten und Zellbestandteilen an. Serositiden infolge von *Infektionen* oder *Toxinen* führen zu einem Austritt von Proteinen aus den Kapillaren und zu einer starken Einwanderung von Zellen in das Entzündungsgebiet. Spezielle Körperhöhlenergüsse sind *Blutungen* und der *Austritt von Chylus* in den Thorax bei Herzinsuffizienz oder Ruptur des Ductus thoracicus.

Physikalische Untersuchung

◆ Menge

Große Flüssigkeitsmengen finden sich insbesondere bei Herzinsuffizienzen, Hypoproteinämien, Harnblasenrupturen und Chylusansammlungen.

◆ Farbe und Transparenz

Nur reine Transsudate sind *hell und klar.* Bei den meisten Ergußursachen, dazu zählen Herzinsuffizienzen und Malignome, enthält die Flüssigkeit eine *gewisse Menge Blut.* Eine halbe Million Erythrozyten /µl Punktat bewirken eine starke Trübung der Flüssigkeit und täuschen einen wesentlich höheren Blutgehalt vor. Die Transparenz wird nach Zentrifugation der Probe erneut beurteilt.

Chylus und Pseudochylus weisen ein *milchiges* Aussehen auf. Ein *putrides* Aussehen zeigen purulente Entzündungen und Rupturen nekrotischer Tumoren. *Bernsteinfarbene,* zumeist klare Punktate werden u. a. bei der felinen infektiösen Peritonitis gefunden.

◆ Konsistenz

Die Konsistenz eines Körperhöhlenergusses ist fast immer *wäßrig* oder *leicht viskös* wie Blut. *Zähflüssiges* Punktat wird bei der felinen infektiösen Peritonitis sowie bei bakteriellen und aseptischen Serositiden gefunden.

◆ Spezifisches Gewicht

Das spezifische Gewicht kann refraktometrisch bestimmt werden und hängt vom Eiweißgehalt der Probe ab. Es hat darüber hinaus keine Aussagekraft.

◆ Gesamteiweiß, refraktometrisch

Der Gesamteiweißgehalt einer Probe läßt sich *refraktometrisch* abgeschätzen. Zur Beurteilung des Ergebnisses siehe unten (Chemische Untersuchung, Gesamteiweiß).

◆ Kühlprobe

Ein echter Chylus rahmt im Gegensatz zu einem Pseudochylus bei Aufbewahrung der Probe im Kühlschrank bei 4°C über Nacht auf. Das Ergebnis der Untersuchung ist aber nicht zuverlässig.

Chemische Untersuchung

◆ Ätherprobe

Das Punktat wird abzentrifugiert und der Überstand 1:1 mit Äther gemischt und geschüttelt. Ein echter Chylus verliert seine milchige Opaleszenz. Das Ergebnis der Probenbehandlung ist oftmals schwer zu interpretieren.

◆ Sudan-III-Färbung

Chylusverdächtiges Punktat wird wie Blut auf einem Objektträger ausgestrichen und mit Sudan III gefärbt. Die mit Sudan III gefärbten Fetttröpfchen des echten Chylus können lichtmikroskopisch nachgewiesen werden.

Tab. 22.1: Einteilung von Körperhöhlenergüssen

Transsudat	● Hypoproteinämie:
	  – renal
	  – enteral
	● Leberzirrhose
	● Herzinsuffizienz (Pleuraerguß)
	● Lymphknotentumoren

Transsudat modifiziert	● Herzinsuffizienz (Pleuraerguß) ● Herzinsuffizienz (Aszites) ● Lymphknotentumoren ● Organtumoren
Exsudat serosanguinös	● Pleuritis und Peritonitis carcinomatosa ● Gallenblasenruptur ● Organtorsion ● Zwerchfellhernie

Exsudat purulent	● Serositiden
	  – bakteriell
	  – mykotisch
	  – aseptisch

Chylus	● Ruptur des Ductus thoracicus ● Herzinsuffizienz
Harn Blutung	● Harnblasenruptur ● Tumorruptur (Hämangioendotheliom) ● Trauma ● Koagulopathie

◆ RIVALTA-Probe

Ein Reagenzröhrchen wird mit Aqua dest. gefüllt. Zur leichten Ansäuerung wird ein Tropfen Eisessig zugemischt. Bei einer positiven RIVALTA-Probe erfährt der vorsichtig zupipettierte Punktattropfen eine rauchige Trübung. In stark positiven Proben behält der Tropfen seine kugelige Gestalt und hängt gestielt von der Oberfläche der verdünnten Eisessiglösung herab.

Die Probe ist bei Ergüssen der felinen infektiösen Peritonitis immer positiv und kann auch bei Serositiden anderer Genese und bei Malignomen *positiv* ausfallen. Beim Hund hat die RIVALTA-Probe keine diagnostische Bedeutung.

◆ Gesamteiweiß

Das Gesamteiweiß wird mittels Biuretmethode (s. S. 148) bestimmt. Je nach Ergußursache werden unterschiedliche Konzentrationen gemessen:

<1,0 g/dl: Hypoproteinämie, Leberzirrhose, Harnblasenruptur

1,0–2,5 g/dl: im Thoraxerguß: Herzinsuffizienz
3,0–6,0 g/dl: im Thoraxerguß: Malignom, bakterielle
　　　　　　　Pleuritis
>4,5 g/dl:　FIP

Der Gesamteiweißgehalt des Aszites ist auch bei kardialen Kongestionen infolge der Eiweißausscheidung der gestauten Leber in den Aszites hinein hoch.

◆ Albumin-Globulin-Verhältnis

Albumin und Globuline können elektrophoretisch getrennt werden. Die absolute Konzentration errechnet sich aus ihrem Anteil am Gesamteiweiß. Das **Elektrophoresemuster der Punktateiweiße** gleicht sehr dem der Serumeiweiße.

Bei **chronisch entzündlichen Krankheiten** liegt der Globulingehalt des Punktats hoch, während der Albumingehalt oftmals sogar niedrig ist. Dieser Prozeß wird durch den Albumin-Globulin-Quotienten verdeutlicht. Katzen mit einem serösen oder serosanguinösen Punktat und einem Albumin-Globulin-Quotienten von <0,6 leiden fast immer an der felinen infektiösen Peritonitis.

◆ Laktatdehydrogenase

Die Laktatdehydrogenase (LDH) ist ein gewebsunspezifisches Enzym. Bei **entzündlichen** und **degenerativen Prozessen** steigt ihre Aktivität im Punktat an. Katzen mit einer LDH-Aktivität von <300 U/l leiden höchstwahrscheinlich nicht an der *felinen infektiösen Peritonitis*.

Im Aszites von Hunden weisen **kardial bedingte Ergüsse** eine LDH-Aktivität von <200 U/l, **maligne** Ergüsse von 200–1600 U/l und **bakterielle** Peritonitiden von >1600 U/l auf.

◆ Bilirubin

Gallenblasenrupturen mit *Austritt von Galle in die Bauchhöhle* führen zu einer hochgradigen Peritonitis. Diese wird zum einen durch die *toxische Wirkung* der Galle selbst und höchstwahrscheinlich auch durch den *Keimgehalt* der Galle verursacht. Bei diesen Patienten ist in der Bauchhöhlenflüssigkeit ein hoher Bilirubingehalt festzustellen. Dieser kann chemisch (s. S. 122 ff.) oder mit einem Harnteststreifen nachgewiesen werden. Eine hämolytische Verfärbung des Punktats stört die Bilirubinbestimmung erheblich.

◆ Kreatinin

Harnblasenrupturen führen zu einem postrenalen Anstieg von Kreatinin im Serum. Das Kreatinin wird aus der Bauchhöhlenflüssigkeit resorbiert. Daher ist der Kreatininspiegel im Punktat höher als im Serum. Kreatinin wird enzymatisch gemessen (s. S. 192 f.).

◆ Triglyzeride

Der Triglyzeridgehalt eines **Chylothorax** kann sehr hoch sein und mitunter 10000 mg/dl betragen. Anorektische Tiere führen jedoch nur wenig Triglyzeride in der Lymphe des Ductus thoracicus mit, so daß bei diesen Patienten kein hoher Triglyzeridgehalt im Punktat gemessen werden kann. Dennoch sollte bei einem Chylothorax der Triglyzeridgehalt im Punktat immer höher als im Serum sein. Der *Triglyzeridquotient* (Erguß/Serum) eines Chylothorax liegt in den meisten Fällen über zehn. Ein höherer Triglyzeridgehalt des Punktats als des Serums kann allerdings nicht als Beweis für das Vorliegen eines Chylus herangezogen werden.
Triglyzeride werden chemisch gemessen (s. S. 156 f.).

◆ Amylase und Lipase

Bei **akuten Pankreatitiden** können die Pankreasfermente Amylase und Lipase in die Bauchhöhle und auch in die Brusthöhle gelangen und zu einer sehr hohen Enzymaktivität im Erguß führen. Sie gelangen sekundär über Venen und Lymphgefäße in die Zirkulation. Die Amylase- und Lipaseaktivität soll bei Vorliegen einer akuten Pankreatitis im Punktat höher als im Serum sein.

Exsudative Peritonitiden unterschiedlicher Genese weisen oft einen positiven Amylase- oder Lipasegradienten vom Punktat zum Serum auf. Der positive Gradient allein kann nicht zur Diagnose einer primären akuten Pankreatitis herangezogen werden. Die Enzymaktivitätsbestimmung von Amylase und Lipase im Punktat erfolgt mit der gleichen Methode wie im Serum (s. S. 135 f.).

Zytologie

◆ Gesamtleukozytenzahl

Die Gesamtleukozytenzahl kann mit einer Zählkammer oder in einem Counter bestimmt werden (siehe Kapitel Hämatologie). Die Zellzahl variiert je nach *Art des Ergusses:*
reines Transsudat:
<1000 kernhaltige Zellen/µl (Pferd: <5000)
modifiziertes Transsudat:
<5000 kernhaltige Zellen/µl (Pferd: <10000)
Exsudat:
i. d. R. ≥5000 kernhaltige Zellen/µl (Pferd: ≥10000)
bakteriell infizierter Erguß:
20000–100000 kernhaltige Zellen/µl
Erguß bei FIP:
typischerweise 500–10000 kernhaltige Zellen/µl

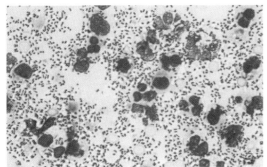

Tafel IV-1: Bakterielle Peritonitis einer Katze

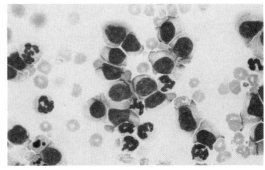

Tafel IV-5: Lymphoblasten im Aszites eines Hundes

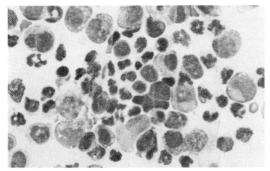

Tafel IV-2: Feline infektiöse Peritonitis

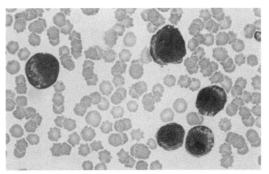

Tafel IV-6: Lymphoblasten im Aszites einer Katze

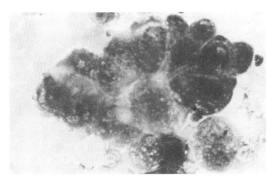

Tafel IV-3: Zellen eines bronchioloalveolären Karzinoms im Thoraxerguß eines Hundes

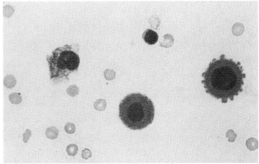

Tafel IV-7: Mesothelzellen im Aszites eines Hundes mit kongestiver Herzinsuffizienz

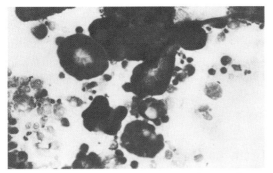

Tafel IV-4: Zellen eines Pankreaskarzinoms im Thoraxerguß eines Hundes

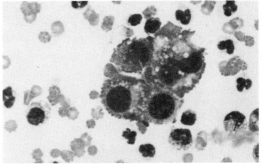

Tafel IV-8: Hämorrhagisch-eitrige Pleuritis und Bronchopneumonie bei einem Hund

◆ Erythrozytenzahl

Die Erythroztenzahl im Punktat wird mit Methoden aus der Hämatologie bestimmt. Körperhöhlenergüsse enthalten immer eine mehr oder weniger große Menge Erythrozyten. Lediglich **Blutungen** sind an der Erythrozytenzahl, die einige Millionen Zellen/µl betragen kann, zu diagnostizieren. Die Erythrozytenzahl kann bei Blutungen nach Resorption von Flüssigkeit im Punktat sogar höher als im Blut sein.

Tab. 22.2: Bewertung bestimmter Zellpopulationen für die Differentialdiagnose von Körperhöhlenergüssen

Neutrophile Granulozyten:	
+	Hypoproteinämie, Leberzirrhose, Herzinsuffizienz, FIP, Blutungen
++	Herzinsuffizienz, Malignome, FIP
+++	Infektionen
Makrophagen:	
+	Hypoproteinämie, Leberzirrhose, Herzinsuffizienz
++	Herzinsuffizienz, Malignome, bakterielle Infektionen, FIP
+++	Mykosen, Mykobakterien
Lymphozyten:	
+	Hypoproteinämie, Leberzirrhose, Blutungen
++	Herzinsuffizienz (Aszites), Malignome, bakterielle Infektionen
+++	Herzinsuffizienz (Thorax), Chylothorax, Lymphosarkom
Eosinophile Granulozyten:	
+	ohne Bedeutung
++	Malignome
+++	Mastzelltumoren, Dirofilariose
Mesothelzellen:	
+	Hypoproteinämie, Leberzirrhose
++	Herzinsuffizienz, Malignome, Blutungen
+++	Herzinsuffizienz, septische und aseptische Entzündungen
Malignomzellen:	
+ – +++	Karzinome, Lymphosarkom, malignes Histiozytom, Mastzelltumor, selten Sarkome
Erythozyten:	
+ – ++	bei allen Körperhöhlenergüssen
+++	Blutungen, Ruptur eines Tumors (zumeist Hämangioendotheliom)
Thrombozyten:	
+	ohne Bedeutung, geringe Blutkontamination
++ – +++	akute Blutungen, akute Ruptur eines Tumors (zumeist Hämangioendotheliom)

◆ Thrombozytenzahl

Die Bestimmung der Thrombozytenzahl erfolgt mit hämatologischen Methoden. Thrombozyten aggregieren und degranulieren in Körperhöhlenergüssen in kurzer Zeit. Sie sind daher nur bei **akuten Blutungen** zu finden und für diese diagnostisch sehr wertvoll.

◆ Differentialzellbild

Technik

➡ Punktat in ein EDTA-Gefäß geben und bei bis zu 1500 × g 10 Minuten zentrifugieren.
➡ Überstand vorsichtig abpipettieren.
➡ Das Sediment mit einer gleich großen Menge des verbliebenen Überstands aufrühren.
➡ Diese Zellsuspension wie eine Blutprobe ausstreichen (vgl. S. 61). Der Ausstrich soll faserig auslaufen (denn in diesem Ausstrichende befinden sich alle großen Zellen, Zellklumpen, Pilze und die meisten Tumorzellen) und nicht zu dick sein. Die Zellen dürfen sich berühren, aber nicht übereinanderliegen.

Bewertung

Beim **gesunden Tier** befinden sich in den Körperhöhlen nichtdegenerierte neutrophile Granulozyten, Lymphozyten, Makrophagen und Mesothelzellen.

Tab. 22.3: Zytologische Malignitätskriterien von Körperhöhlenergüssen

Allgemeine Kriterien	● Ortsfremdheit von Zellen ● riesige Zellen ● Zellaggregate ● Pleomorphismus einer Zellinie
Zellkern-kriterien	● Anisokaryose ● großes Kern/Plasma-Verhältnis ● Mehrkernigkeit ● Makrokaryose ● rauhe Chromatinstruktur ● abnormale Mitosen ● Kerneindelungen durch Nachbarzellen ● verdickte Kernmembran ● irreguläre und große Nukleoli ● vermehrt Nukleoli
Zellplasma-kriterien	● Hyperchromasie ● Anisozytose ● Vakuolen ● Phagozytose und Zellkannibalismus

Reine **Transsudate** und modifizierte Transsudate infolge einer Herzinsuffizienz zeigen im Prinzip das Zellbild, das bei gesunden Tieren vorliegt. Mit zunehmender Bestandsdauer des Ergusses werden mehr und mehr *Mesothelzellen*, z. T. auch in kleinen Zellklumpen, abgeschilfert und vermehren sich im Erguß. Durch Stoffwechselprodukte und Zelltod werden *phagozytierende Zellen, Makrophagen und neutrophile Granulozyten,* angezogen und dominieren das Zellbild (Tab. 22.2).

Im hypotonen Milieu eines **hypoproteinämischen Ergusses** werden infolge eines frühzeitigen Zelltods viele *Kernschatten* gefunden.

Lymphozyten treten in Körperhöhlenergüssen als transitorische Zellen insbesondere bei **Lymphzirkulations-** störungen auf. Eine Dominanz im Punktat können Lymphozyten allein schon durch ihre im Vergleich zu neutrophilen Granulozyten relativ lange biologische Lebensdauer erhalten.

Bei **entzündlichen Krankheiten infektiöser und neoplastischer Genese** sind die *neutrophilen Granulozyten* und die *Makrophagen* zahlreich. Je nach Erregerart werden mehr neutrophile Granulozyten oder mehr Makrophagen gefunden. Bakterien rufen zumeist eine *eitrige Entzündung* mit einer Degeneration der neutrophilen Granulozyten hervor (Tafel IV-1). Das Ausmaß der Degeneration hängt von der Toxizität des Keims ab. Schwach toxische Erreger, Mykobakterien und Pilze, und Fremdkörper führen zu einer *pyogranulomatösen* oder *granulomatösen Entzündung*. Makrophagen stel-

Tab. 22.4: Kernpunkte der Untersuchung von Körperhöhlenergüssen

Parameter	Tierart	Körperhöhle	Testergebnis	Aussage
Gesamteiweiß	Hund Katze	Thorax	≤ 2,5 g/dl	Herzinsuffizienz
Leukozytenzahl	Haustiere (Pferd)	Thorax, Abdomen	<1000 kernh. Z./µl (<5000 kernh. Z./µl)	Transsudat
			<5000 kernh. Z./µl (<10000 kernh. Z./µl)	modifiziertes Transsudat
			≥ 5000 kernh. Z./µl (≥ 10000 kernh. Z./µl)	Exsudat (exkl. FIP)
Erythrozytenzahl	Haustiere	Thorax, Abdomen	>2 Mio. Erythroz./µl	Blutung
Differentialzellbild	Haustiere	Thorax, Abdomen	Malignomzellen	Malignom, Serosametastasen
			degenerierte Zellen	Verdacht auf bakterielle Infektion
			intrazelluläre Mikroorganismen	bakterielle oder mykotische Infektion
			eosinophile Granulozyten	parasitäre Infektion, Mastzelltumor
RIVALTA-Probe	Katze	Thorax, Abdomen	positiv	FIP, purulente oder neoplastische Serositis
α-Amylaseaktivität	Katze	Thorax Abdomen	<1100 U/l	FIP
Albumin-Globulin-Verhältnis	Katze	Thorax, Abdomen	<0,6	FIP, purulente Serositis
Laktatdehydrogenaseaktivität	Hund	Abdomen	<200 U/l 200–1600 U/l >1600 U/l	Herzinsuffizienz Malignom purulente Peritonitis
	Katze	Thorax, Abdomen	<300 U/l	keine FIP
Bakteriologische Untersuchung	Haustiere	Thorax, Abdomen	Mikroorganismen	mikrobielle Infektion

len im Punktat in diesem Falle die größte Population dar (Tafel IV-2).

Sind Bakterien mikroskopisch nur extrazellulär sichtbar, handelt es sich wahrscheinlich um eine Kontamination des Objektträgers oder der Punktatprobe. Bei bakteriellen Infektionen sind Erreger *intrazellulär* nachweisbar. Bakterien sind sicherer in neutrophilen Granulozyten als in Makrophagen zu erkennen, weil letztere häufig phagozytierten Zelldetritus enthalten, der u. U. mit Bakterien verwechselt werden kann.

Die sichere Diagnose von Tumorzellen in der Punktatflüssigkeit ist ein entscheidender diagnostischer Schritt. **Karzinome** (Tafeln IV-3 und IV-4) und **Rundzelltumoren** (Tafeln IV-5 und IV-6) geben zu einem großen Teil Zellen in die Körperhöhlenflüssigkeit ab, während dies bei **Sarkomen**, mit Ausnahme der Rundzelltumoren, extrem selten beobachtet wird. Karzinome und Rundzelltumoren sind in ca. $2/3$ der Fälle, Sarkome fast nie zytologisch zu diagnostizieren. Ein großes Problem in der zytologischen Ergußbeurteilung, beim Tier mehr als beim Menschen, ist die große *Variabilität der reaktiven Mesothelzellen* (Tafel IV-7). Reaktive Mesothelzellen können ein blastenartiges Erscheinungsbild bekommen und viele Malignitätskriterien (Tab. 22.3) aufweisen, so daß sie von einem nicht versierten Untersucher fälschlicherweise als Malignomzellen eingestuft werden können. Entzündliche Reaktionen verstärken diesen Effekt in so gravierender Weise, daß bei einem hohen Gehalt an neutrophilen Granulozyten und Makrophagen im Ausstrich die Diagnose eines Malignoms nur mit äußerster Vorsicht zu stellen ist (Tafel IV-8).

Perikardergüsse

Perikardergüsse können in der gleichen Weise wie Pleura- und Peritonealergüsse untersucht werden. Die Analyse eines Perikardergusses führt jedoch selten zu einer ursächlichen Diagnose. Die häufigsten **Ursachen** der meist rein blutigen Ergüsse sind *neoplastischer* (Hämangioendotheliome, Herzbasistumoren) oder *idiopathischer Art*. Bei *kongestiver Herzinsuffizienz* mit Stauung in die großen Körperhöhlen treten Perikardergüsse mit serosanguinös-exsudativem Charakter auf. Auch bei einer malignen Genese des Ergusses werden nur in sehr seltenen Fällen Tumorzellen im Punktat nachgewiesen.

In Tabelle 22.4 sind die Kernpunkte der Untersuchung von Körperhöhlenergüssen zusammengefaßt.

23 Synovia

Wilfried Kraft
unter Mitarbeit von Manfred Fürll, Hartwig Bostedt und Karl Heinritzi

Die Qualität der Synovia ändert sich im Verlauf von Gelenkserkrankungen. Allerdings ist es oft schwierig, die physikalischen und chemischen Veränderungen bestimmten Krankheiten zuzuordnen. Die wichtige Unterscheidung zwischen einer *septischen* und einer *aseptischen Arthritis* ist jedoch gut möglich.

Die Synovia enthält neben *Wasser* auch *Elektrolyte, Protein und Muzin,* ferner vereinzelt *Zellen.* Die labordiagnostische Untersuchung erstreckt sich auf
- die physikalische Beschaffenheit
- die chemischen Bestandteile
- die Zahl und Art der Zellen

Physikalische Untersuchung

◆ Menge

Normalerweise befindet sich im Gelenkspalt nur eine *geringe Menge* Synovia. Bei entzündlichen Vorgängen ist sie bis zu mehreren Millilitern vermehrt.

◆ Farbe und Transparenz

Die Synovia des gesunden Gelenks ist *hell bis bernsteinfarben und klar.* Bei **Blutungen** verändert sie sich *rötlich,* bei Eiterungen *gelb-rahmig,* bei **Knorpeldegenerationen** *trüb-grau.* Bei alten Blutungen kann sich die Farbe in *dunkelgelb* verwandeln (Bilirubin).

◆ Konsistenz

Die Synovia ist *fadenziehend.* Flocken sind nicht zu erkennen. Bei Entzündungen kann sie flüssig werden und gerinnt rasch. Bei degenerativen Erkrankungen werden häufig Ausflockungen gesehen.

Chemische Untersuchung

Die chemischen Untersuchungen haben keine weitere Verbreitung gefunden. Ihr diagnostischer Wert wurde nicht oft geprüft. Im folgenden soll nur auf Literaturangaben zurückgegriffen werden; eigene Erfahrungen fehlen.

Muzin

Material

Synovia

Prinzip

Muzin läßt sich mit Essigsäure untersuchen. Die Methode wurde von van Pelt (1962) beschrieben. Ihre Aussagekraft ist umstritten.

Technik

7 N Eisessig 0,1 ml
+ Aqua dest. 4 ml mischen,
+ 1 ml Synovia vorsichtig mischen,
eine Stunde stehenlassen bei Raumtemperatur

Bewertung

Ohne besonderen Befund:
Bei der gesunden Synovia bildet sich ein dichtes, zähes Koagulum in einer klaren Lösung.

Abweichungen mit Muzinvermehrung:
gering: weiche Masse in einer opaken Lösung; kann bei Gesunden vorkommen
mittelgradig: weiche Masse in einer trüben Lösung
hochgradig: wenige Flocken in einer stark trüben Lösung

Protein

Eggers (1959) beschreibt den Proteingehalt der Synovia gesunder Pferde wie folgt:
Albumin: 39,6 ± 4,47%
α-Globuline: 10,5 ± 2,3%
β-Globuline: 21,3 ± 4,2%
γ-Globuline: 28,7 ± 4,0%

Bei akuten **nichtinfektiösen** und **akuten eitrigen Arthritiden** stieg der γ-Globulinanteil zuungunsten des Albumins an. Bei chronischen **nichteitrigen** Arthritiden stiegen dagegen die β-Globuline an.

Glukose

van Pelt und Conner (1963) fanden ein Verhältnis Plasmaglukose : Synoviaglukose von 1,0 : 1,3 (Rind). Die Glukose der Synovia ist also *höher als im Blut.*

Bei **Arthritiden** sinkt die Glukosekonzentration in der Synovia ab, teilweise unter die Serumwerte. Zurückzuführen ist dies auf die glykolytischen Enzyme der neutrophilen Granulozyten. Eine deutliche Verminderung bis weit unter Blutzuckerwerte kommt auch bei chronischen Arthritiden vor.

Alkalische Phosphatase

Die AP der Synovia ist nach van Pelt (1962, 1963) wesentlich *niedriger als die Serum-AP.* Die von dem Untersucher angegebenen Werte differieren von der Serum-AP etwa um den Quotienten 5 bis 9 (er gibt die AP-Aktivität in den veralteten Sigma-Einheiten an). Bei Pferden mit idiopathischer aseptischer Arthritis verringerte sich das Verhältnis auf den Quotienten 2, die synoviale AP stieg also an. Bei infektiöser Arthritis wurden dagegen synoviale AP-Werte festgestellt, die die Serum-AP-Aktivität um etwa das Fünffache überstiegen.

Zytologie

Ungleich wichtiger als die chemische ist die zytologische Untersuchung. Bestimmt werden die Gesamtzellzahl sowie das Differentialzellbild.

Gesamtleukozytenzahl

Technik

Eine Leukozytenpipette wird wie zur Blutzählung gefüllt (s. Leukozytenzählung). Anstelle der Türk-Lösung wird aber physiologische Kochsalzlösung verwendet oder – zur besseren Darstellung der Leukozyten – eine 1%ige Kristallviolettlösung in physiologischer Kochsalzlösung. Wenn eine starke Vermehrung der Erythrozyten vorliegt, kann man statt der physiologischen Kochsalzlösung eine 0,3%ige Lösung verwenden, womit die Erythrozyten hämolysieren.
Die Auszählung der Leukozyten erfolgt in der Zählkammer nach Fuchs-Rosenthal, wie im Kapitel Hämatologie beschrieben (s. S. 54 ff.).

Referenzbereiche

Im gesunden Gelenk werden bis zu 1500, beim Rind bis 725 (van Pelt 1963) Zellen/µl gefunden.

Bewertung

Bei *Arthritiden* erfolgt eine starke Leukozytenvermehrung auf einige 1000 bis 10000; besonders hoch ist begreiflicherweise die Leukozytenzahl bei eitrigen Arthritiden.

Differentialzellbild

Technik

Synovia wird ausgestrichen wie ein Blutausstrich und ebenso gefärbt.

Referenzbereiche

Das Differentialzellbild des gesunden Gelenks scheint bei allen Tierarten eine *Tendenz zur Lymphozytose* aufzuweisen. In der Literatur werden folgende Werte angeführt:

Hund (Sawyer 1963):
    Monozyten 39,7%
    Polymorphkernige 1,4%
    Lymphozyten 44,2%
    große mononukläre Zellen 4,2%

Pferd (van Pelt 1962):
    Monozyten 31,4 bis 56,9%
    Lymphozyten 33,9 bis 56,5%
    (abhängig von verschiedenen Gelenken)
    Polymorphkernige 0 bis 7,6%
    große mononukleäre Zellen 4,1 bis 9,3%
    eosinophile Granulozyten bis 1%

Rind (van Pelt und Conner 1963):
    Monozyten 38%
    Polymorphkernige 6%
    Lymphozyten 49%
    große mononukleäre Zellen 6%

Bewertung

↑ große mononukleäre Zellen:
- traumatische Arthritis
- Kreuzbandruptur
- Osteochondrosis dissecans

↑ Leukozyten, neutrophile Granulozyten
(Polymorphkernige):
- septische Arthritis
- aseptische Polyarthritis
- rheumatoide Arthritis
- systemischer Lupus erythematodes
- traumatische Arthritis (zum Teil)
- degenerative Arthropathien (zum Teil)

↑ Erythrozyten:
- Traumen
- septische Arthritis

Literatur

1. Eggers H. Elektrophoretische Untersuchungen der Synovia. Schweiz Arch Tierheilk 1959; 101: 541-7.
2. Pelt RW van. Properties of equine synovial fluid. J Am Vet Med Assoc 1962; 141: 1051-61.
3. Pelt RW van. The practical value of equine synovial fluid analysis in the horse. Proc. 8th Am Assoc Equine Pract, Chicago 1963; 221-34.
4. Pelt RW van, Conner GH. Synovial fluid from the normal bovine tarsus. I. Cellular constituents, gross appearance. Am J Vet Res 1963; 24: 112-21.
5. Sawyer DC. Synovial fluid analysis of canine joints. J Am Vet Med Assoc 1963; 143: 609.

24 Liquor cerebrospinalis

Wilfried Kraft und Ulrich M. Dürr
unter Mitarbeit von Manfred Fürll, Hartwig Bostedt und Karl Heinritzi

Die Gehirn-Rückenmarks-Flüssigkeit wird in den Ventrikeln durch Sekretion und Filtration *gebildet;* außerdem scheint ein Teil im subarachnoidalen Raum zu entstehen. Der Liquor fließt von den Ventrikeln in den Subarachnoidalraum. Er umgibt Gehirn und Rückenmark. Die *Resorption* erfolgt in den Venen und Venenplexus des Gehirns, den Venen und Lymphgefäßen der Rückenmarksnerven und der Kopfnerven.

Die enge Nachbarschaft zum ZNS und der Entstehungsort machen den Liquor zu einem hervorragenden Diagnostikum bei zahlreichen organischen und funktionellen Störungen des Zentralnervensystems. Daher besteht bei jeder *unklaren Störung der Gehirnfunktion* die **Indikation** zur Gewinnung von Liquor. Die Liquorgewinnung zu diagnostischen Zwecken wird routinemäßig bei Hund, Katze und Pferd, weniger oft bei den landwirtschaftlichen Nutztieren durchgeführt. Seltener wird sie zu *therapeutischen Zwecken* – Druckentlastung der Ventrikel – herangezogen. Dagegen ist die mit der Punktion des Liquorraumes verbundene Myelographie ebenfalls eine Routinemethode.

Methode der Liquorgewinnung

Die **Punktionsorte** sind die *Cisterna magna* einerseits und der *Lumbalraum* andererseits. Die Entscheidung, welchen Punktionsort man wählt, hängt weitgehend vom vermuteten Sitz der Erkrankung ab:
- Wenn das Gehirn oder das gesamte ZNS betroffen ist, ist die Zisterne der geeignete Ort.
- Bei Erkrankung des Rückenmarks wählt man besser die Lumbalpunktion.

Grundsätzlich gilt, daß die Haut geschoren, rasiert, gereinigt und desinfiziert werden muß, wie zu einem chirurgischen Eingriff üblich. Liegen Krankheiten der Haut im Bereich der Punktionsstelle vor, so verbietet sich die Entnahme. Grundsätzlich soll die Liquorgewinnung mit Operationshandschuhen erfolgen (Infektionsschutz des Patienten und des Operators!).

Beim **Hund** eignet sich praktisch nur die Punktion der *Zisterne* zur Liquorgewinnung. Da eine Verletzung des Rückenmarks an dieser Stelle zu schweren Folgen führen kann, sollte der Patient narkotisiert werden.
- Bei Rechtshändern wird das Tier in rechte Seitenlage verbracht.
- Die Haut in der Region zwischen Protuberantia occipitalis und Atlasflügeln wird chirurgisch vorbereitet.
- Der Kopf wird von einem Helfer im rechten Winkel so gebeugt, daß er parallel zum Tisch liegt (Nase etwas anheben).
- Die Punktionsstelle liegt genau auf der Schnittstelle einer Linie, die die vorderen Ränder der Alae atlantis verbindet, mit einer senkrecht dazu verlaufenden Linie, ausgehend von der Protuberantia occipitalis zu den Dornfortsätzen.
- Mit einer Liquorpunktionskanüle mit Mandrin (Stilett) in Position geht man senkrecht zur Haut ein.
- Das leichte Nachgeben bei Erreichen der Zisterne wird immer wieder beschrieben, man sollte sich jedoch nicht zu sehr auf dieses Erlebnis verlassen. Wenn man glaubt, die Zisterne erreicht zu haben, sollte man besser den Mandrin herausnehmen und auf abtropfenden Liquor achten. Ist dies nicht der Fall, wird der Mandrin wieder eingesetzt und die Punktionskanüle vorsichtig weitergeschoben.
- Normalerweise tropft Liquor ab. Bei Druckerhöhung fließt er rasch aus der Kanüle. Man kann gefahrlos zwei Milliliter abfließen lassen, bei großen Hunden bis fünf Milliliter.

Auch bei der **Katze** eignet sich nur die *Zisterne* zur Liquorgewinnung.
- Das Vorgehen ist wie beim Hund beschrieben; es muß jedoch immer eine Vollnarkose durchgeführt werden.
- Nicht mehr als 1 ml Liquor sollte entnommen werden.

Beim **Pferd** wird Liquor in der Regel ebenfalls der *Zisterne* (Abb. 24.1–24.6), seltener in der *Lumbosakralgegend* (Abb. 24.7) entnommen.
- Die Allgemeinnarkose ist bei Punktion der Zisterne unbedingt, bei Punktion im Lumbosakralraum nicht erforderlich.
- Das Pferd wird in Rechtsseitenlage verbracht.

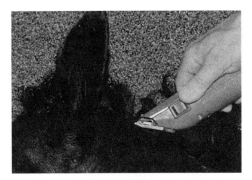

Abb. 24.1: Freischeren der Punktionsstelle

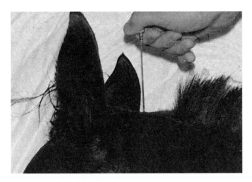

Abb. 24.4: Einschieben der Punktionskanüle in Richtung auf den Kehlkopf

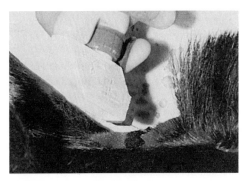

Abb. 24.2: Chirurgische Vorbereitung der Haut

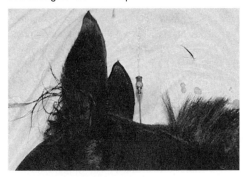

Abb. 24.5: Abfließen des Liquors bei Überdruck

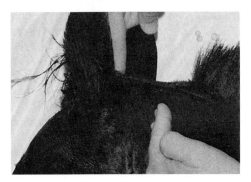

Abb. 24.3: Aufsuchen der Punktionsstelle im Dreieck zwischen Alae atlantis und Protuberantia occipitalis

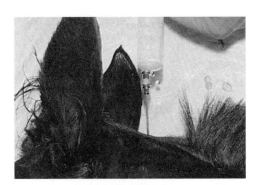

Abb. 24.6: Aspiration des Liquors

– Der Kopf wird auf eine saubere Unterlage gebettet, die Nase etwas unterlegt, damit eine gerade Kopflage entsteht. Der Kopf wird um 90° gewinkelt.

– Die Gegend zwischen Protuberantia occipitalis und Alae atlantis wird chirurgisch vorbereitet; Abdecken mit durchsichtigen (Kunststoff-)Abdecktüchern ist vorteilhaft.

– Die Punktionskanüle hat eine Länge von etwa 15 cm. Sie wird mit Mandrin an der vergleichbaren Stelle wie beim Hund in Richtung auf den Kehlkopf durch die Haut gestochen. Die Einstichtiefe beträgt

beim erwachsenen Pferd 5 bis 8 cm, beim Fohlen und Kleinpferd 2 bis 4 cm.

– Nach Entfernen des Mandrins fließt Liquor tropfenweise ab.

Die Gewinnung des Liquors im Lumbosakralraum erfolgt wie bei der Rückenmarksanästhesie. Das Pferd wird am besten in einen Notstand gestellt. Allenfalls ist eine örtliche Anästhesie erforderlich.

Die Liquorentnahme beim Rind kann sowohl durch Postokzipitalpunktion aus der Cysterna cerebellomedu-

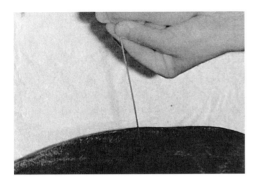

Abb. 24.7: Liquorpunktion im Lumbosakralgelenk

laris am stehenden oder vorzugsweise abgelegten Tier als auch durch Lumbalpunktion am stehenden Rind erfolgen. Die Einstichtiefe beträgt bei rechtwinkliger Kanülenführung bei der Postokzipitalpunktion 7 bis 8 cm, bei der Lumbosakralpunktion 8 bis 9 cm.

Das **Schaf** läßt sich am besten im *Zisternenbereich* punktieren.
- Die Punktionsstelle wird wie beim Pferd oder Hund gefunden. Allerdings ist die Muskulatur an dieser Stelle sehr umfangreich, so daß das Einschieben der Nadel erschwert ist. Hinzu kommt die ungünstige Stellung der Squama occipitalis, die bei der Punktion hinderlich ist.

Beim **Schwein** erfolgt die Punktion im Lumbosakralbereich.
- Das Tier wird narkotisiert und in Brust-Bauch-Lage gebracht.
- Die Hinterbeine werden weit unter den Leib gestreckt, so daß zwischen letztem Lendenwirbel und Kreuzbein eine möglichst starke Beugung entsteht und so ein besserer Zugang zum Foramen lumbosacrale gegeben ist.
- Der Operateur stellt sich hinter das Tier und sucht mit den Fingerspitzen die höchsten Punkte der beiden Darmbeinkämme auf. Die Verbindungslinie zwischen diesen beiden Punkten liegt in Höhe des letzten Lenden- und ersten Sakralwirbels.
- Die Einstichstelle liegt im Schnittpunkt der Medianen mit der Verbindungslinie zwischen den beiden oberen Punkten der Crista iliaca. An dieser Stelle wird eine 10 cm lange Kanüle in leicht kranioventraler Stichrichtung eingeführt.
- Beim Durchstechen des Ligamentum flavum (Lig. interarcuale) ist ein leichter Widerstand und meist ein Zucken des Patienten wahrzunehmen.
- Nach Durchdringen des Lig. flavum gelangt die Kanüle in das geräumige Spatium epidurale. Hier befinden sich fettreiches Bindegewebe sowie die Wirbelblutleiter.

- Wird die Kanüle tiefer eingeführt, durchstößt sie die Dura mater, die Neurothel- und Mesothelschicht der Arachnoidea und gelangt in das Cavum leptomeningicum s. subarachnoidale, wo der Liquor cerebrospinalis zirkuliert (Heinritzi und König 1988).

Der Liquor wird mit physikalischen, chemischen und zytologischen Methoden untersucht.

Physikalische Untersuchung

◆ Druck

Im allgemeinen beurteilt man *grobsinnlich* den Druck an Hand des Abflusses. Normalerweise tropft der Liquor aus der Punktionskanüle. Bei **Druckerhöhung** fließt er dagegen im Strahl ab. Druckerhöhungen kommen vor bei vermehrter Liquorbildung oder bei Abflußstörungen im Rückenmarksbereich.

◆ Farbe

Der Liquor des Gesunden ist *wasserklar, farblos und wäßrig.*

Veränderungen:
Eine **Rotfärbung** entsteht durch eine *Blutung* in den Subarachnoidalraum oder aber durch *Blutbeimengung* während der Punktion infolge Gefäßverletzung. Die Unterscheidung ist bei frischen Blutungen nicht immer einfach. Wenn die Blutung nicht absolut frisch entstanden ist (etwa durch Verletzung während des Einleitens der Narkose bei Großtieren), kann durch Zentrifugieren Klarheit geschaffen werden: Blutkontamination läßt den Überstand klar erscheinen wie »normalen« Liquor; bei etwas älteren oder alten Blutungen in den Liquorraum ist der Überstand dagegen mehr oder weniger intensiv gelb.

Gelbfärbung ohne Blutbefund im Sediment entsteht durch Bilirubin. Es ist in der Regel auf eine *alte Blutung* zurückzuführen, bei der die Erythrozyten zerstört und das Hämoglobin zu Bilirubin umgewandelt worden ist. Ursächlich in Frage kommen Traumen, hämorrhagische Diathesen (z. B. Kumarinvergiftung), Entzündungen sowie Blutungen durch Tumoren oder Abszesse. Bei schwerem Ikterus führt Bilirubin auch im Liquor zu Gelbfärbung (Xanthochromie).

◆ Trübung

Normaler Liquor ist *wasserklar.*

Veränderungen:
Trübungen unterschiedlichen Ausmaßes kommen vor bei *vermehrter Zellzahl,* insbesondere bei Vermehrung der neutrophilen Granulozyten. Auch *Blutbeimengungen* führen – neben der rötlichen Verfärbung – zur Trübung.

◆ Gerinnung

Der unveränderte Liquor *gerinnt nicht.*

Veränderungen:
Koagulation tritt ein bei eitriger Meningitis. Hin und wieder wird auch bei *meningealer Reizung* eine geringergradige Gerinnung beobachtet. Eine Gerinnung kann auch eintreten bei akuter schwerer *Blutung* oder aber *Blutkontamination* während der Entnahme.

Chemische Untersuchung

Protein

Das normalerweise im Liquor enthaltene Protein kommt nur *in geringen Mengen* vor. Es besteht fast ausschließlich aus Albumin.

Gesamtproteinbestimmung

Die Untersuchung geschieht qualitativ mit Trichloressigsäure.
Zur quantitativen Bestimmung läßt sich die Biuretmethode anwenden. Die Durchführung erfolgt in der gleichen Weise wie im Urin (s. d.).

Referenzbereiche

bis 0,3 g/l (30 mg/dl)

Bewertung

↑ ● Meningitis
  ● Enzephalitis
  ● Gehirn-, Rückenmarksabszesse
  ● Polyradikuloneuritis
  ● Rückenmarkskompressionen
  ● Blutungen
  ● bisweilen bei Urämie, Krampfanfällen

Globulinbestimmung

Eine einfache Methode zum qualitativen Nachweis von Globulinen, die normalerweise nicht im Liquor vorkommen, ist die Untersuchung nach Pándy oder nach Nonne-Apelt.

Pándy-Reaktion*

Material

frischer Liquor, Pándys-Reagenz (gesättigte Karbolsäurelösung in Aqua dest.)

Prinzip

Globuline ergeben mit Pándys-Reagenz eine Trübung. Offensichtlich führen aber nicht nur Globuline, sondern auch Albumin, Albumosen und Proteide zu positiven Reaktionen.

Technik

→ Ca. 1 ml Pándys Reagenz in ein Uhrgläschen geben.
→ Auf dunklen Untergrund stellen.
→ Wenige Tropfen Liquor von der Seite langsam zufließen lassen.
→ Auf Trübung unterschiedlicher Intensität achten.

Referenzbereiche

Liquor bleibt *klar.* Keine Globuline vorhanden.

Bewertung

+   Opaleszenz
++   leichte Trübung
+++   starke Trübung
++++ Präzipitation

Die verschiedenen Intensitäten der Trübung zeigen unterschiedliche Globulinmengen an.

↑ ● Meningitis
  ● Enzephalitis
  ● Gehirn-, Rückenmarksabszesse
  ● Polyradikuloneuritis
  ● Rückenmarkskompressionen
  ● Tumoren
  ● Blutungen
  ● bisweilen bei Urämie, Krampfanfällen, Pneumonie

Reaktion nach Nonne-Apelt

Material

Liquor, Nonne-Apelt-Reagenz (gesättigte Ammoniumsulfatlösung)

---

* Kálmán Pándy war ungarischer Neurologe. Die neuerdings oft zu vernehmende englische Aussprache des Namens ist daher nicht unbedingt erforderlich.

Prinzip

Die Methode beruht auf der Trübung des Liquors durch Nonne-Apelt-Reagenz (gesättigte Ammoniumsulfatlösung) in Gegenwart von Globulinen.

Technik

→ Nonne-Apelt-Reagenz mit gleichen Teilen Liquor überschichten.
Im positiven Falle bildet sich nach ca. 3 min ein grautrüber Ring.

Bewertung

Die Nonne-Apelt-Reaktion ist *sehr spezifisch* für den Globulinnachweis. Sie ist daher häufiger negativ als die Pándy-Reaktion. Sie deshalb geringer zu schätzen, wäre daher falsch!

Keine Ringbildung: keine Globuline vorhanden.
+   Opaleszenz
++   leichte Trübung
+++   starke Trübung
++++   Präzipitation

Die Untersuchung wird besonders bei **Infektionskrankheiten des Gehirns und Rückenmarks** positiv.

Glukose

Die Glukosekonzentration im Liquor ist von der *Blutglukosekonzentration* abhängig. Darüber hinaus wird sie durch die Permeabilität der *Blut-Liquor-Schranke* beeinflußt.

Material

frischer (!) Liquor

Prinzip

naß- oder trockenchemische enzymatische Bestimmungsmethoden wie für Blutglukose

Technik

Die für die Bestimmung der Blutglukose üblichen Testkombinationen werden unverändert für die Untersuchung der Liquorglukose angewandt. Durchführung nach Arbeitsanleitung des Herstellers.

Referenzbereiche

40–70 mg/dl oder 2,2-3,9 mmol/l

Bewertung

↑ **Hyperglykorrhachie:**
- Hyperglykämie, insbesondere Diabetes mellitus
- Enzephalitis
- Gehirntumor
- Gehirnabszeß
- Rückenmarkskompression

↑ **Hypoglykorrhachie:**
- Hypoglykämie
- Infektion des ZNS durch glykolytische Bakterien

Chloride

Normalerweise werden im Liquor wesentlich *höhere Chloridwerte* gefunden als im Blutserum. Die Bestimmungsmethoden gleichen denen der Serum-Chloride. Der **Referenzbereich** beträgt 180 bis 250 mmol/l.

Vermindert sind die Chloride bei **Hypochlorämie, Meningitis.**

Kreatinkinase (CK)

Die CK ist kein einheitliches Enzym; ein speziell im Gehirn vorkommendes Isoenzym kann im Liquor bei **Gehirnkrankheiten** auftreten. Die Aktivitätsbestimmung erfolgt wie im Serum.

Erhöhte CK-Aktivitäten im Liquor werden beobachtet bei **Enzephalitiden, Blutungen, Tumoren** und **Krampfanfällen.** Besonders bei Tieren mit Krampfanfällen zeigt die CK-Erhöhung eine ungünstige Prognose an.

Zytologische Untersuchung

Neben der Bestimmung der *Gesamtzellzahl* wird eine *Zelldifferenzierung* durchgeführt.

Gesamtzellzahl

Die Bestimmung der Gesamtzellzahl muß im möglichst *frischen Liquor* erfolgen, da die Zellen rasch degenerieren. Beim gesunden Tier werden *ausschließlich Lymphozyten* gefunden.

Material

frischer Liquor, Leukozytenpipette, Zählkammer nach Fuchs-Rosenthal

Prinzip

Zählkammermethode

Technik

→ Leukozytenpipette bis Marke 1 (!) mit Liquor aufziehen.
→ Leukozytenpipette bis Marke 11 (!) mit Liquorverdünnungsflüssigkeit* aufziehen.
→ Mischen.
→ Kapillarteil der Flüssigkeit (erste drei bis vier Tropfen) verwerfen.
→ Kammer, wie unter Leukozytenzählung dargestellt, füllen.
→ Einige Minuten sedimentieren lassen.
→ Alle Zellen in den 16 Großquadraten auszählen.

* Liquorverdünnungsflüssigkeit ist als Fertigprodukt im Handel.
Eigene Herstellung: Eisessig 4,0, Methylviolett 0,2, Aqua dest. ad 100. Vor Gebrauch filtrieren.

Bei dem üblichen Rauminhalt von 3,2 µl gilt dann folgende Berechnung:

$$\frac{\text{Zellzahl} \times 10}{3,2 \times 9} = \frac{\text{Zellzahl} \times 10}{28,8} = \text{etwa } \frac{\text{Zellzahl}}{3} \text{ im µl Liquor}$$

Normalerweise wird die Liquorzellzahl also als Zellzahl pro 3 Großquadrate angegeben, daher der Bruch mit 3 im Nenner. Die Angabe heißt dann beispielsweise

$$\frac{8}{3}\text{/µl Liquor}$$

Referenzbereiche

Bei allen Tierarten bis 15/3 Zellen/µl (oder 5 Zellen/µl)

Bewertung

↑ • Meningitis
• Enzephalitis
• Myelitis
  – besonders eitrige bakterielle
  – weniger bei viralen Entzündungen
• Abszesse
• Tumoren

Differentialzellbild

Bei Erhöhung der Gesamtzellzahl sollte eine Zelldifferenzierung vorgenommen werden. Am besten geschieht dies im *Nativausstrich,* was jedoch bei weniger als 15/3 Zellen pro Mikroliter zu zeitaufwendig ist. In diesem Falle wird eine vorsichtige *Zentrifugation* durchgeführt (höchstens 1000 g oder etwa 1000 U/min).

Technik

→ Unbehandelten Liquor bzw. Sediment wie einen Blutausstrich ausstreichen (s. S. 61 ff.).
→ Ausstrich gut lufttrocknen lassen.
→ Ausstrich nach Pappenheims panoptischer Färbemethode färben.

Referenzbereiche

Es werden (fast) nur *Lymphozyten* festgestellt.

Bewertung

↑ Lymphozyten:
• virale Infektionskrankheiten des ZNS
• Intoxikationen
• chronische nichteitrige Gehirnentzündungen

↑ neutrophile Granulozyten:
• eitrige Meningitis, Enzephalitis oder/und Myelitis
• Abszesse
• Blutungen
• bei wiederholter Liquorpunktion

Bisweilen werden *Tumorzellen* als Ausdruck einer Tumorose gefunden.

Literatur

1. Doll K. Liquorentnahme und Liquordiagnostik der Rinderpraxis. Prakt Tierarzt, Colleg Veterin 1987; XVIII: 75-8.
2. Frankhauser R. Der Liquor cerebrospinalis in der Veterinärmedizin. Zbl Vet Med 1954; 1: 136-54.
3. Heinritzi K, König HE. Anästhesie beim Schwein. Tierärztl Prax 1988; 16: 45-52.
4. Kraft W. Neurologische Untersuchung des Pferdes. Tierärztl Prax 1987; 15: 67-79.

25 Skelettmuskulatur, Knochen, Kalzium-, Phosphor-, Magnesiumstoffwechsel

Wilfried Kraft
unter Mitarbeit von Wolfgang Klee, Hartwig Bostedt und Karl Heinritzi

Skelettmuskulatur

Eine Reihe von Enzymen eignet sich zur *Untersuchung der Muskelzellintegrität.* »Muskelspezifisch«, also nur bei Muskelerkrankungen erhöht, ist lediglich die *Kreatinkinase* (CK, früher CPK). Auch sie findet sich nicht nur im Skelettmuskel, sondern auch im Herzmuskel. Die meisten Enzyme sind jedoch »unspezifisch«, das heißt, sie kommen nicht nur im Muskel (und Herzmuskel), sondern auch in anderen Organen und Geweben vor. Daraus zu schließen, sie seien deshalb nicht zur Diagnose von Erkrankungen der Muskulatur (oder der Herzmuskulatur) geeignet, wäre jedoch falsch. Durch die unterschiedlichen Halbwertszeiten der einzelnen Enzyme lassen sich dennoch relevante Aussagen erzielen.

Kreatinkinase (CK, CPK), E. C. 2.7.3.2

Bei der menschlichen Kreatinkinase wurden drei **Isoenzyme** nachgewiesen:
– Muskel (CK-MM)
– Herz (CK-MB)
– Gehirn (CK-BB)

Die Isoenzyme entstehen durch Kombinationen der Untereinheiten M (*muscle*) und B (*brain*). Sie lassen sich auch beim Tier nachweisen; es bestehen jedoch Unterschiede in der Aktivitätsverteilung gegenüber dem Menschen. Die Gehirn-CK tritt nicht in das Blut über. Deshalb gilt die CK als *muskelspezifisches Enzym*, obwohl sie auch in zahlreichen anderen Organen nachgewiesen werden kann.

Beim Verdacht auf Muskelkrankheiten oder -miterkrankungen in der Folge anderweitiger Grundkrankheiten wird die CK-Gesamtaktivität bestimmt.

Material

Serum, Plasma, auch vorher eingefroren

Prinzip

Der Bestimmung liegen folgende Reaktionen zugrunde:

$$\text{Kreatinphosphat} + \text{ADP} \overset{\text{CK}}{\longleftrightarrow} \text{Kreatin} + \text{ATP}$$

$$\text{ATP} + \text{Glukose} \overset{\text{HK}}{\longleftrightarrow} \text{Glukose-6-phosphat} + \text{ADP}$$

$$\text{Glukose-6-phosphat} + \text{NADP}^+ \overset{\text{G6P-DH}}{\longleftrightarrow} \text{Glukonat-6-phosphat} + \text{NADPH} + \text{H}^+$$

Gemessen wird die Extinktionszunahme durch Entstehung von NADPH, die der Aktivität der CK im Serum proportional ist.

Heute wird nur die *reaktivierte CK* gemessen. Die Reaktivierung mit N-Acetylcystein (NAC) hat den Vorteil wesentlich höherer Aktivitäten und ganz erheblich längerer Haltbarkeit, so daß das Enzym selbst nach Tagen und Wochen noch untersucht werden kann, während das nicht aktivierte Enzym sofort untersucht werden mußte.

Technik

Testkombinationen sind kommerziell erhältlich. Durchführung nach Arbeitsanleitung des Herstellers.

	IU/l	µkat/l
Hund	bis 90	bis 1,5
Katze	bis 130[1]	bis 2,2[1]
Pferd	bis 130[1]	bis 2,2[1]
Rind	bis 250	bis 4,2
Schaf	bis 25[2]	bis 0,4[2]
Ziege	bis 65[2]	bis 1,1[2]
Schwein	bis 2000[3]	bis 33[3]

Umrechnungsfaktoren:

→ SI-Einheit: × 16,67 (nkat/l) oder × 0,01667 (µkat/l)
→ konventionelle Einheit: × 0,05999 (nkat/l → IU/l)
   oder × 59,99 (µkat/l → IU/l)

[1] vereinzelt bis 190 IU/l (3,2 µkat/l)
[2] unter der Geburt leicht erhöht
   (bis 150 IU/l = 2,5 µkat/l)
[3] stark abhängig von Alter, Rasse und Belastung

Bewertung

↑ ● Muskeltraumen (Rupturen, Prellungen, chirurgische Traumen, intramuskuläre Injektionen)
● ungewohnte körperliche Belastung
● Tetanus (extreme Anstiege auf mehrere 10000 IU/l möglich)
● Belastungsmyopathie (Myalgie, Rückenmuskelnekrose)
● paralytische Myopathie (Lumbago, Tying up, Myopathie der Windhunde)
● Mangelmyopathie (oder nutritive Muskeldystrophie, NMD)
● (Vitamin-E-, Selenmangel; bei Jungrindern bis ↑100000 IU/l)
● Myositiden (Myositis eosinophilica)
● Kreislaufschock (Stoffwechselstörung der Muskulatur)

Mit Hilfe der CK lassen sich indirekt Hämoglobin- und Myoglobinurie unterscheiden. Während bei **Myoglobinurie** mit einer erheblichen *Erhöhung der CK* im Serum zu rechnen ist, tritt sie bei **Hämoglobinurie** *nicht oder verspätet* als Folge von Durchblutungsstörungen der Muskulatur auf.

Hund: Sehr ausgeprägte CK-Aktivitätsanstiege finden sich beim Hund nur selten. Geringgradige Anstiege, die aber immerhin einige hundert IU/l erreichen können, werden schon bei **intramuskulären Injektionen** gemessen. Bei **Abszeßbildung** in der Muskulatur können über 1000 IU/l auftreten. Sehr hohe Werte werden bei – dem recht seltenen – **Tetanus** sowie bei **Muskelentzündungen** festgestellt (Toxoplasmose). Kürzlich wurde auch in Deutschland über eine **para-**

lytische Myopathie bei Windhunden mit zum Teil sehr hohen CK-Werten berichtet (Wodecki und Heinrich 1993).

Pferd: Bei den **Myopathien** des Pferdes kommt in schweren Fällen frühzeitig ein hochgradiger Aktivitätsanstieg der CK zustande. Weniger auffällig ist der Anstieg bei **Tying up**, er kann in Ruhe sogar gänzlich fehlen oder nur angedeutet sein. In diesen Fällen läßt sich mit einer 15minütigen Belastung (Trab/Galopp) eine Klärung herbeiführen:

– Beim gesunden Pferd steigt die CK-Aktivität dabei nur geringgradig an (Abb. 25.1).
– Bei latenter Mypopathie dagegen kommt es zu einem erheblichen Anstieg oft weit über die obere Grenze des Referenzbereichs (s. Abb. 25.2).

Die Blutentnahme zur CK-Bestimmung erfolgt vor, 30 oder 60 Minuten und 24 Stunden nach Belastung. Der hohe Anstieg kommt innerhalb einer Stunde nach Belastung zur Beobachtung. Am folgenden Tag ist der Anstieg i. a. wieder abgeklungen.

Rind: Die CK dient bei Wiederkäuern in erster Linie zur Abgrenzung nutritiv bedingter Myopathien (Selen-, Kupfermangel) sowie der Ursache des (postpartalen) Festliegens durch Ausschluß von Muskelzerrungen, -rupturen und -nekrosen. Klinisch bedeutsam sind Aktivitätssteigerungen über 1000 U/l.

Schwein: Sehr ausgeprägte CK-Aktivitätsanstiege werden vor allem bei streßanfälligen Schweinen gemessen. Die Bestimmung der CK-Enzymaktivität im Blutplasma, 24 Stunden nach einer standardisierten Testbelastung (100-m-Lauftest oder pharmakologische Belastung durch Applikation von jeweils 0,05 mg Atropin und Neostigminbromid/kg KM), kann zur Erkennung der **Streßanfälligkeit** und Disposition für PSE-Fleisch herangezogen werden. Werte über 2000 IU/l weisen auf eine Belastungsempfindlichkeit hin.

Der *Quotient zwischen den beiden Enzymen CK und AST* kann zur Unterscheidung der Belastungsmyopathie von ernährungsbedingten Myopathien einerseits und Muskelrissen oder Leberzelldegenerationen andererseits herangezogen werden. Das Enzym CK ist in beiden Fasertypen – den roten wie den weißen Muskelzellen – in etwa gleicher Menge enthalten. Die Konzentration der AST hingegen ist in den roten Muskelfasern wesentlich höher als in den weißen. Dies bedeutet, daß bei einem Quotienten *<50* vor allem mit einer Schädigung der roten Muskelfasern zu rechnen ist, während ein Quotient *>100* auf eine Schädigung der weißen Muskelfasern hinweist. Bei Leberzelldegenerationen ist der CK/AST-Quotient meist *<20* (Bickhardt 1988).

Andere Muskelenzyme

Zur Klärung einer Myopathie können auch **Aspartat-Aminotransferase (AST)**, die **Malatdehydrogenase (MDH)** und **Aldolase (ALD)** beitragen. Während die MDH und die ALD heute kaum noch bestimmt werden, da sie zu wenig organspezifisch sind, wird die in der Hauptsache auf Muskulatur und Leber beschränkte AST vor allem bei Muskelkrankheiten des Pferdes öfter untersucht. Im Gegensatz zur CK ist die AST bei *Myopathien* auch nach 24 Stunden in der Regel noch deutlich erhöht, deutlicher als der 30- oder 60-Minu-ten-Wert. Dies gilt auch für die MDH und die ALD (s. Abb. 25.2).

Knochen, Kalzium-, Phosphorstoffwechsel

Über das Skelett lassen sich labordiagnostisch – außer durch Untersuchung eines Knochenbioptats – nur *indirekt* Aussagen treffen. Sie erstrecken sich im wesentlichen auf die Auswirkungen einer Parathyreoideafunktionsstörung (s. auch Kapitel »Harnapparat«).

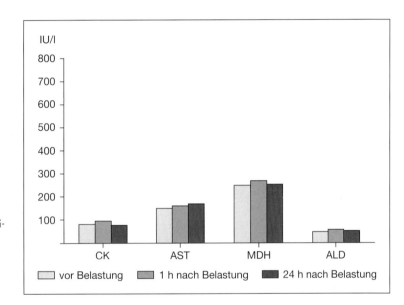

Abb. 25.1 Enzym-Gesamtaktivität beim gesunden Pferd.
CK = Kreatinkinase;
AST = Aminotransferase;
MDH = Malatdehydrogenase;
ALD = Aldolase.

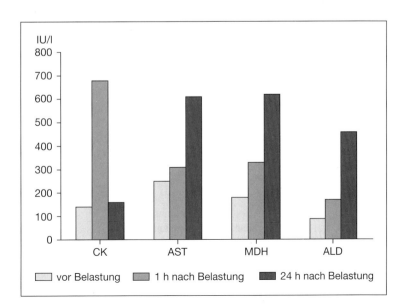

Abb. 25.2 Enzym-Gesamtaktivität beim Pferd mit latenter Myopathie. Abkürzungen s. Abb. 25.1.

In den Epithelkörperchen werden die Hormone *Parathormon* und *Kalzitonin* gebildet. Sie sind für die **Regulation der Kalziumhomöostase** verantwortlich. Aber auch andere Hormone, Geschlechtshormone, *Kortikosteroide, Thyroxin, Somatotropin und Glukagon,* greifen in den Kalziumstoffwechsel ein. Obwohl der weitaus größte Teil des Kalziums wie des Phosphats im Skelett gebunden ist, spielen die im Blut vorhandenen geringen Mengen eine sehr große physiologische Rolle. Zwischen Skelett und extrazellulärem Raum besteht ein Fließgleichgewicht, das von den Hormonen gesteuert wird. Eine wesentliche Aufgabe kommt dem *Vitamin D* in seiner aktiven Form als 1,25-Dihydroxycholecalciferol zu.

◆ Parathormon

Das in der Parathyreoidea sezernierte Parathormon hält die Kalziumhomöostase im Blut aufrecht. Die **Sekretion** kann sofort bei Bedarf erfolgen, während die **Synthese** etwas langsamer vonstatten geht. Das Parathormon hat drei Zielorte:
- Dünndarmschleimhaut: Kalziumresorptionssteigerung
- Knochensystem: Mobilisation von Kalzium (und Phosphat)
- Niere: Steigerung der tubulären Kalziumrückresorption, Steigerung der tubulären Phosphatausscheidung

Eine niedrige Konzentration an ionisiertem Kalzium im Blut führt zu einer gesteigerten Sekretion von Parathormon; der Phosphatspiegel hat auf die Parathormonsekretion dagegen keinen Einfluß.

◆ Kalzitonin

Dieses rasch wirksame Hormon wird in den parafollikulären Zellen gebildet und ist in gewisser Weise als *Antagonist zu Parathormon* anzusehen. Ein hoher Kalziumspiegel im Blut sorgt für eine vermehrte Sekretion von Kalzitonin und damit im Skelettsystem für eine verstärkte Einlagerung von Kalzium und für eine verminderte Freisetzung von Kalzium (und Phosphat). Eine Wirkung auf die Nieren ist nicht eindeutig nachgewiesen; die Resorption von Kalzium im Darm wird nicht beeinflußt. Durch Zusammenspiel mit Parathormon wird die Kalziumhomöostase sehr fein reguliert.

Beide Hormone können bei Tieren nicht routinemäßig bestimmt werden. Man ist daher in der Beurteilung des Kalzium-Phosphor-Stoffwechsels auf die *Messung von Gesamt-Kalzium, ionisiertem Kalzium und Phosphat* angewiesen, die indirekte Rückschlüsse auf die Drüsentätigkeit, insbesondere auch auf das dritte, den

Kalziumspiegel beeinflussende Hormon, das 1,25-Dihydroxycholecalciferol, zulassen.

◆ 1,25-Dihydroxycholecalciferol

Das mit der Nahrung zugeführte Vitamin D_3 (Cholecalciferol) wird im Darm resorbiert, gelangt in die Leber und wird hier in 25-Hydroxycholecalciferol hydroxyliert. Sowohl Vitamin D_3 als auch 25-Hydroxycholecalciferol gelten als Prohormone, sie sind also selbst nicht hormonell wirksam. Erst die weitere Hydroxylierung zu 1,25-Dihydroxycholecalciferol (1,25-DHCH) in der Niere bringt ein sehr wirksames Hormon hervor. Es wirkt als *Synergist des Parathormons* und aktiviert die Kalziumresorption im Darm sowie die Freisetzung von Kalzium (und damit auch von Phosphat) aus dem Knochen.

◆ Störungen des Kalzium-Phosphor-Stoffwechsels

Sie können auf zahlreichen Ebenen eintreten:

- *Parathyreoideaadenome* führen zum **primären Hyperparathyreoidismus** und damit zu einer Freisetzung von Kalzium und Phosphat aus dem Skelett. Die Folgen sind Hyperkalzämie (vermehrte Freisetzung, verminderte renale Ausscheidung) und Hypophosphatämie (vermehrte renale Ausscheidung) sowie Osteomalazie.

- *Verminderte Kalziumzufuhr* oder ein *unausgewogenes Kalzium-Phosphat-Verhältnis* in der Nahrung führt zu absolutem Kalziummangel und damit zur Aktivierung des Parathormons (sog. **nutritiver sekundärer Hyperparathyreoidismus**). Dies bewirkt eine Freisetzung von Kalzium aus dem Knochensystem.

- *Dünndarmkrankheiten* vermindern die Resorption von Kalzium mit der gleichen Erscheinung **(alimentärer sekundärer Hyperparathyreoidismus).**

- Durch *chronische Nierenkrankheiten* wird die Hydroxylierung von 25-Hydroxycholecalciferol zu 1,25-Dihydroxycholecalciferol nicht mehr möglich. Die Folge ist eine verminderte Resorption von Kalzium im Dünndarm mit Abfall des Serum-Kalziums. Damit wird verstärkt Parathormon sezerniert **(renaler sekundärer Hyperparathyreoidismus).** Dies führt zu einer Freisetzung von Kalzium und Phosphat aus dem Skelett, das dadurch entkalkt wird (Osteofibrose). Durch die verminderte Ausscheidung von Phosphat über die erkrankte Niere kommt es zu erheblichen Anstiegen der Phosphatkonzentration im Serum.

– **Pseudohyperparathyreoidismus,** eine Krankheit, die bisher nur beim Hund beobachtet worden ist, wird selten bei Lymphosarkomen und bei Analtumoren diagnostiziert. Die Symptome – Knochenentkalkung, Hyperkalzämie, Hypophosphatämie – entsprechen denen des primären Hyperparathyreoidismus. Die Epithelkörperchen sind im Gegensatz zum primären Hyperparathyreoidismus allerdings atrophisch.

– Durch nicht ausreichend behandelten oder behandelbaren sekundären Hyperparathyreoidismus kann sich eine Autonomie der Parathyreoidea entwickeln. Es entsteht der sogenannte **tertiäre Hyperparathyreoidismus** mit ähnlichen Befunden wie beim primären Hyperparathyreoidismus.

– Verschiedene Pflanzen synthetisieren 1,25-Dihydroxycholecalciferol. Hierzu gehört der in Mitteleuropa besonders im Mittel- und den unteren bis mittleren Lagen der Hochgebirge vorkommende *Goldhafer* (Trisetum flavescens). Die Folge der Fütterung an Pflanzenfresser ist eine Kalkablagerung in zahlreichen Organen und Geweben, die häufig schwere Krankheitssymptome hervorruft **(Kalzinose).**

Eine **übermäßige Kalziummobilisation aus dem Skelett,** gleich welcher Ursache, kann durch Ablagerung von Kalzium in verschiedenen Geweben und Organen, durch Osteofibrose, aber auch durch die zum Teil erhebliche Hyperphosphatämie zu schweren Krankheitsbildern führen.

Kalzium

Kalzium wird als *Gesamt-Kalzium* gemessen und kommt im Serum zu 55% als *ionisiertes Kalzium* (Ca^{2+}), zu 40% an Protein und zu 5% an organische Säuren gebunden vor. Der Anteil des ionisierten Kalziums ist vom pH-Wert des Blutes abhängig; er steigt bei sinkendem pH-Wert. Da die Konzentration des ionisierten Kalziums das *Stellglied der Homöostase* ist, sinkt der Spiegel des Gesamt-Kalziums bei Azidosen.

Der biologisch wirksame Anteil ist das ionisierte Kalzium. Es wird unmittelbar vom Säure-Basen-Status determiniert. Für eine differenzierte Beurteilung des Ca-Stoffwechsels ist die Messung des ionisierten Kalziums notwendig. Seine Konzentration sowie der Anteil des ionisierten Kalziums am Gesamt-Kalzium liefern die besten diagnostischen Aussagen. Für praktische Verhältnisse genügt jedoch die Bestimmung des Gesamt-Kalziums.

Material

Blutplasma (Heparin), Blutserum, Vollblut (für ionisiertes Kalzium)

Prinzip

Kalzium wird flammenemissionsphotometrisch, komplexometrisch oder absorptionsphotometrisch nachgewiesen.

Absorptionsphotometrie: o-Kresolphthalein ergibt mit Kalzium in alkalischer Lösung einen Komplex, der eine violette Farbe aufweist. Deren Intensität ist der Kalziumkonzentration direkt proportional. Sie wird photometrisch bei 578 nm gemessen.

Die Bestimmung des ionisierten Kalziums erfolgt mit ionensensitiven Elektroden unter Berücksichtigung des Blut-pH-Wertes.

Technik

Es sind verschiedene Testkombinationen im Handel. Durchführung nach Arbeitsanleitung des Herstellers.

Von verschiedenen Firmen werden *Schnelltests zur semiquantitativen Bestimmung* des Kalziumblutspiegels angeboten. Sie sind vor allem für die ambulante Rinderpraxis konzipiert, basieren auf der Rolle der Kalziumionen bei der Blutgerinnung und werden mit Vollblut durchgeführt. Die Angaben zur Empfindlichkeit, bezogen auf die mit Referenzmethoden festgestellte Hypokalzämie, bewegen sich zwischen 0,75 und 0,95, diejenigen zur Spezifität zwischen 0,63 und 1,00 (Übersicht bei Iraki 1992).

Referenzbereiche

	mmol/l
Hund	2,3–3,0
Katze	2,3–3,0
Pferd	2,5–3,4
Rind	2,3–2,8[1]
Schaf	2,1–2,7
Ziege	2,2–2,8
Schwein	2,4–3,0

[1] Im Zeitraum 1 Tag ante bis 2 Tage post partum Absenkung des Gesamtkalziums bis gegen 2 mmol/l (»physiologische Hypokalzämie«), des ionisierten Kalziums bis 1 mmol/l.

Bewertung

↑ = **Hyperkalzämie:**
   • primärer oder tertiärer Hyperparathyreoidismus

- Pseudohyperparathyreoidismus
- Vitamin-D-Hypervitaminose
- Kalzinose durch Trisetum oder Solanum spp.
- akute Azidose

↓ = **Hypokalzämie:**
  - Hypoparathyreoidismus
  - Tetanie
  - Hyperkalzitonismus (C-Zell-Tumor)
  - Eklampsie (nicht regelmäßig)
  - hypokalzämische Gebärparese[1]
  - Malabsorptionssyndrom
  - sekundärer Hyperparathyreoidismus
    (Tendenz zur Hypokalzämie)

[1] die Gebärparese ist zu 60% der Fälle eine kombinierte Hypokalzämie/Hypophosphatämie; nur 15% sind reine Hypokalzämien

Phosphat

Im Blut kommt Phosphor als *anorganisches Phosphat (Pa), organischer Ester* und als *Phospholipid* vor. Diagnostisch wichtig ist das anorganische Serum-Phosphat.

> In den Erythrozyten befinden sich ebenfalls größere Phosphormengen. Sie können bei längerem Stehenlassen des Blutes, besonders aber bei unsachgemäßer Gewinnung und Aufbewahrung ins Serum übertreten. Aus diesem Grunde muß die Blutprobe vorsichtig behandelt und möglichst bald zentrifugiert werden.

Blutplasma (Blutserum)

Phosphat bildet mit Ammoniummolybdat das Ammoniumphosphomolybdat, das durch Reduktionsmittel zu Molybdänblau reduziert wird. Die Intensität der blauen Farbe ist proportional der Phosphatkonzentration. Sie wird bei 405 nm photometrisch gemessen.

Es befinden sich Testkombinationen im Handel. Durchführung nach Arbeitsanleitung des Herstellers.

	mg/dl	mmol/l
Hund	2,1–5,0	0,7–1,6
Katze	2,4–6,0	0,8–1,9
Pferd	2,2–4,5	0,7–1,5
Rind	5,0–7,1[1]	1,6–2,3[1]
Schaf	4,0–6,0	1,3–1,9
Ziege	4,5–7,0	1,4–2,3
Schwein	6,5–10,2	2,1–3,3

Umrechnungsfaktoren:
→ SI-Einheit: × 0,323 (mmol/l)
→ konventionelle Einheit: × 3,0974 (mg/dl)

[1] Im Zeitraum ein Tag ante bis 2 Tage post partum Absenkung der Phosphatkonzentration bis gegen 1,25 mmol/l

Es bestehen erhebliche **Altersabhängigkeiten,** die, ähnlich wie bei der alkalischen Phosphatase, durch das Knochenwachstum bedingt sind (in mg/dl):

Hund (Dereser 1989):
bis 3 Monate:	6,4–11,3
3 bis 6 Monate:	7,2–9,3
>6 bis 12 Monate:	5,6–9,6
>12 bis 24 Monate:	2,7–5,4
>2 bis 8 Jahre:	2,1–5,0
>8 bis 10 Jahre:	2,1–5,2
>10 Jahre:	2,1–5,2

Katze (Hartmann 1990):
bis 3 Monate:	6,5–10,0
>3 bis 6 Monate:	6,1–10,4
>6 bis 12 Monate:	4,4–8,6
>1 bis 2 Jahre:	2,9–7,3
>2 bis 3 Jahre:	2,8–6,6
>3 bis 5 Jahre:	2,4–5,6
>5 bis 7 Jahre:	2,8–6,0
>7 bis 10 Jahre:	2,7–5,7
>10 Jahre:	2,7–5,5

Pferd (Hacklechner 1993):
1 bis 2 Jahre:	4,1–7,6
>2 bis 3 Jahre:	3,0–5,3
4 bis 15 Jahre:	2,2–4,5
>15 Jahre:	2,0–4,2

Rind:
bis 2 Monate:	2,6–3,5
2 bis 6 Monate:	2,5–3,1
6 bis 12 Monate:	2,4–2,9
12 bis 18 Moante:	1,6–2,3

Bewertung

↑ = **Hyperphosphatämie:**
- Jungtiere (physiologisch)
- sekundärer Hyperparathyreoidismus (renal oder alimentär; dabei Normo- oder Hypokalzämie)
- Kalzinose (Pferd, Rind, Schaf)
- akute Azidosen (Rind)
- Knochenheilung

↓ = **Hypophosphatämie:**
- primärer Hyperparathyreoidismus (nicht regelmäßig; dabei Hyperkalzämie)
- Rachitis
- Osteomalazie
- Gebärparese (Elektrolythomöostasestörung post partum)
- chronische Azidosen
- Anorexie
- Phosphatmangelernährung

Differenzierung des Hyperparathyreoidismus

Typ	Serum, Blut					Urin	
	Ca	P	AP	Harnstoff, Kreatinin	Parathormon	Ca	P
primär	↑	↓/u	↑/u	u/↑	↑↑	↑/u	↑
sekundär renal	↓/u	↑	↑/u	↑↑	↑	↓	↓
sekundär intestinal	↓/u	↓/u	↑/u	u	↑	↓	u
tertiär renal	↑/u	↑/u	↑	↑↑	↑	↑	↓/u
tertiär intestinal	↑/u	↓/u	↑	u	↑	↑	↓
Pseudohyper-parathyreo-idismus	↑	↓/u	↑/u	u/↑	↓↓	↑/u	↑
1,25-DHCH	↑	↑/u	↑/u	u/↑	↓	↑	↓/u

u = unverändert, im Referenzbereich

Alkalische Phosphatase

Siehe Kapitel 13, »Leber«

Magnesium

Das zweiwertige Kation gehört zu den Erdalkalimetallen und kommt *in allen Geweben* vor, zu drei Vierteln findet es sich jedoch im *Skelett*. Die intrazelluläre Konzentration ist etwa 15mal so hoch wie die im Serum. Magnesium wirkt als *Enzymaktivator* insbesondere der in den ATP-Energiestoffwechsel eingreifenden Enzyme.

Im Extrazellulärraum hat es Einfluß auf den Übertägerstoff Azetylcholin. Eine Verminderung des Serum-Magnesiumgehalts (**Hypomagnesiämie**) führt daher zu *tetanischen Krämpfen,* eine Vermehrung (**Hypermagnesiämie**) zu *schlaffer Lähmung.*

Magnesium wird vorwiegend im Dünndarm *resorbiert,* wobei allerdings tierartliche Unterschiede zu bestehen scheinen. *Ausgeschieden* wird es mit den Fäzes, weniger mit dem Urin und der Milch. In der Hochlaktation gehen allerdings erhebliche Mengen mit der Milch verloren. Der Bedarf muß laufend über die Nahrung gedeckt werden.

Material

Serum

Prinzip

Atomabsorptionsphotometrie

Technik

Durchführung nach Anleitung des Herstellers.

Referenzbereiche

	mg/dl	mmol/l
Hund	1,4–3,2	0,6–1,3
Katze	1,4–3,2	0,6–1,3
Pferd	1,2–2,2	0,5–0,9
Rind	1,9–3,2	0,8–1,3
Schaf	1,9–2,8	0,8–1,2
Ziege	2,5–3,0	1,0–1,2
Schwein	1,2–3,2	0,5–1,3

Umrechnungsfaktoren:
→ SI-Einheit: × 0,4113 (mmol/l)
→ konventionelle Einheit: × 2,4312 (mg/dl)

Bewertung

↑ = **Hypermagnesiämie:**
- Gebärparese
- Niereninsuffizienz
- Exsikkose
- iatrogene Überdosierung

↓ = **Hypomagnesiämie:**
langsam entstehend:
- chronische Darmerkrankungen (Malabsorption)[1]
- magnesiumarme Diät
rasch entstehend:
- Tetanie (Rind, Schaf)[1]

[1] Das klinische Krankheitsbild der Tetanie kann abrupt auftreten und perakut verlaufen, auch wenn die Hypomagnesiämie sich langsam entwickelt und über längere Zeit bestanden hat.

Vor dem Weideauftrieb kann die Magnesiumversorgungslage und damit das Weidetetanierisiko durch Blut- und/oder Harnuntersuchung gut eingeschätzt werden. Entsprechend dem Resultat können Prophylaxemaßnahmen veranlaßt werden.

Literatur

1. Bickhardt K. Laborwerte beim Schwein. In: Lehrbuch der Schweinekrankheiten. Plonait H, Bickhardt K, Hrsg. Berlin, Hamburg: Parey, 1988.
2. Dereser R. Blutchemische Referenzbereiche in der Labordiagnostik des Hundes. Diss. München 1989.
3. Fürll M, Schäfer M, Dabbagh MN. Auswirkungen dreiwöchiger Buttersäurebelastungen auf den Mineralstoffwechsel und das Skelettsystem bei Rindern. Berl Münch Tierärztl Wochenschr 1993; 106: 370-77.
4. Hacklechner B. Referenzbereiche in der Labordiagnostik beim Pferd. Diss. München 1993.
5. Hartmann K. Referenzbereiche in der Labordiagnostik der Katze. Diss. München 1990.
6. Iraki M. Untersuchungen über den Einfluß des Hämatokrits auf den Ausfall der Ergebnisse einer Modifikation des koagulometrischen Tests zur semiquantitativen Kalziumbestimmung im Blut nach Sandholm und Mitarbeitern (1979). Diss. Hannover 1992.
7. Rossow N, Jakobi U, Slanina B, Furcht G, Schäfer M. Stoffwechselüberwachung. In: Innere Krankheiten der Haustiere, Bd. 2. Rossow N, Horvath Z (Hrsg). Jena: Fischer 1988.
8. Schumacher M. Zum Eliminationsverhalten der Creatin-Kinase (CK), Aspartat-Amino-Transferase (AST), Glutamat-Dehydrogenase (GLDH) Sorbit-Dehydrogenase (SDH) und der Gamma-Glutamyl-Transferase (G-GT) im Blutplasma von Rindern unterschiedlichen Alters. Diss. Hannover 1992.
9. Seidel H, Gürtel H, Ehrentraud W. Weidetetanie. Jena: Fischer, 1970.
10. Wodecki JJ, Heinrich C. Paralytische Myoglobinurie beim Greyhound. Tierärztl Prax 1993; 21: 355-9.

26 Zytologie

Tracheobronchialsekret-Zytologie bei Hund und Katze

Brigitte Ballauf

Die Untersuchung von zytologischen Präparaten aus dem Respirationstrakt erlaubt eine Beurteilung des Zustandes und der Funktion des respiratorischen Epithels sowie der Abwehrzellen im Alveolar- und Bronchialbereich. Dadurch kann eine Einteilung der entzündlichen und anderer pathologischer Zustände vorgenommen werden.

Material

Als Probenmaterial für die zytologische Untersuchung kann im Rahmen einer in Narkose durchgeführten Bronchoskopie bei Hund und Katze **Tracheobronchialsekret (TBS)** auf Höhe der Bifurcatio tracheae aus Trachea und Stammbronchien sowie **Bronchoalveolarlavage-Flüssigkeit (BAL)** aus einem ventral gelegenen Bronchialsegment (z. B. Lobus medius) gewonnen werden.
Als Spülmedium wird sterile physiologische Kochsalzlösung verwendet.

Prinzip

Mikroskopische Untersuchung der durch die Spülung gewonnenen Zellpräparate nach Menge, Zellart und Zusammensetzung.

Technik

- ➡ TBS: Sekretflocken aus der Trachealspülprobe innerhalb von 30 Minuten nach der Entnahme auf Objektträgern als Quetschpräparate ausstreichen.
- ➡ BAL: Gewonnene Spülflüssigkeit sofort nach der Entnahme 10 Minuten bei 1500 U/min zentrifugieren und das Sediment auf Objektträgern ausstreichen.
- ➡ Nach Lufttrocknung Präparate mit einer panoptischen Färbung anfärben.
- ➡ Gefärbte Ausstriche zunächst bei 100facher Vergrößerung im Lichtmikroskop nach der Zelldichte (+ bis +++), nach Menge und Struktur des amorphen

Hintergrundmaterials (Mukus) und nach der Anwesenheit von Fremdkörpern und Parasiten untersuchen.
- ➡ Bei 1000facher Vergrößerung anschließend 200 Zellen differenzieren sowie die einzelnen Zellen auf Besonderheiten untersuchen.

Referenzbereiche

	TBS	BAL
respiratorische Epithelzellen	bis 60%	bis 15%
Makrophagen	bis 30%	bis 70%
neutrophile Granulozyten	bis 10%	bis 10%
eosinophile Granulozyten	bis 5%	bis 5%
andere Zellarten	nur vereinzelt	nur vereinzelt

Bewertung

Sofern Unterschiede zwischen der Zellzusammensetzung von TBS und BAL bestehen, wird bei der besprochenen Zellart darauf hingewiesen.

◈ Epithelzellen

Flimmerepithelzellen (respiratorisches Epithel)
Hochprismatische Zellen mit basal liegendem, chromatinreichem Zellkern und Flimmerhaarbesatz.

↑ degenerative Schleimhautprozesse:
- ● Ablösung großer zusammenhängender Verbände
- ● Flimmerkappenverlust
- ● Zytolyse
- ● Anhäufung von »freien« Zellkernen

↓ starke entzündliche Prozesse:
im TBS erniedrigt (kompetitive Verdrängung)
in der BAL physiologischerweise nur in sehr geringer Zahl (bis maximal 15% der Gesamtzellzahl) vorhanden

Becherzellen (mukusproduzierende Epithelzellen)
Hochprismatische Epithelzellen mit basal liegendem Kern und vakuolisiertem Zytoplasma. Physiologischerweise weder in TBS noch in BAL nachweisbar.

↑ Vermehrte Schleimproduktion (Hyperkrinie, Dyskrinie).

Plattenepithelzellen
(mechanisch beanspruchtes Epithel)
Sehr große kubische Zellen mit zentral liegendem strukturarmem Kern und homogen hell basophilem Zytoplasma. Physiologischerweise weder in TBS noch in BAL nachweisbar.

↑ ● »Verunreinigung« der Probe durch Zellen aus dem Larynx (hier physiologische Zellart)
● Plattenepithelmetaplasien, durch starke mechanische Beanspruchung aus Flimmerepithel hervorgehend (z.B. an den Bronchialsepten)
● Plattenepithelkarzinome im Bronchialbereich

◆ Makrophagen

(Alveolar-)Makrophagen
Kubische, mononukleäre Zellen unterschiedlicher Größe je nach Aktivitätszustand: Undifferenzierte kleine Zellen mit homogenem, basophilem Zytoplasma gehen nach Phagozytoseaktivität in größere Zellen mit wabig vakuolisiertem Zytoplasma (sog. Schaumzellen) über.

↑ TBS: ● gut aktivierte Abwehrfunktion des Organismus, dann auch erhöhter Anteil an Schaumzellen

● vorangegangener Bronchospasmus und nachfolgende erhöhte Clearance aus den Bronchiolen
BAL: ● physiologisch deutlich vorherrschende Zellart
↓ TBS: ● Bronchospasmus
TBS + ● schwache körpereigene Abwehrlage
BAL: ● zahlenmäßige Verdrängung durch Entzündungszellen

◆ Granulozyten

Neutrophile Granulozyten
In Aussehen und Funktion den neutrophilen Granulozyten des Blutes entsprechend. Bei bakteriell-toxischen Prozessen können die Zellen Degenerationserscheinungen in Form von pyknotischen Kernen und eosinophilem Zytoplasma zeigen (cave: Verwechslungsgefahr mit eosinophilen Granulozyten!).

↑ ● bakterielle Infektionen
● resorptive Prozesse (Phagozytose von Epithelzellfragmenten, Erythrozyten nach Lungenblutung etc.)
↓ ● hochgradig gestörte körpereigene Abwehrfunktion

Eosinophile Granulozyten
Deutliche eosinophile Granulation des Zytoplasmas, im Gegensatz zu den neutrophilen Granulozyten häufig weniger stark gelappter Kern.
Sehr fragile Zellpopulation im TBS/BAL, die sehr rasch Degenerationsmerkmale zeigt (Platzen der Zytoplasmamembran, Austritt von eosinophilen Granula).

↑ ● Parasitosen der Lunge
● allergisch bedingte Bronchopneumonien
● systemische Eosinophilien mit Lungenbeteiligung
● Tumorosen (unregelmäßig)

Auch eine massive Anhäufung von freien eosinophilen Granula aus degenerierten Zellen gilt als Eosinophilie.

◆ Andere Zellarten

Lymphozyten
Sowohl kleine Lymphozyten als auch Plasmazellen können im TBS/BAL vorkommen.

↑ ● virale Infektionen (v.a. bei Katzen)
● chronische Infektionen unterschiedlicher Genese

Erythrozyten
Intakte Erythrozyten kommen bei frischen Blutungen vor, bei älteren Prozessen werden degenerativ veränderte Formen sowie Erythrophagie gesehen.

↑ ● Lungenblutungen unterschiedlicher Genese
– traumatisch
– Gerinnungsstörungen
– erhöhte Diapedese durch Gefäße
– iatrogen durch die Bronchoskopie

Tumorzellen
Tumorzellen können aus allen im Respirationstrakt vorkommenden Zellarten, insbesondere jedoch aus den epithelialen und mesenchymalen Zelllinien hervorgehen und entsprechende zelluläre Merkmale aufweisen. Darüber hinaus zeigen tumorös entartete Zellen spezifische Merkmale, die sie als Tumorzellen ausweisen (Zell- und Zellkernpolymorphie, veränderte Chromatinstruktur, erhöhte Zahl von Nukleoli, Mitosen und amitotische Kernteilungen, Aufhebung der Zellgrenzen, autolytische Veränderungen des Zytoplasmas usw.).

◆ Nichtzelluläre Bestandteile

Curschmann-Spiralen
Spiralförmige, mukoide Ausgüsse von kleinen Bronchien und Bronchiolen, die vornehmlich nach Bronchospasmen im TBS nachweisbar sind.

Charcot-Leyden-Kristalle
Spindelförmige, metachromatische Partikel, die als Kristallisationsprodukte von freien eosinophilen Granula entstehen.

Bakterien
Kokkoide und stäbchenförmige Bakterien, einzeln oder in Haufen, können in den zytologischen Präparaten als basophile Elemente gefunden werden. Eine Differenzierung der einzelnen Bakterienarten ist mit der zytologischen Färbung nicht möglich.

Pilze
Pilzsporen und -hyphen können nachgewiesen und eventuell direkt bestimmt werden.

Parasiteneier und -larven
Die Larven von *Filaroides osleri* und *milksii, Crenosoma vulpis, Capillaria aerophila, Ascaridae, Aelurostrongylus abstrusus* oder deren Eier (Capillarien, *Strongyloides stercoralis*) können in TBS/BAL von Hund und Katze gefunden werden.

Tracheobronchialsekret-Zytologie beim Pferd ———————————————— Arthur Grabner

Sekretzytologische Untersuchungen werden beim Pferd vor allem im Zusammenhang mit chronisch obstruktiven Pneumopathien (COP) durchgeführt. Der Nachweis bestimmter Sekretinhalte ist eine *diagnostische Hilfe* bei
– Störungen der mukoziliären Clearance,
– bei Veränderungen der Atemwege infolge Hyperreagibilität (allergieassoziierte Zellen) und
– bei verminöser Pneumopathie.
Durch Wiederholungsuntersuchungen lassen sich Therapiemaßnahmen im *Verlauf kontrollieren*. Daneben erlauben TBS-Untersuchungen eine qualitative Aussage über den morphologischen *Zustand des respiratorischen Epithels* und geben damit wichtige Hinweise über akute degenerative Veränderungen und chronische Umbauprozesse der Schleimhaut.

Material

Tracheobronchialsekret (TBS) wird während einer im allgemeinen in Sedation durchgeführten Tracheobronchoskopie gewonnen. Dabei wird das Probenmaterial über einen im Arbeitskanal des Endoskops liegenden Polyvinylkatheter aus der tiefsten Stelle (Sekretsee) oder dem septumnahen Abschnitt der Trachea aspiriert.
Bei geringen viskösen Sekretmengen kann eine *Lavage* mit wenigen Millilitern steriler physiologischer Kochsalzlösung als Spülmedium notwendig werden.

Prinzip

Mikroskopische Untersuchung der Sekretinhalte auf Menge, Form und pathologische Veränderungen von Epithelzellen, Makrophagen und Granulozyten sowie auf das Vorhandensein nichtzellulärer Bestandteile.

Technik

➡ Sekretproben innerhalb von 30 Minuten nach der Entnahme auf Objektträgern je nach Konsistenz als Quetsch- oder Ausstrichpräparate ausstreichen.
➡ Präparate durch mindestens halbstündige Lufttrocknung fixieren.
➡ Zur Anfärbung zuerst die panoptische Färbung nach Pappenheim durchführen, die eine gute Unterscheidung von Makrophagen und Leukozyten ermöglicht und zudem eine Differenzierung von Epithelzellen erlaubt.
➡ Für besondere Fragestellungen (bessere Darstellung von Mastzellen, eosinophilen Granulozyten, Pilzsporen, phagozytiertem Material) Präparate mit einer Spezialfärbung, z. B. der modifizierten Hansel-Färbung (Raidt und Petzold 1981), anfärben.
➡ Mindestens zwei gefärbte Ausstriche zunächst bei 200facher Vergrößerung im Lichtmikroskop nach der Zelldichte (+ bis +++), der Menge und Struktur der mukösen Grundmasse untersuchen und semiquantitativ das Vorkommen der einzelnen Zellpopu-

lationen (+ bis ++++) nach mäanderförmiger Durchmusterung von jeweils zehn Geraden beurteilen. Dabei auch auf die Anwesenheit nichtzellulärer Bestandteile der Sekretprobe achten.

➡ Danach bei Ölimmersion (500–1000fache Vergrößerung) die einzelnen Zellen auf ihren Funktionszustand und auf Besonderheiten hin untersuchen.

Referenzbereiche

Das TBS eines lungengesunden Pferdes ist zell- und schleimarm. Es finden sich nur wenige gut erhaltene, zilienbesetzte Epithelzellen und einzelne pulmonale Alveolarmakrophagen (PAM). Nur ganz vereinzelt treten polymorphkernige neutrophile Granulozyten (PMN) auf. In einer bronchoalveolären Lavageflüssigkeit sind PAM die am häufigsten vorkommende Zellart.

Bewertung

Das oben genannte Vorgehen zur quantitativen und qualitativen Beurteilung der Zusammensetzung des TBS erhöht die Aussagekraft, da sich besonders bei zellreichen Sekreten *sehr unterschiedliche Verteilungsquoten* der einzelnen Zellen pro Gesichtsfeld ergeben. Bei rein numerischer Differenzierung relativ weniger konsekutiver Zellen (z. B. 100–200) ist eine *Fehlbeurteilung* zu erwarten. Je höher der Grad einer COP, desto zellreicher wird das TBS (erhebliche Zunahme des Gehalts an PMN).

Bei hochgradiger COP sind wegen massiver Anhäufung der mukösen Grundmasse und der dichteren Anordnung von Schleimfäden oft nur PMN zu erkennen. Die Differenzierung anderer Zellen ist erheblich erschwert bis unmöglich.

Nach erfolgreicher Behandlung von Pferden mit COP zeigt sich eine Verringerung der Zelldichte aufgrund einer Verminderung des Gehalts an PMN.

◆ Epithelzellen

Flimmerepithelzellen
Unterschiedlich lange, zylindrische Zellen mit chromatinreichem Kern, Zilienbesatz und Kutikularsaum (in den Bronchien kürzer als in der Trachea).

↑ ● Degenerationsstadium der Flimmerepithelien als Folge akuter epitheliotroper Virusinfektionen (*Ciliocytophthoria:* irreguläre, oft mehrkernige Zellformen, zilierte Plasmaklumpen, vermehrtes Auftreten zilienloser Flimmerepithelien und »freier« Zellkerne)

● degenerative Schleimhautprozesse mit Reparationsstörung (*Creolakörper:* abgerundete, im Verband abgestoßene Bronchialepithelien)

● stärkere Alteration der Schleimhaut aufgrund mangelhafter Entnahmetechnik

↓ ● hochgradig entzündliche Prozesse, z. B. nach Aspiration

● hochgradige Mukostase

Becherzellen
Mukussezernierende Epithelzellen mit vergrößertem Zelleib, vakuolisiertem Zytoplasma und basal liegendem Kern. Jugendliche sekretproduzierende Zellen unterscheiden sich von reifen Becherzellen durch ihre stark basophil gefärbten zytoplasmatischen Vakuolen und zahlreichen Nukleoli.
Physiologischerweise im TBS nicht nachweisbar.

↑ ● chronisch obstruktive Bronchitis mit Hyperkrinie und Dyskrinie (Becherzellhyperplasie)

Plattenepithelzellen
Sehr große kubische Zellen mit zentral liegendem Kern und homogen basophilem Zytoplasma, die sich nicht mehr aktiv am Mukoziliartransport beteiligen können und bei chronischer Beanspruchung aus Flimmerepithelien hervorgehen.
Physiologischerweise im TBS nicht nachweisbar.

↑ ● Umbauprozesse des respiratorischen Epithels infolge Chronizität der Erkrankung (Plattenepithelmetaplasie)

Basalzellen
Kleine, häufig im Verband auftretende Epithelzellen mit tief basophil gefärbtem, häufig oval geformtem Kern. Sie werden als Vorratszellen für eine spätere Differenzierung zu Flimmerepithelien betrachtet.
Physiologischerweise im TBS nicht nachweisbar.

↑ ● chronische Schädigung des respiratorischen Epithels (Basalzellhyperplasie, Hinweis auf Metaplasie des Bronchialepithels)

◆ Makrophagen

(Alveolar-)Makrophagen (PAM)
Kubische, meist mononukleäre Zellen der terminalen Lungeneinheiten (Alveolen, Bronchiolen) von unterschiedlicher Größe. *A-Makrophagen* sind klein, undifferenziert und besitzen einen basophilen bohnenförmigen Kern. Mit erhöhter Phagozytoseaktivität werden die Zellen größer und der Kern chromatinreicher *(B-Makrophagen).* Durch Füllung des Zytoplasmas mit lichtbrechenden Vakuolen erhalten hochdifferenzierte PAM ein schaumiges Aussehen *(C-Makrophagen, sog. Schaumzellen).* Ihr Auftreten ist ein Hinweis auf Phago-

zytose von Surfactant. PAM enthalten nicht selten auch phagozytierte Pilzsporen und Pflanzenpartikel.

↑ ● Verbesserung der mukoziliären Clearance nach vorangegangener Obstruktion und Bronchospasmus (Makrophagenverhältnis zugunsten der Schaumzellen erhöht)
  ● interstitielle Pneumopathie

↓ ● zahlenmäßige Verdrängung durch PMN infolge chronischer Obstruktion und Mukostase
  ● Bronchospasmus

Riesenzellen
Große mehrkernige Makrophagen mit homogenem basophilen Zytoplasma, die für gesteigerte Phagozytoseaufgaben spezialisiert sind.

↑ ● geringere Grade einer COP

Hämosiderophagen
Makrophagen, die Hämosiderin enthalten. Sie sind als Zellen mit rotbräunlichem Inhalt auch im Nativausstrich gut erkennbar.

↑ ● belastungsinduziertes Lungenbluten

◆ Granulozyten

Polymorphkernige neutrophile Granulozyten (PMN)
Sie gleichen in Aussehen und Funktion den im Blut vorhandenen. PMN dominieren in den meisten Fällen einer akuten und chronischen obstruktiven Lungenerkrankung das Zellbild.
Morphologische Besonderheiten zeigen sich bei absterbenden, in Autolyse befindlichen Zellen durch Kernpyknose und Hypersegmentation. Das vermehrte Auftreten solcher Zellformen ist ein Hinweis auf eine sehr langsame Elimination des Sektretes aus dem Bronchiallumen.

↑ ● Mukostase mit ungünstiger mukoziliärer Clearance (besonders bei höhergradiger COP in großer Zahl im TBS vorhanden)
  ● bakterielle Infektionen

↓ ● interstitielle Pneumopathie

Eosinophile Granulozyten
Sie zeigen die typische, himbeerähnliche Granulation des Zytoplasmas. Die Zellen sind sehr fragil. Merkmal der Degeneration ist neben dem Auftreten von Zellfragmenten der Austritt freier eosinophiler Granula. Als Kristallisationsprodukte dieser Granula können metachromatische spindelförmige Partikel unter-

schiedlicher Größe entstehen (Charcot-Leyden-Kristalle).
Physiologischerweise vereinzelt im TBS nachweisbar.

↑ ● Lungenwurminvasionen (Dictyocaulus arnfieldi)
  ● allergenstimulierte COP?

Mastzellen
Große rundliche Zellen mit tief basophil gefärbtem, zentralständigem Kern. Die typischen, groben metachromatischen Granula im Zytoplasma sind mit einer modifizierten Giemsafärbung (z.B. Hansel-Färbung) besser zu erkennen. Mastzellen kommen im TBS bei COP relativ selten vor.

↑ ● allergenstimulierte Pneumopathien (Schimmelpilzinfektionen?)

◆ Lymphozyten

Sie sind als kleine Lymphozyten und als Plasmazellen mit stark basophil gefärbtem Zytoplasma im TBS bei COP regelmäßig in geringer Menge nachweisbar.

◆ Nichtzelluläre Bestandteile

Curschmann-Spiralen
Dies sind basophil gefärbte, schraubenförmige Schleimausgüsse von kleinen Bronchien und Bronchioli. Sie treten bei COP als Hinweis auf eine Beteiligung der kleinen Atemwege am Krankheitsgeschehen auf.

↑ ● erhöhte Sekretmobilisation nach Beseitigung von Obstruktion und Bronchospasmus

Bakterien
Sie können im TBS als basophile Elemente (kokkoid oder stäbchenförmig) bei akuter Exazerbation einer COP gefunden werden. Zumeist wird jedoch im TBS eines chronisch lungenkranken Pferdes kein Keimgehalt festgestellt.

Pilzsporen und -hyphen
Sie können im zytologischen Präparat direkt nachgewiesen werden.

Literatur

Raidt J, Petzold K. Ein praktischer Nachweis allergieassoziierter Zellen im Bronchialsekret von lungenkranken Pferden. Tierärztl Prax 1981; 9: 353–8.

Organzytologie ————————————— Johannes Hirschberger

Die zytologische Untersuchung von Organen und Tumoren ist eine wichtige Domäne der klinisch tätigen Tierärzte. Die Gewinnung, Verarbeitung und Beurteilung zytologischer Proben kann sehr schnell geschehen und dem Diagnostiker somit in kurzer Zeit wertvolle Informationen bringen. Feinnadelaspirationen, die lediglich eine stichförmige Läsion darstellen, sind wesentlich weniger traumatisch als histologische Probennahmen und stellen daher auch ein geringeres Risiko dar. Dem schnellen Informationsgewinn steht ein geringerer diagnostischer Wert der Zytologie im Vergleich zur Histologie gegenüber. In der Zytologie werden Populationen von Einzelzellen beurteilt, in der Histologie hingegen kann zusätzlich die Gewebsstruktur bewertet werden.

Der praktizierende Tierarzt, der Differentialblutbilder, Trachealspülproben und Vaginalabstriche begutachtet, sollte sich auch mit weiteren Bereichen der Zytologie befassen.

Tab. 26.1: Arbeitsmaterial zur Feinnadelaspiration

5- oder 10-ml-Spritzen
30- und 60-mm-Kanülen Ø 0,6-0,9 mm
Objektträger mit Mattrand
Bleistift zum Beschriften (alkoholfest)
Aspirationshilfe für 10-ml-Spritzen
hämatolog. Färbelösungen (Wright, Diff-Quik®)
Mikroskop mit 4fach-, 20fach-, 100fach-Ölimmersionsobjektiv

Anfertigen zytologischer Präparate

Die Darstellung des zu punktierenden Objekts wird zumeist palpatorisch, in sehr vielen Fällen aber auch mittels Sonographie und Röntgen erfolgen. Das Objekt ist manuell zu fixieren oder sonographisch anzuvisieren. Tabelle 26.1 und Abbildung 26.1 zeigen das notwendige Arbeitsmaterial.

Das Gewebe ist mit einer feinen Kanüle (Ø 0,7 mm) zu punktieren (Abb. 26.2). Derbe Gewebe (z. B. Fibrosarkome) sollten mit einer größeren Kanüle (Ø 0,9 mm) aspiriert werden. Die Aspiration darf nicht länger als eine Sekunde andauern. Während dieser kurzen Zeit ist die Kanüle im Objekt eine kurze Strecke vorzuschieben. Nach dem Entlasten der Spritze wird die Kanüle aus dem Objekt herausgezogen und von der Spritze abgesetzt. Erst dann wird Luft in die Spritze aufgezogen und der Inhalt der Kanüle auf einen oder mehrere Objektträger aufgespritzt. Die aspirierte Menge sollte immer so gering sein, daß kein Material im Spritzenkonus zu sehen ist. Bei ergiebigen Punktaten liegt meist eine Kontamination im Blut oder nekrotischem Material vor, das die mikroskopische Untersuchung behindert. Dies sollte vermieden werden. Korrekte Punktion und sachgemäßer Ausstrich sind die Voraussetzung für die zytologische Diagnose. Auch ein hervorragender Experte kann keine schlechten Präparate auswerten.
Das auf den Objektträger aufgebrachte Material sollte wie ein Blutausstrich ausgestrichen werden. Ein zweiter Objektträger wird schräg auf den Materialtropfen aufgesetzt. Mit einer zügigen Handbewegung wird der

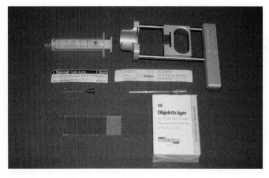

Abb. 26.1: Zytologisches Arbeitsmaterial

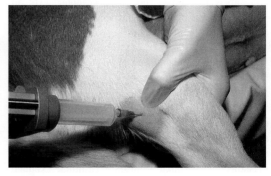

Abb. 26.2: Aspiration des Ln. popl. bei einem Beagle

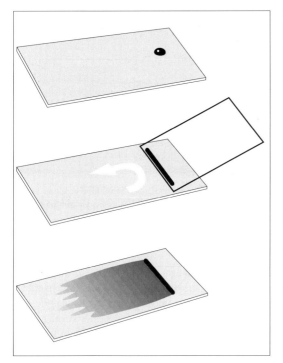

Abb. 26.3: Blutausstrichtechnik

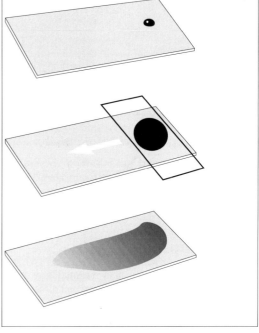

Abb. 26.4: Verstreichen von zähem Punktat

anhängende Tropfen über den untenliegenden Objektträger ausgestrichen (Abb. 26.3). Zähes Material kann
mit einem zweiten Objektträger verstrichen werden
(Abb. 26.4). Punktate, die lediglich aus einem Mi-
krotropfen bestehen, werden mit der Kanülenspitze
auseinandergezogen (Abb. 26.5).

Exstirpierte Proben und kutane Veränderungen können auch mit einem Skalpell abgeschabt werden
(Abb. 26.6). Das Material wird auf einen Objektträger
aufgestrichen. Kutane Veränderungen weisen auf ihrer
Oberfläche zumeist eine sekundäre Entzündung auf.
Die oberste Schicht ist daher zu verwerfen. Erst die
darunterliegenden Zellen sind diagnostisch zu verwenden. Schabepräparate sind reich an intakten Zellen.
Chirurgische Proben können auch auf Objektträger
aufgetupft werden (Abb. 26.7).

Die Präparate werden mit einfachen hämatologischen
Methoden (Wright-Färbung, Diff-Quik®) gefärbt, die in
der Praxis gebräuchlich sind. Erfahrungen aus der
Beurteilung von Blutbildern fließen somit in die Zytologie ein. Diese Färbungen stellen sowohl Zellkern- und
Zytoplasmastrukturen als auch Mikroorganismen dar.
In der Diff-Quik®-Färbung sind die charakteristischen
metachromatischen Granula der Mastzellen gelegentlich nicht dargestellt. Mastzelltumoren können daher
evtl. falsch bezeichnet werden.

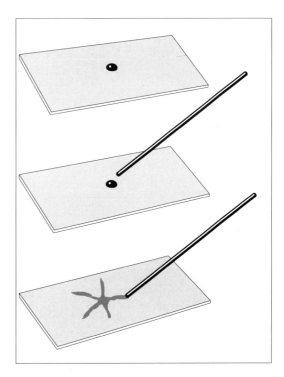

Abb. 26.5: Strahlenförmiges Verziehen einer geringen
Punktatmenge

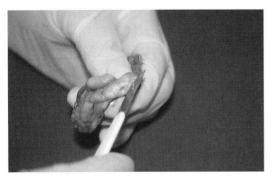

Abb. 26.6: Schabetechnik; die Schnittfläche eines exstirpierten Lymphknotens wird zur Anfertigung eines zytologischen Ausstriches abgeschabt

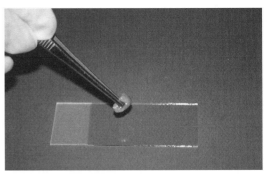

Abb. 26.7: Tupfpräparat, die Schnittfläche eines exstirpierten Lymphknotens wird auf Objektträger aufgetupft

Mikroskopie

Mit etwas Erfahrung kann man die qualitativ guten Ausstriche mit bloßem Auge erkennen und diese zuerst zur mikroskopischen Untersuchung heranziehen. Mit dem vierfach vergrößernden (4×) Objektiv wird der

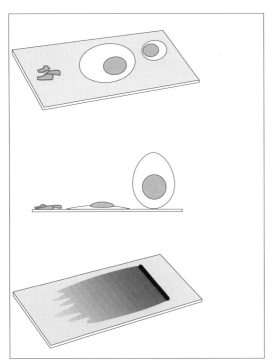

Abb. 26.8: Zellformen im Ausstrich. Angetrocknete kugelige Zellen am Auftragungspunkt (»gekochtes Ei«), in der Mitte flach ausgestrichene Zellen (»Spiegelei«), Zelltrümmer und Zellaggregate zum Ausstrichende (»Rührei«).

Ausstrich nach geeigneten Bereichen zur detaillierten Betrachtung angesehen. Im Bereich der Probenauftragung sind die Zellen umgeben von relativ viel Flüssigkeit und angetrocknet. Sie sind aus einer kugeligen Gestalt heraus auf dem Glas fixiert. In einem mittleren Bereich des Ausstriches werden die Zellen flach ausgestrichen, und das Zytoplasma breitet sich auf dem Glas aus. Am Ende des Ausstriches liegen die mechanisch zerstörten Zellen und Zellfragmente, die diagnostisch nicht verwertbar sind. Der mittlere Bereich ist der diagnostisch zu beurteilende. Zellkern und Zytoplasma sind großflächig ausgestrichen, bildlich wie ein Spiegelei, und gut zu beurteilen (Abb. 26.8)

Mit dem 20-×-Objektiv kann der Untersucher das Zellbild in einem großen Gesichtsfeld betrachten und sowohl jede Zelle einer bestimmten Population, Gewebszelle oder Entzündungszelle, zuordnen als auch Zellkern- und Zelleibgröße bemessen. Die Diagnostik wird weitgehend mit dieser Vergrößerung durchgeführt.

Das 100-×-Ölimmersionsobjekt ermöglicht das Erkennen von intranukleären und intrazytoplasmatischen Strukturen sowie von Mikroorganismen.

Auswertung zytologischer Präparate

Differenzierung von Inflammationen und Neoplasien

Die erste Frage, die der Untersucher bei der zytologischen Beurteilung einer Gewebsalteration zu beantworten hat, bezieht sich auf die Zuordnung der Zelle in Gewebezellen und Entzündungszellen (Abb. 26.9). Im zweiten Schritt werden Gewebe- und Entzündungszellen spezifiziert.

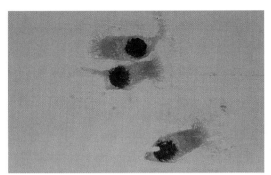

Tafel V-1: Flimmerepithelzellen (respiratorisches Epithel)

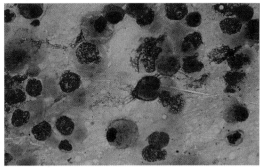

Tafel V-3: Alveolarmakrophagen aus einer BAL: kubische mononukleäre Zellen mit homogenem basophilen Zytoplasma. Zwischen den Makrophagen einige metachromatisch gefärbte Zellkerne von Flimmerepithelzellen

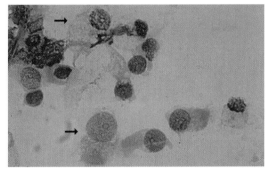

Tafel V-2: Flimmerepithelzellen und zwei Becherzellen (Pfeil) mit wabig vakuolisiertem Zytoplasma bei Dyskrinie

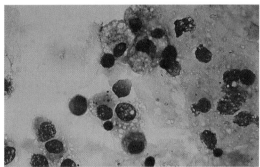

Tafel V-4: Makrophagen nach Phagozytoseaktivität: helles, wabig von Vakuolen durchsetztes Zytoplasma, daneben undifferenzierte Makrophagen sowie Flimmerepithelzellfragmente

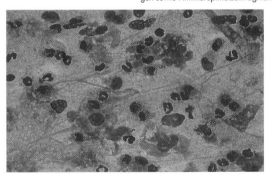

Tafel V-5: Neutrophile Granulozyten bei einer bakteriellen Pneumonie zwischen Haufen von degenerierten Flimmerepithelzellen (Kernfragmente)

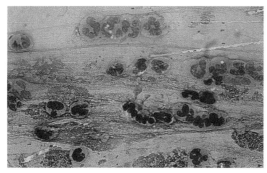

Tafel V-6: Toxisch degenerierte neutrophile Granulozyten mit pyknotischen Kernen

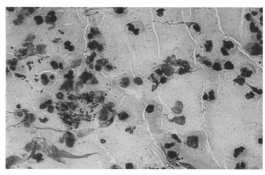

Tafel V-8: Eosinophile Granulozyten und freie eosinophile Granula

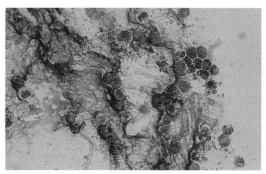

Tafel V-7: Eosinophile Granulozyten in reichlichem metachromatischem Mukus

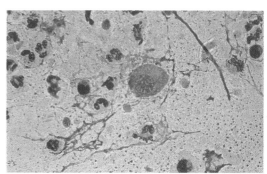

Tafel V-9: Gemischtes Zellbild mit Makrophagen, neutrophilen Granulozyten, Lymphozyten und Erythrozyten

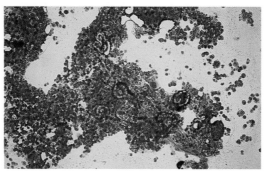

Tafel V-10: Zahlreiche Askaridenlarven in einer durch eosinophile Granulozyten geprägten Zellpopulation (100fache Vergr.)

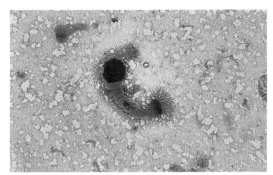

Tafel VI-1: Flimmerepithelzelle, hochzylindrisch

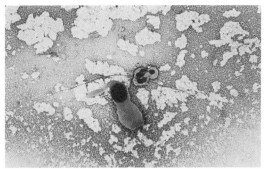

Tafel VI-4: Becherzelle und neutrophiler Granulozyt

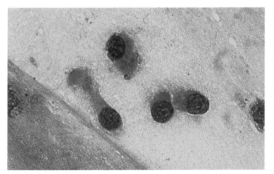

Tafel VI-2: Akutes Degenerationsstadium der Flimmerepithelien (Ciliocytophthoria)

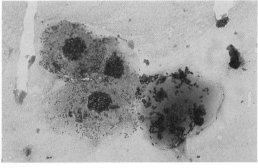

Tafel VI-5: Metaplastische Plattenepithelzellen, von zahlreichen Bakterien besiedelt

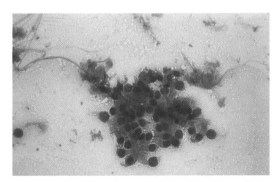

Tafel VI-3: Abgestoßener Flimmerepithelverband (Creolakörperchen)

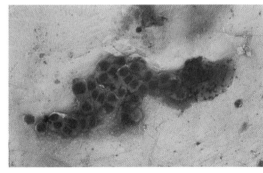

Tafel VI-6: Hyperplastischer Basalzellverband mit Plattenepithelzelle (Hinweis auf Bronchialepithelmetaplasie)

Tafel VI-1, -2, -4, -5, -7, -8: Pappenheim-Färbung; Original 1000fache Vergrößerung
Tafel VI-3, -6: Pappenheim-Färbung; Original 400fache Vergrößerung

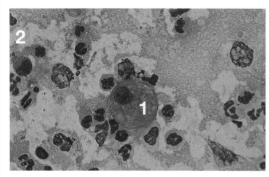

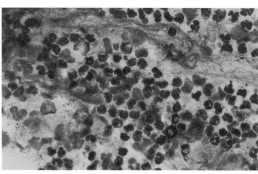

Tafel VI-7: Makrophagen und degenerierte neutrophile Granulozyten. (1) Hochdifferenzierter schaumiger Makrophage; (2) nichtdifferenzierter A-Makrophage

Tafel VI-10: Neutrophile Granulozyten in großer Anzahl in Degeneration mit Zelldetritus und dichter Anordnung von muкösem Grundmaterial bei hochgradiger COP

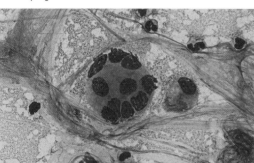

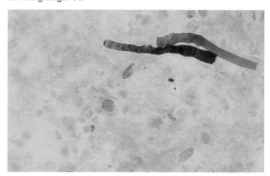

Tafel VI-8: Riesenzelle mit randständigen Kernen, rechts daneben B-Makrophage und neutrophile Granulozyten

Tafel VI-11: Eosinophile Granulozyten und Arthrosporen des Schwärzepilzes (Cladosporidium) bei möglicherweise allergenstimulierter COP (Hansel-Färbung; Original 400fache Vergrößerung)

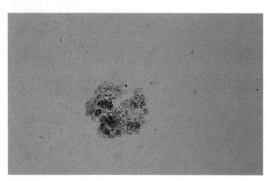

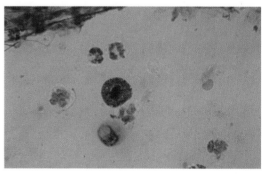

Tafel VI-9: Hämosiderophage – Nativausstrich; Original 1000fache Vergrößerung

Tafel VI-12: Mastzelle und degenerierte neutrophile Granulozyten (Giemsa-Färbung; Original 400fache Vergrößerung)

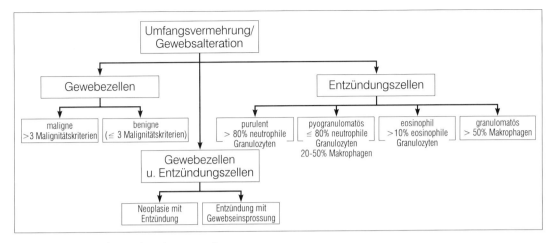

Abb. 26.9: Wege der zytologischen Beurteilung

Differenzierung
von Inflammationen

Entzündungsprozesse werden durch drei Kriterien beschrieben: Dauer, Entzündungstyp und Intensität. Die *Dauer* eines Entzündungsprozesses ist dem zytologischen Bild meist nicht anzusehen, jedoch anamnestisch oder klinischerseits zu bestimmen. Sie wird bezeichnet als akut, subakut oder chronisch. Die vorherrschenden Zelltypen, neutrophile Granulozyten oder Makrophagen, bestimmen den *Entzündungstyp*. Charakteristisch kann auch ein zahlreiches Auftreten von eosinophilen Granulozyten, Plasmazellen und Lymphozyten sein. Inflammationen, die fast ausschließlich aus neutrophilen Granulozyten bestehen, gehen zumeist mit einem akuten Krankheitsgeschehen einher. Das Vorherrschen von Makrophagen und das Auftreten von epitheloiden Zellen wird bei chronischen Prozessen gesehen. Die *Intensität* des Entzündungsprozesses kann nur eingeschränkt zytologisch, besser histologisch oder klinisch bestimmt werden.

Die Bestimmung des Entzündungstyps steht daher zytologisch im Vordergrund. Dominieren neutrophile Granulozyten das Zellbild (> 80%), so wird von einer purulenten Entzündung gesprochen (Abb. 26.9). Die Ursache purulenter Inflammation sind zumeist bakte-

Tab. 26.2: Merkmale der Degeneration von neutrophilen Granulozyten

- Karyolyse
- Pyknose
- Karyorrhexis
- Basophilie des Zytoplasmas
- Vakuolisierung des Zytoplasmas

rielle Infektionen oder Toxine. Die neutrophilen Granulozyten können intakt (Tafel VII-1), morphologisch wie im peripheren Blut, oder degeneriert sein (Tafel VII-2). Das Maß der Degeneration hängt von der Stärke der einwirkenden Toxine ab (Tab. 26.2). Die meisten bakteriellen Infektionen gehen mit einer ausgeprägten Degeneration der neutrophilen Granulozyten einher. Mykotische Infektionen und Fremdkörper bedingen nur geringgradige degenerative Veränderungen und bewirken das Bild einer sogenannten granulomatösen Entzündung (Tafel VII-3). Makrophagen und epitheloide Zellen haben einen Anteil von mindestens 50%. Mischformen (20–50% Makrophagen) werden als pyogranulomatöse Entzündungen bezeichnet. Beispiele für pyogranulomatöse Prozesse sind Entzündungen infolge einer Infektion mit Nokardien oder dem FIP-Virus (Tafeln VII-4 und VII-5).

Bestimmung der Malignität

Liegt eine Gewebsneubildung vor, geben sogenannte Malignitätskriterien einen Hinweis auf eine irreguläre, überschießende Zellvermehrung. Werden mehr als drei Malignitätskriterien in einer Zellpopulation festgestellt, kann diese als maligne angesprochen werden. Die Bewertung betrifft immer die ganze Population einer Zellart, nie Einzelzellen. Das Fehlen von Malignitätskriterien ist nicht in jedem Fall ein Beweis für ein benignes Verhalten des Gewebes. Gewebe unbekannter Herkunft kann keinesfalls, Proben bestimmter Organe können lediglich mit Einschränkung als benigne bezeichnet werden. Allgemeine Malignitätskriterien werden von speziellen Malignitätskriterien des Zellkerns und solchen des Zytoplasmas unterschieden. Die Malignitätskriterien sind detailliert in Abbildung 26.10 und den Tafeln VII-7–VII-25 dargestellt.

Allgemeine Malignitätskriterien

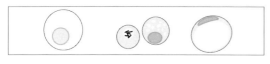

Pleomorphie
Tafel VII-7
Zellen eindeutig zur selben Population gehörig, aber vielgestaltig
(exkl. lymphatisches Gewebe)

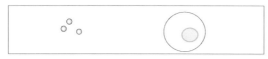

Makrozytose
Tafel VII- 8
übergroße Zellen, Erythrozyten zum Vergleich ca. 7μm

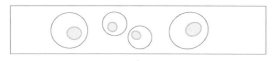

Anisozytose
Tafel VII-9
starke Ungleichheit der Zellgröße einer Population

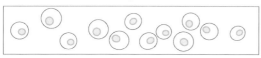

Zellreichtum des Präparats
Tafel VII-10
maligne Zellen exfolieren leichter als normale Zellen

Malignitätskriterien des Zellkerns

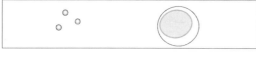

Makrokaryose
Tafel VII-11
Zellkerne mit einer Größe von mehr als 10μm,
Erythrozyten zum Vergleich ca. 7μm

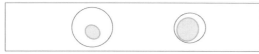

Kern/Zytoplasma-Verhältnis
Tafel VII-12
großes (> 1:2) ungleiches Verhältnis der Kern- zur Zelleibgröße
(exkl. lymphatische Zellen)

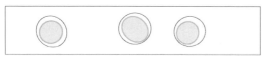

Anisokaryose
Tafel VII-13
unverhältnismäßig große Variation der Zellkerngröße
insbesondere bei mehrkernigen Zellen

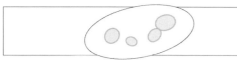

Mehrkernigkeit
Tafel VII-14
Mehrkernigkeit bei manchen Zellen physiologisch (z.B. Osteo-
klasten). Auf Gleichmäßigkeit der Zellkerngröße achten!

Abb. 26.10:   Malignitätskriterien

Karzinome und Sarkome

Die Zytologie ist in der Lage, eine maligne Gewebszu-
bildung als solche zu erkennen und diese Diagnose in
wenigen Minuten zu stellen. Eine exakte Spezifizierung
des Tumors ist meist nicht sicher möglich, aber aus
klinischer Sicht auch nicht unabdingbar. Die Klassifikation von Tumoren in Karzinome und Sarkome ist mit
einiger Übung zu erreichen. Die Unterscheidungsmerk-
male sind in Abb. 26.11 dargestellt. Epitheliale Tumorzellen, Karzinomzellen, exfolieren leicht und sind daher zahlreich im Präparat. Die Zellen sind recht groß
und liegen oft im Zellverband. Sie können rund, oval

und auch kantig sein. Bei Adenomen und Adenokarzi-
nomen kommen gelegentlich azinäre Strukturen vor.
Zellen mesenchymaler Tumoren, Sarkomzellen, sind
meist klein bis mittelgroß, spindelförmig und exfolieren
weniger leicht als Karzinomzellen. Die Präparate sind
mit Ausnahme wenig differenzierter Sarkome zellarm.
Zellverbände treten kaum auf. Fibroblasten eines
Granulationsgewebes können mit Sarkomzellen verwechselt werden. Das Auftreten von Entzündungszellen zwingt zu einer zurückhaltenden Entscheidung. Im
Zweifelsfall sollte immer eine histologische Untersuchung angeschlossen werden.

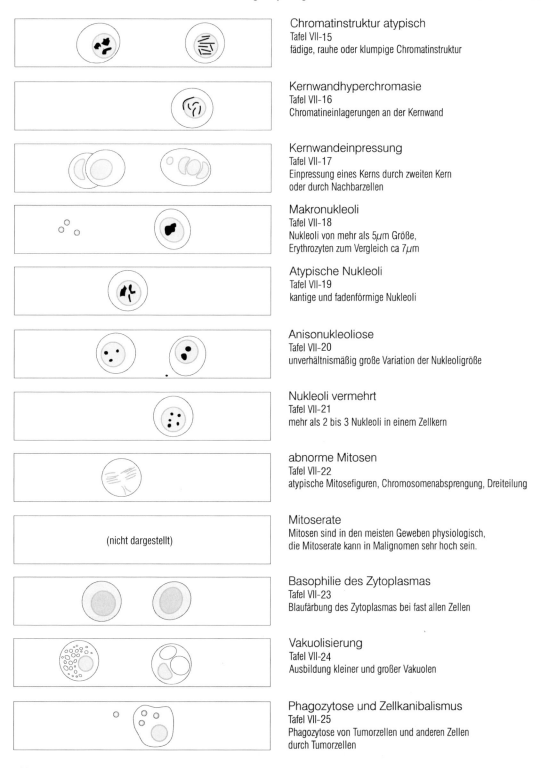

Chromatinstruktur atypisch
Tafel VII-15
fädige, rauhe oder klumpige Chromatinstruktur

Kernwandhyperchromasie
Tafel VII-16
Chromatineinlagerungen an der Kernwand

Kernwandeinpressung
Tafel VII-17
Einpressung eines Kerns durch zweiten Kern
oder durch Nachbarzellen

Makronukleoli
Tafel VII-18
Nukleoli von mehr als 5μm Größe,
Erythrozyten zum Vergleich ca 7μm

Atypische Nukleoli
Tafel VII-19
kantige und fadenförmige Nukleoli

Anisonukleoliose
Tafel VII-20
unverhältnismäßig große Variation der Nukleoligröße

Nukleoli vermehrt
Tafel VII-21
mehr als 2 bis 3 Nukleoli in einem Zellkern

abnorme Mitosen
Tafel VII-22
atypische Mitosefiguren, Chromosomenabsprengung, Dreiteilung

Mitoserate
Mitosen sind in den meisten Geweben physiologisch,
die Mitoserate kann in Malignomen sehr hoch sein.

Basophilie des Zytoplasmas
Tafel VII-23
Blaufärbung des Zytoplasmas bei fast allen Zellen

Vakuolisierung
Tafel VII-24
Ausbildung kleiner und großer Vakuolen

Phagozytose und Zellkanibalismus
Tafel VII-25
Phagozytose von Tumorzellen und anderen Zellen
durch Tumorzellen

(nicht dargestellt)

Abb. 26.10: Fortsetzung

Rundzelltumoren

Charakteristisch sind einzeln liegende Zellen mit runder Gestalt. Lymphome, Mastzelltumoren, Histiozytome und der transmissible venereal Tumor (TVT) werden als Rundzelltumoren bezeichnet. Vom Phänotyp her können auch maligne Melanome und manchmal Basalzelltumoren in diese Gruppe eingeschlossen werden

und sind differentialdiagnostisch zu berücksichtigen. Rundzellen können als spezielle Einheit zytologisch besser als histologisch differenziert werden (Abb 26.12, Tafeln VII-28 bis VII-32). Das großflächig ausgebreitete Zytoplasma kann im Ausstrich besser beurteilt werden als im Schnittpräparat. Mastzell- und Melaningranula sind bei sehr geringer Konzentration dieser Granula auch in wenig differenzierten Tumoren noch zu erkennen.

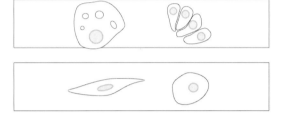

Karzinome
Tafel VII-26
große rundliche oder auch kantige Zellen,
oft Zellgruppen, z.T. azinäre Struktur, zahlreich

Sarkome
Tafel VII-27
kleine bis mittelgroße z.T. spindelförmige Zellen,
keine Zellgruppen, zellarm, längsovale Kerne

Abb. 26.11: Klassifikation von Malignomen in Karzinome und Sarkome

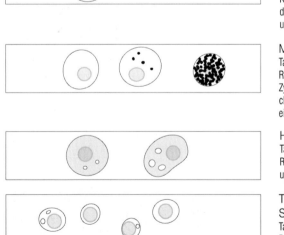

Lymphosarkom
Tafel VII-28
Rundzelle mit rundlichem Kern, gelegentliche Einziehungen,
Kerne nach Reifestadium und Differenzierung kompakt und
dunkel oder hell, kleiner, schmaler Zytoplasmasaum bis zu
umfangreichem Zytoplasma

Mastzelltumor
Tafel VII-29
Rundzelle mit rundlichem Kern, gelegentliche Einziehungen,
Zytoplasma hell, je nach Differenzierungsgrad dicht voll meta-
chromatischer Granula, die den Kern verdecken, oder nur spärlich
eingestreute Granula

Histiozytom
Tafel VII-30
Rundzellen mit rundlichem Kern z.T. bohnenförmig, graues
umfangreiches Zytoplasma mit Vakuolen

Transmissible Venereal Tumor (TVT),
Sticker-Sarkom
Tafel VII-31
Rundzellen mit rundlichem Kern, hellem, mittelgradig umfang-
reichem Zytoplasma mit Vakuolen

Melanom
Tafel VII-32
Rundzellen mit rundlichem Kern, umfangreichem hellem
Zytoplasma mit feinen schwarzen Granula, nach Differenzierungs-
grad dicht angehäuft oder ascheartig eingestreut

Abb. 26.12: Differenzierung von Rundzelltumoren (Lymphosarkom, Mastzelltumor, Histiozytom, transmissible venereal Tumor – TVT) und malignen Melanomen

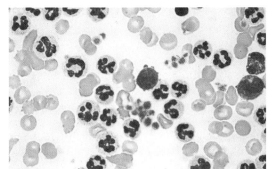

Tafel VII-1: Nichtdegenerierte neutrophile Granulozyten im Thorax-erguß eines Berner Sennhundes infolge einer urämischen Serositis

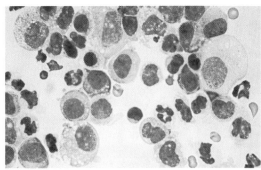

Tafel VII-5: Pyogranulomatöse Entzündung bei der felinen infektiösen Peritonitis

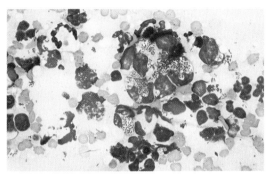

Tafel VII-2: Degenerierte karyolytische neutrophile Granulozyten bei einer bakteriellen Pneumonie einer Katze

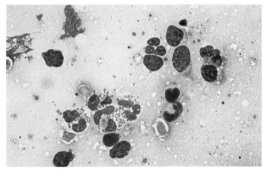

Tafel VII-6: Eosinophile Granulozyten in der Haut eines Deutschen Schäferhundes nach Zeckenbiß

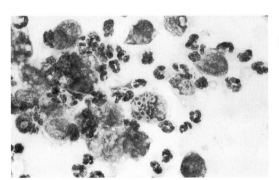

Tafel VII-3: Granulomatöse Pleuritis mit Bildung eine Thoraxergusses bei einem Hund infolge einer Histoplasmose

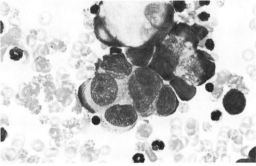

Tafel VII-7: Population pleomorpher Zellen, Zellen eines Mamma-karzinoms im Thoraxerguß eines Yorkshireterriers

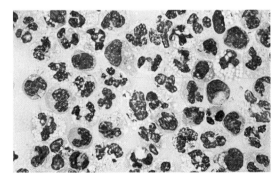

Tafel VII-4: Pyogranulomatöse Pleuritis einer Katze bei Nokardiose

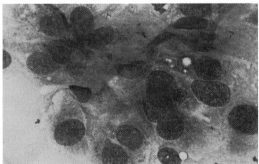

Tafel VII-8: Makrozytose bei einem felinen Fibrosarkom

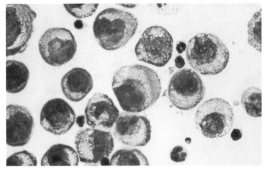

Tafel VII-9: Ausgeprägte Anisozytose in einem bronchioloalveolären Karzinom bei einer Katze

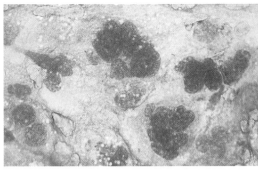

Tafel VII-13: Anisokaryose multinukleärer Zellen bei einem Riesenzellsarkom eines Hundes

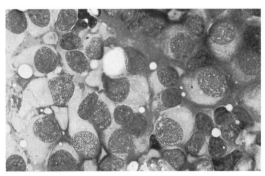

Tafel VII-10: Hohe Zellularität eines zytologischen Präparates bei einem wenig differenzierten Sarkom in der Haut eines Pudels

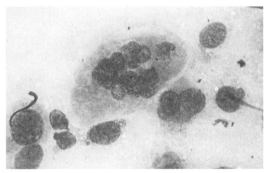

Tafel VII-14: Mehrkernigkeit der Zellen eines felinen Fibrosarkoms mit verschiedener Zellgröße

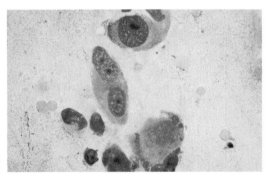

Tafel VII-11: Makrokaryose, riesige Zellkerne in einem kutanen Sarkom einer Katze

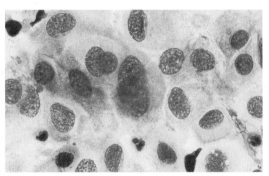

Tafel VII-15: Rauhe Chromatinstruktur in einem Plattenepithelkarzinom beim Hund

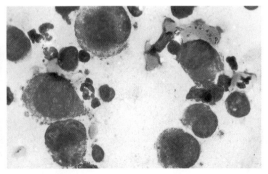

Tafel VII-12: Großes Kern-Zytoplasma-Verhältnis der Zellen eines anaplastischen Karzinoms am Zahnfleisch eines Rauhhaardackels

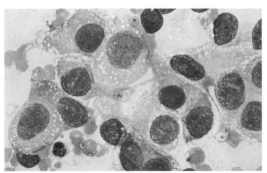

Tafel VII-16: Kernwandhyperchromasie in Zellen einer Lungenmetastase eines Pankreaskarzinoms bei einem Mischlingshund

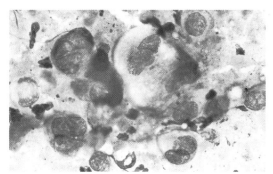

Tafel VII-17: Kernwandeinpressung bei Zellen eines Prostatakarzinoms eines Schnauzers

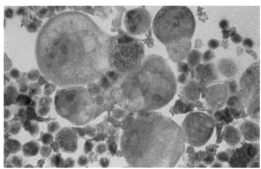

Tafel VII-21: Vermehrter Gehalt an Nukleoli in Karzinomzellen eines felinen Pleuraergusses

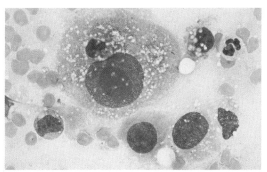

Tafel VII-18: Makronukleoliose bei einem kaninen Pankreaskarzinom

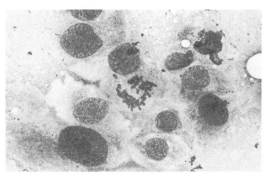

Tafel VII-22: Abnormale Mitose eines felinen Fibrosarkoms

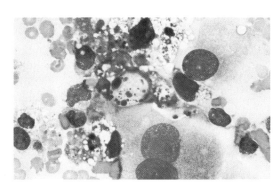

Tafel VII-19: Atypische Nukleoli in der Lungenmetastase eines Osteosarkoms bei einem Rottweiler

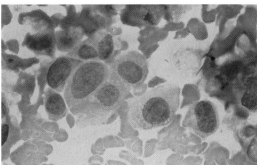

Tafel VII-23: Ausgeprägte Basophilie des Zytoplasmas bei einem Prostatakarzinom eines Collies

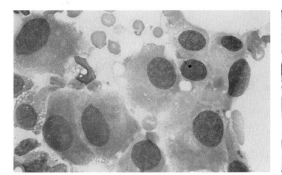

Tafel VII-20: Anisonukleoliose in der Lungenmetastase eines Osteosarkoms bei einem Rottweiler

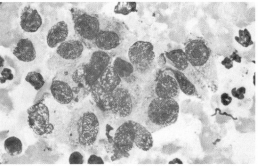

Tafel VII-24: Vakuolisierung der Zellen eines Hämangioendothelioms bei einem deutschen Schäferhund

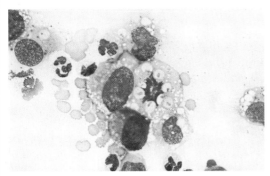

Tafel VII-25: Phagozytose von Erythrozyten durch eine mitotische Karzinomzelle im Thoraxerguß eines Hundes

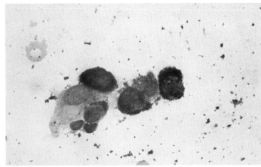

Tafel VII-29: Granulareiche und granulaarme Zellen eines malignen Mastzelltumors an der Zehe eines Hundes

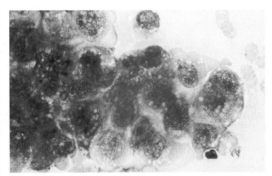

Tafel VII-26: Große Tumorzellen und Zellgruppen bei einem bronchioloalveolären Karzinom eines Hundes

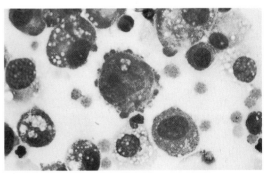

Tafel VII-30: Zellen eines malignen Histiozytoms im Thoraxerguß eines Airedale-Terriers

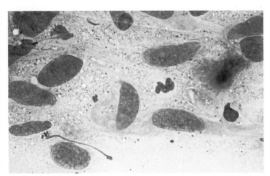

Tafel VII-27: Spindelförmige Zellen mit längsovalem Kern eines Fibrosarkoms der Katze

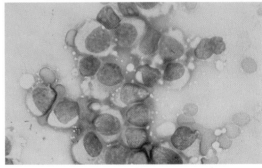

Tafel VII-31: Sticker-Sarkomzellen aus der Zunge eines Pudels

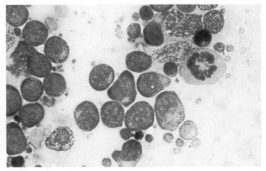

Tafel VII-28: Zellen eines malignen Lymphoms, Lymphoblasten im Lymphknoten eines deutschen Schäferhundes

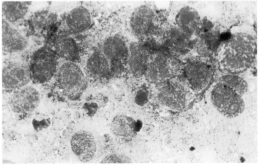

Tafel VII-32: Zellen eines malignen Melanoms mit recht geringem Melaningehalt aus dem Ln. mand. eines deutschen Schäferhundes

27 Spezielle Untersuchungen beim Wiederkäuer

Manfred Fürll

Pansensaftuntersuchung

Gesundheit und Leistungsfähigkeit der Wiederkäuer hängen in hohem Maße von der Funktion des Vormagensystems ab. Sie zeichnen sich vor allem durch die Fähigkeit zum Aufschluß von Zellulose sowie die Synthese von Bakterienprotein aus NPN-Verbindungen aus. Biochemische Aufschlußvorgänge im Retikulorumen erfordern ebenso wie die Motorik des Vormagensystems einschließlich der Rumination die Gewährleistung bestimmter Anforderungen an die Fütterung, wobei eine einwandfreie Qualität der Futtermittel, ein Mindestanteil an pansenmotorisch wirksamer Rohfaser, an verwertbarer Energie sowie an Rohprotein gewährleistet sein müssen. Grobe Fütterungsfehler, wie z.B. die Verfütterung bzw. Aufnahme zu großer Mengen leichtverdaulicher Kohlenhydrate (Zuckerrübenschnitzel, Ausbrechen in Rübenfelder, zu langes Nachweiden auf abgeernteten Hackfrucht- oder Getreidefeldern, Kraftfutterüberdosierungen), die Aufnahme feuchter, bei der Lagerung erwärmter Leguminosen oder fehlgegorener, verpilzter Silagen kann sehr schnell zur vollständigen Entgleisung mit akuten Pansenazidosen oder kleinschaumigen Durchmischungsgärungen im Retikulorumen bis hin zum Exitus letalis ganzer Herden (Schafe!) führen. Zur Erkennung derartiger Störungen ist die Untersuchung des Pansensaftes unentbehrlich. Aber auch bei weniger offenkundigen Störungen sowie Leistungsdepressionen gibt die Pansensaftuntersuchung wetvolle Aufschlüsse.

Wichtige Einflußfaktoren

Generell ist bei der Untersuchung von Pansensaft zu beachten, daß seine Zusammensetzung von verschiedenen Faktoren abhängt. Den wichtigsten stellt die Art der Fütterung dar. So dominieren bei konzentratarmer, rohfaserreicher Fütterung vor allem große Infusorien, unter den flüchtigen Fettsäuren Azetat, Propionat, Butyrat das Azetat und der pH-Wert liegt im oberen physiologischen Bereich. Umgekehrt verhalten sich die genannten Kriterien bei konzentratreicher, rohfaserarmer Fütterung. Ein weiterer wichtiger Einflußfaktor ist die Tageszeit in bezug auf die erfolgte Fütterung. Die intensivste Fermentation findet 2 bis 3 Stunden nach der Fütterung statt. In dieser Zeit sind die Infusorien sowie die Bakterien am zahlreichsten und am aktivsten, der pH-Wert erreicht sein Minimum, das bei konzentratreicher Fütterung deutlich unter 6,0 liegen kann. Im Fastenzustand bzw. bei Anorexie nimmt die Aktivität des Pansensaftes schrittweise ab. Der pH-Wert steigt (sog. »Hungeralkalose«), die Infusorienzahl sinkt stark, nimmt aber bei Wiederanfüttern schnell zu. Gegenüber den genannten Faktoren treten Unterschiede zwischen Rindern, Schafen und Ziegen in den Hintergrund.

Zur Untersuchung des Pansensaftes bedient man sich physikalischer, chemischer, mikrobiologischer und botanischer Untersuchungsmethoden. Auch die grobsinnliche Beurteilung leistet wertvolle Dienste.

Für die **Routinediagnostik** hat sich die Bestimmung von Farbe, Geruch, Konsistenz, pH-Wert, SAT, Methylenblau-Probe sowie Chloridkonzentration bewährt.

Pansensaftentnahme

Die sachgerechte Gewinnung des Pansensaftes ist grundlegende Voraussetzung für den Erhalt objektiver Resultate. Zwei Punkte verdienen besondere Aufmerksamkeit: 1. die Gewinnung einer speichelfreien Flüssigkeit sowie 2. die Aufbewahrung des gewonnenen Pansensaftes bei 37–38 °C nach Entnahme zum Erhalt der natürlichen Aktivität bis zur Untersuchung.

Unter den verschiedenen Sonden zur Pansensaftgewinnung sind diejenigen zu bevorzugen, die eine Entnahme aus dem Pansensack ermöglichen. In jedem Fall sollte der erste gewonnene Pansensaft (50–100 ml) verworfen werden. Eine Pansensaftgewinnung durch Punktion des ventralen Pansensackes in der linken Flanke ist weitgehend komplikationslos möglich. Für Verlaufsuntersuchungen werden Pansenfisteln oder -katheter genutzt. Der frisch gewonnene Pansensaft ist sofort in eine vorgewärmte Thermosflasche zu verbringen. So aufbewahrt, behält er 9 bis 12 Stunden seine Aktivität.

Grobsinnliche Pansensaftuntersuchung

Grobsinnlich bzw. sensorisch werden **Farbe, Geruch** und **Konsistenz** des Pansensaftes beurteilt. Sie sind einerseits von der Art der Fütterung abhängig, signalisieren andererseits aber sehr gut Störungen der Pansenfermentation.

Farbe, Geruch und Konsistenz werden am besten sofort nach der Entnahme eingeschätzt. Die Farbe variiert zwischen Grün, Braun, Grau, Weiß und Gelb (hell bzw. dunkel). Der Geruch ist unter physiologischen Bedingungen aromatisch, kann aber je nach gefressenen Pflanzen vielfältig veriieren, z.B. senfartig sein. Die Konsistenz ist normalerweise leicht viskös.

Technik

Vor der grobsinnlichen Beurteilung ist der Pansensaft gut zu mischen. Für die Farbeinschätzung ist das Verbringen in ein Becher- oder Reagenzglas zweckmäßig, z.B. in Verbindung mit der Bestimmung der SAT. Die Geruchsbeurteilung erfolgt unter leichtem Schwenken des Gefäßes und gegebenenfalls dem Zuwedeln des darüber befindlichen »Gasgemisches« mit der Hand. Die Konsistenz wird während des Umfüllens des Pansensaftes geprüft. Dabei achtet man zugleich auf die enthaltenen Futterpartikel.

Bewertung

Trotz aller subjektiven Besonderheiten seitens des Prüfers sowie der fütterungsbedingten Variationen sind typische Abweichungen in der Beschaffenheit des Pansensaftes zweifelsfrei feststellbar. So weisen der stechend-säuerliche Geruch, die grau-milchige Farbe sowie die wäßrige Beschaffenheit auf eine Pansenazidose, muffig-fader bis fäkaler Geruch, grünbräunliche Farbe und gleichfalls wäßrige Konsistenz auf eine Pansenalkalose oder Pansenfäule hin (siehe Tab. 27.1). Mäßig säuerlicher Geruch kann aber durch starken Salzsäurereflux aus dem Labmagen bedingt sein.

pH-Wert-Messung

Die Kenntnis des Pansensaft-pH-Wertes beantwortet einfach die Frage nach dem Vorliegen grundlegender Störungen im Retikulorumen. Übermäßige oder fehlende Säurebildung führt schnell zu pH-Wert-Abweichungen. Eine noch differenziertere Bewertung der Säure-Basen-Verhältnisse ist durch Ermittlung der Titrationsazidität sowie -alkalität möglich.

Technik

Die pH-Wert-Messung kann mittels handelsüblichem Indikatorpapier oder vorteilhafter potentiometrisch mit einem pH-Meter erfolgen. Vor der Messung ist der Pansensaft wiederum zu mischen und bei Nutzung eines pH-Meters gegebenenfalls durch Gaze zu filtern. Bei Nutzung von Indikatorpapier ist streng nach der Herstellervorschrift zu verfahren, da auch nach der vorgeschriebenen Ablesezeit z.T. noch eine Farbveränderung abläuft und so das reelle Ergebnis verfälscht wird. Das Ergebnis muß mit Zehntelstelle bei Variation zweier Zehntel genau beurteilbar sein. Vor Fehlinterpretationen schützt sicherer die potentiometrische pH-Wert-Messung. Bei pH-Werten >7,2 ist zuerst auf die Frage nach Speichelbeimengungen zu beantworten.

Referenzbereiche

6,2 bis 7,2[1]

[1] Abhängigkeit von der Fütterungsart beachten: Bei strukturarmer, konzentratreicher Fütterung bewegt sich der pH-Wert zwischen 5,5–6,5. Bei alleiniger Palletfütterung kann er bis maximal 4,6 ohne klinische Störungen absinken. Bei intraruminaler Messung liegt der pH-Wert um 0,3 niedriger; weitere Differenzen resultieren je nach Entnahmeort im Pansen.

Bewertung

↓ pH-Wert: Pansenazidose:
  - Überfütterung mit leichtverdaulichen Kohlenhydraten
  - Rohfasermangel (<18% der TS)
  - HCl-Reflux aus dem Labmagen[1]
  - Mineralsäurezusatz zu Futtermitteln (Silagen)

↑ pH-Wert: Pansenalkalose, Pansenfäule[2]
  - NPN-Überfütterung
  - Eiweißüberfütterung (und Kohlenhydratmangel)
  - NaOH-aufgeschlossene Futtermittel
  - hoher Futterbasenüberschuß/↑K-Versorgung
  - stark verschmutztes Futter
  - Hungeralkalose

[1] Gegenüber laktatbedingter Azidose sind Farbe und Geruch des Pansensaftes nicht oder nur gering verändert.
[2] Bei Pansenfäule besteht eine hochgradige Inaktivität des Pansensaftes mit stärkeren Geruchsveränderungen.

Infusorienschätzung

Infusorien stehen zwar bezüglich der Stoffwechselleistung deutlich hinter der der Bakterien zurück, jedoch besitzen sie Indikatorfunktion für das gesamte Pansenmilieu und sind mikroskopisch einfacher zu beurteilen. Große Infusorien können auch als stecknadelspitzengroße, weiße Gebilde in Reagenzgläsern mit dem unbewaffneten Auge oder besser mit einer Lupe erkannt werden. Sie bilden die unterste Schicht bei stehendem Pansensaft. Ihre Zählung erfolgt in der Fuchs-Rosenthal-Zählkammer. Hohen Aussagewert besitzt die Infusorienschätzung im hängenden Tropfen oder auf dem Objektträger. Neben der geschätzten Anzahl ermöglicht diese Untersuchungsform zusätzliche Aussagen zur Beweglichkeit und und Größe der Infusorien.

Technik

Ein Tropfen gut gemischten Pansensaftes wird auf einen vorgewärmten Objektträger gegeben, mit einem Deckglas abgedeckt und bei 60- bis 80facher Vergrößerung nach Zahl, Größe und Beweglichkeit der Infusorien beurteilt.

Referenzbereiche

Gesunder Pansensaft enthält massenhaft lebhaft bewegliche, große (bis 230 μm), mittlere und kleine (20 bis 80 μm) Infusorien zu etwa gleichen Anteilen. Er erinnert an das Gewimmel eines Ameisenhaufens. Differenzen hinsichtlich Größe und Zahl resultieren aus unterschiedlicher Fütterungsart sowie dem Abstand zur letzten Fütterung.

Tab. 27.1: Beschaffenheit des Pansensaftes unter physiologischen Bedingungen sowie typische pathologische Veränderungen

Kriterium	physiologisch	Pansenazidose	Pansenalkalose	Tympanie – kleinschaumig
Farbe	grün	graumilchig	bräunlich	grün
Geruch	aromatisch	stechend säuerlich	fad –fäkal	aromatisch
Konsistenz	leicht viskös	wäßrig	wäßrig	schäumend
pH-Wert	6,2–7,2	<6,0 (5,5)	>7,5	6,2–7,2
Infusorienschätzung	massenhaft	variabel vermindert	variabel vermindert	massenhaft
Methylenblauproben	≤ 3 min	verlängert oder stark verkürzt	stark verlängert	≤ 3 min
Sedimentaktivitätszeit	3–9 min	>15 min	>15 min	beschleunigt oder fehlend

Tab. 27.2: Befunde der Infusorienschätzung bei physiologischen sowie pathologischen Bedingungen (modifiziert nach Hölzer 1968)

Zahl	Beweglichkeit	große : mittlere : kleine Infusorien	Bewertung	Stufe
massenhaft	lebhaft	3 : 4 : 3	physiologisch	I
viele	gut	6 : 3 : 1	Rekonvaleszenz	II
mäßig viele	träge	7 : 2 : 1	alimentäre metabolische Azidose, Pansenhypotonie	III
wenig	schwach	mäßig tote	mittelgradige Azidose/Alkalose Anorexie	IV
keine oder vereinzelte	keine	überwiegend tote	ausgeprägte Indigestion (Azidose, Alkalose, Pansenfäule)	V

Bewertung

gemäß Tabellen 27.1 und 27.2

Die **Zählung der Infusorien**, z. B. in einer Fuchs-Rosenthal-Zählkammer, bringt für diagnostische Zwecke gegenüber der Infusorienschätzung keine wesentlichen Vorteile. Ähnliches gilt für die Beurteilung der Bakterien. Gewisse Nutzung hat die Färbung eines Pansensaftausstriches nach Gram und die Beurteilung in »überwiegend grampositive« und »überwiegend gramnegative Bakterien« erfahren.

Sedimentation und Flotation (SAT, Sediment-Aktivitäts-Zeit)

In stehendem Pansensaft erfolgt in der ersten Phase entsprechend der relativen Dichte seiner Bestandteile zunächst ein **Sedimentieren** der schwersten und ein Aufsteigen der leichtesten Teile innerhalb von 1 bis 3 Minuten. Je weniger feste Bestandteile enthalten sind, um so schneller vollzieht sich diese Schichtung. In der Bodenschicht sind als grauweiße Masse die Infusorien zu erkennen. Die vor allem durch den Stoffwechsel der Bakterien bedingte **Gasbildung** hat zur Folge, daß durch die Gasbläschen, die sich vergleichbar einem Schwimmkissen an sedimentierte, schwere Partikel anheften, in einer zweiten Phase diese zusätzlich nach oben getragen werden. Dieser als **Flotation** bezeichnete Vorgang ist im so intensiver, je mehr Gas gebildet wird, d. h., je aktiver die Pansenbakterien sind. Es tritt eine neue Schichtung des Pansensaftes mit einer Schwimm- (Futterpartikel und Gasbläschen), einer flüssigen, weitgehend klaren sowie einer Bodenschicht (Bakterien, Infusorien, schwere Futterbestandteile) ein. Somit stellt die Messung der Zeit bis zum Abschluß der Schichtung, die sogenannte Sedimentation Activity Time (SAT), ein Maß für die Aktivität der Pansenfauna dar.

Technik

Frisch entnommener bzw. warm bis 12 Stunden aufbewahrter Pansensaft wird gut gemischt und in ein (20 ml) Reagenzglas gegeben, dieses mit einem Stopfen verschlossen und in ein 37–38 °C warmes Wasserbad (Thermostat, Wärmeblock, Festhalten in der Hand) gestellt. Die Zeit bis zum Abschluß der Dreischichtung nach Flotation wird gemessen.
Bei dieser Arbeit können gleichzeitig Farbe, Geruch, sowie Konsistenz erfaßt werden. Außerdem kann man das so beschickte Reagenzglas als Vergleich für die Beurteilung der Methylenblau-Proben nutzen.

Referenzbereiche

Dreischichtung innerhalb von 3 bis 9 Minuten. Die SAT ist bei gesunden Wiederkäuern vom Zeitpunkt der letzten Fütterung abhängig: SAT nach der Fütterung: 3 bis 4 Minuten, SAT bei genüchterten Tieren: 7 bis 9 Minuten.

Bewertung

Dreischichtung innerhalb
10–15 Minuten: verminderte Aktivität
15–30 Minuten: hochgradig verminderte Aktivität
>30 Minuten: völlige Inaktivität
Der Grad der Pansensaftinaktivität entspricht dem Schweregrad von Störungen bei einfacher Panseninaktivität, Pansenazidose, -alkalose oder -fäule. Auch im Hungerzustand bzw. bei Anorexie verlängert sich die SAT.

Methylenblau-Probe

Im Pansensaft sind vor allem bakterielle, aber auch pflanzliche Reduktasen wirksam. Diese katalysieren Reduktionsreaktionen, bei denen H^+-Ionen übertragen werden. Methylenblau ist eine heterozyklische, intensiv blaugefärbte Verbindung, die bei Aufnahme von H^+-Ionen in das farblose Leukomethylenblau übergeht. Dies wird als Indikator für die Aktivität der Reduktasen im Pansensaft, oder vereinfacht für das Redoxpotential, genutzt.

Technik

Unmittelbar nach der Probenentnahme oder sachgerechter Aufbewahrung wird gut gemischter Pansensaft mit 0,03% Methylenblau-Lösung im Verhältnis 1:20 in einem Reagenzglas gemischt, mit einem Stopfen verschlossen und analog der SAT-Bestimmung in ein 37–38 °C warmes Wasserbad (Thermostat, Wärmeblock, Festhalten in der Hand) gestellt. Gemessen wird die Zeit, bis der Pansensaft wieder seine ursprüngliche Farbe angenommen hat. Zu beachten ist, daß auf der Schwimmschicht ein bläulicher Ring bestehen bleibt.

Referenzbereiche

bei konzentratreicher Fütterung <3 Minuten
bei konzentratarmer Fütterung <8 Minuten

Bewertung

Verlängerte Entfärbezeit entspricht verminderter Aktivität der Pansenmikroben bei Anorexie, einfacher

Panseninaktivität (minderwertiges Futter), Pansen-alkalose oder -fäule. Bei Pansenazidose kann die Entfärbezeit durch Laktobazillen extrem beschleunigt sein.

Chloridbestimmung

Chlorid im Pansensaft ist hauptsächlich alimentären Ursprungs. Seine Konzentration im Speichel entspricht der im Pansensaft. Chlorid kann aber auch durch Reflux von Labmagensaft mit der darin enthaltenen Salzsäure über die Hauben-Psalter-Brücke in den Pansen gelangen (»inneres Erbrechen«).

Technik

- quantitative Bestimmung merkurimetrisch (Titration mittels Sibernitrat), enzymatisch oder mittels chloridsensitiver Elektroden
- semiquantitativ merkurimetrisch:
  Zu 1 ml Aqua dest., 3 Tropfen Diphenylcarbon (Indikator) und 0,1 ml (gefiltertem) Pansensaft wird jeweils 0,1 ml $Hg (NO_3)_2$ schrittweise bis zu bleibendem blauviolettem Farbumschlag zugegeben; 0,1 ml zugegebenes $Hg (NO_3)_2$ entspricht 9 mmol Chlorid/l Pansensaft.
- semiquantitativ mittels Test-Sets für Wasseruntersuchungen

Referenzbereiche

< 30 mmol/l
(bei noch nicht ruminierenden Wiederkäuern <100 mmol/l)

Technik

↑ Chlorid-Konzentration bei
Labmagenreflux
  - Labmagenverlagerung
  - Abomasitis
  - Labmagenulzera
  - Labmagenversandung
  - Labmagenleukose
  - Pylorusstenose
  - weitere Ileuszustände

  ↑ **alimentäre Aufnahme**
  - NaCl-Intoxikation
  - Eichelvergiftung

Eine erhöhte Chlorid-Konzentration im Pansensaft unterstützt den Verdacht eines Refluxes von Labmagensaft. Physiologische Chlorid-Konzentrationen schließen aber eine gestörte Labmagenpassage, z.B. infolge einer Dislocatio abomasi, nicht aus.

Flüchtige Fettsäuren

Gesundheit und Leistung der Wiederkäuer sind wesentlich von der im Retikulorumen gebildeten Menge und Art der (»im Wasserdampf«) flüchtigen Fettsäuren abhängig. Sie spiegeln unmittelbar die jeweilige Fütterungsart wider und können deshalb speziell in der Herdendiagnostik wichtige analytische Hinweise liefern. Das Milchfettmangel- und das Verfettungssyndrom lassen sich aus dem Verhältnis der einzelnen Säuren Azetat, Propionat und Butyrat heraus erklären. Die Analytik ist nicht der Routinediagnostik zuzuordnen und obliegt speziellen Einrichtungen.

Technik

Der Pansensaft ist je nach analytischem Verfahren nach der Gewinnung zu präparieren (Sublimat) und gasdicht verschlossen zur Untersuchung zu übergeben. Diese erfolgt gaschromatographisch und liefert als Ergebnis die Gesamtmenge sowie den molaren Anteil der einzelnen flüchtigen Fettsäuren.

Referenzbereiche

Gesamtfettsäuren	60 bis 120 mmol/l
Azetat	50 bis 65 mol%
Propionat	20 bis 25 mol%
Butyrat	10 bis 20 mol%
Ameisen-, Valerian-, Capron- und höhere Fettsäuren	bis 5 mol%
Laktat	<1,1 bis 3,3 mmol/l

Bewertung

↓ Gesamtfettsäuren:
  gehaltloses Futter, Inanition, alle Formen gestörter Pansenfunktion, ausgenommen die Pansenazidose

↑ Gesamtfettsäuren:
  bei kohlenhydrat-, d.h. stärkereichen Futterrationen fließendem Übergang von latenter zu klinisch manifester Pansenazidose

Veränderungen im Fettsäurenmuster:
↑ Laktat:
  je nach pro Zeiteinheit gebildeter Menge Laktat Pansenazidose unterschiedlichen Schweregrades von subklinisch bis hin zu hochgradig (Milchsäureintoxikation) mit perakutem Verlauf und letalem Ausgang.

↑ Azetat:
strukturreiche, konzentratarme Futterrationen

↑ Propionat:
strukturarme, konzentratreiche Futterrationen, → Milchfettmangel-, Verfettungssyndrom, Ruminitis-Leberabszeß-Komplex

↑ Butyrat:
buttersäurereiche Silagen, kohlenhydratreiche Futtermittel → alimentäre Ketose

Ammoniak

Verdauungsphysiologisch nimmt das Ammoniak als Abbauprodukt der Nahrungsproteine und der NPN-(Non Protein Nitrogen-)Verbindungen sowie als Ausgangsstoff für die bakterielle Proteinsynthese eine zentrale Stellung im Pansenstoffwechsel ein. Neben diesen Faktoren wird die Ammoniakkonzentration wesentlich vom Umsatz insgesamt und damit vom Energieangebot bestimmt. Je besser die Energieversorgung ist, um so mehr bakterielles Protein kann synthetisiert werden. Dementsprechend niedriger ist die Ammoniakkonzentration. Umgekehrt steigt dessen Konzentration bei Energiemangel, wird über das Portalvenensystem der Leber zugeführt und dort zu Harnstoff bei Belastung des Leberstoffwechsels entgiftet. Die Ammoniakkonzentration ist wesentlich von der Art der Fütterung sowie dem Zeitpunkt der Pansensaftentnahme abhängig. Die diagnostische Nutzung des Ammoniaks ist ähnlich der der flüchtigen Fettsäuren einzuordnen.

Technik

Bestimmung kolorimetrisch, titrimetrisch (Mikrodiffusion) oder enzymatisch

Referenzbereiche

5 bis 15 mmol/l (stark methodenabhängig!)

Bewertung

↑ Ammoniak
- erhöhte Protein- oder NPN-Zufuhr (Intoxikationen)
- Mangel an leicht löslichen Kohlenhydraten im Futter
- Pansenalkalose, -fäule
> 30 mmol/l – kritisch: → Anstieg des Ammoniaks im Blut
> 60 mmol/l stark toxisch → Hemmung der Pansenmotorik

Bei gering- bis mittelgradigen Steigerungen der Ammoniakkonzentration im Pansensaft verlaufen die Harnstoffkonzentrationen im Blut und in der Milch parallel, jedoch ersetzen diese nicht den Informationswert des Ammoniaks im Pansensaft bei stärkeren Konzentrationserhöhungen.

Titrationsazidität und Titrationsalkalität

Die Gesamtheit der im Pansensaft enthaltenen Säuren (Anionen) und Basen (Kationen) kann getrennt titrimetrisch bestimmt werden. Die **Titrationsazidität,** die auch als »Gesamtazidität« bezeichnet und als »Klinische Einheit der Gesamtazidität (KEGA)« gemessen wurde, wird ermittelt, indem Pansensaft mittels 1/10 n NaOH bis zum Umschlagspunkt von Phenolphthalein (pH 8,2) titriert wird. Unter physiologischen Bedingungen beträgt die Titrationsazidität 80 bis 250 mmol/l. Die **Titrationsalkalität,** in der Literatur auch als »Pufferkapazität« bezeichnet, wird durch Titration des Pansensaftes mittels 1/10 n HCl bis zum pH-Wert 4,0 bestimmt. Ihr Gehalt beträgt physiologisch 80 bis 110 mmol/l.

Die Bestimmung der Titrationsalkalität bzw. -azidität ermöglicht eine sensiblere Erfassung von azidotischen oder alkalotischen Belastungen als die pH-Wert-Bestimmung, da sich der pH-Wert erst bei entsprechender Erschöpfung der Puffersysteme verändert (vergleiche auch NSBA/Harn).

Nachstehend genannte Methoden sind geeignet, in gewissem Umfang Auskunft über bestimmte Leistungen des Pansensaftes zu geben, sind aber kaum noch in der praktischen Anwendung.

Glukosegärprobe

Gemessen wird die Gasmenge, die in 10 ml Pansensaft aus 80 mg Glukose in einem Einhorn-Röhrchen innerhalb von 90 Minuten gebildet wird (physiologisch: 1–2 ml).

Zellulosedigestionsprobe

Meßgröße ist die Zeit, in der ein standardisierter Zellulosefaden durch die Pansenfauna je nach deren Aktivität verdaut wird (physiologisch: innerhalb 48–72 Stunden).

Nitratbindungsprobe

In abgestufter Menge wird Pansensaftproben KNO_3 zugesetzt und die Zeit bis zu dessen Metabolisierung bestimmt (physiologisch: <60 Minuten).

Literatur

1. Breuking HJ. Disordered fermentation on the rumen. Tijdsch Diergeneesk 1981; 106: 1985–90.
2. Dirksen G. Ist die Methylenblauprobe als Schnelltest für die klinische Pansensaftuntersuchung geeignet? Dtsch Tierärztl Wochenschr 1969; 76: 305–9.
3. Dirksen G, Smith MC. Acquisition and analysis of bovine rumen fluid. Bovine Pract 1987; 22: 108–15.
4. Forenbacher S. Pansensaftuntersuchung. Tierärztl Praxis 1973; 1: 481–6.
5. Fürll M, Dabbagh MN. Erfahrungen bei der Anwendung von Pansenkathetern. Arch Exper Vet Med 1988; 42: 444–8.
6. Fürll M, Garlt Ch, Lippmann R. Klinische Labordiagnostik. Leipzig: Hirzel 1980.
7. Hollberg W. Vergleichende Untersuchungen von mittels Schamby-Sörensen-Sonde und durch Punktion des kaudoventralen Pansensackes gewonnener Pansensaftproben. Hannover: Vet Med Diss 1983.
8. Hölzer K. Über die Bedeutung der Pansensaftuntersuchung für die klinische Diagnostik von Erkrankungen des Labmagen-Vormagen-Komplexes. Leipzig: Vet Med Diss 1966.
9. Nichols RE, Penn KE. Simple methods for the detection of unfavorable changes in ruminal ingesta. J Am Med Ass 1958; 133: 257–77.
10. Kruschwitz G. Experimentelle Untersuchungen zur metabolischen Azidose beim Mastlamm. Leipzig: Vet Med Diss 1977.
11. Orth A, Kaufmann W. Zur Verdauung im Pansen und ihre Bedeutung für die Fütterung der Wiederkäuer. Hamburg, Berlin: Parey 1961.
12. Schäfer M, Fürll M, Kirbach H, Lippmann R. Klinische Labordiagnostik in der tierärztlichen Parxis. Wiss Z KMU Leipzig, Math Naturwiss R 1985; 34 (5): 460–5.
13. Slanina L, Rossow N. Zur speziellen Diagnostik einiger Erkrankungen des Vormagen-Labmagen-Komplexes. Mh Vet Med 1964; 19: 282–91.
14. Weirather P. Vergleichende Prüfung einfacher Methoden zur Bestimmung der Gasbildung (Glukosevergärung), der Pufferkapazität, der Gesamtazidität und des Chloridgehaltes im Pansensaft von Rind und Schaf. München: Vet Med Diss 1983.

Milchuntersuchung

Milch ist unter den verschiedenen flüssigen Körpersubstraten bei laktierenden Tieren das, das am einfachsten jederzeit entnommen werden kann. Die bereits beim täglichen Melken gewonnene Milchmenge, die dabei gemessene Milchtemperatur sowie die makroskopische Beschaffenheit liefern dem Tierhalter wie auch dem Tierarzt wichtige Aufschlüsse. Die regelmäßig bei angelieferter Milch (Kühe, Ziegen, Schafe) durchgeführten Analysen hinsichtlich ihrer Hauptinhaltsstoffe und Qualitätsmerkmale geben weitere Kontrollmöglichkeiten, z.B. die durch die Milch-Güteverordnung (9. Juli 1980) vorgeschriebene Erfassung des Eiweiß- und Fettgehaltes. Sie schreibt außerdem die Prüfung der bakteriologischen Beschaffenheit, die Zählung der somatischen Zellen sowie die Messung des Gefrierpunktes vor. Die Milchuntersuchung bietet Rückschlüsse auf

- den Stoffwechselstatus mit Bezug auf die Fütterung,
- die Milchqualität,
- die Eutergesundheit,

und damit auf die Tiergesundheit insgesamt.

Die **makroskopische Beurteilung** hinsichtlich Farbe, Geruch, Konsistenz, Flocken sowie Blutbeimengungen liefert erste wichtige Informationen. Farbveränderungen nach Gelb, Braun, Rot oder Blau weisen auf Mastitiden oder Pflanzenfarbstoffe hin. Geruchsabweichungen (fruchtig, minzig, kampferartig, ätherisch, stechend, faulig, moschusartig) weisen ebenfalls auf fütterungs- oder mastitisbedingte Ursachen hin. Bei Konsistenzveränderungen (wäßrig, seimig, vollständiger Verlust des Milchcharakters) sind Fremdbeimengungen auszuschließen. Außerdem sind sie regelmäßige Folge von Entzündungsvorgängen. Das trifft auch für Flocken (krümelig-weiß, schleimig-weiß, schleimig-eitrig-gelb) zu. Daraus lassen sich erste Schlüsse auf mögliche bakteriell bedingte Mastitiden ableiten (z.B. Strepto- und Staphylokokkenmastitis: milchig-wäßrig-flockiges Sekret, Colimastitis: grau-gelbes wäßrig-blutig-jauchiges Sekret, Pyogenesmastitis: serös-breiig-eitrig-stinkendes Sekret, Pilzmastitis: serös-schleimiges Sekret). Blutbeimengungen werden bei längerem Stehenlassen durch Bildung eines Bodensatzes ähnlich der Hämaturie deutlicher. Sie können traumatische, alimentär-toxische oder infektiöse Ursachen haben.

Rückschlüsse auf dem **Stoffwechselstatus sowie die Fütterung** erlauben Analysen des Eiweiß-, Harnstoff- und Fettgehaltes, des Fett-Eiweiß-Quotienten (FEQ), der Ketonkörperkonzentration sowie der Milchazidität (pH-Wert, Soxhlet-Henkel-Zahl). Sie stehen in enger Wechselbeziehung zur Eutergesundheit und korrelieren deshalb mit Kriterien, wie der Zellzahl, den Laktose-, K-, Na- und Cl-Konzentrationen sowie der Leitfähigkeit.

Milcheiweiß

Die Milcheiweiße werden aus den Plasmaaminosäuren synthetisiert. Diese haben ihren Ursprung z. T. aus der ruminalen Bakterienproteinsynthese, ausreichend für ca. 15 kg Milch, z. T. aus dem Durchflußprotein. Die Fähigkeit zur Proteinsynthese im Euter ist in hohem Maße genetisch fixiert, in gewissem Umfang aber auch durch die alimentäre Energie- und Eiweißversorgung beeinflußbar.

Technik

→ über die Bestimmung des Gesamtstickstoffes (kjeldahlometrisch, DUMAS-Methode)
→ Bestimmung des Gesamteiweißgehaltes (Eiweiß-titerbestimmung, Amidoschwarzmethode, Infrarotmessung [für Serienanalytik bevorzugt], Chromatographie, trockenchemische Bestimmung)

Referenzbereiche

3,2–3,8% (3–4%)[1]

[1] stark rasseabhängig, außerdem leistungs-, laktationsphasen- und jahreszeitabhängig: Zwischen Eiweißgehalt und Milchmenge besteht eine negative Korrelation. Im Winter sowie in der Frühlaktation werden niedrigere, nach Weideauftrieb höhere Eiweißkonzentrationen beobachtet.

Bewertung

● Mastitiden: (↑↓)
Mastitiden beeinflussen vor allem die qualitative Eiweißzusammensetzung (↑Immunglobuline, ↑Albumine, ↓Caseine)
● Art der Fütterung: Energieunterversorgung führt über verminderte Proteinsynthese im Pansen zur Abnahme, Energie- sowie Proteinüberversorgung (bei ausgeglichenem Engergieangebot) zur Zunahme der Milcheiweißmenge. Die zusätzliche Berücksichtigung der Harnstoffkonzentration in der Milch

(oder im Blut) ermöglicht eine weitere Differenzierung der Fütterungsart (Tab. 27.3) und somit eine Rationsbewertung.

Tab. 27.3: Einfluß der Energie- und Proteinversorgung auf den Eiweiß- und Harnstoffgehalt der Kuhmilch (Dirksen 1992)

Milcheiweiß (%)	Harnstoff (mmol/l)	Energie	Protein
		im Futter	
<3,2	<2,5	↓	↓
<3,2	2,5–5,0	↓	ø
<3,2	>5,0	↓	↑
>3,8	<2,5	↑	↑
>3,8	2,5–5,0	ø	↑
>3,8	>5,0	↑	↓
3,2–3,8	<2,5	ø	↓
3,2–3,8	2,5–5,0	ø	ø
3,2–3,8	>5,0	ø	↑

Milch-Harnstoff

Die Harnstoffkonzentration in der Milch entspricht der im Blut. Sie folgt denselben Einflüssen und Veränderungen und ist demzufolge abhängig von der alimentären Aufnahme von Eiweiß und NPN-Verbindunge, dem Umsatz in Pansen und Leber sowie der Ausscheidung hauptsächlich über die Nieren und die Milch. Die Milch-Harnstoffanalyse wird umfangreich genutzt, um Rückschlüsse auf die Verwertung des im Pansen aus Eiweiß und NPN entstehenden Ammoniaks zu erhalten: Bei ausreichender Energieversorgung wird der größte Teil durch die Pansenbakterien zu bakteriellem Protein synthetisiert. Steht dafür jedoch nicht genügend Energie zur Verfügung, steigt die Ammoniakkonzentration im Pansen an, werden entsprechend größere Mengen resorbiert und in der Leber zu Harnstoff umgebaut. Die Harnstoffbewertung in der Milch kann aber nicht die Futtermittelanalyse ersetzen. Unterversorgung wird nur zu ca. 50%, Überversorgung zu ca. 78% aus dem Verhalten von Harnstoff und Eiweiß in der Milch richtig angezeigt.

Technik

Bestimmung
→ quantitativ (enzymatisch durch Harnstoffspaltung mit Urease und Koppelung dieser Reaktion an ein Chromogen oder weiterer enzymatischer Umsatz auf naßchemischen oder trockenchemischen Weg)
→ semiquantitativ (gleichfalls auf der Basis der Ureasereaktion)

Referenzwerte

2,5 bis 5,0 mmo/l

Die Harnstoffkonzentration ist leistungs-, laktationsphasen-, fütterungs- und jahreszeitabhängig.

↑ Harnstoff	↓ Harnstoff

- ↕ Futterzusammensetzung (vgl. Tab. 27.3) hpts.:
  - Energiemangel
  - Energiemangel/Proteinüberschuß
  - Proteinüberschuß
- Anorexie (1. Phase)
- Ausscheidungsstörungen (Urämiesyndrom)

- ↕ Futterzusammensetzung
  - hpts. Proteinmangel
- länger dauernde Anorexie

Durch Mastitiden wird die Harnstoffkonzentration in der Milch wenig beeinflußt, sofern nicht bei schweren Mastitiden Anorexie eintritt. Erhöhte Harnstoffkonzentrationen korrelieren eng mit ketotischer Stoffwechsel- und schlechter Fruchtbarkeitslage in der Frühlaktation. Sie sind immer Anlaß, die tatsächlich gefressene Futtermenge, die Futterqualität sowie das Nährstoffverhältnis, aber auch die Haltungs- und Fütterungstechnologie zu überprüfen.

Milchfett

Das Milchfett wird in erster Linie aus Azetat, β-OH-Butyrat, Lipoproteinen, Chylomikronen sowie langkettigen Fettsäuren synthetisiert. Sein Gehalt ist stark rassenabhängig, steht aber auch in Beziehung zur Futterzusammensetzung, der Milchleistung sowie der Laktationsphase. Hohes Milchfett korreliert mit Azetatbegünstigenden Futterrationen. In Energiemangelsituationen (»physiologisches Energiedefizit« in der Frühlaktation bei Hochleistungstieren, verminderte oder sistierende Futteraufnahme infolge Primärerkrankungen) wird Körperfett lipolytisch mobilisiert, führt zur Erhöhung der Konzentration Freier (langkettige) Fettsäuren sowie von Glycerol im Blut (Abb. 27.1, 27.2) und ist, neben der Konzentrationssteigerung der Leberlipide sowie (etwas zeitversetzt) der Ketonkörper, mit einer Zunahme der Milchfettsynthese verbunden.

Die »klassische« Methode der Fettbestimmung ist die mit dem Butyrometer nach Gerber (Lösung des Milchfettes in Amylalkohol nach Eiweißfällung und -lösung mit Schwefelsäure, kräftigem Schütteln und Zentrifugation). Weiterhin kann das Milchfett gravimetrisch und photometrisch (Messung durch Infrarotstrahlen [für Serienanalytik bevorzugt], Nephelometrie) bestimmt werden.

3,5% bis 4,5%[1]
[1] oben genannte Einflußfaktoren beachten!

↑ **Fettgehalt**	↓ **Fettgehalt**

- gesteigerte Lipolyse:
  - postpartales Energiedefizit
  - Fettmobilisationssyndrom
  - primäre/sekundäre Anorexie
- ↕ Futterzusammensetzung:
  - konzentratarmes, strukturreiches Futter mit hohem Azetatanteil bei der Pansenfermentation
- geringe Milchleistung/ Spätlaktation
- Anfangsgemelk

- Phase <u>nach</u> gesteigerter postpartaler Lipolyse, wo Körperreserven zur Stützung der Milchfettbildung fehlen
- ↕ Futterzusammensetzung:
  - rohfaserarme, konzentratreiche Futterration mit Begünstigung der Propionatbildung im Pansen bei Reduzierung der Azetatsynthese → »Milchfettmangel-/ Verfettungssyndrom«
- Mastitiden

Fett-Eiweiß-Quotient (FEQ)

Die im Abschnitt »Milcheiweiß« bzw. »Milchfett« für die einzelnen Parameter geschilderten Einflußfaktoren lassen sich schematisch wie folgt zusammenfassen.

1. **Energiemangel** (↑ Bedarf/ ↓ Angebot) → ↑ Lipolyse ↑ Milchfettsynthese → ↑ **Milchfett**
2. **Energie-/Protein**mangel → ↓ bakterielle Proteinsynthese im Pansen → ↓ Milcheiweißsynthese → ↓ **Milcheiweiß**

Eine dritte Folge des Energiemangels ist eine verminderte Laktosebildung und damit ein **Rückgang der Milchleistung**. Durch

$$\text{Quotientenbildung}: \frac{\text{Milchfett (\%)}}{\text{Milcheiweiß (\%)}}$$

werden die gegenläufigen Veränderungen dieser beiden Parameter bei Mangel- bzw. Unterversorgung deutlicher und die Abhängigkeit von der Milchmenge durch Wegfall des Volumenbezuges minimiert. Die diagnostische Nutzung dieser beiden Parameter bietet

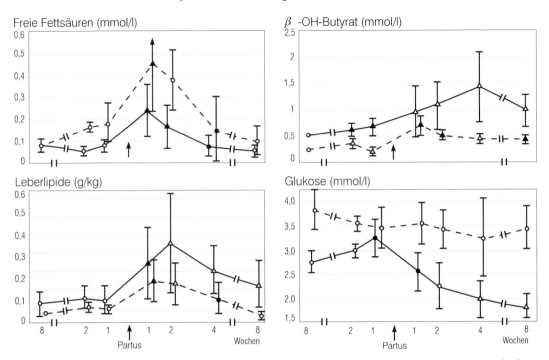

Abb. 27.1: Peripartal gesteigerte Lipolyse bei Milchkühen zweier Betriebe, ersichtlich an den Konzentrationen der freien Fettsäuren und indirekt der Leberlipide, sowie zeitversetzte Hyperketonämie und Hypoglykämie als Zeichen des Energiemangels. (Fürll, 1994)

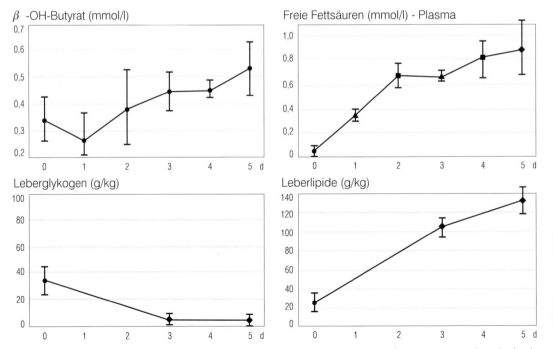

Abb. 27.2: Fastenbedingte Lipolyse bei Milchkühen mit Konzentrationssteigerung der freien Fettsäuren, der Leberlipide und der Ketonkörper sowie Abfall des Leberglykogens. (Fürll, 1994)

sich dadurch an, daß beide im Rahmen der Milchleistungs- bzw. -qualitätskontrollen ermittelt werden. Erschwerend wirkt sich allerdings die große Variabilität insbesondere der lipolyseabhängigen (Abb. 27.3) Milchfettsynthese in den ersten Tagen post partum aus. Außerdem stabilisieren sich die Milchfett- (ca. 5–6 Wochen post partum) und die -eiweißkonzentrationen (ca. 3–4 Wochen post partum) zu unterschiedlichen Zeiten im Laktationsverlauf. Bei Hochleistungstieren kann das postpartale Energiedefizit bis ca. 12 Wochen andauern. Ab 3. bis 5. Laktationswoche steigt der Informationswert des FEQ deutlich an.

Milchfett- sowie Milcheiweißgehalt werden periodisch (<4 wöchentlich) durch die jeweilige Molkerei bzw. den Landeskontrollverband herdenmäßig erfaßt und stehen so zur weiteren Auswertung zur Verfügung.

Referenzbereiche

FEQ = 1,0 bis 1,5;
(Optimalbereich = 1,0 bis 1,25)

Bewertung

↑ Fett-Eiweiß-Quotient
- Engergie-/Proteinmangel in der Futterration → Ketose
- Fettmobilisationssyndrom
- sekundär gesteigerte Lipolyse (Lahmheiten, Puerperalstörungen, Mastitiden, Indigestionen, BVD u. a.) (Abb. 27.4, 27.5)

↓ Fett-Eiweiß-Quotient
- Rohfasermangel
- (subklinische) Pansenazidose
- schlechtes Anmelken (↓ Anrüsten, Mastitiden, Brunst, jedweder Streß während des Melkens)

Weitere Fütterungs- und Managementeinflüsse sind zu beachten, z. B. der Einsatz von Futterfetten.

Ketonkörperbestimmung in der Milch

Die Ketonkörper sind neben den Freien Fettsäuren (dem Bilirubin) und dem Glycerol die Stoffwechselmetabolite, die die präziseste Aussage über eine energetische, länger anhaltende Unterversorgung bei Wiederkäuern geben (vgl. Kap. 21). Ihre Indikatorfunktion ist

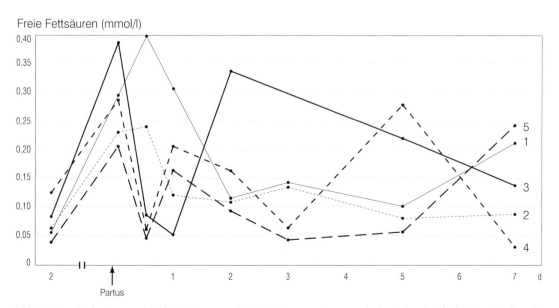

Abb. 27.3: Starke Streuung der freien Fettsäuren (FFS) in den ersten Tagen nach der Geburt bei fünf Kühen. (Fürll et al., 1994)

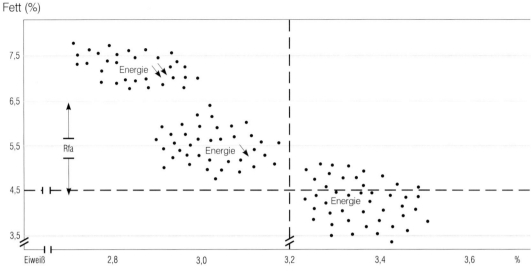

Abb. 27.4: Milchfett- und Milcheiweißgehalt bei inadäquater Energieversorgung von Milchkühen. (Scholz, 1990)

im Vergleich zum Milchfett und dem FEQ wesentlich sensibler und präziser. Jedoch erfordert die Ketonkörperanalyse eine gesonderte, bei quantitativer Erfassung relativ aufwendige Bestimmung, während Milchfett und -eiweiß routinemäßig durch die LKV und Molkereien ermittelt werden.

In der Milch ist die Konzentration der Ketonkörper im Vergleich zu Blut und Harn relativ gering:

Blut: 0,6 mmol/l
Harn: < 2,6 mmol/l
Milch < 0,05 mmol/l

Zwischen den Konzentrationen des Azetons, Azetazetats sowie β-OH-Butyrats im Blut sowie in der Milch bestehen gesicherte Korrelationen. Diese werden bei einer Hyperketonämie noch enger, so daß die Analyse der Ketonkörper in der Milch gut diagnostisch genutzt werden kann.

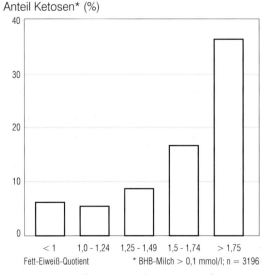

Anteil Ketosen* (%)

< 1 / 1,0 - 1,24 / 1,25 - 1,49 / 1,5 - 1,74 / > 1,75
Fett-Eiweiß-Quotient   * BHB-Milch > 0,1 mmol/l; n = 3196

Abb. 27.5: Beziehungen zwischen Fett-Eiweiß-Quotienten und Ketoseanteil bei Milchkühen. (Spohr et al., 1992)

Technik

Die Ketonkörperbestimmung ist quantitativ und semiquantitativ in der Milch möglich.

quantitativ:

→ Fließinjektionstechnik – sie ermöglicht die Reihenuntersuchung von Milchproben (100 Proben/h). Azetazetat wird in Azeton überführt und durch Diffusion durch eine Teflonmembran von der Milch getrennt. Aceton reagiert weiter mit Hydroxylamin unter Freisetzung von H^+-Ionen, die den Indikator Methylorange mengenabhängig verfärben.

→ Enzymatische Bestimmung von β-OH-Butyrat und Azetazetat (vgl. Kap. 21)
Bei achttägiger Lagerung bleibt die β-OH-Butyrat-Konzentration bei 4 und 18 °C weitgehend konstant, die des Azetazetats sinkt um 20 bis 30%.

semiquantitativ:

Enzymatische Messung von β-OH-Butyrat durch Koppelung mit dem Chromogen Nitrotetrazoliumblau (NTB) mittels »Teststäbchen«:

$$\beta\text{-OH-Butyrat} + NAD \xrightarrow{\text{BHBDH}} \text{Azetazetat} + NADH + H^+$$

$$NADH + NTB \xrightarrow{\text{Diaphorase}} NAD + \text{Formazan (purpur-farben)}$$

Referenzbereiche

Azeton – gesamt	↓ 0,40 mmol/l
Azetazetat	0,17–0,25 mmol/l
β-OH-Butyrat	0,15–0,25 mmol/l

Bewertung

↑ β-OH-Butyrat-Konzentration   nach Farbveränderung
0,1–0,2 mmol/l = geringgradige   fraglich (±)
           Ketolaktie
0,5–0,5 mmol/l = mittelgradige   positiv (+)
           Ketolaktie
↑ 0,5 mmol/l = hochgradige   stark positiv (++)
           Ketolaktie
Zur ätiologischen Interpretation vgl. Kap. 21.

Laktose (Milchzucker)

Die Laktosekonzentration der Milch wird ausschließlich aus Glukose insulinunabhängig synthetisiert und ist demzufolge von entsprechenden glukoplastischen Vorläufern abhängig. Die Laktose unterliegt verschiedenen Einflüssen, wie dem Laktationsstadium, der Laktationszahl (Alter), der Melkzeit, der Fütterung und der Jahreszeit. Mit sinkendem Fütterungsniveau nimmt parallel die Laktosekonzentration ab. Sie reagiert außerdem sensibel auf Euterfunktionsstörungen.

Technik

Die Bestimmung der Laktose ist mit verschiedenen Methoden möglich: enzymatisch, polarimetrisch, photometrisch (Infrarotabsorptionsmessung für Serienanalysen), maßanalytisch, gravimetrisch.

Referenzbereiche

46 bis 50 g/l

Bewertung

↓ Laktose – unzureichende Energieversorgung
       – Mastitiden (Indikator bereits für
          subklinische Veränderungen)

Soxhlet-Henkel-Zahl (SHZ)

Die SH-Zahl wird auch als »Säuregrad der Milch« bezeichnet. Sie verkörpert ihrem Wesen nach die **Titrationsazidität** der Milch und liefert Aussagen über deren Pufferkapazität. Sie ist vom Alter der Tiere, der Laktationszahl, der Laktationsdauer, dem Eiweißgehalt sowie von Fütterungsfaktoren (Kohlenhydrat-, Eiweiß-, NPN-, Rohfasergehalt, Nährstoffverhältnis) abhängig. Sie wird einerseits als relativ unspezifischer, von verschiedenen Faktoren beeinflußbarer Parameter angesehen, Abweichungen vom physiologischen Bereich müssen andererseits aber als Aufforderung zur weiteren Ursachenabklärung verstanden werden.

Technik

Die SH-Zahl wird durch Titration der Milch mit 0,25 n Natronlauge bis zum Farbumschlag von Phenolphthalein als Indikator (pH-Umschlag: 8,2) bestimmt (vgl. Pansensaft und Harn).

Referenzwerte

6,0 bis 7,4

Bewertung

↑ **SH-Zahl**	↓ **SH-Zahl**
– azidotische Belastung	– alkalotische Belastung
– ↑ Milcheiweiß	– ↓ Milcheiweiß und Zitrat
– ↑ Jungkühe und Frisch-	– ↑ Altmelker und alte Kühe
melker	– Energiemangelversorgung
– sekundäre Milchsäuerung	– (subklinische) Mastitis

pH-Wert

Der pH-Wert der Milch kann diagnostisch genutzt werden. Er wird in erster Linie durch Veränderungen von Puffersubstanzen (Phosphat, Bikarbonat) sowie durch Konzentrationsänderungen des Caseins, der Zitronensäure sowie der Milchsäure (sekundäre Milchsäuerung) in der Milch beeinflußt. Der pH-Wert wird beim Mastitis-Schnelltest nach Schalm über den Indikator Bromkresolpurpur miterfaßt.

Technik

Die alleinige Messung des pH-Wertes ist nur potentiometrisch mit pH-Wert-Meßgeräten sinnvoll. Messungen mit Indikatorpapier liefern orientierende Aussagen.

Referenzwerte

6,4 bis 6,7

Bewertung

Der pH-Wert der Milch folgt Veränderungen des Säure-Basen-Haushaltes des Gesamtorganismus. Bei Mastitiden steigt der pH-Wert an. Der pH-Wert der Milch korreliert eng mit der elektrischen Leitfähigkeit.

Elektrische Leitfähigkeit

Die elektrische Leitfähigkeit wird in erster Linie durch die in der Milch enthaltenen Elektrolyte Na, Cl und K sowie durch den Laktosegehalt beeinflußt. Veränderungen in deren Gehalt in der Milch weisen auf Störungen der Blut-Euter-Schranke hin.
Die elektrische Leitfähigkeit ist von endogenen (Laktationsstadium, -zahl, Rasse, Herde) und exogenen (pH-Wert, Temperatur, Melkintervall, Gemelk, Gemelksfraktion, Fettgehalt, Infektionsstatus) Faktoren abhängig. Ihre Messung besitzt frühdiagnostische Aussagekraft, ist methodisch einfach, serienmäßig durchführbar und kann unmittelbar im Melkprozeß erfaßt werden.

Technik

Der Leitfähigkeitsmessung liegt der Widerstand der Milch zwischen planparallelen Platten definierter Fläche sowie Abstand bei konstanter Temperatur zugrunde. Die Leitfähigkeit entspricht dem Kehrwert des Widerstandes $(1/\Omega = A/V)$. Es werden sowohl Taschengeräte als auch in Melkanlagen eingebaute Meßeinrichtungen zum kontinuierlichen Monitoring genutzt.

Referenzbereiche

absolute LF	<7,0 mS/cm (S = Siemens)
Differenzmethode	0,6 mS/cm
Quotientenmethode	1,2 (ohne Maßeinheit)

Tab. 27.4: Einfluß von Mastitiden auf Milchinhaltsstoffe und -eigenschaften

↑ Zellzahl, Na-, Cl-Konzentrationen, pH-Wert, Leitfähigkeit Immunglobuline, Serumalbumine, freie Fettsäuren, Enzyme (γ-GT, AP, LDH)

↓ K-, Lactose-, Fett-Konzentrationen, Laktalbumine, Caseine Trockensubstanz, SH-Zahl, Vitamine

Bewertung

↑ Leitfähigkeit
● Mastitiden
– ↑ Na, ↑ Cl, ↓ K
– ↓ Lactose, ↑ N-acetyl-β-D-glucosamidase
– ↑ Zellzahl, ↑ bovines Serumalbumin
– ↓ SH-Zahl, ↓ pH-Wert

Bereits subklinische Mastitiden werden durch eine erhöhte Leitfähigkeit signalisiert.

Elektrolyte Natrium, Chlorid, Kalium

Die Konzentrationen der Elektrolyte Na, K und Cl verhalten sich in der Milch umgekehrt zu denen des Blutes: Na und Cl sind ca. 5fach niedriger, K dagegen ca. 7fach höher in der Milch konzentriert als im Blut. Diese Elektrolyte beeinflussen wesentlich den osmotischen Druck der Milch.

Technik

Die Bestimmung der Elektrolyte kann flammenphotometrisch (Na, K), mittels ionensensitiven Elektroden (Na, K, Cl), merkurimetrisch (Cl) oder enzymatisch (Cl) erfolgen. Bei zweimaligen Auftauen gefrierkonservierter entfetteter Milchproben sinkt der Na- und steigt der K-Gehalt signifikant.

Referenzbereiche

	Na	K	Cl
mmol/l	16–24	38–45	23–33

Na : K-Verhältnis ↓ 1 : 3

Bewertung

Die Elektrolyte reagieren empfindlich auf Entzündungsprozesse im Euter (Mastitiden), d. h., sie zeigen bereits subklinische Euterstörungen an. Dabei steigen die Na- und Cl-Konzentrationen an, die K-Konzentration fällt ab. Diese Veränderungen sind aber auch bei Allgemeinerkrankungen festzustellen.

Zellzahl und Zelldifferenzierung

Die Zellzahl ist ein zentrales Kriterium für die Eutergesundheit. Ihre Bestimmung ist eine der in der Milch-Güteordnung festgeschriebenen Forderungen und Grundlage zur Qualitätseinstufung sowie Abrechnung der Anliefermilch. Stallschnellteste ermöglichen eine

schnelle semiquantitative Bestimmung und damit diagnostische Bewertung unmittelbar am Tier.
Die Bestimmung der Zellzahl ist mit direkten sowie
indirekten Methoden möglich (Tab. 27.5).

Indirekte Zellzahlbestimmung: Schalm-Test

Unter den Verfahren zur indirekten Zellzahlbestim-
mung wird der Schalm-Test umfangreich angewendet.
Durch Detergens-DNS-Komplexbildung mit Bildung
eines gelartigen Gemisches werden Zellzahlerhöhun-
gen sensibel angezeigt. Durch Zusatz eines Indikators (Bromcresolpurpur) werden gleichzeitig stärkere
pH-Wert-Veränderungen sichtbar.

Technik

Milch jeden Euterviertels wird getrennt in eine vier-
geteilte Schale gegeben, durch Dekantieren auf 2 ml
eingestellt und gleichfalls 2 ml Testflüssigkeit per
Dosierspritze zugegeben. Anschließend wird die Schale
kreisförmig zum Durchmischen bewegt. Dabei treten
im positiven Fall Konsistenz- und Farbveränderungen
ein.

Die Farbveränderungen bedeuten:
starke Purpurfärbung   pH-Wert >7,0
deutliche Gelbfärbung   pH-Wert <5,2
Die Einstufung der Testergebnisse korreliert mit dem
Schweregrad der entzündlichen Euterveränderungen.
Bei Trockenstehern, sowie in Kolostralmilch besteht
physiologisch ein erhöhter Zellgehalt, der bei Nicht-

Bewertung

Zustand des Gemisches	Zellgehalt	Ergebnisse
dünnflüssig, homogen, leichte Konsistenzänderung mit geringer Schlierenbildung	$<2 \times 10^5$/ml	negativ, <25% polymorphkernige Leukozyten
leichte Konsistenzänderung mit Schlierenbildung	$<5,5 \times 10^5$/ml	fraglich, 30–40% polymorphkernige Leukozyten
deutliche Konsistenzänderung in Form von Schlieren	$<15 \times 10^5$/ml	schwach positiv, 40–60% polymorphkernige Leukozyten
sofortige Gelbildung beim Mischen und Zusammenziehen in der Mitte	$<50 \times 10^5$/ml	positiv, 60–70% polymorphkernige Leukozyten
fast völlige Überführung der Milch in Gelzustand, so daß bei Schräghalten der Schale nichts abfließt	$>50 \times 10^5$/ml	stark positiv, 70–80% polymorphkernige Leukozyten

Tab. 27.5: Methoden zur Bestimmung der Milchzellzahl (nach Mielke und Schulz 1980)

indirekte Verfahren		direkte Verfahren
Bestimmung der absoluten Zellzahl	relativierte Zellzahl zu Grenzwert:	basierend auf:
• mikroskopisches Direktausstrich- verfahren • fluoreszenzmikroskopisches Verfahren • mikroskopisches Zählkammerverfahren • Teilchenzähler nach dem Coulter-Counter Prinzip • optischer Milchzellzähler • Fussomatic (fluoreszenzoptisch) • Impulszytophotometer	• Sedimentausstrich- verfahren	DNS-Gehalt der Milchzellen • Schalm-Test • Feulgen-Reaktionstest • Filter-DNS-Milchzelltest Anteil Bodensatz • Trommersdorfer Leukozytenprobe • Abstehprobe Enzymaktivitäten in der Milch • Katalase • LDH • AP • LAP • Aldolase u. a.

beachtung dieser Tatsache zu falscher Ergebnisinterpretation führt.

Direkte Zellzahlbestimmung

Sedimentausstrichverfahren
Für die Zählung somatischer Milchzellen gilt diese Methode als Referenzverfahren.

Technik

Nach Zentrifugation der Milchprobe wird aus dem Bodensatz ein Ausstrich angefertigt, dieser nach Lufttrocknung mit Methylenblau gefärbt (Zellkerne) und anschließend die in 10 Gesichtsfeldern vorhandenen Zellkerne mikroskopisch gezählt. Gleichzeitig wird auf qualitative Veränderungen der Zelle geachtet.

Fluoreszenzoptische Zählung
Sie wird als Routinemethode genutzt.

Technik

Die Zellkerne der Milchzellen werden mit einem Farbstoff (Ethidiumbromid) angefärbt und so fluoreszenzmikroskopisch ausgezählt. Zweckmäßig ist die Konservierung der Milch nach der Probengewinnung.

Referenzbereiche

Herdenmischmilch ≤500 000/ml[1] bis 31.12.1997
$\qquad$ ≤400 000/ml[1] ab 1.1.1998

[1] geometrische Mittel aus dreimonatigen Kontrollen des jeweiligen Erzeugerbetriebes; die Zahlen gelten als Bedingung für die Verkehrsfähigkeit von Kuhmilch.

Bewertung

Erhöhter Zellgehalt ist Ausdruck von Entzündungsprozessen im Euter. Eine differenzierte Bewertung läßt sich wie folgt vornehmen:

Viertelgemelk	Herdenmilch	Eutergesundheit
<100 000	<100 000	gut
100 000–150 000	200 000–400 000	mäßig
>150 000	>400 000	schlecht

Die Ursachen für Zellzahlsteigerungen sind vielfältig und folgenden Gruppen zuzuordnen

- Infektiöse Euterreaktion
- Destruktion im Verlauf eitriger Entzündungen
- mechanische oder chemisch-toxische Euterreizung
- Reaktion auf Allgemeinerkrankung
- physiologische Umbauvorgänge bei Frisch- und Altmelkern

Literatur

1. Anderson L. Detection, Occurence, Causes and Effects of Hyperketonaemia in Swedih Dairy Cows. Thesis, Skara 1994.
2. Andersson R. Die Diagnose der bovinen subklinischen Mastitis mittels Laktatdehydrogenase-Aktivität und Leitfähigkeit. Bonn: Agr Diss 1991.
3. Berger A. Untersuchungen über die Brauchbarkeit eines Schnelltestes zur semiquantitativen Bestimmung von β-OH-Butyrat in Milch. München: Vet Med Diss. 1995.
4. Dirksen G. Control of Production Diseases in Dairy Cows in a Changing Agricultural Environment. Proceedings Eigth Intern. Conference on Product. Diseases in Farm Animals, Berne 1992; 27-282.
5. Dirksen G. Fett-Eiweiß-Quotient, Harnstoffgehalt und β-OH-Butyratkonzentration der Milch als »Metabolischer Profiltest« – Möglichkeiten und Grenzen. Proceedings »25 Jahre Buiatrik in Gießen«, FG Rinderkrankheiten der DVG, Gießen 1995; 97-103.
6. Fürll M, Garlt CH, Lippmann R. Klinische Labordiagnostik. Leipzig: Hirzel 1980.
7. Fürll M. Fettlebersyndrom der Milchkuh. Handlexikon der tierärztlichen Praxis. Jena: Fischer Verlag 1994.
8. Fürll M, Eckermann W, Amin M. Säure-Basen und Mineralstoffstatus bei gesunden Kühen im geburtsnahen Zeitraum. Tierärztl Umschau 1994; 49: 107-15.
9. Gravert HO, Langner R, Dieckmann L, Pabst K, Schulte-Coerne H. Ketokörper in Milch als Indikatoren der Energiebilanz der Milchkühe. Züchtungskunde 1986; 58: 309-18.
10. Hagert C. Kontinuierliche Kontrolle der Energie- und Eiweiß-Versorgung der Milchkuh während der Hochlaktation an Hand der Konzentration von Aceton, Harnstoff, Eiweiß und Fett in der Milch. München: Vet Med Diss. 1991.
11. Heeschen W. Einfluß von Eutererkrankungen (Mastitiden) auf die Qualität und hygienische Beschaffenheit von Milch. Prakt Tierarzt 1996; 77: 223-8.
12. Kaufmann W. Variationen in der Zusammensetzung des Rohstoffes Milch unter besonderer Berücksichtigung des Harnstoffgehaltes. Milchwiss 1982; 37: 6-9.
13. Kirchgessner M, Windisch W. Harnstoffgehalt und Allantoinausscheidung von Kühen während und nach Energie- und Proteinmangel. J Anim Physiol Anim Nutr 1989; 62: 101-10.
14. Mielke H, Schulz J (Hrsg). Neuere Erkenntnisse über die Milchzellen des Rindes. Eberswalde-Finow: Tierhygiene-Informationen, Sonderheft 1980.
15. Mielke H, Schulz J, Beuche W, Labitzke H. Zur Überwachung der Eutergesundheit durch Messung der

elektrischen Leitfähigkeit von Viertelanfangsgemelk-proben – Ergebnisse wiederholter Einzeltier- und Herdenuntersuchungen. Arch Exper Vet Med 1981; 35: 259-76

16. Piatkowski B, Voigt J, Girschewski H. Einfluß des Rohpro-teinniveaus auf die Fruchtbarkeit und den Harnstoff-gehalt in Körperflüssigkeiten bei Hochleistungskühen. Arch Tierernährung 1981; 31: 497-504.

17. Ropstad E, Vik-Mo L, Refsdal AO. Levels of milk urea, plasma constituens and liquid ammonia in relation to the feeding of dairy cows during early lactation. Acta Vet Scand 1989; 30: 199-208.

18. Scholz H. Stoffwechselkontrolle in der Milchkuhherde an Hand von Blut- und Milchparametern. Prakt. Tierarzt col-leg veterin 1990. XXI: 32-35.

19. Schüler D. Beeinflussung des Milcheiweißgehaltes und weiterer Parameter der Rohmilchqualität über die Fütte-rung. Leipzig: agrabuch 1986.

20. Spohr M, Beening J, Scholz H. Informationen aus der Milch des Rindes zur Überprüfung von Fütterung und Ge-sundheit. Prakt Tierarzt colleg veterin 1992; XXIII: 52-7.

21. Thieme D, Grunwald A, Kron A, Sander W, Schmeichel A. Normabweichungen der Säurezahl von Herden-mischmilch und deren Ursachen. Mh Vet Med 1983; 38: 16-24.

22. Verband Deutscher Landwirtschaftlicher Untersuchungs- und Forschungsanstalten. Handbuch der landwirtschaft-lichen Versuchs- und Untersuchungsmethodik (Metho-denbuch). Bd IV. Darmstadt: VDLU-FA-Verlag, Darmstadt 1985.

28 Parasitologische Diagnostik

Martin-Albrecht Hasslinger

Allgemeines zu Parasitennachweis und Befunderhebung

Ziel der klinischen Parasitologie ist in erster Linie die Erhebung des Parasitenstatus, um hierdurch Entscheidungshilfen für Prophylaxe und Chemotherapie zu erhalten. Deshalb sollen hier praxisrelevante einfachere, routinemäßig nachvollziehbare Nachweismethoden ausführlicher besprochen, auf spezifische Verfahrensweisen im entsprechend ausgestatteten Speziallabor nur kurz hingewiesen und wesentliche morphologische Dinge für die Diagnostik in Erinnerung gebracht werden; die detaillierte Fachinformation kann letztendlich nur das zusätzliche Studium von einschlägigem Schrifttum vermitteln. Grundsätzlich sind bei der parasitologischen Überwachung von Einzeltieren oder Beständen verschiedene Kriterien zu unterscheiden, und zwar
- die Intravitaluntersuchung,
- die Begutachtung des Biotops und evtl.
- die Untersuchung post mortem.

Intravitaluntersuchung

Die Untersuchungen am lebenden Tier beinhalten
- den direkten Erregernachweis,
- den indirekten Erregernachweis sowie
- die klinische Befunderhebung.

Der **direkte Nachweis** von Ektoparasiten läßt sich durch makroskopische Untersuchung am Tier oder mikroskopische Überprüfung von Hautmaterial noch recht einfach durchführen. Die Erkennung von Endoparasiten (Helminthen und Protozoen) erfordert dagegen eine Fülle von Methoden. Durch ein Nativpräparat aus Kot, Blut oder Sekret erfaßt man lebende Protozoen oder deren Stadien. Nach entsprechender Aufbereitung des Materials ist durch Protozoenkultivierung ohne Einsatz von Tierversuchen (vielleicht mit Ausnahme von *Toxoplasma gondii*) ein direkter Nachweis oder eine Parasitenvermehrung möglich. Die makroskopische Erkennung von Endoparasiten beschränkt sich

auf mit dem Kot abgegangene Entwicklungsstadien (Proglottiden von Zestoden, Askariden, Oxyuren etc.) oder erbrochene Nematodenlarven (Askariden). In den mikroskopischen Untersuchungen werden die mit bloßem Auge nicht sichtbaren, aus den verschiedenen Untersuchungsmaterialien mit oder ohne Anreicherung konzentrierten Reproduktionsstadien erfaßt.

Für den **indirekten Erregernachweis** werden Patientenseren durch immunbiologische Verfahren untersucht; inzwischen zeichnen sich auch molekularbiologische Verfahren ab. Durchführung und Beurteilung sind dafür ausgerüsteten Labors vorbehalten. Ein hier erhobener Befund kann jedoch weitgehend nur als zusätzliche Diagnostikhilfe gewertet werden.

Die **klinische Befunderhebung** am Tier ist als mehr sekundär zu betrachten, weil Endoparasitosen vielfach subklinische Verlaufsformen zeigen. Allgemeine Symptome wie struppiges Haarkleid, Kachexie, Dyspnoe oder Anämie sind aber dennoch als Hinweise auf parasitär bedingte Erkrankungen zu werten. Offensichtliche äußere Anzeichen sind dagegen u. a. schlecht heilende Sommerwunden (Habronematose – Pferd; Stephanurose – Rind), nässende Hautveränderungen im Kruppenbereich (Parafilariose) beim Pferd, Dasselbeulen in der Rückenpartie (Hypodermose) oder Blutharnen (Piroplasmose) beim Rind sowie verstärkter Vomitus bei Katzen (Magenwurmbefall; Ollulanose).

Begutachtung des Biotops

Untersuchungen im Stall und auf der Weide haben mehr orientierenden Charakter für eine gezielte Prophylaxe. Es geht hier um die Identifizierung von Parasiten an der Vegetation, am Boden, im Wasser und an Gebrauchsgegenständen sowie um das Auffinden von Vektoren (Schnecken und Regenwürmer als Zwischen- oder Transportwirte für Helminthen, Arthropoden als Überträger oder Wartewirte für Protozoen oder Wurmlarven) und damit um die Verhinderung der Ansteckung.

Untersuchung post mortem

Die parasitologische Untersuchung post mortem dient der Feststellung der Krankheits- oder Todesursache, um für die weitere Herdenbehandlung notwendige Maßnahmen einleiten zu können. Nach Zerlegung des Tierkörpers zur Organ- und Gewebeuntersuchung ist es dann durch andere Verfahren möglich, weitere Zusammenhänge aufzuklären. Die allgemeine amtliche Überprüfung von Tierkörpern im Rahmen der Fleischuntersuchung zählt mit der Nachsuche auf Sarkosporidien, Finnen, adulte Leberegel und Lungenwürmer oder Muskeltrichinellen ebenso dazu.

Parasitenstatus durch intravitale Diagnostik

Kotuntersuchungen

Allgemeines zu den Nachweismethoden

Die meisten Helminthen und einige Protozoen sind im Gastrointestinaltrakt lokalisiert und lassen sich deshalb durch koproskopische Untersuchungen nachweisen. Eine korrekte **Entnahme von Kot** ist äußerst wichtig, da Verunreinigungen durch Bodennematoden die Diagnose erheblich erschweren können; die Entnahme hat also rektal und günstigerweise am Morgen zu erfolgen. Die Untersuchung sollte nach Möglichkeit gleich oder zumindest am Entnahmetag durchgeführt werden. Die **Aufbewahrung** noch nicht verwendeter Proben im Kühlschrank schützt vor allzu rascher Weiterentwicklung der Parasiten. Bei einigen Nematoden *(Strongyloides spp., Dictyocaulus arnfieldi)* werden aus den larventragenden (embryonierten) Eiern bereits nach etwa 6 Stunden die Larven I frei, was methodisch berücksichtigt werden muß.

Zum **Versand** der Proben ist das entnommene Material in unzerbrechliche sowie wasserundurchlässige Behältnisse zu verbringen. Der lückenlose Vorbericht über Besitzer, Entnahmedatum, Tierart, Geschlecht, Haltung, Herkunft, Verdachtsdiagnose etc. stellt die wichtigste Voraussetzung für eine verläßliche Diagnose dar. Eine Fixierung der Kotproben ist zwar gewöhnlich nicht notwendig, bei hohen Außentemperaturen und längeren Versandzeiten empfiehlt sich jedoch eine Behandlung des Materials mit 4%igem Formalin.

Zur **makroskopischen Untersuchung** wird das Material in Wasser aufgeschwemmt, um die nicht nur an der Kotoberfläche befindlichen Parasiten zu sammeln. Die Parasiten werden anschließend je nach Art der Kutikula in 1,5%iger hypertonischer NaCl-Lösung oder Wasser aufbewahrt. Erfolgt die mikroskopische Betrachtung erst wesentlich später, so ist die **Fixierung** der Nematoden in auf 70 °C erhitztem 4%igem Formalin vorteilhaft. Für Zestoden empfiehlt sich zunächst die Reinigung und Aufbewahrung in Wasser, ehe sie – auch im Hinblick auf das Infektionsrisiko bei Echinokokken – in 4%igem Formalin oder Äthanol (70%) fixiert werden. Plathelminthen sollten ohnehin zunächst mindestens 12 Stunden in Leitungswasser verbleiben, bevor sie eventuell, zwischen Objektträger gepreßt, in erhitztem (70 °C) 70%igem Äthanol aufgehoben werden. Die weitere **Differenzierung** von Trematoden und Zestoden wird durch Anfärbung des Materials mit Milchsäure und Alaunkarmin begünstigt, für Rundwürmer und Kratzer reicht in der Regel eine Aufhellung mit Laktophenol oder Glyzerin aus.

Den größten Teil der Befunderhebung nimmt die **mikroskopische Kotuntersuchung** ein. Mit unterschiedlichen Untersuchungsmethoden werden Eier (Ovoskopie) oder Larven (Larvoskopie) nachgewiesen. Hierfür sind je nach Alter der Tiere Kotmengen von 20–30 g (Pferd, Rind), 10–20 g (Schaf, Ziege, Schwein) bzw. 2–5 g (Fleischfresser) erforderlich. Parameter der äußerst wichtigen **Ovoskopie** sind Eiform, -größe, -inhalt und -schalenstruktur. Bei Herdenuntersuchungen sollten Proben von Tieren jeden Alters genommen werden, wobei sich der prozentuale Anteil der zu entnehmenden Einzelproben mit zunehmender Tierzahl verringert und der Eianteil bei dieser qualitativen Erfassung keine interpretierbaren Hinweise auf den tatsächlichen Parasitenbefall gibt.

Untersuchungsverfahren

Nativpräparat

Zur Überprüfung von Kot ohne Anreicherung wird auf dem Objektträger dünn ausgestrichenes Material mit Wasser vermischt und mit einem Deckglas abgedeckt. Dieses Nativpräparat ist zur Untersuchung von wenig Kot bei Jungtieren, zur allgemeinen Orientierung und bei stärkeren Infektionen geeignet. In allen anderen Fällen müssen Anreicherungsverfahren (Flotation, Sedimentation und Migration) angewendet werden, da ein negativer Befund im Nativpräparat nicht verläßlich ist.

Flotation

Abbildung 28.1 zeigt das notwendige Material:

1. Zinkchlorid-Kochsalz-Lösung (Mischungsverhältnis $ZnCl_2 : NaCl = 1 : 2$, spezifisches Gewicht = 1,3)
2. Petrischale oder Mörser und Pistill
3. Holzspatel
4. Sieb (plan, Maschenweite 300 µm)
5. Trichter
6. Zentrifugenröhrchen
7. Zentrifuge
8. Drahtöse
9. Deckgläschen (18 × 18 mm)
10. Objektträger

Der Kot wird in eine **Flotationslösung** gebracht, in die leichteren Eier, weitgehend unterstützt durch Zentrifugieren, an die Oberfläche flotieren. Dort sammeln sie sich unter einem Deckglas an oder können mit einer Drahtöse zur Überführung auf einen Objektträger entnommen werden.

Für die Herstellung der Flotationslösungen werden Natriumnitrat, Kaliumkarbonat, Magnesium, Zucker sowie Glyzerin oder Wasserglas verwendet, wobei einige Medien der Sondermüllregelung unterliegen (§2, Abs. 2 des Abfallgesetzes bzw. Abfallbeseitigungsverordnung – AbfBesVerord./Schlüsselnummer 52714). In zahlreichen parasitologisch arbeitenden Labors ist die hier beschriebene Methode unter Verwendung von Zinkchlorid und Kochsalz gebräuchlich.

➡ 3–5 g Kot in der Petrischale oder dem Mörser mit Flotationsflüssigkeit gut mischen.
➡ Mit Hilfe von Trichter und Sieb Aufschwemmung in ein Zentrifugenröhrchen überführen.
➡ Nach Entfernen evtl. vorhandener Luftblasen Deckglas auf den Oberflächenmeniskus setzen.
➡ Deckglas auf einen Objektträger legen und Präparat bei 100facher Vergrößerung untersuchen. Bei negativem Befund Ränder des Deckgläschens nochmals bei stärkerer Vergrößerung kontrollieren.

Im Handel sind auch **Einweg-Diagnostiksysteme** aus Plastik (Ovassay®, Fecalizer®, Ovatector®), die neben genauer Anleitung auch die dafür notwendige Flotationslösung enthalten. Wesentliche Vorteile dieser Testkits sind neben hygienischen Aspekten bei Ver-

sand, Aufarbeitung und Probenbeseitigung insbesondere die Möglichkeiten reproduzierbarer, zu vergleichender Untersuchungen an verschiedenen Standorten. Diese Diagnosesysteme sind zwar für wenig Kot der Klein- oder Jungtiere gedacht, sie lassen sich aber erfahrungsgemäß ebenso erfolgreich bei Großtieren einsetzen.

Mit der Flotationsmethode ist es möglich, die meisten dünn- und dickschaligen Eier der Zestoden und Nematoden sowie Oozysten und Sporozysten von zystenbildenden Kokzidien nachzuweisen. Um ein noch besseres Anreicherungsresultat zu erhalten, ist auch eine **kombinierte Sedimentation/Flotation** von Nutzen:

➡ Walnußgroße Kotprobe mit Wasser homogenisieren.
➡ Material durch ein Sieb in ein Becherglas (hohe Form – 250 ml) überführen und mit Wasser auffüllen.
➡ Nach einer Absetzzeit von 30 min 2–3 ml des Sedimentes in ein Zentrifugenröhrchen füllen.
➡ Nach Zugabe von $ZnCl_2/NaCl$-Lösung oben beschriebenen Untersuchungsgang durchführen.

Sedimentation

Abbildung 28.2 zeigt das notwendige Material:
1. Petrischale
2. Holzspatel
3. Sieb (plan – Maschenweite 300 µm)
4. dickwandige Bechergläser (250 ml, hohe Form)
5. Leitungswasser (mit Detergenzien entspannt)
6. 1%ige Methylenblau-Lösung

Eier mit hoher Dichte, d. h. solche von Trematoden *(Fasciola, Paramphistomum, Gastrodiscus),* Zestoden *(Diphyllobothrium latum)* sowie die einzige Kokzidienspezies des Pferdes *(Eimeria leuckarti)* sinken in Leitungswasser auf den Boden des Gefäßes. Gewöhnlich wird die nach Benedek modifizierte Methode angewendet:

➡ Etwa 5–10 g Kot mit Leitungswasser in der Petrischale vermischen.
➡ Material zur Abtrennung grober Kotbestandteile durch ein planes Sieb in ein Becherglas seihen. Becherglas mit Wasser auffüllen (Wasserstrahl dabei durch das Sieb laufen lassen, um eventuell noch im Sieb vorhandene Eier weiterzuspülen).

➡ Nach einer Absetzzeit von 3 min Inhalt ohne Unterbrechung bis zu einer Höhe von ca. 2 cm abgießen und das Becherglas danach erneut mit Wasser auffüllen. Diesen Vorgang nach jeweils 3 min noch zweimal wiederholen.

➡ Nach dem letzten Dekantieren bis auf den Bodensatz Sediment mit einem Tropfen Methylenblau-Lösung anfärben und in eine Petrischale überführen. Die pflanzlichen Teile färben sich dabei blau, während die Parasitenstadien ihre gelbe oder weiße Farbe behalten und sich von der Umgebung gut abheben.

➡ Sediment mit dem Mikroskop bei 35facher Vergrößerung (bei entsprechender Leistung auch mit dem Stereomikroskop oder Trichinoskop) untersuchen.

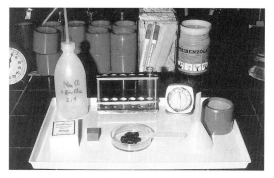

Abb. 28.1: Material für das Flotationsverfahren

Migration

Abbildung 28.3 zeigt das notwendige Material:
1. Trichter
2. Gummischlauch (ca. 10 cm, auf Trichterzapfen passend)
3. Schlauchklemme
4. Stativ und Halterung zum Einhängen des Trichters
5. Gazematerial (10 × 10 cm)
6. Wäscheklammer
7. Objektträger
8. Deckgläschen (18 × 18 oder 22 × 22 mm)

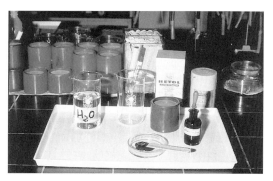

Abb. 28.2: Material für das Sedimentationsverfahren

Prinzip

Die im Kot vorhandenen feuchtigkeitsabhängigen Larven migrieren infolge ihrer positiven Hydrotaxis zum Wasser und sinken, zum Schwimmen nicht befähigt, zu Boden, wo sie gewonnen werden können. Das **Baermann-Wetzel-Trichterverfahren** oder auch **Auswanderverfahren** dient zum Auffinden von mit dem Kot ausgeschiedenen Larven I großer und kleiner Lungenwürmer oder zur Gewinnung der durch Larvenzucht (s. S. 288) entwickelten infektionsfähigen Larve III der Magen-Darm-Würmer von Pferd, Wiederkäuer und Schwein.

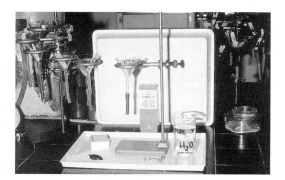

Abb. 28.3: Material für das Migrationsverfahren

Technik

➡ Etwa 5–10 g Kot in Gaze verpacken und diese mit der Wäscheklammer am Trichterrand befestigen.

➡ Mit einer Klemme den Gummischlauch am Auslauf verschließen.

➡ Trichter bis zur Hälfte des Kotbeutels mit Leitungswasser füllen.

➡ Über Nacht, meist bereits nach 6–8 h, sind bei Zimmertemperatur die vorhandenen Larven ausgewandert und haben sich im Schlauch vor der Klemme angesammelt. Klemme kurz öffnen und einige Tropfen auf einen Objektträger bringen.

➡ Material bei 100facher Vergrößerung beurteilen.

Ergänzende Verfahren

Larvenzucht

Verschiedene Helmintheneier lassen sich anhand ihrer Morphologie nicht eindeutig identifizieren, zumal auch die Verwendung der ZnCl$_2$/NaCl-Lösung Konturveränderungen hervorruft. Ein Beispiel hierfür sind die Eier großer und kleiner Strongyliden des Pferdes, die wegen ihrer unterschiedlich langen Präpatenzperiode (Wochen bzw. Monate) gelegentlich differenziert werden müssen. Ebenso könnten Unterschiede zwischen Eiern des Roten Magenwurmes oder der Knötchenwürmer beim Schwein interessieren, weil zumindest die adulten Formen vom erstgenannten *Hyostrongylus rubidus,* im Gegensatz zu *Oesophagostomum spp.,* bestimmte Wirkstoffe teilweise tolerieren. Eine **Differentialdiagnose** ist nach Larvenzucht durch morphologische Begutachtung der infektionsfähigen Larven III möglich, und zwar bei den Strongyliden des Pferdes anhand der Anzahl von Darmzellen und bei den genannten Würmern des Schweines durch die Struktur der Larvenendigungen.

Für die Kulturen dient eihaltiger Kot (Durchfallkot mit sterilisiertem Sägemehl vermischen), der in Petrischalen oder kleinen Behältnissen mit Deckel bzw. Korken bei Zimmertemperatur für bis zu zwei Wochen im Dunkeln aufbewahrt wird. Die Gefäße sollten täglich eine halbe Stunde gelüftet und der Kot etwas feuchtgehalten werden. Die Gewinnung der Larven III erfolgt dann durch das Auswanderverfahren.

Eine Variation, die wesentlich klareres Untersuchungsmaterial liefert, stellt die Verwendung einfacher Plastikdosen dar. Nach Ablauf der Anzüchtungszeit wird der Deckel entfernt, die Dose umgekehrt in eine Petri- oder Drigalski-Schale gestellt und der Rand zwischen Dosen- und Schalenwand mit Wasser aufgefüllt. Nach 6–8 Stunden läßt sich mit der Pipette reine Suspension mit ausgewanderten Larven entnehmen, die keinerlei störende Kotpartikelchen enthält.

Klebestreifen-Methode

Die Haut im Bereich des Anus wird mit durchsichtigem Klebeband (Tesafilm) abgetupft, das man anschließend auf einen Objektträger klebt und mit kleinstem Objektiv (3,5) oder bei 100facher Vergrößerung durchmustert. Perineumproben dienen dem Nachweis der Eier von *Oxyuris equi* (Equiden), *Skrjabinema ovis* (Schaf und Ziege) oder Zestoden (Fleischfresser). In dieser Form gewonnene Abklatschpräparate von der Rückenpartie bei Hund und Katze eignen sich auch für den Nachweis von Raubmilben *(Cheyletiella spp.).*

Kryptosporidien-Nachweis

Der Nachweis von Kryptosporidien ist mit einem direkten Kotausstrich einfach durchzuführen:

Von Durchfallkot wird ein senfkorngroßer Tropfen auf einen Objektträger verbracht und mit einem zweiten dünn ausgestrichen. Nach der Trocknung wird ein Deckgläschen aufgelegt und das Präparat innerhalb von 10 min mit Immersionsöl bei 1000facher Vergrößerung untersucht. Die ca. 4–5 µm großen Oozysten zeigen sich als stark lichtbrechende Gebilde mit einem als dunkler Fleck erscheinenden Restkörper.

Neben diesem Verfahren werden noch zusätzliche Färbemethoden nach Ziehl-Neelsen oder mit Karbolfuchsin sowie die Verwendung speziell entwickelter Testkits empfohlen.

MIFC-Technik

Mit der <u>M</u>erthiolat-<u>I</u>odine-<u>F</u>ormalin-<u>C</u>oncentration erfolgt die Anreicherung von Protozoen (sowie Helmintheneiern und -larven).

1. MF-Lösung: 250 ml Aqua dest. + 200 ml Merthiolat-Tinktur (1:1000 mit Aqua dest. verdünnt) + 25 ml 38%ige Formaldehyd-Lösung
2. 5%ige Lugol-Lösung aus 10 g KJ, 5 g kristallinem Jod und 100 ml Aqua dest.

Die beiden frisch angesetzten Lösungen sind für den weiteren Gebrauch in braunen Flaschen aufzubewahren und einige Monate (1) bzw. bis 6 Wochen (2) zu verwenden.

3. Äther

➡ Erbsengroße Kotprobe mit MF-Lösung verrühren, durch Gaze mittels Trichter in ein Zentrifugenröhrchen überführen und kräftig schütteln.

➡ Nach Zufügen von kühlem Äther Probe erneut schütteln, 2 min stehenlassen und anschließend bei 1000–1500 U/min 1 min zentrifugieren.

➡ Schichten aus Äther und gelösten Lipiden, Detritus und MF-Lösung vorsichtig dekantieren.

➡ Übriggebliebenes Sediment tropfenweise auf Objektträger verbringen und mit einem Tropfen Lugol-Lösung mischen.

➡ Präparat bei 100- bis 400facher Vergrößerung untersuchen.

Quantitative Verfahren

Bei der koproskopischen Routinediagnose geht es in den meisten Fällen um die qualitative Erfassung von Reproduktionsstadien. Besteht dagegen Veranlassung, wie bei Behandlungskontrollen, die Zahl der Eier oder Oozysten in einer bestimmten Kotmenge zu erfassen, so sind zusätzlich quantitative Verfahren heranzuziehen. Verwendet werden hierbei die modifizierte McMaster- und die Therapogen-Zählkammer, mit denen die **Ei- oder Oozystenzahl pro Gramm Kot** (EpG oder OpG) bestimmt werden kann, ohne aber damit den tatsächlichen Parasitenanteil erfaßt zu haben.

McMaster-Zählkammer

→ 2 g Kot in 60 ml gesättigter NaCl-Lösung homogenisieren, anschließend mittels Sieb die groben Kotpartikel von der übrigen Flüssigkeit trennen.

→ Mit einer Pipette Kotsuspension in die drei Einzelkammern füllen.

→ Nach 2 min das Präparat an den markierten Zählnetzen mikroskopisch auf Eier durchmustern.

→ Nach Eizahl (n), verwendeter Suspensions- (ml) und Kotmenge (g) sowie Inhalt (cm³) und Zahl der separaten Kammern (3) läßt sich das quantitative Resultat errechnen, letztendlich aber auch einfacher ableiten (1 Ei in den drei Kammerabschnitten entspricht 67 EpG, 2 = 133, 3 = 200, 4 = 267 etc).

Therapogen-Zählkammer
(besteht nur aus zwei Einzelkammern)

→ Nach Einfüllen von Kot bis zu einer Markierung im beigefügten Gefäß dieses mit gesättigter NaCl-Lösung auffüllen, verschließen und gut schütteln.

→ Kotsuspension mit einer Pipette in die Kammerabschnitte überführen.

→ Nach 2 min Präparat mikroskopisch durchmustern.

→ Ein in beiden Feldern ermitteltes Ei entspricht 50 EpG.

Andere Methoden
Bei der NaCl-Methode (nach Fülleborn) sowie der Äther-Methode (nach Telemann) handelt es sich um Verfahren, die früher häufiger Anwendung fanden, nunmehr aber weniger gebräuchlich sind:

NaCl-Methode

→ Walnußgroße Kotmenge gründlich mit gesättigter NaCl-Lösung (340 g Kochsalz auf 1 l Wasser) mischen und mittels Sieb und Trichter in ein Becher- oder Reagenzglas gießen.

→ Nach 30 min mit rechteckig abgebogener Drahtöse (∅ 5–6 mm) von der Oberfläche einige Tropfen auf Objektträger tupfen, mit Deckglas versehen und bei mindestens 100facher Vergrößerung untersuchen.

Äther-Methode

→ Erbsen- bis bohnengroße Kotmenge in einem Zentrifugenröhrchen mit 5–7 ml Salzsäure (16%ig) mischen.

→ Material durch Gaze und Trichter in zweites Zentrifugenglas überführen, 5–7 ml kühlen Äther zugeben, mit Stopfen verschließen und vorsichtig schütteln.

→ 3 bis 5 min bei 1200–1500 U/min zentrifugieren, danach Überstand abgießen.

→ Tropfenweise entnommenes Sediment auf Objektträger geben, mit Deckglas abdecken und bei üblicher Vergrößerung (100- bis 400fach) untersuchen.

Blutuntersuchung

Allgemeines

Die parasitologische Blutuntersuchung am lebenden Tier dient dem Nachweis

– von Protozoen in Erythrozyten (Babesien),
– von extraerythrozytär sich frei bewegenden Protozoen (Trypanosomen) sowie
– von Mikrofilarien der Nematoden (Dirofilarien).

Wesentliche **Voraussetzung** ist die Entnahme von Kapillarblut (an der vorher gereinigten Einstichstelle), das mit Antikoagulanzien versetzt wird. Geeignet sind Heparin, Natriumzitrat (0,75 bzw. 5 mg/ml Blut) oder die Verwendung von kommerziell erhältlichen EDTA-Röhrchen.

Methoden ohne Anreicherung

Nativblutpräparat

→ Einen Tropfen Blut und etwas physiol. NaCl-Lösung auf einem Objektträger vermischen.

→ Präparat mit Deckgläschen abdecken und bei 100- bis 400facher Vergrößerung untersuchen.

Blutausstrich

→ Einen Tropfen Kapillarblut auf entfetteten Objektträger geben, ein Deckgläschen an diesen heranführen, bis sich an der Unterkante das Blut verteilt hat und anschließend zügig über den Objektträger schieben (s. hierzu Abb. 10.16); je spitzer der Winkel zwischen Deckgläschen und Objektträger ist, um so dünner und damit besser beurteilbar wird der Blutausstrich.

→ Frischen, luftgetrockneten Blutausstrich 3–5 min mit Methylalkohol auf einer Färbebank fixieren.

→ Nach Lufttrocknung mit frisch hergestellter Giemsa-Gebrauchslösung (aus gleichen Teilen Stammlösung und Puffer, z. B. Weise-Puffer) überschichten und 30 min färben.

➡ Farblösung abgießen und Objektträger gründlich mit Wasser abspülen.

➡ Nach Lufttrocknung mikroskopische Untersuchung mit Ölimmersion bei 1000facher Vergrößerung (Blutprotozoen); Mikrofilarien sind bereits bei 100facher Vergrößerung zu erkennen.

Methoden mit Anreicherung

»Dicker Tropfen«

➡ Etwas Kapillarblut auf einen entfetteten Objektträger bringen und z. B. mit der Ecke eines weiteren Objektträgers von der Mitte heraus einen 5- bis 10-Pfennig-Stück-großen, runden Blutfleck bilden.

➡ Nach mehreren Stunden Lufttrocknung Präparat 30 min mit Giemsa-Gebrauchslösung färben und anschließend mit Wasser abspülen.

➡ Das nicht mit Methanol fixierte Blut unterliegt durch die wäßrige Farblösung einer Hämolyse, wodurch vorhandene Parasiten freigesetzt werden und bei 100- bzw. 1000facher Vergrößerung nachgewiesen werden können.

WOO-Methode

Sie dient zum Nachweis lebender Trypanosomen.

➡ Blut in Mikrohämatokrit-Kapillare aufziehen, diese mit Spezialkitt verschließen und 10 min bei 12000 U/min zentrifugieren.

➡ Kapillarpipette in der Mitte, d. h. kurz oberhalb der dunklen Leukozyten- und Erythrozytenschicht, mit Ampullenfeile ansägen und durchbrechen.

➡ Die an dieser Stelle im Plasma angereicherten Trypanosomen auf Objektträger überführen, mit Deckglas abdecken und Präparat bei 400facher Vergrößerung durchmustern.

Knott-Technik

Sie dient dem Nachweis von Mikrofilarien unter Verwendung einer wäßrigen Formaldehyd-Lösung, die eine Hämolyse hervorruft.

➡ 1 ml ungerinnbares Blut im Zentrifugenröhrchen mit 9 ml einer 25%igen Formalin-Lösung (6 ml 37%iges Formaldehyd + 96 ml Aqua dest.) vermischen.

➡ Probe 5 min bei 1200–1500 U/min zentrifugieren, danach Überstand abgießen.

➡ Einen Tropfen Methylenblau ins Sediment mischen und dieses auf Objektträger verbringen.

➡ Die blau angefärbten Mikrofilarien lassen sich bei 100facher Vergrößerung nachweisen.

Spezialuntersuchungen

Urinprobe

Sie dient zum Nachweis von *Capillaria plica, Stephanurus dentatus, Dioctophyme renale* (Fleischfresser).

Urinprobe 3 min bei 1000–1200 U/min zentrifugieren und das Sediment untersuchen; bei Verwendung von Spitzgläsern Harn mit Wasser mischen und nach Sedimentation Bodensatz lichtmikroskopisch durchmustern.

Spülprobe

Unter Verwendung physiol. NaCl-Lösung Spülproben der großen Wiederkäuer von Scheidentupfer oder Präputium zentrifugieren und Bodensatz auf sich rotierend bewegende *Tritrichomonas foetus* kontrollieren.

Sekretproben

Bei großen Sekretmengen kann direkt ein Nativpräparat angefertigt werden (*Parafilaria multipapillosa* aus Exsudat). Bei geringen Sekretmengen wird das Material mit Spülflüssigkeit vermischt, zentrifugiert und anschließend das Sediment ausgewertet (z.B. *Thelazia spp.* in Tränenflüssigkeit).

Mageninhalt

Nachweis von *Ollulanus tricuspis* der Katze.

Aus Vomitusmaterial zunächst mit einigen Tropfen KOH direkten Ausstrich anfertigen, anderen Probenanteil mit physiol. NaCl-Lösung vermischen, nach Überführung in Zentrifugenröhrchen kurz (1 min) zentrifugieren und Sediment überprüfen.

Aus einer körperwarmen Vomitusprobe lassen sich Magenwürmer mittels Auswanderverfahren gewinnen; in einer durch Magenspülung mit physiol. NaCl-Lösung bei der sedierten Katze gewonnenen Probe können Larven III und IV sowie adulte Würmer nachgewiesen werden.

Klinische Laboruntersuchungen

Bei einigen wenigen Helminthen läßt sich inzwischen der Erkrankungszustand auch mit Hilfe von klinischen Laboruntersuchungen interpretieren. So wird bei Pferd, Rind und Schaf der pathogene Einfluß von Trichostrongyliden durch Veränderungen des Pepsinogen- oder Gastrinspiegels im Serum bzw. im Blut erfaßt. Erhöhte Serumwerte der »Leberenzyme« können die Folge eines Leberegelbefalls sein.

Indirekter Parasitennachweis

Bei einer Reihe von Erregern können durch die Auseinandersetzung zwischen Wirt und Parasit immunbiologische Vorgänge als Indikator für parasitäre Erkrankungen genutzt werden. Bei chronisch-latenten Protozoenerkrankungen stellt die **Serodiagnose** ein wichtiges diagnostisches Hilfsmittel dar, während die Aufdeckung von Helminthosen, akut wie subklinisch verlaufend, nicht selten an Kreuzreaktionen scheitert.

Neben der besonderen Laborausrüstung (Fluoreszenzmikroskop, ELISA-Lesegerät etc.) bedarf es auch längerer Erfahrung, um die Ergebnisse fachkundig deuten zu können. Die Durchführung serologischer Untersuchungen sollte man deshalb damit vertrauten Laboratorien in Facheinrichtungen veterinärmedizinischer Bildungsstätten oder Untersuchungsämtern überlassen. Diese benötigen zur Untersuchung etwa 5 ml Serum. Im Rahmen des Vorberichtes sind neben üblichen Angaben zum Tier, Entnahmedaten etc. zusätzlich Hinweise über eventuellen Auslandsaufenthalt, klinische Symptome und die Verdachtsdiagnose erforderlich.

Wichtigste Methoden sind beispielsweise
a) die **Komplementbindungsreaktion (KBR)** zum Nachweis von *Trypanosoma equiperdum* sowie der Babesien-Infektionen bei Equiden und Fleischfressern
b) der **indirekte Fluoreszenz-Antikörpertest (IFAT)** für Trypanosomen, Leishmanien, Toxoplasmen, Sarkosporidien und Babesien
c) die **indirekte Hämagglutination (IHAT)** ebenfalls für die fünf genannten Protozoen
d) der **Enzyme Linked Immunosorbent Assay (ELISA)** für Toxoplasmen, Leberegel, Filarien
e) der **Sabin-Feldman-Test (SFT)** als ältestes Verfahren zur Identifizierung von Toxoplasmose

Ektoparasitendiagnose

Allgemeines

Die bei unseren Haustieren vorkommenden Ektoparasiten und »Lästlinge« lassen sich wie folgt einordnen:
– **Acarina** (Spinnentiere): Sie zeichnen sich morphologisch durch einen Cephalothorax aus. Zu ihnen zählen Zecken und Milben.
– **Hexapoden** (Insekten): Ihr Körper unterteilt sich in Caput, Thorax und Abdomen. Zu ihnen gehören Mallophaga (Pelzfresser), Anoplura (Läuse) und Siphonaptera (Flöhe). Die Diptera (Zweiflügler) führen als Lästlinge, Vektoren oder ausschließlich endoparasitisch lebende Larvenstadien zu direkter Erkrankung oder erheblicher Störung des Allgemeinbefindens ihrer Wirte.

Neben Ektoparasiten von Nutztieren werden gelegentlich auch **Haus- und Vorratsschädlinge** sowie **Futtermilben** zur Untersuchung vorgelegt, die weitgehend nur mit Hilfe von Bestimmungsbüchern differenziert werden können. In diesem Zusammenhang sei daran erinnert, daß menschliche Läuse über Augen verfügen, während bei Anoplura der Tiere allenfalls Rudimente vorkommen.

Zur besseren Bestimmung sollte mit den makroskopisch erkennbaren **Ektoparasiten** möglichst vorsichtig umgegangen und diese mit einer Uhrfederpinzette oder einem feinen, befeuchteten Malerpinsel eingesammelt werden. Für schnell bewegliche Arthropoden, wie Flöhe oder Lausfliegen, empfiehlt sich vorher die Abtötung durch ein Insektizid, um nicht differentialdiagnostisch wichtige Körperpartien zu zerstören.
Hautgeschabsel zum Nachweis von Räude- und Haarbalgmilben werden mit einem scharfen Löffel oder Skalpell am Übergang von erkrankten zu gesunden Hautstellen entnommen. Dabei muß so tief geschabt werden, daß leichte Kapillarblutungen entstehen. Äthanol (70%) mit etwas Glyzerin dient der Konservierung stark chitinisierter Formen, besondere Körperzeichnungen bleiben bei Zusatz von etwas Chloroform besser erhalten.

Methoden ohne Anreicherung

Hautgeschabsel oder Fellproben werden zuerst in einer Petrischale auf die mit bloßem Auge erkennbaren Ektoparasiten untersucht. Zum Nachweis lebender Räudemilben erwärmt man derartiges Material für 20 min leicht von unten (z. B. auf die Heizung stellen) in einer mit feuchtem Filterpapier ausgelegten Petrischale und überprüft es anschließend auf ausgewanderte Parasiten. Eine Differenzierung läßt sich oft bereits mit einem Stereomikroskop mit Auflicht bei 10- bis 50facher Vergrößerung durchführen.
Bei Verdacht auf Demodikose wird das Material zweckmäßigerweise mit Äther gemischt und bei etwas stärkerer Vergrößerung (100fach) nach den wurmförmigen Demodex-Milben durchsucht.

Methoden mit Anreicherung

Durch die **Zugabe einer 10%igen KOH** zum Hautgeschabsel werden Haut- und Haarbestandteile aufgelöst, die chitinösen Parasiten bleiben dagegen erhalten. Der Auflösungsvorgang, der ca. 3–4 Stunden dauert, kann durch Erhitzung der Probe verkürzt werden.

1. Becherglas (50 ml, hohe Form)
2. KOH (10%)
3. Bunsenbrenner oder Kochplatte
4. Zentrifugenröhrchen
5. Zentrifuge
6. Schutzbrille
7. Objektträger
8. Deckgläschen (18 × 18 oder 22 × 22 mm)

➡ Hautgeschabsel im Becherglas so lange erhitzen (nicht kochen!), bis die groben Bestandteile (Krusten, Schuppen, Haare) aufgelöst sind.
➡ Das in ein Zentrifugenröhrchen gefüllte Material 5 min bei etwa 1500 U/min zentrifugieren.
➡ Überstand dekantieren, Sediment auf Objektträger überführen, mit Deckglas abdecken und bei 100facher Vergrößerung mikroskopisch durchmustern.

Identifizierung von Endo- und Ektoparasiten

Allgemeines zur Differentialdiagnose

Bei der parasitologischen Untersuchung intra vitam sind vor Verwendung der genannten Methoden für gewisse Parasiten Besonderheiten zu beachten, die kurz erwähnt werden sollen.

– **Eier,** die bereits einen **Embryo** enthalten (*Strongyloides spp.* – Pferd, Wiederkäuer, Schwein, Fleischfresser; *Dictyocaulus arnfieldi* – Pferd) entwickeln sich in der Außenwelt sehr schnell weiter und entlassen schon nach wenigen Stunden die Larve I. Dem Einachweis durch Flotation muß deshalb bei älteren Kotproben das Auswanderverfahren zur Larvengewinnung folgen.
– Lange Zeiträume zwischen der Aufnahme des infektionsfähigen Stadiums und dem Erscheinen erster Geschlechtsprodukte in Form von Eiern, Larven etc. **(Präpatenz)** führen in vielen Fällen dazu, daß ein Nachweis erst dann gelingt, wenn mit Schädigungen verbundene klinische Symptome längst aufgefallen sind (*Parascaris equorum* – Pferd; *Paramphistomum spp.* – Wiederkäuer).
– Eine wichtige Rolle spielt bei der Diagnose auch der **Vorbericht.** Erfolgt die Entwicklung des Parasiten über Zwischenwirte, kann eine Infektion von vornherein ausgeschlossen werden, wenn der Endwirt keinen Zugang zu den Zwischenwirten hat (Lungenwürmer und Rollschwänze – Schwein).

Parasiten der Equiden

Die Palette der Endoparasiten der Equiden läßt sich gewöhnlich mit der Flotation erfassen. Bei den Jungtieren stehen Zwergfadenwürmer *(Strongyloides westeri)* und Askariden *(Parascaris equorum)* im Vordergrund. Schon bald sind sie, wie auch die älteren Tiere, den ubiquitär bedeutsamen Palisadenwurminfektionen (Strongyliden) ausgesetzt. Daneben können importierte Pferde, besonders aus den Anrainerstaaten des östlichen Mittelmeeres, dort verbreitete Parasiten wie Darmegel *(Gastrodiscus aegyptiacus),* Pfriemenschwänze *(Probstmayria vivipara)* oder Filarien *(Parafilaria multipapillosa)* mitbringen. Diese Formen verlangen, wie auch die nach gemeinsamer Weidenutzung vom Esel auf das Pferd übertragbaren Lungenwürmer *(Dictyocaulus arnfieldi),* die zusätzliche Verwendung von Sedimentations- und Auswanderungsverfahren sowie speziellen Untersuchungstechniken. Die Protozoen haben in Mitteleuropa für Equiden kaum eine Bedeutung, sie sind weitgehend getilgt (z. B. *Trypanosoma equiperdum)* oder kommen, wie Babesien *(Babesia caballi, B. equi)* oder Kokzidien *(Eimeria leuckarti),* nur sporadisch vor.

Helminthen

◆ **Magen**

Draschia megastoma, Habronema majus, H. muscae (Tafel VIII-5 b):
Ein Nachweis der Larve I (*D. megastoma* ist vivipar) oder der teilweise aus den embryonierten Eiern (*Habronema*-Spezies) schon während der Darmpassage geschlüpften Larven ist sehr selten möglich. Spezielle Fliegentests (Zwischenwirt) zum Auffinden von *Spiruroiden*-Larven im Pferdekot sind mehr von wissenschaftlichem Interesse.

Trichostrongylus axei:
Eier (70–90 × 30–50 µm) mit je einem runden und spitzen Pol. Abgrenzung zu Strongylideneiern erfordert die Zucht von Larven III.

◆ **Dünndarm**

Strongyloides westeri:
Fohlen infizieren sich weitgehend galaktogen. Die 10 Tage post partum erstmals erscheinenden embryonierten Eier (40–50 × 30–40 µm) lassen sich nur innerhalb der ersten 6 Stunden nach der Ausscheidung flotieren (Abb. 28.4), ein Nachweis der dann geschlüpften und zum Schwimmen befähigten Larven gelingt im Auswanderverfahren erst nach 12 Stunden (nicht immer).

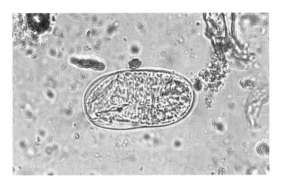

Abb. 28.4: Ei des Zwergfadenwurms *(Strongyloides westeri)*

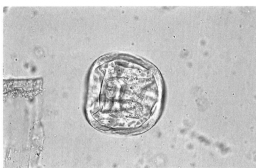

Abb. 28.6: Bandwurmei *(Anoplocephala perfoliata)*

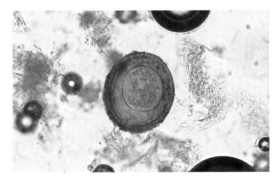

Abb. 28.5: Spulwurmei *(Parascaris equorum)* (aus: Prakt Tierarzt 1986; 67: 779-99)

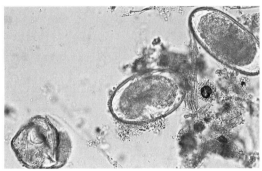

Abb. 28.7: Strongylideneier (rechts) – 1 Ei von A. perfoliata (links)

Parascaris equorum:
Runde, braune, gegenüber Umwelteinflüssen sehr widerstandsfähige, 90–120 µm messende Eier (Abb. 28.5), besonders im Kot von Fohlen (ab 10. Lebenswoche) und Jungtieren zu ermitteln.

Anoplocephala perfoliata:
Rundliche, mehreckige Eier (65–80 µm) (Abb. 28.6), Onkosphäre mit drei Hakenpaaren, birnenförmiger Apparat mit zwei bisweilen übereinandergreifenden Endigungen; daneben recht selten *A. magna* und *Paranoplocephala mamillana.* Proglottidenfunde von *A. perfoliata* im Kot wenig erfolgreich.

◆ Dickdarm

Große und kleine Palisadenwürmer (Strongyliden):
Ein erster Nachweis erfolgt durch die plumpen, kurzen (75–90 µm) oder schlanken, längeren Eier (>100 µm) der großen und kleinen Strongyliden (Abb. 28.7). Eine verläßliche Zugehörigkeit läßt sich nur bei den angezüchteten Drittlarven grob nach Anzahl der 8 *(Cyathostomidae)* (Abb. 28.8), 16 *(Strongylus equinus),* 20 *(Str. edentatus)* oder 32 Darmzellen *(Str. vulgaris)* sowie sicherer nach der Länge allgemein und dem Verhältnis zwischen Larvenkörper und Scheidenschwanz treffen.

Oxyuris equi, Probstmayria vivipara:
Eier von *O. equi* (80–100 × 40–45 µm) an einem Pol mit Schlupfstelle für den U-förmigen Embryo ausgestattet. Gewinnung von Material mittels transparentem Klebeband vom Analbereich (Abb. 28.9). Hinweise auf Infektion durch abgescheuerte, haarlose Schweifrübe (Abb. 28.10).
Für den Nachweis der im Darm geschlüpften und nur zum Teil mit dem Kot ausgeschiedenen Larven von *P. vivipara* (Abb. 28.11) bietet sich zwar das Auswanderverfahren an, er ist aber intra vitam kaum möglich; bei Verdacht sollte deshalb eine diagnostische Therapie durchgeführt werden.

Gastrodiscus aegyptiacus (Tafel VIII-4):
Die weißen, gedeckelten Eier (170 × 100 µm) mit grobscholligen Dotterzellen (Tafel VIII-1a) sind nur im Kotsediment importierter Equiden zu ermitteln.

◆ Lunge

Dictyocaulus arnfieldi:
Embryonierte Eier von *D. arnfieldi* (75–95 × 45–55 µm) sind nur in frisch abgesetztem Kot nachzuweisen (Tafel VIII-6). Nach 6 Stunden beginnen die Larven I zu schlüpfen, die am Hinterende mit einem Dorn ausge-

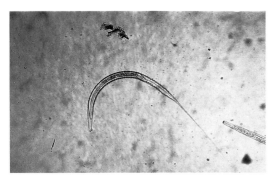

Abb. 28.8: Infektionsfähige Larve III von kleinen Strongyliden

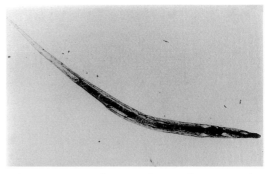

Abb. 28.11: Exemplar eines Pfriemenschwanzes *(Probstmayria vivipara)*

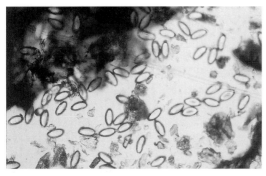

Abb. 28.9: Eier von Pfriemenschwänzen *(Oxyuris equi)*

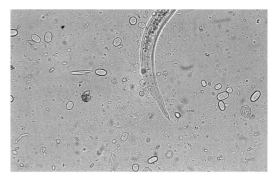

Abb. 28.12: Hinterende der Larve I eines Lungenwurmes *(Dictyocaulus arnfieldi)*

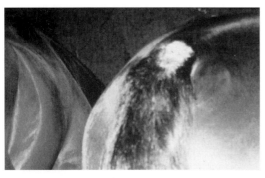

Abb. 28.10: Scheuerstelle am Schweif *(Oxyuris equi)* (aus: Pferdeheilkunde 1989; 5: 15-22)

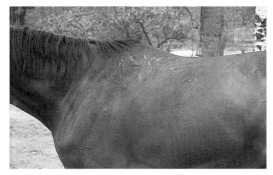

Abb. 28.13: Hautveränderungen durch Filarien *(Parafilaria multipapillosa)*

stattet sind (Abb. 28.12). Sie lassen sich nur mit dem Trichterverfahren anreichern.

◆ Leber

Fasciola hepatica, F. gigantica (Tafel VIII-3):
Die 140 × 80 µm *(F. hepatica)* (Tafel VIII-2) bzw. 160 × 100 µm *(F. gigantica)* (Tafel VIII-1b) messenden, gelben, gedeckelten Eier sind mittels Sedimentation zu finden, jedoch werden wegen verzögerter Eiausschei-

dung nicht alle Parasitenträger sogleich erfaßt; Wiederholungsuntersuchungen sind deshalb zu empfehlen.

◆ Haut und Gewebe

Parafilaria multipapillosa:
Im ausgetretenen Exsudat an Hals und Widerrist bei Pferden im oder aus dem südlichen Europa steht der Nachweis der embryonierten Eier (55 × 30 µm) im Vordergrund. Die weniger als 200 µm messenden

Mikrofilarien mit knopfartigem Vorder- und kurzem, stumpfem Hinterende sind seltener zu finden. Anzeichen für diesen Parasitenbefall sind nässende, nur im Sommer auftretende Hautknötchen, die ab Herbst nicht mehr auffallen (Abb. 28.13).

Onchocerca spp.:
Wurmfragmente finden sich im Fistelsekret des Nackenbandes. Im Sediment von mit physiol. NaCl-Lösung vorbehandelten Hautbiopsien lassen sich die Mikrofilarien nachweisen. Die kutane Form ist mit Hautveränderungen (Krusten, Papeln, Haarausfall) verbunden.

Elaeophora boehmi:
Mikrofilarien des in Gefäßen der distalen Extremitäten parasitierenden *E. boehmi* werden im Blut ermittelt.

Setaria equina:
Mikrofilarien (240–260 µm), im Blut infizierter Tiere zu finden, sind bescheidet und besitzen einen deutlichen, 30–40 µm langen Innenkörper.

Thelazia lacrimalis:
Am mit Kokainlösung (2,5%) anästhesierten Auge sind zum lateralen Augenwinkel gewanderte 8–12 (männlich) bzw. 12–18 mm (weiblich) lange Würmer zu erkennen. Ihre 200–250 µm messenden Larven finden sich in der Tränenflüssigkeit; sie sind eventuell differentialdiagnostisch von dort durch Vektoren abgesetzte *Draschia-*, *Habronema-* oder *Onchocerca*-Larven zu trennen.

Protozoen

Eimeria leuckarti:
Große, 85 × 65 µm messende Oozysten (Abb. 28.14) mit dunkelbrauner äußerer Schale. Diagnose am sichersten durch Sedimentation, die Flotation erfordert ein längeres Zentrifugieren (7 min).

Babesia caballi, B. equi:
Intraerythrozytär lokalisierte, meist birnenförmige Merozoiten (2,5–4 × 2 µm), die als zwei im spitzen Winkel *(B. caballi)* oder vier Teilungsformen in Form eines Malteserkreuzes *(B. equi)* vorliegen. Der Nachweis ist nur bis 2 Wochen p.i. im giemsagefärbten Blutausstrich möglich; später sind KBR und zusätzlich IFAT vorteilhaft.

Arthropoden

Demodex equi, D. caballi:
300–380 bzw. 320–440 µm messende, wurmförmige Milben in Haarbälgen des Kopfbereiches (Stirn, Nase,

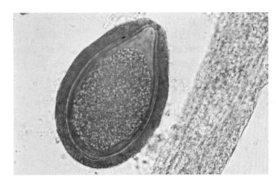

Abb. 28.14: Kokzidienoozyste *(Eimeria leuckarti)*

Augenränder), erst in chronischen Fällen auf Schulter, Unterbrust und Flanken übergehend. In tief zu entnehmenden Hautgeschabseln kann man auch die 60–80 × 40–50 µm *(D. equi)* bzw. 100 × 35 µm *(D. caballi)* großen, spindelförmigen Eier entdecken.

Neotrombicula autumnalis:
Im Spätsommer und Herbst ist die vom Gras auf Kopfbereich und Schenkelinnenflächen überwechselnde parasitisch lebende Larve (250–500 µm) der Herbstgrasmilbe gelegentlich nachzuweisen. Auffallend sind lange, mit Krallen endende Gliedmaßen.

Sarcoptes equi:
Die durch *S. equi* (männlich: 190–230, weiblich: 300 bis 450 µm) hervorgerufene Räude beginnt an der Kopfregion. Diese Grabmilben tragen auf dem Rücken dreieckige Schuppen und (14) Rückendornen. Die ungegliederten Haftscheibenstielchen an den Extremitätenendigungen haben tulpenförmige Haftscheiben.

Psoroptes equi:
An dicht behaarten oder schwer zugänglichen Körperstellen, und zwar unter der Mähne, an Kehlgang, Unterbauch oder Innenfläche der Hinterextremitäten sind die 380–570 (männlich) und 400–820 µm (weiblich) messenden, recht großen, die Körperräude verursachenden Milben zu finden. Auf ihren dreigeteilten Haftscheibenstielchen befinden sich trompetenförmige Haftscheiben.

Werneckiella equi equi, W. e. asini:
Makroskopisch bei Pferd bzw. Esel vorkommende Haarlinge (Mallophagen), 1,6 (männlich) und 1,8 (weiblich) mm groß, Kopf breiter als der Thorax, eine Endkralle, dadurch differentialdiagnostisch von Federlingen (zwei Endkrallen) und Läusen abzugrenzen.

Haematopinus asini asini, H. a. macrocephalus:
Bei Wildesel (2,0–3,6 mm) und Pferd (2,6–3,8 mm) vorkommende Läuse, oft vergesellschaftet mit Mallophagen. Kopf schmaler als der Thorax, alle Entwicklungsstadien makroskopisch erkennbar.

Dipteren:
Petechiale Blutungen in der Haut und Ödembildung sind die Folge der Einstiche von Kriebelmücken *(Boophthora, Odagmia, Wilhelmia).* Weitere Lästlinge stellen Tabaniden-Spezies *(Tabanus, Chrysops, Haematopota),* Musziden-Arten *(Musca, Morellia, Stomoxys, Haematobia)* sowie seltener Rachen- *(Rhinoestrus purpureus)* und Hautdasselfliegen *(Hypoderma bovis, H. lineatum)* dar.

Gasterophilus spp.:
Von den sechs Gasterophilus-*Spezies (G. intestinalis, G. nasalis, G. nigricornis, G. pecorum, G. haemorrhoidalis, G. inermis)* kommt insbesondere *G. intestinalis* vor, daneben ist auch *G. nasalis* häufiger anzutreffen. Außer durch Gastroskopie ist eine Infektion intra vitam nicht verläßlich feststellbar, Antikörpernachweise sind noch nicht völlig praxisreif. Das Vorkommen der bis zu 1,25 mm großen, gelben Eier, insbesondere im Bereich von Extremitäten und Mähne während der sommerlichen Weidezeit, läßt auf eine Infektion im Winter schließen; Eier von G. pecorum befinden sich nur an Futterpflanzen. Ab Frühjahr sind im Kot befallener Tiere natürlich abgegangene, braune, lederartige, verpuppungsreife Gasterophilus-Larven enthalten.

Hippobosca equina:
Von den Lausfliegen sind nur die Imagines (∅ 8 mm) an dünn behaarten Hautstellen, u. a. an den Schenkelinnenflächen oder im Anusbereich, zu finden.

Parasiten der Wiederkäuer

Als recht aufwendig ist die Kotuntersuchung bei Wiederkäuern zu betrachten, da grundsätzlich Flotations-, Sedimentations- und Auswanderverfahren herangezogen werden müssen.

Auch in dieser Aufstellung werden Parasiten genannt, die in Mitteleuropa nur am Rande interessieren, aber in subtropischen und tropischen Gebieten vorkommen und deshalb mehr bei Importen auftreten bzw. dem fernab tätigen Spezialisten auffallen. Dazu zählen von den Trematoden *Parafasciolopsis, Fasciolides* sowie als Zoonoseerreger wichtige *Schistosoma*-Spezies. Zum anderen wären es mit *Thysanosoma, Avittelina* sowie *Stilesia* bei großen und/oder kleinen Wiederkäuern weniger anzutreffende Bandwürmer. Eine Reihe von

Protozoen-Erkrankungen *(Trypanosoma, Besnoitia, Theileria)* trägt ausschließlich in wärmeren Gebieten oder auf anderen Kontinenten zu erheblichen wirtschaftlichen Schäden bei. Andere liegen als Gewebeformen (z. B. *Sarcocystis)* vor und lassen nur eine Serodiagnose zu.

Bei Parasiten von großen und kleinen Wiederkäuern handelt es sich zwar überwiegend um gemeinsame Formen, gelegentlich muß jedoch auch hier nach Krankheitserreger und -bild, etwa bei den Lungenwürmern oder parasitischen Arthropoden, ganz klar unterschieden werden.

Helminthen

Trematoden
Fasciola hepatica:
Die gelben, am spitzeren Pol gedeckelten Eier, (140 × 80 µm; Tafel VIII-2) sind mit der Sedimentation nachzuweisen. Da in der Regel nur ein Drittel der Wirte des großen Leberegels erfaßt werden, ist die Untersuchung von mehreren Tieren einer Herde wichtig. Für Nachweis bei Erstinfektionen oder Kontrollen bei Zukäufen können serologische Tests (IHAT, ELISA) von Nutzen sein.

Fasciola gigantica:
Gedeckelte, gelbe Eier, 160 × 100 µm, bei Wiederkäuern (und Equiden – Tafel VIII-1b) aus den östlichen Mittelmeergebieten durch Sedimentation zu ermitteln.

Dicrocoelium dendriticum:
40 × 25 µm messende, gedeckelte, dunkelbraune Eier, bei schwacher Infektion kaum nachweisbar, bei stärkerem Befall reicht selbst die Kombination von Sedimentations- und Flotationsverfahren nicht immer aus; schubweise Eiausscheidung verhindert auch die korrekte quantitative Diagnose.

Paramphistomum spp.:
Große (150–180 × 70–90 µm), weißliche, gedeckelte Eier mit grobschollingen Dotterzellen (Tafel VIII-2). Die duodenale Wanderphase des Pansenegels ist beim Wirt gekennzeichnet durch übelriechenden Durchfall, anormales Wiederkauen und reduzierte Futteraufnahme. In dieser Phase nach Erstinfektion ist ein Einachweis durch Sedimentation noch nicht möglich.

Zestoden

Moniezia benedeni, M. expansa (Tafel VIII-7):
Mehreckige Eier (60–80 µm), Onkosphäre im sogenannten birnenförmigen Apparat mit zwei parallelen Zipfeln und drei Hakenpaaren. Die Eier (Tafel VIII-8) sind nach

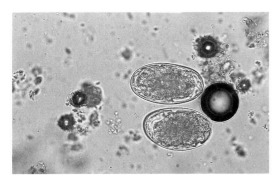

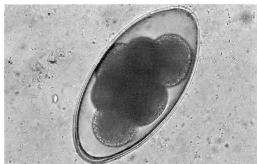

Abb. 28.15: Eier verschiedener Magen-Darm-Würmer

Abb. 28.16: Ei von *Nematodirus spp.*

Mazeration der sporadisch abgehenden Proglottiden unregelmäßig im Kot verteilt. Die Zestoden von Rind *(M. benedeni)* und Schaf *(M. expansa)* lassen sich nicht an den Eiern, sondern den Interproglottidealdrüsen abgegangener Glieder unterscheiden.

Nematoden

◆ Magen und Dünndarm

Die dünnschaligen Eier der Trichostrongyliden (Abb. 28.15), mit Ausnahme von *Nematodirus spp.* (150–180 × 65–80 µm) (Abb. 28.16), sind zwar zur Feststellung eines Parasitenbefalles, aber nur bedingt zur Artbestimmung nutzbar. Eine verläßliche Differen-

tialdiagnose erfolgt durch Anzüchtung von Drittlarven und Beurteilung der bescheideten infektionsfähigen Stadien nach morphologischen Kriterien wie:
– Larvengröße und -form
– Vorder- und Hinterende
– Form des Larven- und Länge des Scheidenschwanzes
– Anzahl der Mitteldarmzellen
– spezielle Merkmale
Die korrekte Befunderhebung erfordert reichhaltige Erfahrung im ständig damit beschäftigten Fachlabor.

Folgende Trichostrongyliden finden sich bei Wiederkäuern im Labmagen und/oder Dünndarm:

	Rind	Schaf	Ziege
regelmäßig	*Ostertagia ostertagi* *Cooperia oncophora*	*Ostertagia circumcincta*	–
häufiger	*Trichostrongylus axei* *Nematodirus helvetianus*	*Haemonchus contortus* *Trichostrongylus axei* *Cooperia curticei* *Nematodirus filicollis* *N. battus*	*Haemonchus contortus* *Trichostrongylus axei* *T. vitrinus, T. colubriformis* *Cooperia oncophora* *Nematodirus filicollis*
seltener	*Haemonchus contortus* *O. leptospicularis* *O. circumcincta* *C. punctata* *N. filicollis, N. spathiger* *N. battus*	*O. leptospicularis* *O. ostertagi* *T. vitrinus* *C. oncophora* *N. helvetianus*	*H. contortus* *O. circumcincta* *O. ostertagi* *C. curticei* *N. spathiger*

Strongyloides papillosus:
Mittels Flotation von frischem Kot Nachweis der embryonierten, dünnschaligen, relativ kleinen Eier (50–60 × 25–30 µm). Die Larve III verfügt über ein dreispitziges, stumpf auslaufendes Hinterende.

Capillaria bovis, C. longipes:
Haarwürmer im Dünndarm von Rind, Schaf und Ziege fallen bei den seltenen Infektionen durch die zitronenförmigen, dicken, mit konkaven, farblosen Polpfröpfen versehenen Eier (45–50 × 25 µm) auf (Abb. 28.17). *C. longipes* findet man nur beim Schaf.

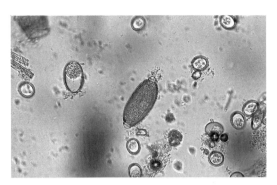

Abb. 28.17: Ei des Haarwurms *(Capillaria spp.)* und verschiedene Kokzidienoozysten

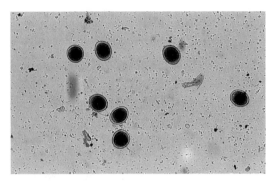

Abb. 28.18: Spulwurmeier *(Toxocara vitulorum)*

◆ Dickdarm

Oesophagostomum radiatum, Oe. venulosum, Oe. columbianum:
Die Differentialdiagnose der Knötchenwürmer *Oe. radiatum* (vor allem beim Rind vorkommend), *Oe. venulosum* und *Oe. columbianum* (besonders bei Schaf und Ziege zu finden) ist nur durch die Larve III möglich. Die dünnschaligen Eier mit 16 Furchungskugeln, je nach Spezies 75–105 × 40–55 µm messend, lassen sich nicht sicher als solche von Knötchenwürmern identifizieren.

Chabertia ovina:
Anhand der asymmetrischen, 90–110 × 50–55 µm großen, dünnschaligen, farblosen Eier ist eine verläßliche Diagnose nicht möglich; sie erfolgt durch Beurteilung der Drittlarven.

Bunostomum phlebotomum, B. trigonocephalum:
Die Eier der Hakenwürmer von Rind *(B. phlebotomum)* sowie Schaf und Ziege *(B. trigonocephalum)* enthalten weniger als 16, in frischem Kot bisweilen nur 2 bis 4 Furchungskugeln *(B. trigonocephalum)* und messen 85–105 × 45–60 µm. Sie sind zwar bedingt zur Gat-

tungsdiagnose brauchbar, die Beurteilung der Larven III ist jedoch verläßlicher.

Toxocara vitulorum:
Die 70–95 × 60–75 µm messenden, runden, dickschaligen, dunklen Eier im Kot von Rind und Wasserbüffel in wärmeren Regionen sind gelegentlich auch bei Zootieren zu finden (Abb. 28.18).

Skrjabinema ovis:
Die bei Schaf und Ziege verbreiteten Oxyuren werden mittels Tesafilmprobe vom Perineum anhand der asymmetrisch-elliptischen Eier (55–60 × 30–35 µm) diagnostiziert. Bei starkem Befall sind die Eier auch durch Flotation nachweisbar.

Trichuris spp.:
Beim Rind kommen zwei Peitschenwurmarten vor, *(T. discolor, T. capreoli)*, bei Schaf und Ziege drei *(T. globulosa, T. ovis, T. skrjabini)*. Die Eier sind typisch: zitronenförmig, dickschalig, braun, mit konvexen Polpfröpfen, je nach Spezies verschieden groß (70–105 × 30–50 µm) (siehe auch Abb. 28.30).

◆ Lunge

Dictyocaulus viviparus:
Der einzige beim Rind vorkommende Lungenwurm wird mittels Auswanderverfahren nachgewiesen. Dabei ist folgendes zu beachten:
a) Nach 12 Stunden sind im Trichter oft erst die Hälfte der vorhandenen Larven ausgewandert.
b) Bei Temperaturen über 20 °C sind die Larven bereits nach 24 Stunden abgestorben. Im Sommer versandte Proben geben daher wenig Aufschluß über den tatsächlichen Befall.
c) Da zunächst nur Einzeltiere befallen sind, müssen mehrere Tiere einer Herde untersucht werden.
d) Klinische Symptome wie Husten können schon dann auftreten, wenn vor Ablauf der Präpatenz noch keine embryonierten Eier oder Larven I im Sputum bzw. Larven I im Kot zu finden sind.
e) Im Winter kann sich durch Verlangsamung der Weiterentwicklung (Hypobiose) der Larvenanteil im Kot reduzieren oder völlig fehlen.
Die Larven von *D. viviparus* (400 µm) haben ein abgerundetes Vorder- und spitzes Hinterende, sind vorne weitgehend durchsichtig. Die nicht sichtbaren Mitteldarmzellen sind mit dunklen Granula gefüllt.

Dictyocaulus filaria:
Nachweis der Infektion bei Schaf und Ziege durch Gewinnung der Larven I. Sie sind bis zu 530 µm lang, stark granuliert und mit knopfartigem Vorderende und etwas abgerundetem, kegelförmigem Hinterende.

Protostrongylidae:
Diese kleinen Lungenwürmer, die sich indirekt über Gehäuse- und Nacktschnecken entwickeln, kommen bei Schaf und Ziege vor. Im Kot werden durch Auswanderverfahren die Larven I nachgewiesen. Die Differentialdiagnose erfolgt anhand der Morphologie der Hinterenden der allgemein durchsichtigen, glasklaren, zwischen 240 und 480 µm messenden Larven (Abb. 28.19):
– *Protostrongylus rufescens, P. brevispiculum:* spitz, kegelförmig
– *Muellerius capillaris:* dorsal starker Dorn, gewellt
– *Cystocaulus ocreatus:* dorsal starker Dorn, abgesetzt, mit zwei Häkchen
– *Neostrongylus linearis:* Dorsaldorn klein, zweiteilig, lanzettförmig

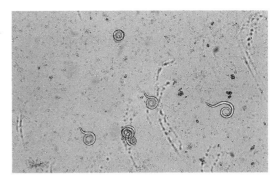

Abb. 28.19: Larve I von kleinen Lungenwürmern

◆ Andere Gewebe und Organe

Gongylonema pulchrum:
Die Rollschwänze (Spiruroiden) kommen äußerst selten in Zungen- und Ösophagusmuskulatur vor. Bei Verwendung von Flotationslösungen mit höherem spez. Gewicht (>1,3) sind sie an den dicken, embryonierten Eiern (50–70 × 25–35 µm) zu erkennen.

Thelazia spp:
Infektionen mit Augenwürmern betreffen in Mittel- und Nordeuropa *(T. gulosa, T. skrjabini)* bzw. im Mittelmeergebiet *(T. rhodesi)* in den meisten Fällen nur ein Auge. Nach Lokalanästhesie und Spülung der Konjunktivalhöhle oder Tränengänge lassen sich sowohl adulte Formen (männlich: 6–12, weiblich: 11–20 mm) als auch Larven finden.

Parafilaria bovicola:
Blutungen und Knötchen an Rücken, Schulter, Widerrist und Flanken bei Rind und Wasserbüffel in wärmeren Gebieten, auf denen sich leckend-saugende Vektoren (Musziden) aufhalten, sind auf dünnschalige, embryonierte Eier (45 × 30 µm) durch direkte Materialentnahme und -aufbereitung zu überprüfen. Gelegentlich finden sich auch adulte Weibchen (50–60 mm) im ausgetretenen Exsudat. Mit dem ELISA ist eine serologische Diagnose möglich.

Stephanofilaria spp.:
Infektionen durch Spiruroiden treten in Norddeutschland und den Mittelgebirgen, aber auch in tropischen und subtropischen Gebieten während der Sommermonate auf. Die typischen Symptome, erbsengroße, nässende Veränderungen der Haut im Bereich von Unterbauch, Zitzen und Kniefalte, wesentlich seltener in Vorderbrust-, Maul- und Augenregion, weisen auf eine Erkrankung hin. Ein direkter Erregernachweis (Mikrofilarien) gelingt selten.

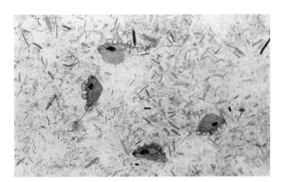

Abb. 28.20: *Tritrichomonas foetus* (aus: Wiesner E. Handlexikon der tierärztlichen Praxis. Lief. 186. Stuttgart, New York: Fischer 1990)

Onchocerca gutterosa, O. lienalis:
Die um das Ligamentum nuchae *(O. gutterosa)* und Lig. abomasolienale *(O. lienalis)* lokalisierten Parasiten (Mikrofilarien, Adulte) werden in den meisten Fällen nur zufällig entdeckt, da die Onchozerkose allgemein symptomlos verläuft.

Setaria digitata:
Adulte Würmer halten sich in der Bauchhöhle auf, die Mikrofilarien finden sich in tiefen Hautkapillaren, gelegentlich auch in der Milch und der vorderen Augenkammer. Eine Diagnose ist deshalb äußerst selten erfolgreich, doch deuten sich erste Möglichkeiten einer serologischen Diagnose an.

Protozoen

Trypanosoma spp.:
Die extraerythrozytär befindlichen, länglichen und spindelförmigen, mit einer Geißel ausgestatteten Trypanosomen kommen bei Wiederkäuern in den Tropen und Subtropen vor. Ihr Nachweis erfolgt direkt im Nativpräparat aus Kapillarblut, im giemsagefärbten Blutausstrich oder mit der WOO-Methode.

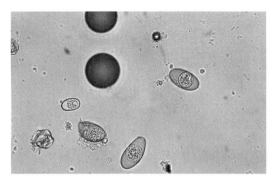

Abb. 28.21: Verschiedene Kokzidienoozysten (Schaf)

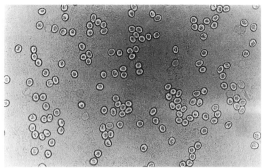

Abb. 28.22: Oozysten von Kryptosporidien

Tritrichomonas foetus:
Die 15 × 10 µm großen, rübenförmigen Trophozoiten besitzen einen tropfenförmigen Kern, einen den ganzen Parasiten durchziehenden Achsenstab, drei nach vorn gerichtete Geißeln sowie eine zusätzliche Schleppgeißel nach hinten, die eine undulierende Membran bildet (Abb. 28.20).

Untersuchungsmaterial wird aus frisch abortierten Feten, Fruchtwasser, Pyometrainhalt, von Eihäuten, Uterus und Vagina entnommen, außerdem als Tupferproben von der Scheide jeweils 2 Tage um den Brunsttermin. Durch kulturellen Nachweis auf im Handel erhältlichen Spezialnährböden werden unklare Befunde erhärtet, zu empfehlen ist ein Zusatz von Pferdeserum, Penicillin und Streptomycin (als modifizierte Loke-Lösung).

Eimeria spp.:
Von 21 beim Rind beschriebenen Arten sind in Mitteleuropa 13 verbreitet, bei Schafen sind weltweit 15, bei Ziegen 13 Spezies bekannt. Die Oozysten zeigen sehr unterschiedliche Größe (10–42 × 9–30 µm) und Gestalt (Abb. 28.21). Eine Differentialdiagnose ist in vielen Fällen erst nach Sporulation möglich. Die Zahl der durch Flotation angereicherten Oozysten gibt keinen ausreichenden Hinweis auf die Befallsstärke.

Cryptosporidium parvum:
In den 4-5,5 µm kleinen, runden, stark lichtbrechenden Oozysten (Abb. 28.22) sind vier Sporozoiten und ein Restkörper bei sehr starker Vergrößerung sichtbar. Bei Kälbern mit Durchfall kann ein direkter Nachweis im luftgetrockneten Kotausstrich (siehe S. 288) durchgeführt werden. Post mortem erfolgt die Untersuchung von giemsagefärbtem Tupfermaterial der Ileumschleimhaut oder ein histologischer Schnitt und HE-Färbung. Serologische Diagnoseverfahren (IFAT, ELISA) sind noch nicht gänzlich ausgereift.

Babesia divergens:
1,7 × 1,1 µm große, keulenförmige Parasiten, deren Teilungsformen intraerythrozytär meist marginal in stumpfem Winkel zueinander liegen (Tafel VIII-11). Bei frischen Infektionen gelingt der Parasitennachweis direkt im gefärbten Blutausstrich; latente Infektionen lassen sich dagegen nur durch IFAT, IHAT oder ELISA diagnostizieren.

Babesia spp.:
Bei Schaf und Ziege (sowie Wildwiederkäuern) kommen mit *B. motasi* (2–4 × 2 µm), *B. ovis* (1,5 × 2,5 µm) und *B. crassa* (2,5 × 2 µm) weltweit annähernd gleich große Blutprotozoen vor, deren Nachweis durch direkten Ausstrich und serologisch (IFAT) erfolgt.

Arthropoden

Acarina

Auf großen sowie kleinen Wiederkäuern in Mittel- und Westeuropa vorkommende verschiedene Zeckenspezies, u.a. auch Überträger von *Babesia*-Arten, sind makroskopisch erkennbar und bei mikroskopischer Betrachtung durch einige morphologische Merkmale unschwer voneinander zu unterscheiden:
- *Ixodes ricinus* (Holzbock): Analfurche vor dem Anus
- *Dermacentor marginatus* (Schaf- oder Buntzecke): Analfurche hinter dem Anus, Rückenschild mit weißen Ornamenten
- *Haemaphysalis punctata:* Analfurche hinter dem Anus, Basis capituli rechteckig
- *Rhipicephalus bursa* (Braune Zecke): Analfurche hinter dem Anus, Basis capituli sechseckig

Von Weidearealen lassen sich an Gras befindliche Zecken durch die sog. Fahnenmethode (Verwendung von hellen Schlepptüchern) zur Identifizierung einsammeln.

Demodex bovis, D. ovis:
Zur Diagnose werden tiefe Hautgeschabsel von der vorderen Körperregion (*D. bovis* – Rind) (Abb. 28.23) bzw. der Haut der Augenlider und von den Talgdrüsen an Vulva und Präputium (*D. ovis* – Schaf und Ziege) entnommen. Nach Behandlung des Materials mit KOH (10%) und Zentrifugieren (siehe S. 291 f.) reichern sich die Parasiten im Sediment an. Sie sind 210–275 × 50–70 µm groß, wurmförmig und besitzen vier Paar Stummelfüßchen und eine U-förmige Mundkapsel (siehe auch Abb. 28.34). 65–80 × 35–50 µm große elliptische Eier lassen sich ebenfalls nachweisen.

Neotrombicula autumnalis:
Die ektoparasitisch lebenden Larven (200–500 µm) der Herbstgrasmilbe mit drei langen, mit Krallen ausgerüsteten Beinpaaren erscheinen makroskopisch als orangerote Pünktchen. Sie sind vornehmlich im Spätsommer und Herbst an kurzhaarigen Körperstellen von Unterbauch und Schenkelinnenflächen (Rind) oder an Nasenpartie und Ohren (Schaf und Ziege) feststellbar.

Sarcoptes spp.:
Der Befall mit Grabmilben, *S. bovis,* beginnt beim Rind am Kopf, mit der Tendenz, sich über den ganzen Körper auszubreiten. In dem tief entnommenen Hautgeschabsel aus den Randzonen der veränderten Haut lassen sich die 200–280 (männlich) und 300 bis 500 µm (weiblich) großen Milben nachweisen. Die Adulten besitzen vier Beinpaare, teilweise mit Saugnäpfen, sowie auf dem Rücken dreieckige Schuppen und 14 Rückendorne.

Ein Befall mit *S. ovis* beim Schaf ist weitgehend auf den Kopf beschränkt. Er bleibt klinisch symptomlos oder führt an Lippen und Nase zu starken Veränderungen mit erheblicher Beeinträchtigung der Nahrungsaufnahme (Abb. 28.24).

S. rupicaprae, der Erreger der Gamsräude, siedelt sich bei Ziegen zuerst am Kopf an, breitet sich aber nicht selten über den ganzen Körper aus.

Psoroptes spp.:
Größte, zwischen 500 und 650 (männlich) sowie 600 und 800 µm (weiblich) messende Saugmilbe mit spitzem Kopf und dreigeteilten Haftscheibenstielchen (Abb. 28.25). Ein Befall mit *P. ovis* äußert sich beim Rind zunächst durch Juckreiz an Widerrist und Rückenpartie sowie seitlich an Hals und Brust. Zunächst haarlose Stellen zeigen borkige Veränderungen, Hautfalten und blutige Kratzwunden.

P. ovis ist bei Schafen besonders von November bis Februar am dichtbewollten Hals-, Rücken-, Rumpf- und Flankenbereich anzutreffen. Die Infektion verläuft zunächst 3–4 Wochen subakut, ehe erhebliche Krusten entstehen und nach ständigem Kratzen die Wolle großflächig büschelweise ausgeht.

P. cuniculi verursacht bei Ziegen die typische Ohrräude mit Veränderungen am Ohrgrund und Verengung des Gehörganges durch Borken und Krusten.

Chorioptes spp.:
Die wichtigste Räudeerkrankung beim Rind wird durch *C. bovis* (männlich: 300–450, weiblich: 400–600 µm) zunächst als sogen. Schwanzräude hervorgerufen. Ebenso gelingt immer der Nachweis von Milben aus ihren Rückzugsbereichen an Hinterextremitäten, Euterspiegel und Bauch. Auffällig und für die Differentialdiagnose wichtig sind bei den Männchen vorhandene zwei rechteckige Anhangslappen mit starken Borsten (Abb. 28.26).

C. bovis ist bei Schafen im Bereich der Gliedmaßen anzutreffen und verursacht die Fußräude. Die Vorderex-

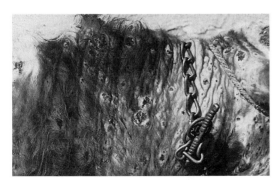

Abb. 28.23: Demodikose *(Demodex bovis)* bei einem Jungbullen

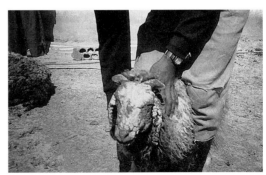

Abb. 28.24: Schaf mit *Sarcoptes*-Räude *(Sarcoptes ovis)*

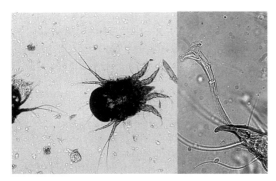

Abb. 28.25: *Psoroptes*-Milbe mit geteilten Haftscheiben-stielchen

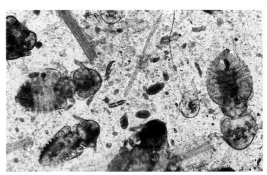

Abb. 28.27: Haarlinge *(Bovicola bovis)*

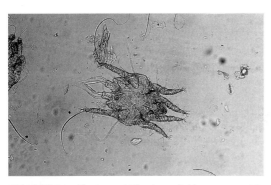

Abb. 28.26: *Chorioptes*-Milbe (männlich)

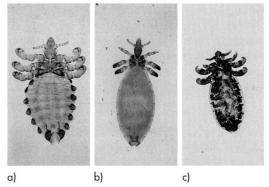

a)   b)   c)

Abb. 28.28: Exemplare von (a) *Haematopinus eurysternus,* (b) *Linognathus vituli* und (c) *Solenopotes capillatus*

tremitäten sind an den Fesselbeugen besonders betroffen, später gehen die krustigen und blutigen Hautveränderungen auf Karpal- sowie Tarsalgelenk und Euter bzw. Skrotum über.

Durch *C. bovis* bei Ziegen verursachte Räude an Hals, Rücken und Schwanz kommt recht selten vor.

Hexapoden

Bovicola bovis:

1,2 (männlich) und 1,5 mm (weiblich) messende Pelzfresser (Mallophagen), Kopf breiter als der Thorax (Abb. 28.27), mit je einer Endkralle an den drei Extremitätenpaaren.
Der Haarlingsbefall an Nacken, Schulter und Lende (Frühjahr) bzw. Bauch, Flanke und Schwanz (Sommer) ist makroskopisch feststellbar. Verstärktes Vorkommen des Rinderhaarlings stellt einen deutlichen Hinweis für andere Faktorenerkrankungen dar.

Lepikentron ovis:

Ein Befall mit dem rundlichen, rotbraunen Pelzfresser (männlich: 1,4 mm, weiblich: 1,6 mm) verursacht

Juckreiz. Der flächenhafte Wollverlust durch das Scheuern der Schafe ist ein Hinweis auf die Erkrankung.

Bovicola caprae:

Der 1,3–2 mm große, bekannteste Ziegenhaarling siedelt sich bevorzugt im Bereich von Hals und Rücken an.

Haematopinus eurysternus:

Kurznasige Rinderlaus (2–3 mm) (Abb. 28.28a), Kopf schmaler als der Thorax. Sie findet sich vor allem an Rücken und Flanken älterer Rinder.

Linognathus vituli:

Langnasige Rinderlaus (2,5–3 mm) (Abb. 28.28b). Sie befällt große Wiederkäuer am häufigsten, jedoch nur bis zu einem Alter von 3 Jahren, und zwar an Kopf, Hals, Brust und Flanken.

Solenopotes capillatus:

Mit 1,3–1,7 mm kleinste der drei Rinderläuse (Abb. 28.28c). Sie tritt bei Tieren aller Altersklassen insbesondere am Kopf auf und ist infolge ihrer hellen Farbe schwerer zu finden.

*Linognathus oviformis, L. ovillus,
L. pedalis, L. stenopsis:*
L. oviformis ist außerhalb Europas beim Schaf weit verbreitet und kommt recht selten bei Ziegen vor. *L. ovillus* wurde bislang nur in Schottland am Kopf von Schafen festgestellt. An Vorder- und Hinterextremität schmarotzende *L. pedalis* sind auf nicht in Europa beheimateten Schafen anzutreffen. Bei *L. stenopsis* handelt es sich um die einzige Ziegenlaus.

Diptera

Die Zweiflügler spielen bei den Wiederkäuern, primär bei Weidevieh, als Erreger oder Überträger von Krankheiten als Lästlinge eine bedeutende Rolle. Man unterscheidet die *Nematocerina* und *Brachycerina*.

Nematocerina:
Von den Stechmücken tragen *Aedes, Anopheles* und *Culex* zur erheblichen Beunruhigung und Schädigung der Weiderinder bei. Morphologische Kriterien, Besonderheiten bei den Entwicklungsstadien und Aktivitätsunterschiede sind zur Differentialdiagnose nützlich.

Die Weibchen der Kriebelmücken *(Boophthora, Odagmia, Simulium, Wilhelmia)* sind durch die Blutmahlzeit an dünnbehaarten Körperstellen Ursache unterschiedlicher Wirtsreaktionen.

Brachycerina:
Von den Fliegen sind bei den Wiederkäuern zunächst die Tabaniden-Arten *(Chrysops, Haematopota, Hybomitra, Tabanus)* und Musziden-Spezies *(Haematobia, Hydrotaea, Musca, Stomoxys)* als gefährliche Lästlinge aufzuführen.

Wesentlich wichtiger ist beim Schaf *Oestrus ovis*, die Schafbremse oder -biesfliege. Die Larve siedelt sich in Choanen und Nasenhöhlen an und führt zu erheblicher Reizung und Schwellung der Schleimhäute.

Hypoderma bovis und *H. lineatum* fallen gewöhnlich erst von Januar bis Juni auf, wenn sich die mandelgroßen Larven unter der Rückenhaut angesiedelt haben und als deutliche Dasselbeulen darstellen.

Von den Lausfliegen *(Hippoboscidae)* kann *Melophagus ovinus* (5 mm) bei Schafen zu großem Schaden führen. Der Nachweis der Schaflausfliege erfolgt durch Untersuchung des Wollstapels am Tier. Andere Arten, die ebenfalls durch Blutentzug oder Belästigung Einbußen verursachen, sind die Ziegenlausfliege *(Lipoptena ca-*

preoli – 3 bis 4 mm) bei Ziege und Rind, die Hirschlausfliege *(Lipoptena cervi* – 3 bis 5 mm) am Ohrgrund von Wildwiederkäuern, Rind und Ziege, die Rinderlausfliege *(Hippobosca variegata* – 7 bis 9 mm) an Schenkelinnenflächen und Schwanzwurzel beim Rind sowie die Pferdelausfliege *(Hippobosca equina* – 8 mm) im Scham- und Afterbereich vom Rind.

Parasiten der Schweine

Bei der koproskopischen Untersuchung des Schweines kommt man in den meisten Fällen mit der Flotationsmethode aus. Nur der Verdacht einer Infektion mit Leberegeln oder -Kratzern erfordert die Sedimentation. Zur Unterscheidung von *Hyostrongylus rubidus* und *Oesophagostomum spp.* werden die infektionsfähigen Drittlarven mittels Auswanderverfahren angereichert. Grundsätzlich ist den Nematoden, als Larven ebenso wie als geschlechtsreife Würmer, bei dieser Tierspezies die größte Schadwirkung anzulasten. Adulte Bandwürmer fehlen, und gegen mit bloßem Auge wahrnehmbare Ektoparasiten oder durch sie verursachte Hautveränderungen kann frühzeitig eingeschritten werden.

Helminthen

◆ Magen
Hyostrongylus rubidus:
Dünnschalige Eier, 60–75 × 30–35 μm mit mehr als 16 Furchungskugeln, Abgrenzung zu Knötchenwürmern durch Beurteilung der Hinterenden von Infektionslarven (Abb. 28.29a).

Physocephalus sexalatus, Ascarops strongylina:
Die Eier der Rollschwänze sind dickschalig, embryoniert und 30–40 × 15 bzw. 20–40 × 20 μm groß. Eine Infektion ist nur bei Auslauf nach Aufnahme infizierter Käfer oder Kleinsäuger (als Zwischen- bzw. Transportwirte) möglich.
Andere Spiruroiden *(Gnathostoma hispidum, Simondsia paradoxa)* kommen selten vor.

Ollulanus tricuspis:
Die Würmer (Weibchen bis zu 1 mm groß, Männchen kürzer) sowie Larven III und IV sind nicht koproskopisch, sondern intra vitam nur in Vomitusmaterial nachzuweisen (Abb. 28.44).

◆ Dünndarm
Strongyloides ransomi:
Aus den dünnschaligen, embryonierten, 45–55 × 25 bis 30 μm großen Eiern schlüpft in wenigen Stunden die Larve I. Sie muß mit dem Auswanderverfahren gewonnen werden.

Ascaris suum:
Diagnose über Nachweis der dickschaligen, 45–55 × 25–30 µm großen Eier mit höckriger Oberfläche (Abb. 28.30a) mittels Flotationsverfahren oder durch spontan abgegangene Würmer im Kot.

Globocephalus urosubulatus:
Die dünnschaligen, 50–55 × 25–35 µm messenden Eier dieses Hakenwurmes ähneln denen von *H. rubidus* und *Oesophagostomum spp.,* verfügen jedoch über weniger Furchungskugeln; durch Beurteilung der Larven III ist die Diagnose sicherer.

Macracanthorhynchus hirudinaceus:
Die dickschaligen, vierhülligen, mit Dellen versehenen Eier (60–110 × 50–55 µm) des Riesenkratzers enthalten den hakentragenden Embryo (»Acanthor-Larve«) (Abb. 28.31). Sie werden mittels Sedimentation nachgewiesen. In Mitteleuropa ist der Wurm selten.

◆ **Dickdarm**

Trichuris suis:
Gelblichbraune, zitronenförmige Eier mit zwei konvexen Polpfröpfen, 50–70 × 25–35 µm (Abb. 28.30b).

Oesophagostomum dentatum, Oe. quadrispinulatum:
Dünnschalige Eier, 70–80 × 35–45 µm, von H. rubidus durch angezüchtete Drittlarven differentialdiagnostisch zu trennen (Abb. 28.29b).

◆ **Lunge**

Metastrongylus spp.:
Runde bis ovale, dickschalige Eier mit wurmförmigem Embryo, 55–60 × 45–50 µm (Abb. 28.32a). Nachweis am günstigsten zwischen 5. und 9. Woche p.i., später starker Rückgang der Eiausscheidung. Infektion nur bei Zugang zum Zwischenwirt (Regenwurm).

◆ **Leber**

Fasciola hepatica, Dicrocoelium dendriticum:
Infektion mit subklinisch verlaufender Erkrankung, sehr selten, Nachweis durch Sedimentation bei Tieren mit Auslauf.

Protozoen

Eimeria spp.:
An der Oberfläche glatte, meist farblose oder aber auch rauhe, bräunliche Oozysten in verschiedener Größe

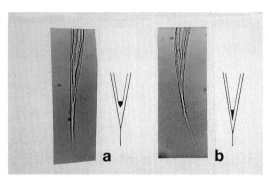

Abb. 28.29: Hinterende der Larve III (a) des Roten Magenwurms *(Hyostrongylus rubidus)* und (b) des Knötchenwurms *(Oesophagostomum spp.)* – links Original, rechts schematisch (aus: Wiesner E. Handlexikon der tierärztlichen Praxis. Lief. 191. Stuttgart, New York: Fischer 1991)

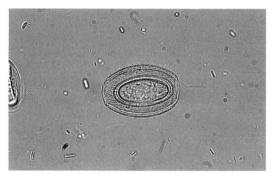

Abb. 28.31: Ei des Riesenkratzers *(Macracanthorhynchus hirudinaceus)*

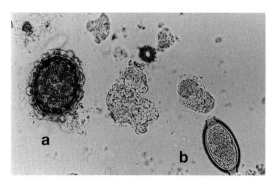

Abb. 28.30: Eier des (a) Spulwurms *(Ascaris suum)* und (b) des Peitschenwurms *(T. trichiura)*

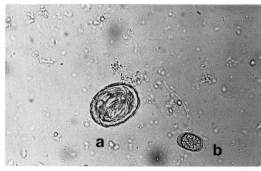

Abb. 28.32: Embryoniertes Ei des Lungenwurms *(Metastrongylus spp.)* (a) und Kokzidienoozyste (b)

zwischen 12–15 × 10–13 µm *(E. perminuta)* und 28–35 × 20–24 µm *(E. scabra).*
Isospora suis: glatte, farblose Oozysten, 20,6 × 18,1 µm. Die Differentialdiagnose bei diesen Oozysten erfolgt anhand von Größe und Kontur sowie nach Sporulation zwischen 5 und 13 bzw. 24 bis 48 h. Der Kot wird dazu bei etwa 28 °C aufbewahrt und mit bakteriozider und fungizider Kaliumbichromat-Lösung (20%ig) versetzt.

Balantidium coli:
Nachweis von 50–100 µm großen, runden, bewimperten vegetativen Stadien (Abb. 28.33) im direkten Kotausstrich oder durch Anreicherung (Flotation).

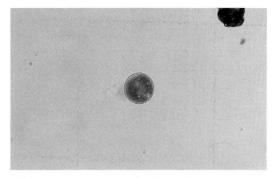

Abb. 28.33: Zyste von *Balantidium coli* (aus: Wiesner E. Handlexikon der tierärztlichen Praxis. Lief. 193. Stuttgart, New York: Fischer 1993)

Arthropoden

Demodex suis:
Die 230–265 µm messenden, länglichen, am Hinterende zugespitzten, oft kolonienartig angeordneten Milben (Abb. 28.34) kommen entgegen anderslautender Ansicht beim Schwein wesentlich häufiger vor.

Sarcoptes suis:
250–180 (männlich) und 500 × 380 µm (weiblich) große Grabmilben (Abb. 28.35) bei Schweinen aller Altersgruppen. Die Räude beginnt meist im Kopfbereich, am Unterbauch oder in den Sprunggelenksbeugen. Zunächst sind leichte Hautrötungen feststellbar, die in sich ausbreitende krustöse Hautveränderungen übergehen. Die Probenentnahme sollte an den Prädilektionsstellen (Innenfläche der Ohren oder Sprunggelenksbeuge) erfolgen.

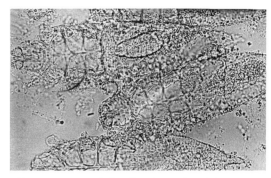

Abb. 28.34: Haarbalgmilben *(Demodex suis)*

Haematopinus suis:
Die 3,5–5 (männlich) und 4–6 mm (weiblich) großen Läuse sind mit bloßem Auge vornehmlich auf der Rückenpartie als äußerst bewegliche, dunkle Ektoparasiten zu erkennen (Abb. 28.36) Die gelblichweißen Nissen und farblosen Larven finden sich dagegen mehr in und hinter dem Ohr.

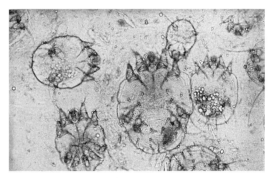

Abb. 28.35: Räudemilben *(Sarcoptes suis)*

Parasiten der Fleischfresser

Einen sehr hohen Stellenwert nimmt bei den Fleischfressern die makroskopische Kotuntersuchung ein, da ein Abgang reifer Bandwurmglieder (Proglottiden) häufig zu beobachten ist. Durch Fragen nach den Nahrungsgewohnheiten des vorgestellten Tieres (Zugang zu Zwischenwirten) lassen sich bereits differentialdiagnostische Rückschlüsse ziehen.
Neben einigen dieser Zestoden, für die der Mensch entweder als Zwischen- oder gar Endwirt empfänglich ist, gelten die beim Fleischfresser vorkommenden Spul- *(Toxocara canis)* und Hakenwürmer *(Ancylostoma caninum)* als Zoonoseerreger (»Larva migrans visceralis«

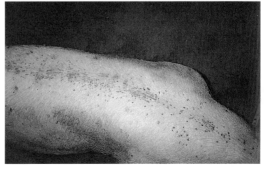

Abb. 28.36: Schwein mit Läusebefall *(Haematopinus suis)*

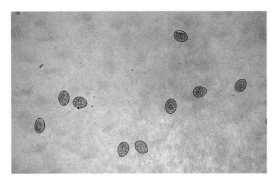

Abb. 28.37: Eier von *Diphyllobothrium latum*

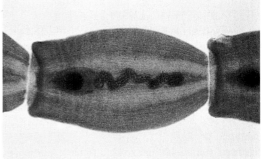

Abb. 28.38: Proglottide von *Mesocestoides lineatus*

bzw. »Larva migrans cutanea«). Auch *Toxoplasma gondii* bei der Katze ist hier einzureihen.

Die Trematoden von Hund und Katze, u. a. *Alaria* aus dem Dünndarm, *Paragonimus* aus den Atemwegen oder *Opisthorchis* bzw. *Metorchis* aus den Gallengängen sind in Zentraleuropa von sekundärer Bedeutung, während im Mittelmeerraum Formen wie *Echinochasmus, Haplorchis, Heterophyes* oder *Mesostephanus* in unterschiedlicher Häufigkeit vorkommen. Diese Trematoden können aber ebenso wie auch Zestoden aus der Familie der *Dilepididae* dann interessant werden, wenn uns Hund und Katze in solche Gebiete begleiten oder nicht selten (meist streunende) Tiere von dort mitgebracht werden.

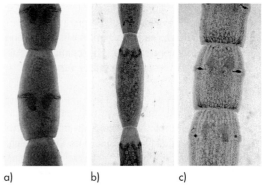

a)　　　　　　b)　　　　　　c)

Abb. 28.39: Proglottide von (a) *Dipylidium caninum*, (b) *Diplopylidium spp.*, (c) *Joyeuxiella spp.*

Helminthen

Zestoden

Diphyllobothrium latum:
Proglottiden mit bauchständiger Geschlechtsöffnung, Uterus mit reifen Eiern zentral rosettenförmig angeordnet, gelbe gedeckelte Eier, 70 × 45 µm (Abb. 28.37), durch Sedimentation nachzuweisen. Erster Zwischenwirt Kleinkrebse, zweiter Zwischenwirt Fische.

Mesocestoides lineatus, Mesocestoides spp.:
Reife Proglottide mit geschlängeltem Uterus und distal gelegenem Eibehälter (Paruterinorgan) (Abb. 28.38), Geschlechtsöffnung bauchständig. Die dickwandigen Eier (40–60 × 35–40 µm) werden äußerst selten im Kot entdeckt. Erster Zwischenwirt bislang nicht sicher (Oribatiden?), zweiter Zwischenwirt Amphibien, Reptilien, Vögel, Kleinnager.

Dipylidium caninum:
Rosafarbene, kürbiskernförmige Proglottide mit zwei randständigen Geschlechtsöffnungen in der Mitte (Abb. 28.39a). Eipakete (120–200 µm) enthalten bis zu

30, zwischen 40 und 50 µm große Eier (Abb. 28.40). Zwischenwirt: Floh, Haarling.

Diplopylidium spp.:
Weiße, kürbiskernförmige Proglottide mit proximal gelegenen, bilateral angeordneten Genitalpori (Abb. 28.39b), Eikapsel besteht jeweils nur aus einem Ei. Erster Zwischenwirt Dungkäfer, zweiter Zwischenwirt Eidechsen, andere Reptilien und Kleinnager.

Joyeuxiella pasqualei:
Weiße, rechteckige Glieder mit median beiderseits vorhandenen Geschlechtsöffnungen (Abb. 28.39c). Eikapsel nur mit einem Ei ausgestattet. Erster Zwischenwirt Dungkäfer, zweiter Zwischenwirt Eidechsen, andere Reptilien und Kleinnager.

Taenia spp.:
Taenieneier sind allgemein rund, 35 µm im Durchmesser und haben eine dicke Schale mit Radiärstruktur (Abb. 28.41). Die Onkosphäre im in der Außenwelt gereiften Ei ist mit drei Hakenpaaren versehen. Der

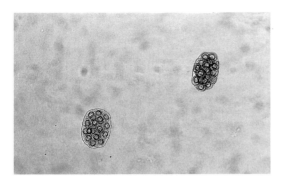

Abb. 28.40: Eipakete von *Dipylidium caninum*

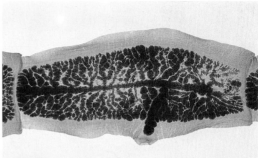

Abb. 28.42: Proglottide von *Taenia spp.*

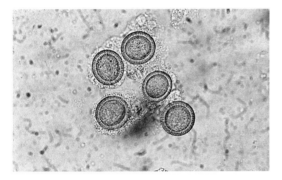

Abb. 28.41: Eier von *Taenia spp.*

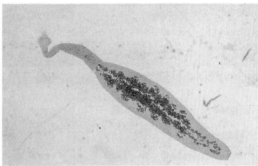

Abb. 28.43: Dreigliedriger Hundebandwurm *(Echinococcus granulosus)*

Nachweis erfolgt makroskopisch durch abgegangene, reife Proglottiden, mikroskopisch durch Flotation und – wie auch bei anderen Zestodengattungen – durch Klebestreifenproben von der Analregion. Die Differentialdiagnose ist anhand des Uterusaufbaus (Medianstamm und Anzahl der jeweils beiderseits abgehenden Seitenverzweigungen) (Abb. 28.42) nicht immer möglich und nur anhand der Morphologie der Skolexhaken verläßlich zu stellen.

Taenia hydatigena: Genitalpori einseitig, randständig, Uterusmedianstamm kurz, je 5–8 Seitenverzweigungen, reife Proglottide 8–10 mm lang. Zwischenwirt: Pflanzenfresser.

Taenia pisiformis: Uterus verfügt über langen Medianstamm mit je 8–14 Seitenästen, Proglottide mißt 7–10 mm. Zwischenwirte: Hase, Kaninchen und Kleinnager.

Multiceps multiceps: Uterus mit beidseits bis zu 25 wenig verzweigten Seitenästen, reife Glieder 8–12 × 3–5 mm groß. Zwischenwirte: vor allem Schafe, daneben andere Pflanzenfresser, Allesfresser, Mensch.

Hydatigera taeniaeformis (Tafel VIII-9): Der reife, mit Eiern angefüllte Uterus des (häufigsten) Katzenbandwurmes verfügt über wenige (jeweils 5–19) sackförmig endende Seitenäste. Skolex mit einem Hakenkranz, ohne typisch verjüngten Halsteil. Zwischenwirte: Ratten, Mäuse und andere Nager.

T. cervi, T. crassiceps, T. polyacantha, T. serialis: Sie sind bei Karnivoren seltener feststellbar.

Echinococcus granulosus:
Meist dreigliedriger Bandwurm (Abb. 28.43). Das Genitalatrium befindet sich in der Mitte der weißlichen, länglichen Endproglottiden (0,5–3 mm). Die Proglottiden liegen auf dem (Hunde-)Kot und können durch Aufschwemmung des Kotes in Wasser massenhaft gewonnen werden. Die Eier sind mit denen der Taenien weitgehend identisch. Zwischenwirte: zahlreiche Haus- und Wildtiere, insbesondere alle Wiederkäuer, Pferd, Schwein, Mensch.

Echinococcus multilocularis:
4- bis 5gliedriger Bandwurm. An und in der Losung infizierter Füchse finden sich massenhaft Proglottiden

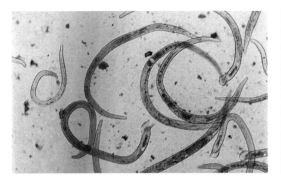

Abb. 28.44: Verschiedene Stadien von *Ollulanus tricuspis*

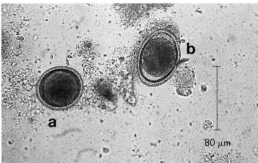

Abb. 28.45: Spulwurmeier, (a) *Toxocara canis,* (b) *Toxascaris leonina*

mit einer im vorderen Bereich befindlichen Geschlechtsöffnung. Die Diagnose über Einachweis ist ungewiß, da die Eier ebenfalls mit solchen von Taenien zu verwechseln sind. Zwischenwirte: Mäuse, Bisamratte und andere Kleinsäuger.

Nematoden

◆ Magen

Ollulanus tricuspis:
Ein Nachweis der verschiedenen Entwicklungs-, Reproduktions- und Infektionsstadien (Abb. 28.44) kann nur in Vomitusmaterial oder im Sediment nach Magenspülungen (vgl. S. 290) erfolgen, die koproskopische Diagnose ist keinesfalls möglich. In bis zu maximal 1 mm messenden, viviparen weiblichen Würmern sind Eier und Larven (I und II) zu erkennen, erst die L III wird abgegeben. Das fünfzipflige Hinterende ist bei dieser und der bereits geschlechtlich differenzierten Larve IV zwar schon ausgebildet, ist aber beim erwachsenen weiblichen Wurm am deutlichsten; das Männchen besitzt kurze, kräftige Spikula.

Spirocerca lupi:
Die 30–35 × 15 µm messenden, dickschaligen Eier mit parallelen Seiten enthalten bereits die Larve I. Der Wurm ist in den Tropen und Subtropen weit verbreitet.

◆ Dünndarm

Strongyloides spp.:
Nachweis der bereits im Darm geschlüpften rhabditiformen Larve I (230–350 µm) von *S. stercoralis* und *S. felis* mittels Auswanderverfahren oder der embryonierten, etwa 60 × 35 µm messenden Eier *(S. planiceps)* durch Flotation.

Toxocara canis:
Dunkle, 75–90 µm große, runde Eier. Der ungefurchte Inhalt reicht weitgehend zur dicken, fünfschichtigen

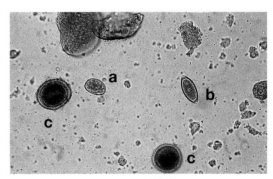

Abb. 28.46: Ei vom (a) Haken- *(Ancylostoma/Uniciparia),* (b) Peitschen- *(Trichuris),* (c) Spulwurm *(Toxocara canis)*

Hülle (Abb. 28.45a, 28.46c). Diagnose älterer Infektionen nach somatischer Körperwanderung koproskopisch oft nicht mehr möglich.

Toxocara mystax:
Ähnlichkeit der dickschaligen Eier des Katzenspulwurmes mit denen von *T. canis* (Hund), allerdings etwas kleiner (65–75 µm).

Toxascaris leonina:
Helle Eier, 75–85 µm, ungefurchte Morula. Zur dicken Eihülle hin, die sich innen als geflochtener Kranz darstellt, ist ein deutlicher Zwischenraum vorhanden (Abb. 28.45b).

Ancylostoma caninum (Tafel VIII-10), *A. tubaeformae:*
Nachweis der dünnschaligen, kurzen und breiten Eier (50–70 × 35–50 µm) des Hunde- bzw. Katzenhakenwurms im Kot. (Abb. 28.46a).

Uncinaria stenocephala:
Dünnschalige Eier, 75–85 × 40–45 µm, etwas länger und schmaler als Eier der *Ancylostoma*-Spezies.

Die Differenzierung dieser Hakenwurmeier nach der Größe ist unbefriedigend; wegen des perkutanen Infektionsweges und der humanpathogenen Bedeutung (»Larva migrans cutanea«) sollte man eine Infektion mit Ancylostomen unterstellen.

◆ Dickdarm

Trichuris vulpis:
Dickschalige, braune, zitronenförmige Eier, 70–85 × 35–40 µm, mit konvexen Polpfröpfen (Abb. 28.46b).

◆ Lunge

Angiostrongylus vasorum:
Die bis 330 µm messende Larve I wird im Kot mittels Auswanderverfahren nachgewiesen. Sie ist durch den Dornfortsatz und die Ventraleinkerbung am Hinterende charakterisiert und dadurch deutlich von *Crenosoma*-Larven abzugrenzen.

Aelurostrongylus abstrusus:
Die unregelmäßig mit dem Katzenkot ausgeschiedenen Larven I lassen sich auch durch Trachealspülungen nachweisen; zu *C. vulpis* und *A. vasorum* bestehen deutliche Unterschiede (Abb. 28.47a).

Crenosoma vulpis:
Die langen, 265–330 µm messenden Larven mit zugespitztem Hinterende (Abb. 28.47b) werden im Kot durch Auswanderverfahren oder im Trachealschleim nachgewiesen. Der Wurm kommt bei Wildkarnivoren weitaus häufiger vor als bei Hund und Katze.

Neben respiratorischen Erkrankungen (Bronchitis, Bronchopneumonie) treten bei erheblichem Befall mit *A. vasorum* zusätzlich Kreislaufbeschwerden sowie hämatologische Veränderungen in Form von Eosinophilie, Hypalbuminämie oder Leukozytose auf. Bei der stärker mit *Ae. abstrusus* infizierten Katze werden außerdem Augen- und Nasenausfluß beobachtet.

◆ Andere Organe

Dirofilaria immitis:
Diese Filarienspezies wird nicht nur von Hund und Katze aus Endemiegebieten anderer Kontinente mitgebracht, sondern ist auch in Südeuropa, in Italien sogar in der Poebene heimisch. Hinweise auf die Erkrankung ergeben sich durch Röntgen und EKG. Die Diagnose der durch Filarien verursachten Herzwurmerkrankung erfolgt auf mehrere Weisen:
a) im Speziallabor durch Nachweis der 230–325 µm großen Mikrofilarien in am Spätnachmittag oder Abend entnommenem Blut im Nativpräparat, mit dem Knott-Test, dem Filter-Test oder der WOO-Methode;

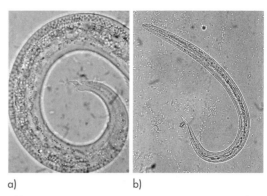

a) b)

Abb. 28.47: Larven von Lungenwürmern, (a) *Aelurostrongylus abstrusus*, (b) *Crenosoma spp.*

b) immunologisch durch verschiedene im Handel befindliche Test-Kits und
c) durch Nachweis adulter Würmer mittels Angiographie.

Dirofilaria repens, Dipetalonema spp.:
Die Diagnose dieser Filarien im subkutanen Bindegewebe oder in der Peritonealhöhle verlangt ebenfalls den Nachweis ihrer Mikrofilarien. Die Differenzierung der verschiedenen Mikrofilarien, vor allem die Abgrenzung von *D. immitis*, erfolgt nach morphologischen Kriterien und durch histochemische Untersuchungen.

Capillaria spp.:
Eier von Haarwürmern, die durch ihre zitronenförmige Gestalt mit parallelen Seiten und zwei konkaven Polpfröpfen auffallen, finden sich bei Hund und Katze weniger häufig. Die bislang im Kot ermittelten Eier wurden nicht identifiziert, bei Funden im Harnsediment dürfte es sich um *C. plica* bzw. selten *C. feliscati* handeln; *C. hepatica* ist intra vitam nur durch Leberbiopsie nachzuweisen.

Linguatula serrata:
Der äußerst selten nasal parasitierende Pentastomide verursacht Nasenkatarrh mit Niesen und Schniefen. Blutiger Ausfluß kann die Folge von Sekundärinfektionen an verletzten Schleimhäuten von Nasen- und Stirnhöhle sein. Ein Nachweis von embryonierten Eiern (90 × 70 µm) im Nasenausfluß erscheint vielfach unsicher. Zum Einachweis im Kot wird dieser zunächst mit 5%iger Kalilauge versetzt und nach einigen Stunden gewässert. Im Sediment werden die Eier durch Flotation mit einer $ZnCl_2$/NaCl-Lösung angereichert.

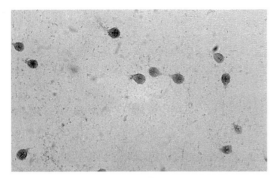

Abb. 28.48: Vegetative Form von *Giardia canis*

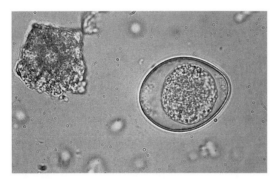

Abb. 28.49: Unsporulierte Kokzidienoozyste *(Cystoisospora felis)* (aus: Kraft W, Dürr U-M. Katzenkrankheiten. 4. Aufl. Hannover: Schaper 1994)

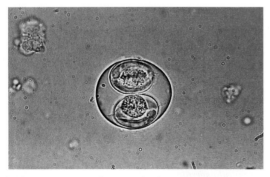

Abb. 28.50: Sporulierte Kokzidienoozysten *(Cystoisospora rivolta)*

Protozoen

Leishmania donovani:
Die eiförmigen oder runden Leishmanien (2,5–5 × 1 bis 2 µm) werden in nach Giemsa gefärbten Tupfpräparaten aus Haut-, Lymphknoten- oder Knochenmarkbiopsien nachgewiesen. Sie lassen sich auch in Abstrichen von veränderten Hautpartien erkennen. Wesent-

lich empfindlicher sind die serologischen Nachweisverfahren (ELISA, IFAT, IHAT etc.).

Trypanosoma congolense, T. brucei:
Aus den Tropen eingeschleppte Trypanosomen werden im giemsagefärbten Blutausstrich nachgewiesen, durch Immundiffusion und IHAT läßt sich eine derartige Infektion bestätigen.

Giardia canis, G. cati:
Durch Flotation lassen sich im Kot die 10–15 × 10 µm großen Zysten mit vier Kernen nachweisen, deren Konturen jedoch etwas verändert sein können. Zu ihrem besseren Nachweis bietet sich zusätzlich die MIFC-Technik (s. S. 288) an. Die 10–15 × 10 µm messenden, rübenförmigen, vegetativen Formen (Trophozoiten) mit acht Geißeln (Abb. 28.48) sind nur in Durchfallkot oder Duodenalsaft zu finden.

Cystoisospora canis, C. ohioensis, C. burrowsi:
Die beim Hund parasitierenden drei Kokzidienarten der Gattung *Cystoisospora* unterscheiden sich nach ihrer Größe (39 × 32 µm, 24 × 20 µm bzw. 21 × 18 µm). Ihr erstes Auffinden richtet sich nach der Präpatenz, die 8–10, 6 bzw. 6–9 Tage beträgt.

Cystoisospora felis, C. rivolta:
Bei Katzen kommen mit einer ovalen, großen (45 × 33 µm) (Abb. 28.49) und einer kleinen, runden Oozyste (26 × 24 µm) (Abb. 28.50) zwei Formen vor. Ihre Präpatenz ist mit 6–8 bzw. 5–7 Tagen etwa gleich lang.

Cryptosporidium parvum:
Auch bei Hund und Katze sind die 4–5,5 µm kleinen, stark lichtbrechenden *Cryptosporidium*-Oozysten im direkten Objektträgerausstrich zu finden. Eine pathogene Bedeutung für Fleischfresser konnte bisher noch nicht geklärt werden.

Toxoplasma gondii:
Mit frischem Katzenkot werden unsporulierte, durchschnittlich 12 µm messende, runde Oozysten von *T. gondii* ausgeschieden (Abb. 28.51a). Erst durch Sporulation an der Außenwelt erreichen sie nach 2 bis 4 Tagen ihr auch für Menschen ansteckungsfähiges Stadium (Abb.28.51b). Serologisch kann die Diagnose mit dem Sabin-Feldman-Test (SFT), dem IFAT, IHAT, ELISA oder der KBR erfolgen. Durch diese Verfahren werden auch *Toxoplasma*-Zysten beim Hund erfaßt.

Hammondia heydorni, H. hammondi:
Die *Hammondia*-Oozysten im Kot von Hund bzw. Katze sind morphologisch identisch mit denen von *T. gondii*. Eine Differenzierung ist nur im Infektionsversuch an der Maus möglich.

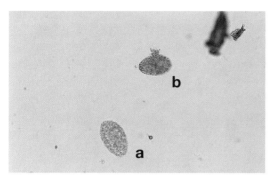

Tafel VIII-1: Ei (a) des Darmegels *(Gastrodiscus aegyptiacus)* und (b) des Leberegels *(Fasciola gigantica)*

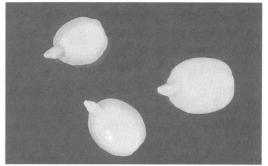

Tafel VIII-4: Adulte Exemplare von *Gastrodiscus aegyptiacus*

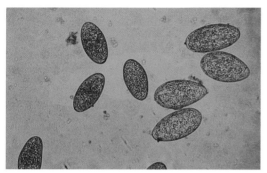

Tafel VIII-2: Eier (gelb) von Leberegeln *(Fasciola hepatica)* und (weiß) von Pansenegeln *(Paramphistomum spp.)*

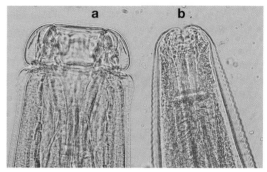

Tafel VIII-5: Vorderenden von (a) *Draschia megastoma* und (b) *Habronema muscae*

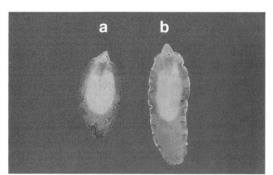

Tafel VIII-3: Adulte Exemplare von (a) *Fasciola hepatica* und (b) *Fasciola gigantica*

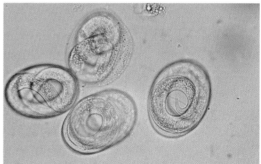

Tafel VIII-6: Eier von *Dictyocaulus arnfieldi*

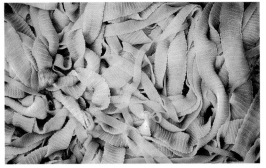

Tafel VIII-7: *Moniezia*-Exemplare aus dem Darm eines Schafes

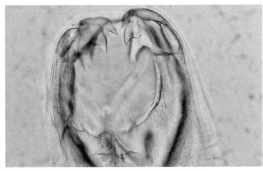

Tafel VIII-10: Vorderende von *Ancylostoma caninum*

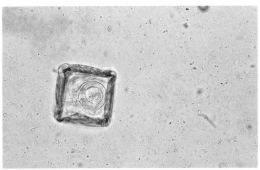

Tafel VIII-8: Ei von *Monieza* spp.

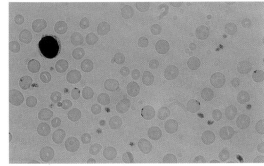

Tafel VIII-11: Blutausstrich mit *Babesia divergens*

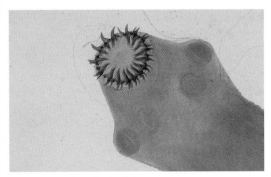

Tafel VIII-9: Skolex und Halsteil von *Hydatigera taeniaeformis*

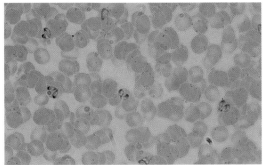

Tafel VIII-12: Blutausstrich mit *Babesia canis*

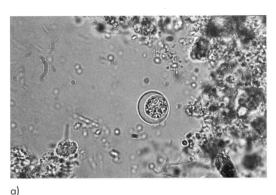

a)

b)

Abb. 28.51: Unsporulierte (a) und sporulierte Oozysten (b) von *Toxoplasma gondii* (aus Kraft W, Dürr U-M. Katzenkrankheiten. 4. Aufl. Hannover: Schaper 1994)

Sarcocystis spp.:
Hund und Katze sind Endwirte zahlreicher Sarcocystis-Arten (etwa 20 bzw. 10). Bei den durchschnittlich 14,5 × 9,5 µm messenden Sporozysten vom Hund bzw. 11 × 8 µm großen der Katze (Abb. 28.52) handelt es sich um jene Formen, die im frischen Kot bereits sporuliert ausgeschieden werden und dadurch die Differentialdiagnose erleichtern.

Babesia canis:
Im giemsagefärbten Blutausstrich werden die intraerythrozytär angesiedelten parasitären Stadien (2–5 µm) mittels Ölimmersion entdeckt. Die Teilungsformen liegen häufig paarweise in spitzem Winkel zueinander (Tafel VIII-12).

Hepatozoon canis:
Die backsteinförmigen Gamonten dieses Parasiten kommen bei Hunden insbesondere in mononuklearen Leukozyten vor, äußerst selten in Erythrozyten. Sie werden im nach Giemsa gefärbten Blutausstrich nachgewiesen, eine verbindliche Aussage ergibt die Gewebeuntersuchung nach Muskelbiopsie.

Arthropoden

Acarina
Ixodes, Dermacentor, Rhipicephalus, Haemaphysalis:
Die bei uns vorkommenden *Ixodes*-Arten lassen sich bei Lupenvergrößerung grob identifizieren: Nur bei *Ixodes ricinus* (Abb. 28.53) befindet sich die Analfurche vor dem Anus, sonst dahinter. *Dermacentor* fällt durch seine bunte Rückenpartie auf. *Rhipicephalus* und *Haemaphysalis* unterscheiden sich durch die sechs- bzw. rechteckige Basis capituli.

Cheyletiella spp.:
Die bis zu 360 (männlich) und 540 (weiblich) µm großen, dorsoventral abgeplatteten und mit kräftigen Klauen an den Maxillarpalpen ausgerüsteten Raubmilben von Hund und Katze (Abb. 28.54) halten sich im Rückenbereich auf. Zur Diagnose wird der Patient auf einer dunklen Unterlage gebürstet und das gewonnene Material mikroskopisch untersucht. Gut bewährt hat sich auch die Klebestreifen-Methode (vgl. S. 288).

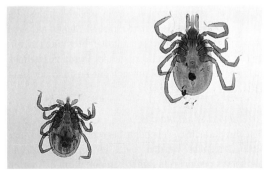

Abb. 28.52: Sporozysten von *Sarcocystis spp.* (aus Kraft W, Dürr U-M. Katzenkrankheiten. 4. Aufl. Hannover: Schaper 1994)

Abb. 28.53: Männliches (links) und weibliches (rechts) Exemplar von *Ixodes ricinus*

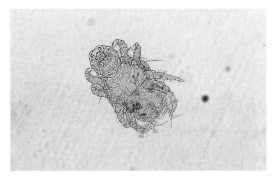

Abb. 28.54: Raubmilbe *(Cheyletiella spp.)*

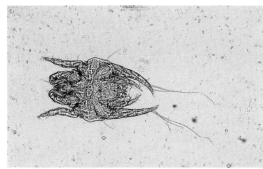

Abb. 28.56: Ohrräude-Milbe *(Otodectes cynotis)*

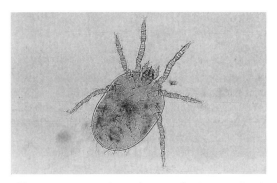

Abb. 28.55: Larve der Herbstgrasmilbe *(Neotrombicula autumnalis)*

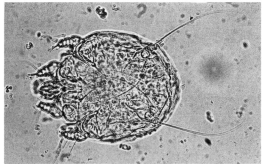

Abb. 28.57: Kopfräude-Milbe *(Notoedres cati)*

Demodex canis:

Im tief entnommenen Hautgeschabsel von veränderten Stellen lassen sich die 250–300 µm großen Haarbalgmilben mit hufeisenförmiger Mundpartie und vier Paar stummelförmigen Beinen ebenso erfassen wie ihre spindelförmigen Eier (70–90 × 20–25 µm).

Die Demodikose des Hundes entwickelt sich im Laufe der Erkrankung in vier Stufen, und zwar als Alopezie, squamöse, squamopapulöse sowie schließlich pustulöse Form. Zunächst begrenzte haarlose Stellen am Kopf werden durch großflächig auffallende Knötchen abgelöst, aus denen Pusteln entstehen. Durch zusätzliche bakterielle Infektionen kann sich der Zustand der Haut erheblich verschlechtern.

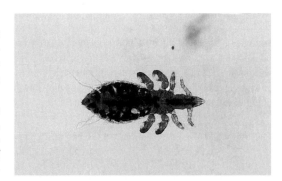

Abb. 28.58: Hundelaus *(Linognathus setosus)*

Neotrombicula autumnalis:

Nur die parasitisch lebenden Larven (Abb. 28.55) der Herbstgrasmilbe werden meist im Spätsommer und Herbst als gelblichrote Punkte an den dünn behaarten Hautstellen wie Augen- und Lippenbereich, Nasenrücken, Ohrmuschel, Schwanzspitze oder Zwischenzehenbereich entdeckt.

Sarcoptes canis:

Der Erreger der *Sarcoptes*-Räude des Hundes erreicht eine Größe von 250 (männlich) und 410 µm (weiblich) und ist, wie die Grabmilbe bei anderen Wirten auch, mit rundem Kopf sowie dreieckigen Gebilden und 14 Dornen auf dem Rücken ausgestattet. Der Nachweis erfolgt in Hautgeschabseln von veränderten Stellen an Kopf, Unterbauch und Schenkelinnenflächen.

Otodectes cynotis:
Die Milbe (männlich: 300–400, weiblich: 400–500 µm) ist am äußeren Gehörgang und in der Ohrmuschel lokalisiert und verursacht die Ohrräude. Sie weist wenig morphologische Besonderheiten auf (Abb. 28.56).

Notoedres cati:
Diese Milbe (Abb. 28.57) verursacht die Kopfräude der Katze. Es handelt sich um mehr kugelige Formen, die Größen von 180 (männlich) und 300 µm (weiblich) erreichen und 12 Rückendorne besitzen.

Hexapoden

Trichodectes canis, Felicola subrostratus:
Diese 1,3 bzw. 1,5 mm messenden Haarlinge, die auf schlecht gepflegten Tieren an Kopf, Hals und Rücken vorkommen, sind makroskopisch zu erkennen. Ihr Kopf ist breiter als der Thorax, an den Extremitäten sitzt jeweils eine Endkralle.

Linognathus setosus:
Bevorzugte Aufenthaltsstellen dieser bräunlich-weißen Hundelaus (1,5–1,7 mm) sind Kopf und Rückenbereich bei langhaarigen, wenig gepflegten Tieren. Ihr Kopf ist schmaler als der Thorax (Abb. 28.58), die Augenanlagen sind nur rudimentär.

Ctenocephalides canis, C. felis:
Seitlich abgeplattete Hexapoden, letztes Extremitätenpaar zu Sprungbeinen entwickelt, Stachelkämme am Kopf und ersten Brustsegment (Abb. 28.59a). Die etwa gleich großen Hunde- und Katzenflöhe (männlich: 2–2,5, weiblich: 2–3,3 mm) kommen als temporäre Ektoparasiten im Fell ihrer Wirte vor. Bei stärkerem Befall sind Eier und Larven (Abb. 28.59b) nicht nur im Lager, sondern auch im Haarkleid zu entdecken. Ein

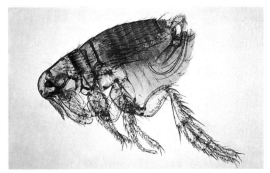

a)

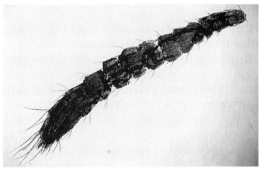

b)

Abb. 28.59:   Fleischfresserfloh *(Ctenocephalides spp.)* (a) und Larve (b)

Befall läßt sich auch über den Nachweis von Flohkot (rotbraune »Würstchen« von einigen Millimetern Länge) im Fell der Wirte diagnostizieren.

Bildnachweis
Folgende Abbildungen sind eigenen Publikationen entnommen: Abb. 28.5, 28.10, 28.20, 28.29, 28.33, 28.49, 28.51, 28.52.

29 Klinische Mikrobiologie

Albert Weber

Die folgenden Ausführungen sollen und dürfen in keinem Fall dazu führen, daß auf die mikrobiologischen Untersuchungen in Veterinäruntersuchungsämtern oder in tierärztlichen Mikrobiologie-Instituten verzichtet wird. Deshalb werden nur solche Hinweise gegeben, die es ermöglichen sollen, daß in dem einen oder anderen Fall in der tierärztlichen Praxis mit einfachen Mitteln eine mikrobiologische Diagnose gestellt werden kann, um auf diese Weise entsprechende Therapiemaßnahmen schneller einleiten zu können.

Die wichtigsten Verhaltensmaßregeln für mikrobiologisches Arbeiten

1. Essen, Trinken und Rauchen während der Arbeitszeit unterlassen.
2. Schutzkleidung (weißer Mantel) tragen.
3. Berührung von Gesicht (insbesondere Augenschleimhaut) und Körper mit verschmutzten oder kontaminierten Händen vermeiden (Gefahr der Schmutz- und Schmierinfektion).
4. Nach Beendigung der Arbeit Hände mit einem wirksamen Händedesinfektionsmittel behandeln (mindestens 1–2 min) und erst danach mit Wasser und Seife waschen.
5. Arbeitstisch nach Durchführung der mikrobiologischen Arbeiten mit einer Desinfektionsmittellösung sorgfältig abwischen.
6. Gebrauchte Petrischalen, Reagenzröhrchen, Objektträger etc. in Gefäße (am besten aus Aluminium) einlegen, die mindestens bis zur Hälfte mit einer Desinfektionslösung gefüllt sind.
7. Gewachsene Bakterien- und Pilzkulturen unschädlich beseitigen (Einzelheiten siehe Abschnitt »Unschädliche Beseitigung von Bakterien- und Pilzkulturen«, Seite 332 f.).

Bakteriologie

Der Nachweis von bakteriellen Infektionserregern kann sowohl mittels *mikroskopischer* als auch *kultureller Untersuchungen* erfolgen.

Mikroskopische Untersuchung

Technik

➡ Flüssiges Untersuchungsmaterial mit einer sterilen Öse auf einem sauberen Objektträger dünn ausstreichen, so daß 2–3 cm² bedeckt sind.
➡ 3–5 min an der Luft trocknen lassen.
➡ Hitzefixierung: Objektträger 3mal kurz durch die Flamme eines Bunsenbrenners ziehen.
➡ Anschließend Methylenblau- oder Gram-Färbung.

Um verwertbare Ergebnisse zu erhalten, müssen die verwendeten Färbereagenzien spätestens alle 8 Tage aus entsprechenden Stammlösungen frisch zubereitet werden.

Methylenblau-Färbung

Diese **Einfachfärbung** (monochromatische Färbung) erlaubt nur die Aussage, ob und wieviel Bakterien im Untersuchungsmaterial vorhanden sind und welche Form (Kokken, Stäbchen) diese aufweisen. Statt Methylenblau-Lösung kann auch Karbolgentianaviolett- oder Karbolfuchsin-Lösung verwendet werden. Besonders geeignet ist die Einfachfärbung zur Darstellung von Bakterien im Milchsediment (Tafel IX-1) oder Eitersekret.

Technik

➡ Hitzefixierten Objektträgerausstrich nach dem Erkalten vollständig mit Methylenblau-Lösung (bzw. Karbolgentianaviolett- oder Karbolfuchsin-Lösung) bedecken und 3–5 min einwirken lassen.

➡ Mit fließendem Leitungswasser abspülen.
➡ Im Fließpapierblock abtrocknen.

Gram-Färbung

Diese kombinierte Färbung (Doppelfärbung, bichromatische Färbung) erlaubt die für die Therapie bedeutsame **Differenzierung zwischen grampositiven und gramnegativen Bakterien** (Tab. 29.1).

Technik

➡ Hitzefixierten Objektträgerausstrich nach dem Erkalten vollständig mit Karbolgentianaviolett-Lösung bedecken und 3–5 min einwirken lassen.
➡ Farbstoff abschütten (keine Wasserspülung!).
➡ Objektträger vollständig mit Lugol-Lösung bedecken und 2–3 min einwirken lassen.
➡ Farbstoff abschütten (keine Wasserspülung!).
➡ Objektträger in Alkohol (z.B. in einer Küvette) schwenken und entfärben, bis keine »Farbstoffwolken« mehr abgehen (Ausstrich erscheint graublau).
➡ Kurz mit fließendem Leitungswasser abspülen.
➡ Sofort mit Fuchsin-Lösung (1:10 verdünnt) für 15–30 s nachfärben.
➡ Mit fließendem Leitungswasser abspülen.
➡ Im Fließpapierblock abtrocknen.

Bei mikroskopischer Betrachtung (am besten mit einem 100er Objektiv und Immersionsöl) erscheinen die **grampositiven Bakterien** violett bis blau gefärbt, während die **gramnegativen Bakterien** eine rosa bis rote Farbe zeigen.

Fehlermöglichkeiten:
– ungenügende Einwirkung (Beizung) der Lugol-Lösung
– zu kurzes Entfärben mit Alkohol (dieser ist in regelmäßigen Abständen, spätestens alle 8 Tage zu erneuern)
– vergessen der kurzen Wasserspülung nach der Alkoholbehandlung
– zu dick ausgestrichenes Untersuchungsmaterial

Die für die Gram-Färbung notwendigen Reagenzien sind im Handel einzeln oder als sog. Färbesets erhältlich: bio Merieux, Nürtingen; Biotest, Frankfurt; Difco: Augsburg; E. Merck, Darmstadt; u.a.

Ziehl-Neelsen-Färbung (ZN-Färbung)

Diese Färbung dient zur **Darstellung von säurefesten Bakterien,** wie z. B. Erreger der Tuberkulose (Myko-

bakteriose) oder der Nokardiose. Der Nachweis von säurefesten Stäbchen erlaubt zwar den Hinweis auf das Vorliegen von Mykobakterien, nicht aber deren Speziesdiagnose. Das Vorhandensein von langen säurefesten Fäden spricht für das Vorliegen von Nokardien, während sich der Erreger der Aktinomykose in der ZN-Färbung als nicht säurefest erweist.

Technik

Färbung, wenn möglich, unter dem Abzug durchführen.

➡ Luftgetrockneten und hitzefixierten Objektträgerausstrich vollständig mit Karbolfuchsin-Lösung bedecken, mit einer Flamme (Bunsenbrenner) von unten her erhitzen, bis sich Blasen bilden und Dämpfe aufsteigen (nicht kochen!). Die warme Farblösung noch 2–3 min einwirken lassen.
➡ Farblösung abgießen (keine Wasserspülung).
➡ Objektträger in 3%igem salzsauren Alkohol (HCl-Alkohol) entfärben (am besten in einer Küvette), bis das Präparat farblos erscheint.
➡ Mit fließendem Leitungswasser abspülen.
➡ Gegenfärbung mit Methylenblau-Lösung für 30–60 s.
➡ Mit fließendem Leitungswasser abspülen.
➡ Im Fließpapierblock abtrocknen.

Bewertung

Nur die säurefesten Bakterien färben sich rot an und heben sich bei der mikroskopischen Untersuchung (100er Objektiv, Immersionsöl) gegen den blau gefärbten Untergrund gut ab.

Für den mikroskopischen **Nachweis des Paratuberkulose-Erregers** *(Mycobacterium paratuberculosis)* in Kotproben oder Darmschleimhautabstrichen von Wiederkäuern muß das betreffende Untersuchungsmaterial einer Vorbehandlung unterzogen werden:
➡ Ca. kirschkerngroße Kotprobe in einem Zentrifugenröhrchen mit der gleichen Menge einer 15%igen Sputofluol-Lösung (E. Merck, Darmstadt) versetzen und mit einem Holzröhrchen oder Spatel homogen vermischen und 10 min einwirken lassen.
➡ Suspension 20 min lang bei 3000 U/min zentrifugieren.
➡ Überstand abgießen und das Sediment mittels Öse gleichmäßig auf einen Objektträger auftragen.
➡ Nach Lufttrocknung und Hitzefixierung ZN-Färbung wie oben beschrieben durchführen.

Als Hinweis für das Vorliegen von *M. paratuberculosis* in dem Untersuchungsmaterial gilt, wenn bei mikroskopischer Betrachtung (100er-Objektiv, Immersionsöl) mindestens drei Nester (Zusammenballungen) von drei oder mehr säurefesten Kurzstäbchen nachgewiesen werden.

Tab. 29.1: Einfache Identifizierung und Differenzierung einiger in der Veterinärmedizin wichtiger Bakterien

| Bakterienspezies | Mikroskop | Wachstum auf | | Zusatztests (einfache) |
		Blutagar	Endo-Agar	
Staphylococcus aureus, Staphylococcus intermedius	grampositive, kugelförmige, in Haufen gelagerte Kokken	gelblich-weiße Kolonien, (Doppel-)Hämolyse	kein Wachstum	Koagulase: positiv, Katalase: positiv
Streptococcus agalactiae, Str. euqi subsp. zooepidemicus, Str. equi subsp. equi u. a. (β-häm. Streptokokken)	grampositive, kugelförmige Bakterien in unterschiedlich langen Ketten	kleine, zarte Kolonien mit β-Hämolyse	kein Wachstum	Katalase: negativ
Enterokokken	grampositive, z.T. kokkoide Bakterien in kurzen Ketten	kleine, graue Kolonien mit vergrünender Hämolyse	i.d.R. kein Wachstum, gelegentlich winzige Kolonien	Katalase: negativ
Listeria monocytogenes	grampositive, kurze Stäbchen	kleine kompakte Kolonien, schmale β-Hämolyse	kein Wachstum	Katalase: positiv, Beweglichkeit: positiv bei Zimmertemperatur
Actinomyces pyogenes	grampositive, kurze, plumpe Stäbchen, häufig V-förmig gelagert	winzige Kolonien mit zarter β-Hämolyse	kein Wachstum	Katalase: negativ, Beweglichkeit: negativ, verflüssigt Gelatine
Bacillus cereus, B. subtilis	grampositive, große, plumpe Stäbchen	große, rauhe, unregelmäßige Kolonien mit β-Hämolyse	kein Wachstum	Beweglichkeit: positiv
Escherichia coli	gramnegative, plumpe Stäbchen	graue, glänzende Kolonien mit oder ohne β-Hämolyse	laktosepositive Kolonien (rote Farbe)	Oxidase: negativ, Indolbildung: positiv (95%)
Klebsiella pneumoniae, K. oxytoca	gramnegative, plumpe Stäbchen	graue Kolonien	fuchsinrote, schleimige Kolonien	Oxidase: negativ, Beweglichkeit: negativ
Enterobacter cloacae, E. agglomerans	gramnegative, plumpe Stäbchen	graue Kolonien	fuchsinrote, schleimige Kolonien	Oxidase: negativ, Beweglichkeit: positiv
Proteus vulgaris, Pr. mirabilis	gramnegative, schlanke Stäbchen	schwärmende Kolonien spermaartiger Geruch	helle Kolonien, u.U. Schwärmen	Oxidase: negativ, Indolbildung: *Pr. vulgaris* positiv, *Pr. mirabilis* negativ
Salmonellen	gramnegative, schlanke Stäbchen	graue Kolonien	helle (laktosenegative) Kolonien	Oxidase: negativ, Objektträgeragglutination mit Salmonellen-Antiseren positiv
Pseudomonas aeruginosa, Ps. fluorescens	gramnegative, schlanke Stäbchen	kleine, graue, manchmal fließende Kolonien, typischer Geruch	i.d.R. kein Wachstum	Oxidase: positiv
Bordetella bronchiseptica	gramnegative, kleine Stäbchen	kleine, graue Kolonien, z.T. β-Hämolyse	i.d.R. kein Wachstum	Oxidase: positiv, Urease: positiv (innerh. 2 Std.)

Die für die ZN-Färbung benötigten Reagenzien sind im Handel einzeln oder auch als Färbesets erhältlich: Difco, Augsburg; Labor Diagnostika, Heiden/Westfalen; E. Merck, Darmstadt u. a.

Modifizierte Ziehl-Neelsen-Färbung (Kältefärbung)

Im Gegensatz zur klassischen Ziehl-Neelsen-Färbung wird bei der Kältefärbung keine Erwärmung der Karbolfuchsin-Lösung durchgeführt. Mehrere Methoden stehen zur Verfügung:

Kältefärbung mit Tb-color-Merck

➡ Luftgetrocknetes, hitzefixiertes Objektträger-Ausstrichpräparat mit Karbolfuchsin-Lösung vollständig bedecken und 5 min färben.
➡ Mit Leitungswasser abspülen, bis keine Farbwolken mehr abgehen.
➡ Objektträger mit Entfärbelösung (enthält Äthanol mit 0,75% Salzsäure) vollständig überschichten und anschließend sofort mit Leitungswasser abspülen (maximale Entfärbezeit 30 s).
➡ Objektträger mit Malachitgrün-Lösung vollständig bedecken und für 1 min (gegen-)färben.
➡ Mit fließendem Leitungswasser ca. 10 s abspülen.
➡ Im Fließpapierblock trocknen.

In der mikroskopischen Untersuchung (100er Objektiv, Immersionsöl) heben sich die säurefesten Stäbchen mit ihrer roten Farbe gegen einen grün gefärbten Untergrund ab.

Bezugsquelle der Reagenzien: E. Merck, Darmstadt.

Tan-Thiam-Hok-Methode

➡ Das auf einem Objektträger ausgestrichene und fixierte Untersuchungsmaterial (Lufttrocknung, Hitzefixierung) mit Kinyoun-Lösung bedecken und 3 min einwirken lassen.
➡ 30 s mit fließendem Leitungswasser abspülen.
➡ Gegenfärbung mit Gabett-Lösung für 1 min (Objektträger vollständig überschichten).
➡ Mit fließendem Leitungswasser abspülen.
➡ Im Fließpapierblock trocknen.

Bei mikroskopischer Betrachtung (100er-Objektiv, Immersionsöl) erscheinen die säurefesten Stäbchen rot gefärbt auf blauem Untergrund.

Modifikation nach Devulder

➡ Das auf dem Objektträger fixierte Untersuchungsmaterial für mindestens 3 Std. in eine Kinyoun-Lösung (in der Küvette) verbringen.

➡ Mit Leitungswasser abspülen.
➡ 5 min mit Gabett-Lösung gegenfärben.
➡ Mit Leitungswasser abspülen.
➡ Im Fließpapierblock trocknen.

Die säurefesten Stäbchen erscheinen in der mikroskopischen Untersuchung rot gefärbt auf blauem Untergrund. Die Intensität der Färbung ist etwas schwächer als bei der klassischen ZN-Färbung, dafür ist die Granulierung der säurefesten Bakterien sehr deutlich erkennbar.

Bezugsquelle für Kinyoun- und Gabett-Lösung: bio Merieux, Nürtingen.

Weitere Färbungen

Die Durchführung folgender Färbungen bleibt i. d. R. Untersuchungsämtern bzw. Tierärztlichen Instituten vorbehalten, da ihre Auswertung eine gewisse Erfahrung des Untersuchers voraussetzt:

– **Färbung nach Stamp** zum Nachweis von Chlamydien und Coxiellen in Abortmaterial von Wiederkäuern oder zum Nachweis von Chlamydien in Augenabstrichen von Katzen
– **Färbung nach Hansen oder Köster** zum Nachweis von Brucellen in Abortmaterial
– **Färbung nach Olt** zum Kapselnachweis beim Milzbranderreger
– **Auramin-Färbung** zum Nachweis von Mykobakterien

Nativpräparat

Das Nativpräparat ermöglicht die mikroskopische **Darstellung von beweglichen Bakterien.** So lassen sich z. B. im Schweinekot *Serpulina spp.* (frühere Bezeichnung: *Treponema spp.* = schlanke, spiralig gewundene Gebilde) oder im Kot von Hunden und Katzen Spirillen (schlanke, kommaförmige bis spiralige Gebilde) nachweisen.

Technik

➡ Untersuchungsmaterial mit einer ausgeglühten und wieder erkalteten Öse auf einen sauberen Objektträger verbringen, gegebenenfalls zur Verdünnung in einem Tropfen steriler phys. NaCl-Lösung homogen suspendieren.
➡ Mit einem sauberen Deckgläschen abdecken.
➡ Im Phasenkontrastmikroskop mit oder ohne Immersionsöl mikroskopieren.

Kulturelle Untersuchung (direkter Erregernachweis)

Nährböden

Für die kulturelle Untersuchung benötigt man feste Nährböden (Agarplatten), u. U. auch flüssige Nährmedien (zur Anreicherung).

Zur **primären Anzüchtung** sowohl grampositiver als auch gramnegativer Bakterien wird stets (5–10%iger Schaf- oder Rinder-)Blutagar, ausgegossen in Petrischalen, verwendet. Dieser Nährboden erlaubt i. d. R. auch die Erfassung der vorhandenen Gesamtkeimzahl im Untersuchungsmaterial in Form von koloniebildenden Einheiten (KBE). Zusätzlich empfiehlt sich die Verwendung von Selektiv- und Differentialnährböden zur alleinigen Erfassung grampositiver oder -negativer Keime.

Für den **selektiven Nachweis** von *Enterobacteriaceae*, wie z. B. *Escherichia coli, Enterobacter spp., Klebsiella spp., Citrobacter spp., Salmonella spp., Proteus spp.* u. a., werden gegenwärtig in der Routine vor allem
- Mac-Conkey-,
- Wasserblau-Metachromgelb-Laktose- (syn. Gassner-),
- Xylose-Lysin-Desoxycholat- (syn. XLD-),
- Eosin-Methylenblau- (syn. EMB),
- Endo- oder
- Hektoen-Enteritis-Agar eingesetzt.

Für die gezielte Anzüchtung grampositiver Bakterien stehen ebenfalls verschiedene Selektivnährböden zur Verfügung:
- Baird-Parker-Nährboden oder Kaliumrhodanid-Actidione-Natriumazid-Eigelb-Pyruvat-Agar (syn.

Kranep-Agar) jeweils zum Nachweis von Staphylokokken,
- Streptokokken-Agar zum gezielten Nachweis von β-hämolysierenden Streptokokken,
- Enterokokken-Selektiv-Agar nach Slanetz und Bartley u. a.

Bei keimarmem Untersuchungsmaterial, wie z. B. Gelenkspunktat oder Liquor, wird zur **Anreicherung** von Bakterien die Verwendung von flüssigen Nährmedien (Nährbouillon) empfohlen. Diese in Röhrchen fertig abgefüllten Nährmedien sind ebenso im Handel erhältlich wie die verschiedenen festen Nährböden (auch Selektiv- und Differentialnährböden) als Fertigagarplatten.

Bezugsquellen für Nährböden und flüssige Nährmedien: BAG, Lich; Becton & Dickinson, Heidelberg; bio Merieux, Nürtingen; Difco, Augsburg; Labor Diagnostika, Heiden/Westfalen; E. Merck, Darmstadt; Unipath, Wesel; u. a.

Technik

Je nach Ausfall des Gram-Präparates können entsprechende Agarplatten gezielt zur Erregeranzüchtung eingesetzt werden.

➡ Mit Hilfe einer ausgeglühten Öse (erkalten lassen!) oder einem sterilen Wattetupfer Untersuchungsmaterial auf den festen Nährboden (Agarplatten) mit Hilfe der sog. 3-Ösen-Technik ausstreichen (Abb. 29.1). Hierbei ist darauf zu achten, daß bei dem fraktionierten Ausstreichen die Öse für jeden neuen Ausstrich ausgeglüht bzw. der Wattetupfer gewechselt wird. Nur auf diese Weise ist es möglich, nach Bebrütung auf den Nährböden einzelnstehende Bakterienkolonien zu erhalten.

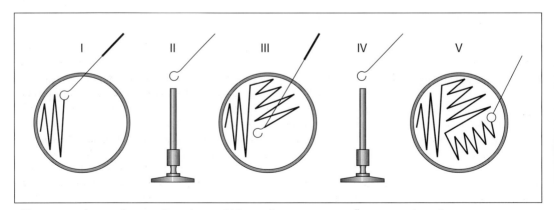

Abb. 29.1: Schematische Darstellung der Durchführung des sogenannten 3-Ösen-Ausstrichs

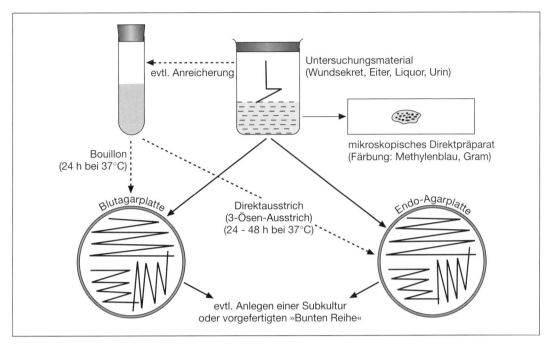

Abb. 29.2: Vereinfachte Darstellung zum Nachweis von Bakterien im Untersuchungsmaterial

➡ Untersuchungsmaterial, das nur geringen Keimgehalt erwarten läßt, wie z. B. Punktat, Liquor, Blut u. a., zusätzlich (entweder 1 Öse voll oder mit dem Wattetupfer) in flüssiges Nährmedium (Anreicherung) verbringen.

➡ Agarplatten sowie flüssige Nährmedien im Brutschrank bei 37 ± 1 °C bebrüten.

➡ Liegt nach eintägiger Inkubation (18–24 Std.) auf den Agarplatten kein sichtbares Bakterienwachstum vor, Bebrütung weitere 22–24 Std. fortsetzen.

➡ Röhrchen mit dem flüssigen Nährmedium (Anreicherung) nach 1- bis 2tägiger Bebrütung (nach kräftigem Aufschütteln) mittels 3-Ösen-Technik (s. o.) auf Agarplatten ausstreichen und diese 1–2 Tage bei 37 ± 1 °C bebrüten (Abb. 29.2).

Bewertung

Liegt nach 1- bzw. 2tägiger Bebrütung auf den festen Nährböden **kein Bakterienwachstum** vor und führte auch die Aussaat des flüssigen Nährmediums (Anreicherung) zu keinem Wachstum von Bakterien, so kann das betreffende untersuchte Material als frei von aerob wachsenden Bakterien beurteilt werden.

Sind auf den festen Nährböden Bakterien gewachsen, so ist zu überprüfen, ob es sich um ein und dieselbe Kolonieform (= **Reinkultur**) handelt (Tafel IX-2) oder ob

die Kolonien unterschiedliches Aussehen zeigen (Tafel IX-3) (= **Mischkultur**). Im letztgenannten Fall wird durch Ausstreichen der verschiedenartigen Einzelkolonien (= **Subkultur**) mittels 3-Ösen-Technik auf Blut- und/oder Selektiv- bzw. Differentialagarplatte jeweils eine Reinkultur hergestellt.

Für die erste **grobe Identifizierung von gewachsenen Bakterienkolonien** lassen sich
- ihr Verhalten auf Blutagarplatte (mit oder ohne Hämolyse um die Kolonie) (Tafeln IX-4 und -5),
- die Geruchsbildung (z. B. aromaartiger Geruch bei *Pseudomonas aeruginosa*) und
- ihr Verhalten auf dem Selektiv- und Differentialagar heranziehen.

Ist auf den entsprechenden, für die Isolierung von *Enterobacteriaceae* verwendeten Nährböden kein Bakterienwachstum zu beobachten, wohl aber auf Blutagar, spricht dies für das Vorliegen von grampositiven Keimen. Liegt dagegen auf den betreffenden Nährböden ein gutes Bakterienwachstum vor, so handelt es sich i. d. R. auch um gramnegative Keime. In diesem Zusammenhang können dann laktosevergärende Kolonien (entsprechender Farbumschlag des Nährbodens aufgrund einer pH-Verschiebung in den sauren Bereich) *Escherichia coli, Enterobacter spp., Klebsiella spp. oder Citrobacter spp.* zugeordnet werden. Laktose-negative Kolonien sind verdächtig für *Salmonella spp.;* es kann sich aber auch um *Proteus spp., Providencia spp., Morganella spp., Serratia spp.* oder sogar um *Pseudomonas spp.* (Oxidase-positiv; siehe unten) handeln. Die Differenzierung der jeweiligen Bakterienspezies erfolgt dann aufgrund ihres Verhaltens in der Bunten Reihe (siehe unten).

Eine weitere unerläßliche Hilfe für die Identifizierung von Bakterien stellt deren **Verhalten in der Gram-Färbung** (Technik s. S. 315) dar, die außerdem einen wichtigen Hinweis zur Bakterienmorphologie gibt (Tab. 29.1). Während bei den grampositiven Bakterien die Bakteriengruppen (Staphylokokken, Streptokokken, Bazillen, Corynebakterien) unterschieden werden können, ist dies bei den Keimen der *Enterobacteriaceae* kaum möglich.

Einfache Tests **(Spottests)** finden zunehmend Eingang in die bakteriologische Routinediagnostik. Sie lassen sich schnell durchführen und erlauben durchaus eine grobe Differenzierung und Identifizierung von Bakteriengruppen, teilweise sogar eine Unterscheidung von Bakterienspezies (z.B. schwärmende *Proteus spp.*).

> Die zu prüfenden Bakterienkolonien müssen stets vom Blutagar entnommen werden! Kolonien, die auf farbstoffhaltigen Selektiv- und Differentialnährböden gewachsen sind, erweisen sich für den Spottest als ungeeignet.

– **Katalase-Reaktion:** Bakterienkolonien mit einem sterilen Holzstäbchen entnehmen, nicht aber Material vom Blutagar selbst (Erythrozyten können zu einem falsch positiven Ergebnis führen!), auf einen sauberen Objektträger verbringen und 1 Tropfen Katalase-Reagenz (i.d.R. 3%ige Wasserstoffsuperoxid-Lösung, u.U. mit Dickungsmittel und Evansblau versetzt) zugeben.
Aufsteigende Gasblasen mit (leichter) Schaumbildung werden als Katalase-positiv bewertet.
Staphylokokken: Katalase-positiv
Streptokokken: Katalase-negativ

– **Oxidase-Test:** Entsprechende Papierstreifen bzw. -blättchen (i.d.R. mit Dimethyl-p-phenylen-diaminoxalat getränkt) werden mit der zu prüfenden Bakterienkolonie punkt- oder strichförmig beimpft.
Rote bis violette Verfärbung innerhalb von 10 s gilt als Oxidase-positiv.
Pseudomonas spp.: Oxidase-positiv
Enterobacteriaceae: Oxidase-negativ

– **Indol-Reaktion:** Filterpapierstreifen, i.d.R. mit p-Dimethylaminozimtaldehyd (gelöst in 10%iger

HCl) getränkt, werden mit Koloniematerial strich- oder punktförmig beimpft.
Die Entwicklung von blauer bis blaugrauer Farbe innerhalb von 15 s gilt als Indol-positiv.
Escherichia coli: i.d.R. Indol-positiv (95%)
Salmonella spp.: Indol-negativ

Bezugsquellen für Spottests: bio Merieux, Nürtingen; Difco, Augsburg; Mast Diagnostica, Reinfeld; E. Merck, Darmstadt; Hoffmann-La Roche, Grenzach-Wyhlen; u.a.

Zur **Identifizierung und Differenzierung von Bakterien** wird ihr biochemisches Verhalten in der sog. **Bunten Reihe** überprüft. Entsprechend vorgefertigte Testsysteme sind im Handel in verschiedenen Ausführungen erhältlich und stehen für die Differenzierung sowohl von verschiedenen grampositiven (Staphylokokken, Streptokokken, Corynebakterien, Listerien) als auch von gramnegativen Bakterien (*Enterobacteriaceae,* Pseudomonaden = Non-Fermenter) in großer Zahl zur Verfügung. Handhabung und Auswertung der einzelnen Systeme sind den Arbeitsanleitungen der jeweiligen Hersteller zu entnehmen. In den meisten Fällen erfolgt die Ablesung der Systeme anhand des Farbumschlages verschiedener beigegebener Indikatorreagenzien oder aufgrund makroskopisch sichtbarer Indikatorreaktionen. Die positiven Reaktionen werden zu Code- bzw. Profilnummern zusammengefaßt. Jede Bakterienspezies besitzt eine bestimmte Profilnummer, die in einem vom Hersteller mitgelieferten Codebuch nachgelesen werden kann.

> Die Beimpfung dieser Testsysteme darf nur mit Reinkulturen erfolgen! Deshalb ist eine gewisse Erfahrung in der bakteriologischen Diagnostik eine unabdingbare Voraussetzung bei der Anwendung dieser im Handel erhältlichen Bunten Reihen.

Bezugsquellen für vorgefertigte Bunte Reihen: Becton & Dickinson, Heidelberg; bio Merieux, Nürtingen; Hoffmann-La Roche, Grenzach-Wyhlen; Labor Diagnostika, Heiden/Westfalen; u.a.

Fluorogene Nährböden

Nach wie vor wird in der bakteriologischen Routinediagnostik die Spezies *Escherichia coli* am häufigsten aus Untersuchungsmaterial angezüchtet. Für die schnelle Identifizierung (30 min bis 2 Std.) entsprechender Bakterienkolonien stehen inzwischen eigene Testsysteme zur Verfügung. Diese stützen sich im wesentlichen auf den Nachweis des Enzyms β-Glukuronidase, das ca. 94% aller *Escherichia-coli*-Stämme besitzen; vereinzelt kann dieses Enzym auch bei anderen *Enterobacteriaceae spp.* vorkommen. Die β-Glukuronidase spaltet aus

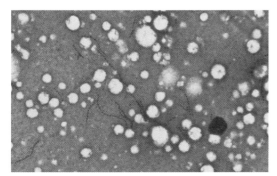

Tafel IX-1: Ausstrichpräparat von einem Milchsediment, gefärbt mit Karbolfuchsin (monochromatische Färbung). Nachweis von kettenförmig gelagerten Kokken (Streptokokken)

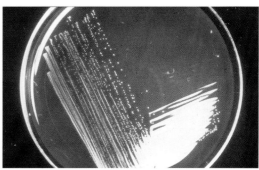

Tafel IX-5: Blutagarplatte: Bakterienkolonien ohne hämolytischen Hof (nichthämolysierende Streptokokken)

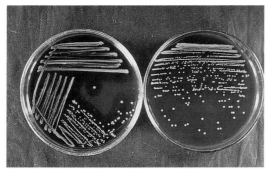

Tafel IX-2: Blutagarplatten: Vorliegen einer Reinkultur von Bakterienkolonien

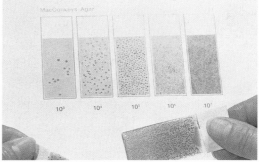

Tafel IX-6: Beurteilung der auf einem Eintauchobjektträger gewachsenen Koloniemenge (Keimzahl/ml)

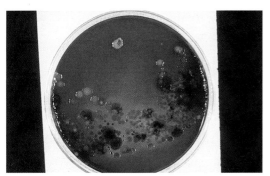

Tafel IX-3: Blutagarplatte: Vorliegen einer Mischkultur von Bakterienkolonien

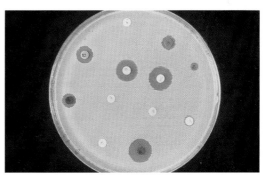

Tafel IX-7: Blättchenagardiffusionstest mit verschiedenen Antibiotikatestblättchen

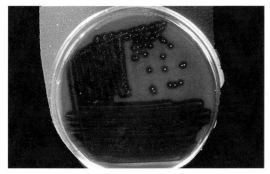

Tafel IX-4: Blutagarplatte: Bakterienkolonien mit deutlicher β-Hämolyse (β-hämolysierende Streptokokken)

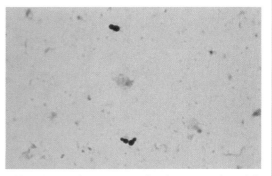

Tafel IX-8: Ausstrichpräparat vom Ohrtupfer eines Hundes, gefärbt nach Gram. Nachweis von flaschenförmigen Sproßpilzen spricht für das Vorliegen von *Malassezia pachydermatis*.

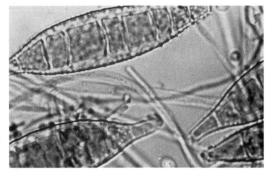

Tafel IX-9: Präparat einer *Microsporum-canis*-Kultur

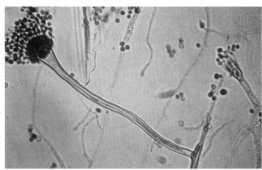

Tafel IX-12: Präparat einer *Aspergillus-spp.*-Kultur

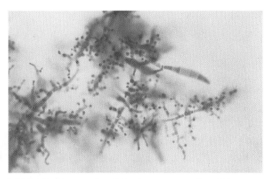

Tafel IX-10: Präparat einer *Trichophyton-mentagrophytes*-Kultur

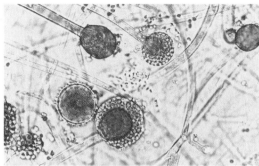

Tafel IX-13: Nativpräparat einer *Mucor-ssp.*-Kultur

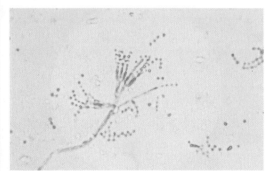

Tafel IX-11: Präparat einer *Penicillium-ssp.*-Kultur

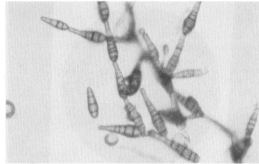

Tafel IX-14: Präparat einer *Alternaria-ssp.*-Kultur (Wände der Sporen bräunlich gefärbt)

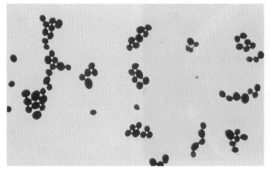

Tafel IX-15: Präparat von Sproßzellen *(Candida spp.)*

4-Methylumbelliferyl-β-Glukuronid (MUG) ein fluoreszierendes Produkt ab, das mit Hilfe einer UV-Lampe (320–380 nm) dargestellt werden kann (deutliche blaue Fluoreszenz). Der zusätzliche Nachweis des Enzyms Tryptophanase (mit Hilfe des Spot-Indoltests) erlaubt zu 99% der Fälle die korrekte Identifizierung von *Escherichia coli.*

Bezugsquellen entsprechender Testsysteme: bio Merieux, Nürtingen; E. Merck, Darmstadt; u.a.

Chromogene Nährböden

Zunehmend gelangen chromogene Nährböden in der bakteriologischen Routinediagnostik zur Anwendung. Diese erlauben, aufgrund des direkten Nachweises von metabolischen Aktivitäten, eine unmittelbare Identifizierung von gewachsenen Bakterienkolonien. Entsprechende chromogene Nährböden sind z.T. auch als Fertignährböden im Handel erhältlich.

Rambach-Agar zum Nachweis von Salmonellen und/oder E. coli

Salmonellen, die aus Propylenglykol Säure bilden und außerdem eine β-Galaktosidase aufweisen, wachsen in 97–99% der Fälle auf diesem Nährboden in roten Kolonien, was aber für *S. paratyphi* und *S. typhi* nicht zutrifft. Diese *Salmonella*-Spezies, die in der Vetrinärmedizin nur selten nachgewiesen werden, wachsen auf Rambach-Agar, wie *Proteus spp.*, in farblosen Kolonien. *E. coli* weist eine blaue Koloniefarbe auf, während diese bei *Enterobacter spp.* und *Klebsiella spp.* ein blauviolettes Aussehen zeigt. Nach bisherigen Erfahrungen hat sich der Rambach-Agar bei Aussaaten von Salmonellen-Selektivanreicherungen gut bewährt, nicht dagegen in der direkten Primärkultur zum Auffinden von Salmonellen.

Bezugsquellen: Biotest AG, Dreieich; E. Merck, Darmstadt, u.a.

SM-ID-Agar zum Nachweis von Salmonellen

Salmonellen bilden β-Glukuronidase und wachsen auf diesem Agar in pinkroten Kolonien (auch *S. paratyphi* und *S. typhi*). Während *E. coli* und *Enterobacter spp.*, die außerdem β-Galaktosidase bilden, eine blaue bis blauviolette Koloniefarbe aufweisen, wie dies auch für *Citrobacter spp.* (β-Galaktosidase positiv, β-Glukuronidase negativ) zutrifft, bleiben Kolonien von *Proteus spp.* (β-Galaktosidase und β-Glukuronidase jeweils negativ) farblos.

Bezugsquelle: bio Merieux, Nürtingen

CPS-ID-Agar zum Nachweis von bakteriellen Harnwegsinfektionen

Dieser chromogene Nährboden erlaubt die Erfassung von 4 metabolitischen Aktivitäten, nämlich β-Glukuronidase (gebildet von *E. coli,* wächst in burgunderroten Kolonien), β-Glukosidase (gebildet von Enterokokken, die in blaugrünen Kolonien wachsen; Klebsiellen wachsen ebenfalls in blaugrünen, allerdings großen Kolonien, die sich in der Gram-Färbung als gramnegative Stäbchen erweisen), Desaminase (gebildet von *Proteus spp.,* die in farblosen Kolonien wachsen; dies trifft auch für *Pseudomonas spp.* zu, entsprechende Kolonien zeigen eine positive Oxidase-Reaktion, siehe S. 320) sowie Tryptophanase (positive Indol-Reaktion), siehe S. 320 (*E. coli* und *Proteus vulgaris* jeweils positiv; Proteus mirabilis negativ). Staphylokokken wachsen auf diesem Nährboden in gelben Kolonien (Katalase-Reaktion positiv, siehe S. 320)

Bezugsquelle: bio Merieux, Nürtingen

Eintauchnährböden (Dip slides)

Eintauchnährböden werden in erster Linie für **kulturelle Untersuchungen von Urinproben** verwendet. Je nach Hersteller sind auf einem Objektträger zwei bis drei verschiedene Nährmedien aufgebracht.

Technik

➡ Dip slide kurz in frisch entnommenen Urin eintauchen, so daß die Agarschichten gleichmäßig benetzt werden. Steht nur wenig Urin zur Verfügung, mit Hilfe einer Tropfpipette jeweils ca. 0,1 ml Urin über die Agarschichten gleichmäßig verteilen.
➡ Eintauchnährboden in seinen Behälter zurückgeben und 18–24 Stunden bzw. 42–48 Stunden bei 37 °C bebrüten.

Bewertung

Proben, die auch nach 2tägiger Bebrütung keinerlei Bakterienwachstum zeigen, können als bakterienfrei beurteilt werden.

Die verschiedenen Agarbeschichtungen ermöglichen nicht nur eine **qualitative,** sondern auch eine **quantitative Keimzahlbestimmung.** Meistens setzt sich ein Agar aus Fleischextrakt-Pepton-Cystein (CLED- oder Brolacin-Agar) zusammen, auf dem sowohl grampositive als auch gramnegative Keime, die für eine Harnwegsinfektion in Frage kommen können, wachsen (= Gesamtkeimzahl). Bei den anderen Agarbeschichtungen handelt es sich vielfach um Mac-Conkey-Agar, auf dem sich vor allem gramnegative Bakterien (insbesondere *Enterobacteriaceae*) vermehren, während das Wachstum grampositiver Keime unterdrückt wird. Auf Mac-Conkey-Agar können auch Sproßpilze (Hefen) wachsen (kleine, stumpfe Kolonien; Gram-Färbung durchführen: grampositive ovale bis rundliche Gebilde). Manche Herstellerfirmen bieten Eintauchnährböden an, die zusätzlich eine Agarschicht zur selektiven Anzüchtung von *Pseudomonas spp.* bzw. Hefen aufweisen. Bei entsprechender Agarbeschichtung läßt sich der Dip slide auch zur kulturellen Untersuchung von Milchproben verwenden oder bei Hygienekontrollen (in Form von Abklatschpräparaten), z.B. in OP-Räumen oder Lebensmittel-verarbeitenden Einrichtungen, einsetzen.

Die Gebrauchsanweisungen der Eintauchnährböden enthalten Hinweise, die aufgrund des Aussehens der Kolonien auf den verschiedenen Agarbeschichtungen eine grobe Erkennung bzw. **Differenzierung einiger Keime** ermöglichen. Hierzu zählen die häufigsten Erreger bakterieller Harnwegsinfektionen, wie *Escherichia coli, Klebsiella ssp., Proteus ssp., Pseudomonas spp.,* Streptokokken, Staphylokokken und Corynebakterien.

> Deren exakte qualitative Erfassung macht allerdings die Einsendung des beimpften Eintauchobjektträgers in ein mikrobiologisches Labor erforderlich!

Mittels Musterbildern ist es möglich, eine **Schätzung der Bakterienkeimzahl (KBE = koloniebildende Einheiten)** pro ml vorzunehmen, ohne daß die Kolonien einzeln ausgezählt werden müssen (Tafel IX-6). Als Entscheidungskriterien für eine Infektionsdiagnose können in Anlehnung an die Humanmedizin folgende Keimzahlen für Mittelstrahlurin angenommen werden:
- Keimzahlen über 10^5/ml sprechen für einen Harnwegsinfekt.
- Keimzahlen zwischen 10^3 und 10^5/ml gelten als verdächtig (u.U. Wiederholung der kulturellen Untersuchung angebracht).
- Keimzahlen unter 10^3/ml sprechen für eine sekundäre Verunreinigung.
- Sauber entnommene Katheterurinproben, die Bakterien enthalten, auch in geringen Mengen (10^3/ml), sind als verdächtig für das Vorliegen eines Harnwegsinfektes anzusehen.

Die Verwendung des Eintauchnährbodens stellt für die Praxis in erster Linie einen Suchtest dar, der Aufschluß gibt über den quantitativen Bakteriengehalt zum Zeitpunkt der Gewinnung des Untersuchungsmaterials. Aus diesem Grunde eignet sich dieses Untersuchungsverfahren zur einfachen Kontrolle, ob die durchgeführten Therapiemaßnahmen erfolgreich waren.

> In solchen Fällen ist aber darauf zu achten, daß eine Kontrolluntersuchung frühestens 5 Tage nach Absetzen der medikamentösen Therapie durchgeführt wird. Eine früher eingeleitete (Kontroll-)Untersuchung kann zu einem falschen Resultat führen, wenn das verwendete Antibiotikum noch über Urin (bzw. Milch) ausgeschieden und auf diese Weise das Bakterienwachstum auf Nährböden gehemmt wird.

Nachteile bzw. Fehlermöglichkeiten bei Anwendung von Eintauchnährböden:
- Die relativ kleine Oberfläche der Agarschichten erschwert die zahlenmäßige Erfassung von Keimarten, insbesondere bei Vorliegen von Mischkulturen, sowie die Gewinnung von Reinkulturen zur Weiterverarbeitung (Bunte Reihe, Antibiogramm).
- Keime, die Blutagar zum Wachstum benötigen, wie z.B. Streptokokken (insbesondere der Serogruppe B), z.T. auch Staphylokokken, wachsen nicht oder nur schwach; diese Feststellung gilt vor allem bei laufender Chemotherapie.
- Überschüssiger Urin im Transportgefäß führt nicht selten zu rasenartigem Wachstum und somit zu falschen Koloniezahlen.

Bezugsquellen von Eintauchobjektträgern: bio Merieux, Nürtingen; Difco, Augsburg; Hoffmann-La Roche, Grenzach-Wyhlen; E. Merck, Darmstadt; Unipath, Wesel; u.a.

Nachweis von antibakteriell wirksamen Substanzen (Hemmstoffnachweis)

Insbesondere in der bakteriologischen Urindiagnostik werden nicht selten die Ergebnisse durch das Vorhandensein von antibakteriell wirksamen Substanzen im Urin verfälscht. Im Labor der tierärztlichen Praxis ist ein Hemmstoffnachweis mittels entsprechender im Handel erhältlicher Teststreifen auf einfache Weise möglich:

Micur BT

Technik
➡ Teststreifen für ca. 3 s in frisch entnommenen Urin eintauchen.
➡ Im mitgelieferten Gefäß für 16–20 Std. bei 37 ± 1 °C bebrüten.

Bewertung

- Ein Farbumschlag des Testfeldes nach rosa bis rot (= Wachstum des Indikatorkeimes *Bacillus subtilis*) bedeutet kein Vorhandensein von antibakteriell wirksamen Substanzen.
- Liegen Hemmstoffe im Untersuchungsmaterial vor, so zeigt das Testfeld eine weiße bis beige Färbung.

Bezugsquelle: Boehringer, Mannheim.

Urotest AB

Technik

➡ Teststäbchen in die Urinprobe eintauchen.
➡ Im mitgelieferten Spezialbebrütungsbeutel für 5 bis 24 Stunden bei 37 °C bebrüten.

Bewertung

- Blaufärbung der Reaktionszone (= Wachstum von *Bacillus subtilis*) bedeutet hemmstofffreie Probe.
- Zeigt die Reaktionszone eine weiße bis beige Farbe, liegen Hemmstoffe in der Probe vor.
- Auf der unverfärbten Reaktionszone auftretende »Punkte« entstehen durch das Wachstum von resistenten Bakterien. Der Test gilt in diesem Fall ebenso als hemmstoffpositiv.

Bezugsquelle: E. Merck, Darmstadt.

Empfindlichkeitsprüfung von Bakterien (Resistenztest, Antibiogramm)

Vor Einleitung einer chemotherapeutischen Behandlung ist häufig eine In-vitro-Prüfung des isolierten bakteriellen Krankheitserregers auf seine Empfindlichkeit gegenüber Chemotherapeutika (Antibiotika) angebracht, nicht zuletzt deshalb, weil seit einigen Jahren eine Zunahme resistenter Bakterienstämme zu beobachten ist. Bei den in Tabelle 29.2 aufgelisteten Bakterien ist der Erfahrung nach ein Resistenztest für eine erfolgreiche Therapie unerläßlich. Tabelle 29.3 enthält eine Aufstellung von Erregern, bei denen i. d. R. auf die Anfertigung eines Antibiogrammes verzichtet werden kann, da sie sich gegenüber geeigneten Wirkstoffen durchwegs als empfindlich erwiesen haben.

Der **Wert eines Resistenztestes** liegt in erster Linie in der Ermittlung derjenigen Substanzen, die für eine Behandlung nicht in Frage kommen. Aus diesem Grunde muß er so durchgeführt werden, daß das Ergebnis ein-

Tab. 29.2: Aufstellung der Bakterienarten, bei denen die Erstellung eines Antibiogrammes erforderlich ist

1. Staphylokokken
2. β-hämolysierende Streptokokken (außer Serogruppe B und C)
3. Vergrünende Streptokokken
4. Enterokokken
5. *Enterobacteriaceae* (z. B. *Escherichia coli, Enterobacter spp., Klebsiella spp., Citrobacter spp., Proteus spp., Salmonella spp., Serratia spp.*)
6. *Pseudomonas spp.*

Tab. 29.3: Aufstellung der Bakterienarten, bei denen i. d. R. auf die Erstellung eines Antibiogrammes verzichtet werden kann

1. β-hämolysierende Streptokokken der Serogruppe B und C
2. *Actinomyces pyogenes* (syn. *Corynebacterium pyogenes*)
3. *Corynebacterium renale*
4. *Haemophilus spp.*
5. *Pasteurella spp.*
6. *Erysipelothrix rhusiopathiae*

Tab. 29.4: Ursachen der Diskrepanz zwischen Antibiogramm und Therapieerfolg (Fey 1978)

1. Prüfung des falschen Bakterienstammes durch Fehler bei Entnahme, Transport und bakteriologischer Untersuchung
2. Falsche Durchführung der Empfindlichkeitsprüfung
3. Erregerwechsel
4. Wahl des falschen Antibiotikums oder ungenügende Dosierung
5. Ungeeignete Applikationsart
6. Virale Infekte sind die eigentliche Krankheitsursache
7. Schlechter Immunstatus, z. B. Diabetes, Urämie
8. Besonderheiten des Entzündungsherdes mit schlechter Vaskularisation und dementsprechend ungenügender Diffusion des Medikamentes an den Wirkungsort (Granulation, Nekrose, Bindegewebskapseln, Zahl der Keime u. a.)

deutig und reproduzierbar ist. Die Wachstumsansprüche der zahlreichen Bakterienarten sind unterschiedlich, ebenso die Wirksamkeit der Chemotherapeutika (Antibiotika) bei verschiedenen Kulturbedingungen. So können z. B. Sulfonamide und Trimethoprim, Aminoglykoside und Tetrazykline unterschiedlich

Tab. 29.5: Bewertung von Hemmhofdurchmessern einiger ausgewählter Antibiotika sowie deren annähernd entsprechende MHK-Werte (nach Carter und Cole 1990)

Wirkstoff (Menge im Testblättchen)	Hemmhofdurchmesser in mm			annähernd entsprechender MHK-Wert (µg/ml)	
	resistent	mäßig empfindlich	empfindlich	resistent	empfindlich
Ampicillin (10 µg)					
bei Staphylokokken	≤ 20	21–28	≥ 29	*	≤ 0,25
bei *Enterobacteriaceae*	≤ 11	12–13	≥ 14	≥ 32	≤ 8
Apramycin	≤ 11	12–14	≥ 15	–	–
Carbenicillin (100 µg)					
bei *Pseudomonas aeruginosa*	≤ 13	14–16	≥ 17	≥ 512	≤ 128
bei *Enterobacteriaceae*	≤ 17	18–22	≥ 23	≥ 32	≤ 16
Cephalothin (30 µg)	≤ 14	15–17	≥ 18	≥ 32	≤ 8
Chloramphenicol (30 µg)	≤ 12	13–17	≥ 18	≥ 25	≤ 12,5
Colistin (10 µg)	≤ 8	9–10	≥ 11	≥ 4	**
Enrofloxacin (5 µg)	≤ 17	18–21	≥ 22	≥ 2	≤ 0,5
Erythromycin (15 µg)	≤ 13	14–17	≥ 18	≥ 8	≤ 2
Gentamicin (10 µg)	≤ 12	13–14	≥ 15	≥ 8	≤ 4
Neomycin (30 µg)	≤ 12	13–16	≥ 17	–	≤ 10
Nitrofurantoin (300 µg)	≤ 14	15–16	≥ 17	≥ 100	≤ 25
Penicillin (10 E)					
bei Staphylokokken	≤ 20	21–28	≥ 29	*	≤ 0,1
bei anderen Bakterienarten	≤ 11	12–21	≥ 22	≥ 32	≤ 2
Polymyxin B (300 E)	≤ 8	9–11	≥ 12	≥ 50 E	**
Spectinomycin (100 µg)	≤ 14	15–17	≥ 18	–	–
Streptomycin (10 µg)	≤ 11	12–14	≥ 15	≥ 15	≤ 6
Sulfonamide (250 oder 300 µg)	≤ 12	13–16	≥ 17	≥ 350	≤ 100
Tetrazyklin (30 µg)	≤ 14	15–18	≥ 19	≥ 12	≤ 4
Trimethoprim/Sulfamethoxazol (1,25/23,75 µg)	≤ 10	11–15	≥ 16	≥ 8/152	≤ 2/38

MHK: minimale Hemmkonzentration; –: keine Angaben; *: resistente Stämme produzieren β-Lactamase; **: läßt sich mittels Regressionsgerade nicht exakt bestimmen.

begründete Schwierigkeiten bei der In-vitro-Testung bereiten. Auch bleiben zahlreiche Faktoren, die in vivo einen entscheidenden Einfluß auf Erfolg oder Mißerfolg der Chemo- bzw. Antibiotikatherapie haben, in vitro unberücksichtigt. Darüber hinaus können sekundär möglicherweise resistente Keime auftreten, die das Krankheitsbild unterhalten oder gar verschlimmern. Der Resistenztest stellt deshalb nur einen Kompromiß dar, der nicht die optimalen Gegebenheiten widerspiegelt. Nicht immer besteht eine völlige Übereinstimmung zwischen dem Resultat des Antibiogrammes und der daraufhin eingeleiteten Chemotherapie. Mögliche Diskrepanzen sind in Tabelle 29.4 dargestellt.

Für die Durchführung des Resistenztestes stehen verschiedene Methoden zur Verfügung:

Reihenverdünnungstest

Der zu prüfende Bakterienstamm (Reinkultur) wird in flüssige (Makro-, Mikrodilution) oder auf feste Nährmedien (Agardilution) geimpft, die das jeweilige Antibiotikum (Chemotherapeutikum) in abgestuften Konzentrationen enthalten. Die Verdünnungsstufe einer solchen Reihe, in welcher der eingeimpfte Bakterienstamm kein Wachstum mehr zeigt, gilt als die minimale Hemmkonzentration (MHK) der betreffenden Substanz.

> Die **MHK (engl. MIC = minimal inhibitory concentration)** ist definiert als diejenige Konzentration, welche zur kompletten Wachstumshemmung nach 18–24 Std. führt.

Sie ist abhängig von der Keimmenge, dem verwendeten Nährboden und der Bebrütungszeit. Als **empfindlich** werden die Erreger eingestuft, deren MHK unter den in vivo am Infektionsort nach Normaldosierung gut erreichbaren Antibiotikaspiegeln liegt, so daß ein antibakterieller Effekt erwartet werden kann. Als **resistent** (unempfindlich) gelten die Erreger, deren MHK über den in vivo trotz hoher Dosierung, wenn dies möglich ist, erreichbaren Antibiotikaspiegeln liegt, so daß ein antibakterieller Effekt nicht erwartet werden kann.

In Tabelle 29.5 sind die MHK-Werte einiger Chemotherapeutika mit angegeben. Diese Werte stammen aus der Humanmedizin. Bis heute ist nicht eindeutig geklärt, ob diese Grenzwerte auch in der Veterinärmedizin für alle Tierarten gelten bzw. übernommen werden können. Außerdem erweist sich in der Praxis die routinemäßige Durchführung des Reihenverdünnungstestes derzeit nach wie vor als sehr arbeits- und materialaufwendig. Aus diesem Grunde bleiben entsprechende Untersuchungen nach wie vor in erster Linie wissenschaftlichen Fragestellungen vorbehalten.

Allerdings steht inzwischen eine Reihe von kommerziell vorgefertigten **Mikrodilutionssystemen** zur Verfügung, mit denen »break-points«, d. h. Grenzkonzentrationen, bestimmt werden können. Bei Vorliegen von zwei Konzentrationen bedeutet fehlendes Wachstum in beiden Verdünnungen »empfindlich«, Wachstum nur in der schwachen Konzentration »mäßig empfindlich« sowie Wachstum in beiden Konzentrationen »resistent«. Bei den Testsystemen, in denen das Antibiotikum nur in einer einzigen Verdünnung (Konzentration) vorliegt, wird bei Bakterienwachstum auf Resistenz, bei fehlendem Wachstum auf Empfindlichkeit des betreffenden Bakterienstammes geschlossen. Von Nachteil ist, daß sich bei Verwendung von Testsystemen mit nur ein oder zwei Antibiotikakonzentrationen ein einzelner (methodischer) Fehler gravierend auswirken kann.

Bezugsquellen für Empfindlichkeitstests auf der Basis von »break points«: bio Merieux, Nürtingen; Biotest, Frankfurt (neuerdings speziell auch für veterinärmedizinisch angewandte Antibiotika); Boehringer, Mannheim; Labor Diagnostika, Heiden/Westfalen; Mast Diagnostica, Reinfeld; u. a. Von manchen Herstellern werden auch Tests angeboten, welche die Identifizierung und Empfindlichkeitsbestimmung von Bakterien gleichzeitig erlauben.

Agardiffusionstest

Dieser Test läßt sich mit geringem Arbeits- und Materialaufwand auch in der tierärztlichen Praxis durchführen. Er ermöglicht die Bestimmung der Empfindlichkeit eines bakteriellen Krankheitserregers gegenüber mehreren Chemotherapeutika (Antibiotika) gleichzeitig.

Prinzip

Filterpapierblättchen, die mit entsprechenden Wirkstoffen getränkt sind, werden in bestimmten Abständen

voneinander auf einer mit dem zu testenden Bakterienstamm beimpften Agarplatte aufgelegt und 18–24 Std. bei 37 °C bebrütet. Das Chemotherapeutikum (Antibiotikum) diffundiert in den Agar. An der Stelle, an der um das Testblättchen kein Bakterienwachstum erfolgt, entsteht ein Hemmhof. Der Durchmesser eines solchen Hemmhofes (gemessen in mm) wird in Beziehung zur minimalen Hemmkonzentration (MHK) gesetzt. Hierfür existieren entsprechende Tabellen, die darüber informieren, ob ein Bakterienstamm als resistent (R), mäßig empfindlich (I) oder empfindlich (E) einzustufen ist (Tab. 29.5).

Wahl der Testblättchen

Die Auswahl der Testblättchen, -ringe oder -sterne, die in einer Vielzahl von Kombinationen auf dem Markt angeboten werden, hängt einerseits

– von den in der Praxis zum Einsatz kommenden Antibiotika bzw. Chemotherapeutika sowie andererseits

– von den Eigenschaften des Erregers ab.

Prinzipiell braucht jeweils nur ein Antibiotikum (Chemotherapeutikum) einer Wirkstoffgruppe getestet werden, denn innerhalb einzelner Gruppen besteht **Kreuz- bzw. Parallelresistenz.** Das heißt, die Antibiotika (Chemotherapeutika) einer Gruppe verhalten sich hinsichtlich ihrer Wirksamkeit gegen verschiedene pathogene Bakterienstämme weitgehend identisch, so daß man das Ergebnis der In-vitro-Empfindlichkeitsprüfung mit einer Antibiotikasubstanz auf die anderen Antibiotika der gleichen Gruppe übertragen kann. Eine komplette Kreuzresistenz besteht bei den Tetrazyklinen (Tetrazyklin, Oxytetrazyklin, Chlortetrazyklin), zwischen Neomycin und Kanamycin, zwischen Colistin und Polymyxin B, während innerhalb der Makrolide (Erythromycin, Spiramycin) nur eine partielle Kreuzresistenz vorliegt. Tabelle 29.6 enthält eine Aufstellung der Antibiotika, die routinemäßig getestet werden sollten.

Für die Durchführung des Agardiffusionstests unter Verwendung von Testblättchen dürfen nur antagonistenfreie Nährböden, die eine ungestörte Diffusion von antimikrobiellen Substanzen ermöglichen, verwendet werden. Entsprechende Nährmedien sind als Fertigagarplatten im Handel erhältlich: BAG, Lich; Becton & Dickinson, Heidelberg; u. a. Sie können im Kühlschrank (+4 °C) längere Zeit aufbewahrt werden.

Testblättchen, die verschiedene Antibiotika- bzw. Chemotherapeutika enthalten, oder Testringe bzw. -sterne, die mit 6 bis 8 verschiedenen Substanzen beladen sind, können über den Handel bezogen werden: Becton & Dickinson, Heidelberg; bio Merieux, Nürtingen; Difco, Augsburg; Mast Diagnostica, Reinfeld; Unipath, Wesel; u. a. Komplette Antibiotika-Testbestecke mit Blättchen bzw. Sternen, Agarplatten sowie die entsprechenden Gerätschaften sind ebenfalls erhältlich: Albrecht, Aulendorf; Tierärztliche Wirtschaftsgenossenschaft, Hannover; u. a.

Tab. 29.6: Antibiotische Substanzen, die in der Routine im Blättchenagardiffusionstest geprüft werden sollten

Wirkstoff	Bakterienisolate		isoliert aus bzw. von				
	grampositiv	gramnegativ	Urin	Milchsekret	landwirt-schaftlichen Nutztieren*	Haustieren**	Vögeln
Ampicillin	T	T	–	T	T	T	–
Apramycin	–	T	–	–	T	–	–
Carbenicillin	–	T	T	T	–	T	–
Cephalotin	T	T	T	T	–	–	–
Chloramphenicol	T	T	T	–	–	T	–
Enrofloxacin	T	T	T	–	T	T	T
Erythromycin	T	–	–	T	T	T	T
Gentamicin	T	T	T	T	T	T	T
Neomycin	–	T	–	T	T	T	T
Nitrofurantoin	T	T	T	–	T	T	T
Penicillin G	T	–	T	T	T	T	T
Polymyxin B	T	T	–	–	T	T	–
Spectinomycin	T	T	–	–	T	–	–
Streptomycin	T	T	–	T	T	–	T
Sulfonamide	T	T	T	T	T	T	T
Tetrazyklin	T	T	T	T	T	T	T
Trimethoprim/Sulfamethoxazol	T	T	T	T	T	T	–

T: Testung im Blättchenagardiffusionstest vorgeschlagen bzw. empfohlen; –: nicht empfohlen bzw. nicht vorgeschlagen;
*: Rind, Schaf, Ziege, Schwein;
**: Pferd, Hund, Katze.

Technik

Die Resistenzbestimmung in vitro soll stets nur mit Reinkulturen durchgeführt werden! Wurden aus einem Untersuchungsmaterial zwei oder mehrere Keimarten isoliert, muß korrekterweise für jede dieser Bakterienspezies ein Antibiogramm angefertigt werden.

➡ 3–5 Kolonien aus einer Reinkultur mit einer sterilen Öse in 5 ml einer sterilen Nährbouillon suspendieren. Die Dichte der Keimaufschwemmung ist dann richtig, wenn diese nach dem Schütteln eine schwache, gerade noch wahrnehmbare Trübung zeigt. (Unter Praxisbedingungen: Suspension in 5 ml steriler phys. NaCl-Lösung; bei richtiger Keimdichte nach dem Schütteln ganz schwache Opaleszenz).
➡ 2–4 Std. bei 37 °C bebrüten.
➡ Bakteriensuspension mittels steriler Öse (am besten 2 Ösen voll) oder sterilem Wattetupfer auf den Testagar aufbringen und mit einem abgeflammten Glasspatel bzw. mit dem Wattetupfer unter kreisenden Bewegungen gleichmäßig auf der Agaroberfläche verteilen.

➡ Mit einer abgeflammten Pinzette Testblättchen bzw. Testringe oder -sterne auf die Agaroberfläche fest auflegen und die Agarplatte für 2–3 Stunden im Kühlschrank lagern (damit die antibiotischen Substanzen in den Nährboden diffundieren können = Vordiffusion).
➡ Anschließend Agarplatte bei 37 °C 16 bis 22 Stunden bebrüten.

Bewertung

Die **Größe der Hemmhofdurchmesser** wird mit einem Lineal oder mit einer Schublehre in mm ausgemessen. Die Auswertung der abgelesenen Hemmhöfe (Tafel IX-7) richtet sich nach den vom jeweiligen Hersteller der Testblättchen angegebenen Kriterien oder nach den in Tabelle 29.5 aufgeführten Werten.

Die Größe der Hemmhofdurchmesser wird im wesentlichen beeinflußt
– von der Dichte der Bakteriensuspension,
– dem Antibiotikagehalt der Testblättchen und
– der Zeit der Vordiffusion.
Die Einsaatdichte der Bakteriensuspension ist dann ideal, wenn keine Rasenbildung auftritt, sondern gera-

de noch einzeln stehende Kolonien gewachsen sind. Mit zunehmender Keimdichte (Einsaatmenge) werden die Hemmhöfe kleiner. Ferner ist die Diffusionsgeschwindigkeit der einzelnen Antibiotika unterschiedlich, so daß gleich große Hemmhöfe u.U. verschieden zu beurteilen sind (vgl. Tab. 29.5). Bei Substanzen mit ausgeprägter bakteriostatischer Wirkung können Hemmhöfe mit partieller Unterdrückung des Koloniewachstums entstehen, so daß im Bereich des Hemmhofes sehr kleine Kolonien sichtbar sind. Entsprechende Keime werden als empfindlich (E) eingestuft.

Um reproduzierbare Ergebnisse mit dem Agardiffusionstest zu erhalten, ist es angebracht, mindestens einmal wöchentlich einen bekannten Bakterien-Referenzstamm, z.B. *Staphylococcus aureus* (ATCC 25923), *Escherichia coli* (ATCC 25922) oder *Pseudomonas aeruginosa* (ATCC 27853) mit auszutesten.

Bezugsquelle für Referenzstämme: Difco, Augsburg; u.a.

Resistenzbestimmung im Schnellverfahren (Direktverfahren)

Die Zeit bis zum Erhalt des Ergebnisses der Resistenzbestimmung kann 2 bis 4 Tage betragen. Aus therapeutischen Gründen ist aber vielfach eine Verkürzung dieser Zeitspanne von größter Bedeutung. Zu diesem Zweck kann Untersuchungsmaterial, wie z.B. Urin, Eiter, Punktat, Milchsekret, das einerseits eine große Keimzahl und andererseits eine Reinkultur (beides kann mikroskopisch im nach Gram gefärbten Direktausstrichpräparat festgestellt werden) erwarten läßt, direkt auf einem Antibiotikaempfindlichkeits-Testagar gleichmäßig ausgestrichen werden (2–3 Ösen voll). Die weitere Durchführung sowie die Auswertung der Hemmhöfe entspricht dem oben beschriebenen Vorgehen.

> Sind auf dem Testagar zu wenig Bakterienkolonien gewachsen, können die Hemmhöfe nicht korrekt ausgebildet werden und sind deshalb auch nicht ordnungsgemäß ablesbar.

In solchen Fällen wird von mindestens 3–5 der spärlich gewachsenen Kolonien (Reinkultur!) mit der Öse Material auf einen neuen Testagar aufgetragen, mit 2 bis 3 Tropfen steriler phys. NaCl-Lösung versetzt und wie oben beschrieben weiterverarbeitet.

> Bei Vorliegen von Mischkulturen führt das Direktverfahren vielfach zu falschen Ergebnissen!

So kann beispielsweise ein multiresistenter Keim vorgetäuscht werden, obwohl in Wirklichkeit *Escherichia coli* und Enterokokken gleichzeitig (allerdings vermischt) vorliegen. Deshalb sollte zur Differenzierung zwischen Rein- oder Mischkultur das Untersuchungsmaterial gleichzeitig auf Blut- und Selektivagar (mittels 3-Ösen-Technik) ausgestrichen werden, um bei Vorliegen von Mischkulturen die jeweils für den Resistenztest erforderlichen Reinkulturen anlegen zu können.

> Das Aufbringen von Antibiotikatestblättchen auf die Agarschicht von Eintauchnährböden ist ebenfalls nicht korrekt und führt in den meisten Fällen zu falschen Ergebnissen.

Zum einen sind die Agarbeschichtungen der Eintauchnährböden für die Antibiotikaempfindlichkeitsbestimmung mittels Blättchendiffusionstest nicht geeignet, zum anderen ist bei Wachstum von Mischkulturen keine ordnungsgemäße Ablesung möglich.

Mykologie

Die bei Tieren durch Pilze verursachten Krankheiten werden nach Art der Lokalisation und der krankmachenden Wirkung unterteilt:

- **Dermatomykosen:** Pilzerkrankungen, die sich auf die Körperoberfläche beschränken
- **Systemmykosen (syn. Endomykosen):** disseminierte oder generalisierte Erkrankungen, wobei gelegentlich auch die Haut mitbetroffen sein kann
- **Mykotoxikosen:** Vergiftungen durch Aufnahme von Pilztoxinen mit dem Futter

Die mykologischen Untersuchungen im Labor eines praktizierenden Tierarztes werden sich in erster Linie auf den Nachweis der Erreger von **Dermatomykosen,** insbesondere Dermatophytosen beschränken. Als **Dermatophytosen** gelten Infektionen mit *Microsporum*- und *Trichophyton*-Arten. Diese äußern sich in den meisten Fällen in Form von kreisrunden, haarlosen Stellen mit oder ohne Juckreiz. Häufig sind entsprechende Veränderungen unter dem dichten Haarkleid verborgen und nicht auffallend sichtbar. Sind Hefen, syn. Sproßpilze, (*Candida*-, *Torulopsis*-, *Malassezia*-Arten u.a.) am Krankheitsgeschehen mitbeteiligt, so kommt es mehr zum Auftreten von granulomatösen Veränderungen, während bei der Beteiligung von Schimmelpilzen (*Alternaria*-, *Aspergillus*-, *Penicillium*-, *Scopulariopsis*-Arten u.a.) noduläse oder eitrige Prozesse im Vordergrund stehen.

Entnahme von Untersuchungsmaterial

Das Untersuchungsmaterial muß vor Therapiebeginn oder nach einer Therapiepause entnommen werden, da eine laufende Therapie häufig zu falsch negativen Ergebnissen führt.

Die **Entnahme** erfolgt vom Rand frisch veränderter Bezirke, die vorher mit 70%igem Alkohol (Mull-, Zellstofftupfer, aber nicht mit Watte!) gereinigt werden sollten. Mit einer Pinzette zupft man Haare mit der Haarwurzel einzeln heraus. Bei Katzen und Hunden geschieht dies am besten unter Zuhilfenahme der Wood-Lampe (bei Befall mit *Microsporum canis* fluoreszieren die befallenen Haare in einer typischen grünlich-gelben Farbe). Grobe Schuppen und Krusten werden entfernt, bis feinste Schuppen freiliegen. Von diesen werden mit einem sterilen Skalpell oder scharfen Löffel kleine Teilchen abgekratzt bzw. abgeschabt (bis zum Austritt von Gewebsflüssigkeit) und in einem sterilen Röhrchen oder in einer sterilen Petrischale aufgefangen.

Nicht geeignet für eine ordnungsgemäße mykologische Untersuchung sind willkürlich ausgerupfte oder abgeschnittene Haare!

Bei der **Tesafilmabklatschmethode** wird ein Tesafilmstreifen mit der Klebeseite auf die zuvor mit 70%igem Alkohol gereinigten und von groben Krusten oder Schuppen befreiten Hautveränderungen aufgedrückt, abgerissen und auf einen sauberen, entfetteten Objektträger aufgeklebt. Derart beschickte Objektträger eignen sich (in einer bruchsicheren Verpackung!) auch für den Versand an ein Untersuchungsinstitut.

Mikroskopische Untersuchung von Direktpräparaten

Die mikroskopische Untersuchung von Direktpräparaten erlaubt vielfach den diagnostischen Hinweis auf das Vorliegen von Pilzen, aber nicht deren sichere Art- und/oder Speziesdiagnose. So können Hyphen von Dermatophyten in rundliche (Arthro-)Sporen zerfallen und in Haufen liegend angetroffen werden, so daß sie kaum von echten Sproßzellen zu unterscheiden sind. Umgekehrt können Hefen (Sproßpilze) zum Zeitpunkt der Untersuchung statt in Sporen als (Pseudo-)Myzel (Fäden) vorliegen, so daß sie nicht mit Sicherheit als Sproßpilze diagnostiziert werden können. Zur genauen Bestimmung der Pilzart ist daher stets ein kultureller Erregernachweis erforderlich.

Ungefärbtes Direktpräparat

Material

Haarstümpfe, stark zerkleinerte Schuppen oder Krallenpartikel

Technik

➡ Material auf einen Objektträger bringen und mit 1–2 Tropfen 15–20%iger Kalilauge (KOH) (alternativ: Tetramethylammoniumhydroxid [10%] oder Tetraäthylammoniumhydroxid [25%]) überschichten und mit einem Deckgläschen abdecken.

➡ Objektträger kurz über einer schwachen Flamme erwärmen (nicht kochen!), um die Hornsubstanz von Haaren, Schuppen, Krallen- oder Klauenteilen rascher aufzulösen.

➡ KOH 10–30 min (Dauer ist abhängig von der Dicke des Untersuchungsmaterials) bei Zimmertemperatur einwirken lassen.

➡ Mikroskopische Untersuchung bei 100- bis 200facher Vergrößerung (Blende fast geschlossen) durchführen. (Die Phasenkontrastmikroskopie ist hierfür weniger geeignet.)

Bewertung

Pilzelemente sind farblos (aufgehellt) und können in Form von **Fäden** (Hyphen mit oder ohne Septen), kurzen **Gliederstücken** oder **Sporen** vorliegen. Die Art des Befalls der Haare mit Pilzelementen (**endothrix** oder **ektothrix**) erlaubt eine Zuordnung zu bestimmten Dermatophytengruppen, aber nicht deren exakte Speziesdiagnose.

Erscheinen bei mikroskopischer Betrachtung die Pilzelemente im Innern des Haares (**intrapilär**), spricht dies für eine Erkrankung durch *Trichophyton spp.*, die menschlicher Herkunft sind (z.B. *Trichophyton schoenleinii*; kommt aber gegenwärtig bei Tieren nur sehr selten vor).

Bilden die Sporen (runde bis ovale Zellen) dagegen um das Haar eine Scheide (**extrapilär**), so kann man aus der perlschnurartigen Anordnung derselben auf *Trichophyton mentagrophytes, Trichophyton verrucosum* oder *Trichophyton equinum* schließen.

Die mosaikartige Verteilung der Sporen in Form einer **Sporenmanschette** spricht dagegen für den Befall des Haares mit Dermatophyten aus der Gattung *Microsporum* (z.B. *Microsporum canis, Microsporum gypseum, Microsporum equinum*).

Fehlermöglichkeiten:

- Verwechslung mit Schimmelpilzsporen und -hyphenfragmenten (meist bräunlicher Farbton)
- »Mosaikfungi«, die auf kristallisierte KOH zurückzuführen sind, vor allem, wenn zu stark erwärmt wurde. Diese können auch entstehen, wenn die Einwirkungszeit einer 20%igen KOH mehr als 30 min beträgt.
- Verwechslung mit Fett- oder Öltröpfchen von Salben oder Emulsionen
- Verwechslung mit Fasern oder Cholesterinkristallen (die den Zellgrenzen anliegen)
- Artefakte sind zum Teil durch die Verwendung einer Laktophenolblau-Lösung (siehe unten) besser abgrenzbar.

Gefärbtes Direktpräparat

Laktophenolblau-Lösung

Technik

➡ Zunächst Durchführung wie beim ungefärbten Direktpräparat (Verwendung von KOH)
➡ Vor dem Mikroskopieren 1 Tropfen Laktophenolblau-Lösung (E. Merck, Darmstadt) auf der einen Seite des Deckgläschens auftropfen und von der anderen Seite die vorhandene KOH (mit einem Filterpapier) abziehen. Vorgang wiederholen, bis das zu untersuchende Material unter dem Deckgläschen blau erscheint.

Bewertung

Bei mikroskopischer Betrachtung (100- bis 200fache Vergrößerung) erscheinen die Pilzelemente (Hyphen, Sporen) hellblau, während andere Strukturen ungefärbt bleiben.

Fungiqual-Färbung

Es handelt sich hierbei um einen fluoreszenzmarkierten Farbstoff, der zu der Gruppe der Stilbenaufheller gehört und unter dem Namen Fungiqual A im Handel erhältlich ist (Ciba Corning Diagnostics, Fernwald).

Technik

➡ Zunächst Durchführung wie beim ungefärbten Direktpräparat ohne Deckgläschen.
➡ Nach Einwirkung von KOH 1 Tropfen Fungiqual A auf das Präparat tropfen und ca. 10 min einwirken lassen.
➡ Präparat mit Deckgläschen abdecken und überschüssige Flüssigkeit mit Filterpapier absaugen.
➡ Im Fluoreszenzmikroskop bei Blauanregung (400 bis 440 nm) betrachten.

Bewertung

Die Zellwände von Pilzen fluoreszieren gelbgrün.

Fehlermöglichkeiten:

- Farbstoffrückstände können eine Backgroundfluoreszenz bewirken.
- Fungiqual A kann auch Zellulose (z. B. in Tupferproben) anfärben; Unterscheidung anhand von Größe und Morphologie.
- Einstellung einer falschen Filterkombination.

Gram-Färbung

Die Durchführung dieser Färbung (siehe S. 315) wird vor allem bei Ohrtupferproben von Hunden und Katzen empfohlen.

Hefen (Sproßpilze) lassen sich dabei als grampositive, große, runde bis ovale Gebilde mikroskopisch gut darstellen.

Zeigen diese Gebilde eine »flaschenförmige Gestalt« (Tafel IX-8), spricht dies für das Vorliegen von *Malassezia pachydermatis* (frühere Bezeichnung *Pityrosporum canis*). Diese Hefenart ist bei Hunden, gelegentlich auch bei Katzen, häufiger Erreger einer Otitis externa und gewinnt auch bei Dermatitiden zunehmende ätiologische Bedeutung.

Kulturelle Untersuchung

Zur Anzüchtung von Dermatophyten haben sich der Pilzagar nach Kimmig und der Sabouraud-Agar (jeweils ausgegossen in Petrischalen) gut bewährt. Beiden sind Hemmstoffe zur Unterdrückung unerwünschten Bakterienwachstums (Penicillin ca. 80 E/ml und Streptomycin 25 µg/ml) und unerwünschten Hefen- und Schimmelpilzwachstums (Cyclohexamid, syn. Actidion, 250 µg/ml) zugesetzt.

Technik

➡ Das Untersuchungsmaterial wird auf den Pilznährboden aufgebracht und leicht angedrückt. Die einzelnen Partikel sollen jeweils mehrere Millimeter auseinanderliegen, damit eine vielleicht auftretende Verunreinigung mit Schimmelpilzen sich nicht zu rasch über den ganzen Nährboden ausbreitet.
➡ Optimal ist es, mindestens zwei Agarplatten von den o. a. Pilznährboden zu beimpfen sowie einen weiteren Pilznährboden (z. B. Malz- oder Sabouraud-Agar) ohne Antibiotikazusatz, um den Nachweis von eventuell vorhandenen Hefen und Schimmelpilzen als alleinige Krankheitserreger führen zu können.

Tab. 29.7: Vereinfachtes Schema zur Differenzierung von Dermatophyten, Schimmelpilzen und Hefen anhand der Koloniemorphologie (D-S-H-Diagnostik)

Kolonie	Dermatophyten	Schimmelpilze	Hefen
Morphologie	leicht wollig oder samtig bis körnig, auch wachsartig möglich	wollig, wattig, puderig, samtartig	feucht, trocken, kompakt, cremig, gewölbt
Farbe (Oberseite)	weißlich, gelblich	weiß, gelblich, gelbgrün, blaugrün, grau, braun, schwarz	weiß, gelblich, lachsfarben, rötlich
Farbe (Unterseite)	gelblich, bräunlich, rötlich	meist farblos, evtl. gelblich oder dunkel pigmentiert	wie die Oberseite

Ferner sollte zum Nachweis von Bakterien auch auf Blut- und Selektivagarplatten Untersuchungsmaterial angelegt werden.

➡ Die beimpften Nährböden werden im Brutschrank bei 28 °C mindestens 3–4 Wochen inkubiert. Höhere Temperaturen, z.B. 37 °C, beschleunigen das Wachstum von Dermatophyten nicht, sondern unterdrücken es eher.

➡ Die Lagerung der Agarplatten im Brutschrank erfolgt anders als in der bakteriologischen Diagnostik üblich, nämlich mit dem Deckel nach oben. (Aus diesem Grunde wird in der Pilzdiagnostik i. d. R. der Deckel und nicht der Boden der Petrischale beschriftet.) Durch das Verbringen der Agarplatte in eine Plastiktüte läßt sich die Austrocknung des Nährbodens weitgehend verhindern.

Bezugsquellen für Pilznährböden mit und ohne Zusatz (Fertigagarplatten): bio Merieux, Nürtingen; Hoffmann-La Roche, Grenzach-Wyhlen, Mast Diagnostica, Reinfeld; E. Merck, Darmstadt; Unipath, Wesel; u. a.

Identifizierung von Pilzen

In der Praxis hat sich eine erste Unterscheidung der gewachsenen Pilzkolonien in Dermatophyten (D), Schimmelpilze (S) und Hefen (H), die D-S-H-Diagnostik, gut bewährt. Vielfach ist sie schon bei der Untersuchung der Primärkultur möglich, nicht selten sind zu diesem Zwecke aber noch Subkulturen erforderlich.

Die **makroskopische D-S-H-Diagnostik** erfolgt aufgrund
– der Actidionresistenz (Dermatophyten sind resistent),

– der Wachstumsgeschwindigkeit (Hefen und Schimmelpilze wachsen i. d. R. innerhalb von 2–4 Tagen auf Nährböden ohne Actidionzusatz) sowie
– der Kulturmorphologie (Form und Farbe der Kolonie, Pigment auf der Kolonieunterseite; vgl. Tab. 29.7).

Nach der makroskopischen Beurteilung erfolgt die **mikroskopische Untersuchung** der Primär- bzw. Subkulturen. Hierzu wird Material vom Rand der gewachsenen Pilzkolonien mit einer Stichöse oder mit Tesafilm (Bildung einer Schlaufe zwischen Daumen und Zeigefinger, Klebeseite gegen die Kolonie drücken) auf einen Objektträger gebracht bzw. aufgeklebt. Es kann nativ untersucht oder mit Laktophenolblau-Lösung gefärbt werden (i. d. R. genügt es, wenn zuvor auf den Objektträger 1–2 Tropfen dieser Lösung gebracht werden). Die Untersuchung erfolgt bei 200- bis 400facher Vergrößerung. Beurteilt wird das Vorhandensein von Sporen, Hyphen sowie Mikro- und Makrokonidien (jeweils Zahl, Aussehen, Anordnung).

Differenzierung von Dermatophyten

Kolonien von *Microsporum*-Arten, z. B. *Microsporum canis* (die bei Katzen am häufigsten nachgewiesene Dermatophytenspezies), sind schon nach einwöchiger Bebrütung gut erkennbar, während *Trichophyton*-Arten 2–4 Wochen zum Wachstum benötigen.

Microsporum-Arten bilden rauhwandige, spindelförmige Makrokonidien mit zugespitzten Enden, die außerdem 4–10 Septen aufweisen (Tafel IX-9). Die häufig nur in geringer Zahl ausgebildeten Makrokonidien der *Trichophyton*-Arten sind glattwandig, länglich, mit abgestumpften Enden (zigarrenähnliches Aussehen) sowie 4–8fach septiert (Tafel IX-10).

Weitere Differenzierungsmerkmale von in der Veterinärmedizin bedeutsamen Dermatophyten sind der Tabelle 29.8 zu entnehmen.

Tab. 29.8: Die wichtigsten Differenzierungsmerkmale von Dermatophytenspezies, die am häufigsten aus Untersuchungsmaterial von Tieren isoliert werden

Differenzierungs-merkmale	*Microsporum canis*	*Microsporum gypseum*	*Trichophyton mentagrophytes*	*Trichophyton verrucosum*	*Trichophyton equinum*
Wuchsdauer (Tage)	5–7	7–10	10–14	21–28	14–21
Kolonie					
Oberfläche	flaumig	granulär	granulär	verrukös	glatt
Farbe (Oberseite)	blaß	cremefarben	weiß	blaß	weiß
Farbe (Unterseite)	gelb	cremefarben	bräunlich	blaß	bräunlich
Mikroskopie					
Mikrokonidien	+	++	+++ (trauben-förmig)	+	+++ (akladium-förmig)
Makrokonidien	+ bis ++ (spindelförmig)	+++	+	(+) (zigarren-förmig)	+
Hyphen	+++	+	++	+++ (weinranken-förmig)	++

+: in geringer Menge; ++: reichlich; +++: in üppiger Menge.

Differenzierung von Schimmelpilzen und Hefen

Schimmelpilze zeigen innerhalb von 2–4 Tagen auf Nährböden ohne Actidionzusatz ein deutlich sichtbares Koloniewachstum. Mikroskopisch lassen die Schimmelpilze ein sehr vielfältiges Aussehen erkennen:

– Finden sich im Präparat neben Hyphen zahlreiche Sporen (Konidien), die von einem pinselähnlichen Träger abgehen, so spricht dies für das Vorliegen von *Penicillium spp.* (Tafel IX-11).

– Ist die Hyphe zu einer Blase erweitert (oval, rund) und befinden sich darauf ein bis zwei Reihen Konidienträger (Aussehen ähnelt einer Gießkanne), dann dürfte es sich um *Aspergillus spp.* handeln (Tafel IX-12).

– Liegen die Sporen dagegen in einem Behälter vor, der auch geplatzt sein kann, handelt es sich um Schimmelpilze der Gattung *Mucor* oder *Rhizopus* (Tafel IX-13).

– Wachsen Pilzkolonien mit dunkelgrüner bis braungrüner Kulturmorphologie, die große, z. T. mauerähnlich septierte Sporen bilden, spricht dies für Schimmelpilze der Gattung *Alternaria* (Tafel IX-14). Diese Formen dürfen nicht mit den Makrokonidien von Dermatophyten verwechselt werden. Die Sporen von *Alternaria spp.* färben sich mit Laktophenolblau bräunlich an, was bei den Makrokonidien von Dermatophyten nicht der Fall ist.

Die Kolonien von **Hefen** (Sproßpilzen) sind auf Pilznährböden ohne Zusatz von Actidion innerhalb von 2–3 Tagen deutlich ausgebildet. Im mikroskopischen Präparat lassen sich die Hefen i.d.R. als einzellige, runde oder ovale Gebilde, die einzeln oder in Verbänden liegen, gut darstellen (Tafel IX-15). Die Speziesdiagnose kann aufgrund biochemischer Merkmale (Assimilation, Fermentation) erfolgen, bleibt aber i.d.R. entsprechend eingerichteten Laboratorien in Veterinäruntersuchungsämtern oder Tierärztlichen Instituten vorbehalten.

Der kulturelle Nachweis von Hefen ist nicht gleichbedeutend mit dem Vorliegen von *Candida spp.*!

Kulturelles Schnellverfahren zur Erfassung von Dermatophyten (Dermatophyten-Testmedium)

Die Dermatophyten zeigen, wie bereits oben erwähnt, auf den in der Pilzdiagnostik üblicherweise verwendeten Nährböden ein langsames Wachstum (8 Tage bis 4 Wochen). Bei Verdacht auf eine Dermatophytose ist für eine gezielte Therapie (Griseofulvin) in vielen Fällen eine schnellere Diagnose erwünscht. Für diesen Zweck sind entsprechende Fertignährböden im Röhrchen (z.B. Dermatophyten-Selektivagar nach Taplin, Fungassay-Testmedium u.a.) oder als Dermatoslide kommerziell erhältlich. Diese Nährböden können gute Dienste für die Schnelldiagnostik von Dermatophyten leisten. Liegen im Untersuchungsmaterial *Micro-*

sporum spp. oder *Trichophyton spp.* vor, tritt schon nach 2–4 Tagen Bebrütung (22–25 °C = Zimmertemperatur) um die Kolonien eine Rotfärbung des Nährbodens auf (pH-Verschiebung in den alkalischen Bereich). Mit fortschreitender Bebrütung nimmt der ganze Nährboden eine intensive purpurrote Färbung an.

Die **weitere Differenzierung** der gewachsenen Dermatophyten muß nach Anlegen von Subkulturen anhand der oben beschriebenen Kriterien erfolgen (Tab. 29.7 und 29.8).

> Dieses Vorgehen ist unbedingt erforderlich, da Schimmelpilze der Gattungen *Alternaria, Aspergillus, Cladosporium, Penicillium, Scopulariopsis, Verticillium, Trichothecium* u. a. ebenfalls zu einem Farbumschlag des Nährbodens führen können und so ein falsch positives Ergebnis bedingen. Falsch negative Ergebnisse sind ebenfalls möglich: Zum einen kann auf die im Röhrchen befindlichen Nährmedien nur wenig Untersuchungsmaterial verbracht werden, zum anderen gehen manche *Trichophyton*-Arten, insbesondere *Trichophyton verrucosum* (Erreger der Rindertrichophytie), auf diesem Nährmedium nicht an.

Bezugsquellen für entsprechende Testmedien im Röhrchen bzw. auf Objektträger: BAG, Lich; Hoffmann-La Roche, Grenzach-Wyhlen; Janssen, Neuss; Labor Diagnostika, Heiden/Westfalen; E. Merck, Darmstadt; u. a.

Candida-Elektivagar

In der Humanmedizin wird nicht selten der Candida-Elektivagar nach Nickerson zum Nachweis von Sproßpilzen aus der Gattung Candida oder anderen Hefearten eingesetzt. Bei Wachstum von bräunlichen bis schwarzen Kolonien, die glatte bis pastöse Konsistenz aufweisen, handelt es sich durchweg um Hefen, deren Differenzierung allerdings weitere Untersuchungen (Chlamydosporenbildung auf Reisextraktagar, Fermentation und Assimilation von verschiedenen Kohlenhydraten) erforderlich macht.

Ca. 65–80% der aus humanmedizinischem Untersuchungsmaterial stammenden Sproßpilzisolate entfallen auf die Spezies *Candida albicans.* Diese Hefe kommt derzeit im Untersuchungsgut von Tieren nicht so häufig vor (ca. 10–20% der Isolate). Aus diesem Grund erweist sich auch die Verwendung von Nährböden, die eine chromogene Substanz zum Nachweis der Hexosami-

nidase, die spezifisch ist für *Candida albicans* (wächst auf diesem Agar in blauen Kolonien), für die Veterinärmedizin derzeit als wenig brauchbar.

Bezugsquellen für Candida-Elektivagar nach Nickerson: BAG, Lich; E. Merck, Darmstadt; u.a.
Bezugsquellen für Candida-Elektivagar mit chromogenen Substanzen: bio Merieux, Nürtingen; E. Merck, Darmstadt; u.a.

Unschädliche Beseitigung von Bakterien- und Pilzkulturen

> Abfälle sind so zu beseitigen, daß das Wohl der Allgemeinheit nicht gefährdet wird. Es ist deshalb nicht gestattet, gewachsene Bakterien- oder Pilzkulturen zum üblichen Hausmüll zu geben!

Thermische Desinfektion

Das sicherste Verfahren der schadlosen Beseitigung von Bakterien- und Pilzkulturen (bewachsene Nährböden) ist die thermische Inaktivierung. Bei Kulturen in **Einweggefäßen,** insbesondere solchen aus Kunststoff, kann sie auf einfache und zweckmäßige Weise durch Autoklavieren (121 °C, ca. 30 min) in hochschmelzenden Plastikbeuteln (Greiner, Nürtingen) erfolgen. Derart behandelte Beutel dürfen dann samt Inhalt der Müllbeseitigung zugeführt werden,(Restmüll).

Kulturen in **wiederverwendbaren Glasgefäßen** (z.B. Kulturröhrchen) werden zunächst durch Autoklavieren (121 °C, ca. 30 min) inaktiviert. Das gleiche Verfahren wird auch bei mikrobiell verschmutzten Gefäßen oder **hitzestabilen Gerätschaften** (Spatel) angewandt, wobei hierfür u.U. auch der Heißluftsterilisator (180 °C, mindestens 30 min) eingesetzt werden kann. Erst danach erfolgt die Reinigung der Gefäße oder Geräte, der sich dann eventuell eine Sterilisation anschließt, die ebenfalls im Autoklaven oder im Heißluftsterilisator durchgeführt wird.

Als Notbehelf kann eine Sterilisation von mikrobiologischen Kulturen auch in Dampfdrucktöpfen, wie sie im Haushalt üblich sind, vorgenommen werden. Bei mindestens 30 min lang einwirkenden Temperaturen von 120 °C, kann dieses Verfahren als Autoklavenersatz angesehen werden.

Chemische Desinfektion

Die chemische Desinfektion sollte nur in Notfällen oder bei Vorliegen von Engpässen zur Anwendung kommen. In jedem Fall dürfen nur solche Desinfektionsmittel verwendet werden, die in der Liste geprüfter und als wirksam befundener Desinfektionsmittel der Deutschen Veterinärmedizinischen Gesellschaft (DVG) oder der Deutschen Gesellschaft für Hygiene und Mikrobiologie (DGHM) enthalten sind.

Die mit Kulturen bewachsenen Nährböden werden mit der Desinfektionsmittellösung so überschichtet, daß deren Oberfläche völlig bedeckt ist. Für eine Petrischale von 9 cm Durchmesser genügen ca. 10 ml Desinfektionsmittellösung. Aus Sicherheitsgründen sollten die Desinfektionsmittellösungen, wie z. B. Formalinpräparate oder aktiv chlorabspaltende Präparate, einerseits in erhöhten Konzentrationen verwendet werden und andererseits mindestens 6 Stunden, besser über Nacht, einwirken.

Virologie

Ein **direkter Virusnachweis** war bis vor wenigen Jahren nur an Veterinäruntersuchungsämtern oder mikrobiologischen Instituten der Universitäten möglich, wobei man sich klassischer Verfahren (Elektronenmikroskopie, Virusanzüchtung in Zellkulturen) bediente. Diese Methoden, die mit Ausnahme der Elektronenmikroskopie sehr zeitaufwendig sind, fordern einen hohen apparativen Arbeitsaufwand sowie spezielle Ausbildung und Kenntnisse des Personals. Aus diesem Grunde sind entsprechende Untersuchungen für die tierärztliche Praxis ungeeignet. Inzwischen stehen kommerziell erhältliche **Test-Kits,** wie ELISA und Latexagglutination zur Verfügung, die den Nachweis des viralen Antigens im Untersuchungsmaterial nicht nur in der tierärztlichen Praxis, sondern u. U. sogar im Stall ermöglichen.

ELISA

Spezifische Antikörper sind an Plastikmaterialien, die unterschiedliche Form haben können, adsorbiert oder chemisch gekoppelt. An diese gebundenen spezifischen Antikörper lagert sich Virusantigen an, während sich andere Substanzen in der zu untersuchenden Probe nicht anheften und durch den anschließenden Waschschritt entfernt werden. Das gebundene Antigen wird durch einen zweiten, enzymmarkierten Antikörper, das Konjugat, erkannt. Dieser zugegebene

Antikörper heftet sich an das Antigen an, der Überschuß wird durch einen weiteren Waschvorgang entfernt. Anschließend wird das Enzym mit Hilfe von Indikatoren, die eine Substratumsetzung anzeigen, nachgewiesen. Die Stärke dieser Farbreaktion ist abhängig von der Anzahl der vorhandenen Enzymmoleküle und stellt somit ein Maß für den Antigengehalt der untersuchten Probe dar. Bei Ablesung mit dem bloßen Auge ist zumindest eine semiquantitative Aussage möglich.

Bei Verwendung des ELISA-Testes kommt, neben der Spezifität der verwendeten Antikörper, insbesondere den Waschvorgängen eine große Bedeutung zu. Aus diesem Grunde sind die jeweiligen Arbeitsanleitungen, die von Hersteller zu Hersteller variieren, genauestens zu beachten! Auch dürfen die einzelnen Testreagenzien nicht untereinander ausgetauscht werden, sondern es sind stets die Reagenzien des jeweiligen Testbesteckes (gleiche Charge) zu verwenden.

Auf dem ELISA-Prinzip beruhen folgende Test-Kits, die in der tierärztlichen Praxis ohne allzu großen Arbeits-, Material- und Zeitaufwand eingesetzt werden können:

– zum Nachweis des Virus(-Antigens) der felinen Leukämie (FeLV) in Serum-, Plasma-, Vollblut-, z. T. auch in Speichelproben

  Bezugsquelle: Idexx, Wörrstadt; Janssen, Neuss; Mega Cor, Speyer; Norden, München; Smith Kline, München; u. a.

– zum Nachweis des Virus (-Antigens) der felinen Immundefizienz (FIV) in Serum-, Blut- und Plasmaproben

  Bezugsquelle: Idexx, Wörrstadt

– zum Nachweis des caninen Parvovirus in Kotproben

  Bezugsquelle: Behringwerke, Marburg

– zum Nachweis von Coronaviren in Kotproben

  Bezugsquelle: Hoechst Veterinär, Unterschleißheim

– zum Nachweis von Rotaviren in Kotproben

  Bezugsquelle: Röhm Pharma, Darmstadt; Viramed, Martinsried; u.a

– zum Nachweis von Corona- und Rotaviren (sowie gleichzeitig auch von E. coli K99 und Kryptosporidien) in Kälberkotproben (Lactovac-Test)

  Bezugsquelle: Hoechst Veterinär, Unterschleißheim

– zum Nachweis von Chlamydien in Kotproben von Vögeln

  Bezugsquelle: Röhm Pharma, Darmstadt

Eine Weiterentwicklung der Festphasen-Technologie mittels ELISA benützt zur Bindung der Antikörper keine »Plastikgefäße«, sondern eine poröse Membran (**Solid-phase-membrane-Technik**). Hierbei läuft die Antigen-Antikörper-Reaktion an der Oberfläche einer Fasermembran ab, die sich am oberen Ende eines zylindrischen Reaktionsgefäßes befindet. Die Serumprobe wird durch ein Vorfilter, das im engen Kontakt zur darunterliegenden Membran steht, aufgebracht und diffundiert auf die Reaktionsfläche; unlösliche Bestandteile der Probe werden dabei zurückgehalten. Die Membran weist drei kreisförmige Felder auf, wobei zwei für die integrierte negative und positive Kontrolle sowie eines für die zu testende Probe vorgesehen sind. Ein Farbumschlag nach Blau (tritt bei der positiven Kontrolle innerhalb weniger Sekunden ein) wird als positiv beurteilt, während die negative Kontrolle bzw. Probe keinen Farbumschlag zeigt.

Entsprechende Tests (CITE-Tests) stehen zur Verfügung zum Nachweis von
- felinem Leukämievirus (FeLV) (Einzeltest oder in Kombination mit FIV),
- felinem Immundefizienz-Virus (FIV) (Einzeltest oder in Kombination mit FeLV),
- caninem Parvovirus.

Bezugsquelle: Idexx, Wörrstadt.

Latexagglutination

An Latexpartikel (0,8–1 µm Durchmesser, gewonnen durch Polymerisation von Kohlenwasserstoffen, vor allem Styren) sind spezifische Antikörper gebunden. Ist im Untersuchungsmaterial das entsprechende Virusantigen vorhanden, kommt es innerhalb von 1–2 min zur Ausbildung von (dreidimensionalen) Komplexen, die mit bloßem Auge als Agglutinate sichtbar sind. Im negativen Falle bleibt dagegen eine homogene milchige Suspension bestehen.

Die Latexagglutination ist derzeit die am schnellsten durchführbare Virusnachweismethode. Da für die Veterinärmedizin noch keine entsprechenden spezifischen Tests zur Verfügung stehen, greift man auf Produkte aus der Humanmedizin zurück. Gut bewährt hat sich der Test-Kit zum Nachweis von Rotaviren in Kotproben.

Bezugsquelle: BAG, Lich; bio Merieux, Nürtingen; Fresenius, Oberursel; u. a.

Entsorgung von Probenmaterial und benützten Reagenzien

Untersuchungsmaterial (Kot-, Serum-, Plasma-, Blutproben u. a.) sowie die verwendeten Testreagenzien dürfen nach Abschluß der Untersuchungen nicht direkt in den Hausmüll (Restmüll) gegeben werden!

Vorher muß eine Inaktivierung des möglicherweise infektiösen Materials durchgeführt werden. Am besten eignet sich die thermische Inaktivierung (30 min im Autoklaven bei 121 °C).

Serologie

Neben dem direkten Erregernachweis durch mikroskopische Untersuchung (Direktpräparat) und/oder kulturelle Anzüchtung, ist der **Nachweis von humoralen Antikörpern,** die als Immunantwort des Makroorganismus auf den Erreger gebildet werden, ein wichtiges Hilfsmittel in der Diagnose von Infektionskrankheiten.

Ein semiquantitatives Meßsystem bei Antikörperbestimmungen stellt der **»Antikörpertiter«** (Titerhöhe) dar. Man ermittelt dabei die Serumverdünnung, bei der sich noch eine Antigen-Antikörper-Reaktion nachweisen läßt. Der Antikörpertiter eines Serums ist kein absoluter Wert, sondern hängt im wesentlichen vom eingesetzten Untersuchungsverfahren (Langsamagglutination, Komplementbindungsreaktion, Hämagglutination, ELISA u. a.) ab. Die ermittelten Titerhöhen sind deshalb nur bei Kenntnis der angewandten Technik vergleichbar.

Die serologischen Untersuchungen zum Nachweis von anzeigepflichtigen Tierseuchen und meldepflichtigen Tierkrankheiten müssen nach wie vor in Veterinäruntersuchungsämtern, Tierärztlichen Instituten der Universitäten bzw. Hochschulen oder in entsprechenden, zugelassenen Laboratorien durchgeführt werden! Zum einen verfügen diese über die notwendige Ausrüstung, zum anderen wird durch diese Institutionen ein Überblick über anzeigepflichtige Tierseuchen und meldepflichtige Tierkrankheiten gewährleistet. Eventuell erforderliche Bekämpfungsmaßnahmen können so ordnungsgemäß eingeleitet werden.

Der Antikörpertiter wird im Serum bestimmt.

Tab. 29.9: Im Handel erhältliche Objektträgeragglutinationstests zum Nachweis (Screening) bakterieller Infektionskrankheiten bei Tieren

Krankheit	Test(-Antigen)	Bezugsquellen (kein Anspruch auf Vollständigkeit)	Bemerkungen
Brucellose	Rose-Bengal-Test (Brucelloslide-Test)	bio Merieux, Nürtingen; Fresenius, Oberursel	bei positivem Ausfall des Tests, kann auch eine Infektion mit *Yersinia enterocolitica* 0:9 vorliegen
	Brucella-abortus-Antigen *Brucella-melitensis*-Antigen *Brucella-suis*-Antigen	Difco, Augsburg	
Hunde-Brucellose *(Br. canis)*	Canine-Brucellosis-Diagnostic-Test	Pitman Moore, Burgwedel	nur zur serologischen Erfassung einer *Brucella-canis*-Infektion
Leptospirose	TR-Leptospiren-Antigen	Fresenius, Oberursel	zeigte bei Serumproben von Hunden, Rindern und Pferden eine nicht ausreichende Sensitivität
	Latex-Antigen von *L. icterohaemorrhagiae* *L. autumnalis* *L. hebdomadis* *L. australis* *L. canicola*	Labor Diagnostika, Heiden	bislang liegen im veterinärmedizinischen Bereich keine Erfahrungen vor
Mykoplasmose beim Geflügel	*Mycoplasma-gallisepticum*-Antigen	Vemie, Kempen	
Salmonellose beim Geflügel	*Salmonella-pullorum*-Antigen *Salmonella-enteritidis*-Antigen	Bundesgesundheitsamt (BGA)*, Berlin Murex, Burgwedel	
Tularämie	*Francisella-tularensis*-Antigen	Difco, Augsburg	kommt hierzulande selten vor

* jetzt BgVV

> Hierfür sind Blutproben mit gerinnungshemmenden Zusätzen, wie z. B. Heparin oder Zitrat, nicht geeignet!

Zur serologischen Untersuchung sollten **Serumproben im Abstand von jeweils 10–14 Tagen** entnommen werden. Dies ist wichtig, da der Ausgangswert eines Titeranstiegs in den meisten Fällen nicht bei Null liegt, sondern bereits ein Antikörpertiter im niedrigen Serumverdünnungsbereich vorhanden sein kann. In den ersten 4 Wochen nach stattgefundener Infektion ist ein starkes Ansteigen des Antikörpertiters zu beobachten. Unterschiede von mindestens 3 bis 4 Titerstufen (in der Langsamagglutination in der ersten Untersuchung z. B. ein Titer von 1:20, in der zweiten Untersuchung ein Titer von 1:160 und höher) geben den diagnostischen Hinweis für das Vorliegen einer Infektion. Nicht nur ein Titeranstieg, sondern auch ein Abfall des Antikörpertiters ist diagnostisch beweisend für das Zurückliegen einer stattgefundenen Infektion.

Serologischer Nachweis von bakteriellen Infektionen

Einfache serologische Suchtests **(Screening)** zum Nachweis bakterieller Infektionen kann der praktische Tierarzt ohne großen Material- und Zeitaufwand mit wenig Serum (1 Tropfen genügt) selbst durchführen. Es handelt sich hierbei i. d. R. um eine **Objektträgeragglutination,** die jedoch lediglich die Aussage »positiv« oder »negativ« zuläßt. Bei positivem Ausfall der (Schnell-)Objektträgeragglutination sollte die betreffende Probe an ein Veterinäruntersuchungsamt oder ein Tierärztliches Institut zur Bestätigung der Diagnose bzw. zur Bestimmung des Antikörpertiters (Titerhöhe) eingesandt werden. Tabelle 29.9 zeigt die zur Zeit im Handel erhältlichen Tests auf der Basis der Objektträgeragglutination.

Tab. 29.10: Serologische Verfahren zum Nachweis von Systemmykosen bei Tieren

Krankheit (Erreger)	Nachweismethode	Bezugsquellen (kein Anspruch auf Vollständigkeit)
Candida-Mykose (*Candida albicans, C. tropicalis, C. parapsilosis, Torulopsis glabrata* u. a.)	Hämagglutinationstest (HA-Test)	Labor Diagnostika, Heiden; Roche Serologie, München
Kryptokokkose *(Cryptococcus neoformans)*	Latexagglutinationstest	bio Merieux, Nürtingen
Aspergillose (*Aspergillus fumigatus, A. flavus, A. niger* u. a.)	Hämagglutinationstest (HA-Test)	Labor Diagnostika, Heiden; Roche Serologie, München

Für die **indirekte Hämagglutination** stehen Test-Kits aus dem humanmedizinischen Bereich zur Verfügung. In der Veterinärmedizin eignen sie sich vor allem zum serologischen Nachweis der Lyme-Borreliose. Der für die Humanmedizin geltende Grenztiter von 1:160 trifft nach bisherigen Erfahrungen für Tiere nicht zu; bei ihnen gelten Titer von 1:640 und höher als verdächtig für das Vorliegen einer Infektion mit *Borrelia burgdorferi*.

Die diagnostische Beurteilung des nachgewiesenen Antikörpertiters muß jedoch stets im Zusammenhang mit dem vorliegenden klinischen Bild erfolgen!

Bezugsquellen: BAG, Lich; Labor Diagnostika, Heiden/Westfalen; u.a.

Auch ein **ELISA,** auf dem Prinzip der »Solid-phase-membrane-Technik« (vgl. S. 334), steht zum Nachweis von *Borrelia-burgdorferi*-Infektionen beim Hund zur Verfügung (CITE-*Borrelia-burgdorferi*-Antikörpertest). Mit diesem Nachweisverfahren werden Proben mit niedrigem bzw. hohem Titer unterschieden.

Bezugsquelle: Idexx, Wörrstadt

Mit Hilfe des **indirekten Immunfluoreszenztests (IFT)** ist ebenfalls eine serologische Diagnose der Lyme-Borreliose möglich. Hierfür stehen aus dem humanmedizinischen Bereich Test-Kits von verschiedenen Herstellern zur Verfügung. Da die dazu gehörenden Konjugate humanspezifisch sind, können diese Tests jedoch nicht ohne weiteres in der Veterinärmedizin verwendet werden. Hierzu müssen jeweils tierartspezifische Konjugate (vielfach ist eine entsprechende Austitrierung und entsprechende Einstellung auf das jeweilige Testsystem erforderlich) oder das Protein-A-Konjugat eingesetzt werden.

In der Humanmedizin gelten im IFT ermittelte Titer von mindestens 1:64 als verdächtig bzw. positiv für das Vorliegen einer Lyme-Borreliose. In der Veterinärmedizin sind die Angaben bezüglich des Grenztiters von Untersucher zu Untersucher unterschiedlich und reichen von 1:32 bis 1:512. Nach eigenen Erfahrungen können Titer von 1:256 oder höher als verdächtig bzw. positiv für das Vorliegen einer Lyme-Borreliose angesehen werden, wobei in jedem Falle auch das klinische Bild mit berücksichtigt werden muß! In Endemiegebieten weisen manche Tiere auch ohne jegliche klinische Symptomatik hohe Titer (≥1:1024) auf.

Bezugsquellen für *Borrelia-burgdorferi*-beschickte Objektträger: BAG, Lich; bio Merieux, Nürtingen; Fresenius, Oberursel; Labor Diagnostika, Heiden/Westfalen; Mast Diagnostica, Reinfeld; u.a.
Bezugsquellen für tierartspezifische Konjugate: bio Merieux, Nürtingen (nur für Hund); Dako, Hamburg; Labor Diagnostika, Heiden/Westfalen; u.a.
Bezugsquelle für Protein-A-Konjugat: Sigma, Deisenhofen; u.a.

Serologischer Nachweis von Mykosen

In der Pilzdiagnostik werden serologische Verfahren insbesondere zum Nachweis von Systemmykosen angewendet. Im tierärztlichen Praxislabor können einige Test-Kits aus der Humanmedizin zum **Nachweis von Systemmykosen**, hervorgerufen durch Schimmelpilze (Aspergillose) oder Sproßpilze *(Candida albicans, Cryptococcus neoformans)*, eingesetzt werden (Tab. 29.10).

Serologischer Nachweis von Virusinfektionen

Zum serologischen Nachweis von Virusinfektionen sollten zwei Serumproben im Abstand von 10–14 oder 21 Tagen untersucht werden.

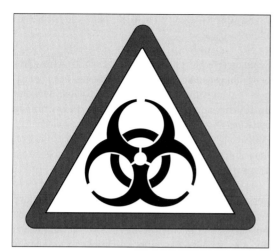

Abb. 29.3: Sicherheitszeichen für Biogefährdung gemäß DIN 58956-W 16

Vor allem für die Kleintierpraxis stehen kommerziell mehrere **ELISA-Tests** zur Verfügung, die ohne großen Material- und Zeitaufwand die serologische Diagnose (z. T. Antigennachweis) einiger viraler Infektionskrankheiten (insbesondere FeLV, FIV) ermöglichen. Nähere Einzelheiten und Bezugsquellen für entsprechende Tests finden sich auf Seite 333 f. bzw. 339.

Hinweise für Entnahme und Versand von Proben für mikrobiologische Untersuchungen

Der für die sichere Diagnose einer Infektionskrankheit notwendige Erregernachweis im Labor wird von der Art und Entnahme des Untersuchungsmaterials wesentlich beeinflußt.

Entnahme

Bei **lebenden Tieren** sollten Proben vor Einleitung der therapeutischen Maßnahmen bzw. frühestens 3, besser 5 Tage nach Absetzen der Antibiotika (Chemotherapeutika) gewonnen werden. Die Proben, wie z. B. Milchsekret-, Biopsie-, Tupferabstrich-, Spülproben u. a., sind möglichst sauber zu entnehmen und einzeln in sterile Gefäße (Röhrchen) zu verbringen.

> Für mikrobiologische Untersuchungen dürfen keine Konservierungsmittel, wie z. B. Formalin, Alkohol u. a., zugesetzt werden!

Bei der Einsendung von **(Tupfer-)Proben,** die kulturell auf das Vorhandensein besonders anspruchsvoller Keime, wie z. B. *Haemophilus spp., Taylorella spp., Bacteroides spp.* (Anaerobier) oder Mykoplasmen, untersucht werden sollen, ist grundsätzlich die Verwendung eines geeigneten Transportmediums (z. B. Stuart-, Amies-Medium) angebracht. Die Verwendung derartiger Medien, kommerziell auch als Einmaltupfer angeboten, ermöglicht die Anzucht von anspruchsvollen Keimen auch noch nach einer mehrtägigen Transportdauer.

Bezugsquellen von Transportmedien mit Tupfer: BAG, Lich; bio Merieux, Nürtingen; Biotest, Frankfurt; Difco, Augsburg; Hoffmann-La Roche, Grenzach-Wyhlen; Labor Diagnostika, Heiden/ Westfalen; Mast Diagnostica, Reinfeld; Merck, Darmstadt; u. a.

Für die **serologischen Untersuchungen** sollten ausreichende Serummengen (ca. 3–5 ml) zur Verfügung gestellt werden. Die für die Proben verwendeten Röhrchen müssen trocken und frei von hämolysierenden Substanzen, wie z. B. Wasch- oder Reinigungsmittel u. a., sein.

> Auch sollte möglichst kein hämolytisches Serum eingesandt werden, da sich derartige Proben für viele serologische Untersuchungsverfahren als nicht brauchbar erweisen. Blutproben mit gerinnungshemmenden Zusätzen sind nicht geeignet!

Untersuchungsmaterial, das aufgrund von Rechtsvorschriften (bei anzeigepflichtigen Tierseuchen oder meldepflichtigen Tierkrankheiten) entnommen wurde, ist stets an das für den jeweiligen Bezirk zuständige Veterinäruntersuchungsamt bzw. Tierärztliche Institut einzusenden.

In besonders eiligen und wichtigen Fällen, wie z. B. Tollwut, Milzbrand oder Schweinepest, ist es angebracht, die betreffende Untersuchungsstelle zuvor telefonisch zu informieren.

Allgemeine Hinweise für Post- und Bahnversand von Untersuchungsmaterial

Maßgebend für den **Postversand** von Untersuchungsproben sind die im Amtsblatt des Bundesministers für das Post- und Fernmeldewesen (Nr. 68, S. 1227–1237, 1989) veröffentlichten Verfügungen (630/1989 und 631/1989) einschließlich der dort in Anlage aufgeführten DIN-Norm 15515, Teil 1 (Versandpackungen für medizinisches und biologisches Untersuchungsgut, Begriffe, Anforderungen, Prüfung).

Flüssige Proben sind so zu verpacken, daß während des Versands keine Gefahr für Mensch, Tier und Umwelt entsteht. Aus diesem Grunde sind nur Verpackungen gemäß DIN-Norm 15515 zugelassen. Diese bestehen aus einem inneren Probengefäß, einem aufsaugenden Material (z. B. Zellstoff), einem äußeren Schutzgefäß (hierfür ist in keinem Falle Glas zugelassen) und einer Versandhülle.

Nichtflüssige Materialien, wie z. B. Abstriche, Objektträgerausstriche, fallen nicht unter diese Vorschrift, doch müssen diese als zerbrechlich geltenden Gegenstände so verpackt sein, daß sie beim Transport vor Beschädigung geschützt sind.

Kadaver, größere Körperteile oder **Organteile** sind zunächst jeweils einzeln in ein mit einem geeigneten Desinfektionsmittel getränktes, anschließend gründlich ausgewrungenes Tuch einzuhüllen, dann mit einem undurchlässigen Stoff zu umwickeln und zu verschnüren. »Saftreiche« Untersuchungsmaterialien sind außerdem zusätzlich in Tücher einzuschlagen oder in (Plastik-)Säcke zu verpacken, anschließend zur Verhinderung von Flüssigkeitsaustritt in feuchtigkeitsaufsaugende Stoffe zu wickeln und in dichte Behältnisse unverschieblich einzubringen.

Bei Untersuchungsmaterial, das für den Menschen pathogene Erreger enthalten kann, muß auf der Verpackung, links neben der Anschrift, ein entsprechender Hinweis deutlich angebracht werden:
Medizinisches Untersuchungsgut – Vorsicht infektiös!
Möglich ist auch, das Sicherheitszeichen gemäß DIN-Norm 58956-W 16 (Abb. 29.3) und zusätzlich den Vermerk »Vorsicht infektiös« anzubringen.

Anforderungen an die Verpackung

Probengefäß: Als Werkstoff dient durchsichtiges Glas oder ausreichend durchscheinender Kunststoff, ggf. auch Metall. Das Gefäß muß formstabil und dicht verschließbar sein. Für Kotproben ist ein übergreifender Schraubverschluß angebracht; Füllvolumen maximal 90% des Raumes zwischen Gefäßboden und Verschlußunterseite! Plastikhandschuhe als Probengefäße für Kotproben sind abzulehnen!

Aufsaugende Materialien: Sie müssen geeignet sein, die beim Zerbrechen des Probengefäßes austreten-

de Flüssigkeit aufzunehmen. Bewährt hat sich Zellstoff.

Schutzgefäß: Als Außenverpackung schützt es das Probengefäß gegen die üblichen Belastungen beim Transport. Es muß flüssigkeitsdicht, abwaschbar und mit dem Sicherheitszeichen DIN 58956-W 16 (»Warnung vor Biogefährdung«) sowie mit dem Herstellerdatum (Monat, Jahr) versehen sein. Verwendeter Kunststoff muß 2 Jahre gegen UV-Strahlung beständig sein; die Verwertbarkeit ist auf 5 Jahre beschränkt.

Versandhülle bzw. Außenverpackung: Sie müssen den sicheren Einschluß von einem oder einer Mehrzahl von Außengefäßen mit den Probengefäßen gewährleisten und das in der DIN-Norm beschriebene graphische Symbol »*Medizinisches (bzw. Biologisches) Untersuchungsgut*« tragen.

Bezüglich weiterer Anforderungen hinsichtlich Versand- und Verpackungsmaterial wird auf o. a. DIN-Norm 55515, Teil 1, vom Mai 1989 verwiesen.

Weitere Hinweise

Jeder Einsendung ist unbedingt ein **Begleitbericht** bzw. ordnungsgemäß ausgefüllter **Untersuchungsantrag** beizulegen. Dieser muß ebenfalls vor Verunreinigung oder Durchfeuchtung geschützt werden (z. B. Einlegen in eine Plastikhülle). Dieses Begleitschreiben soll in deutlich lesbarer Schrift enthalten:

- Name und vollständige Anschrift des Einsenders (mit Telefon- und/oder Faxnummer)
- Art des Untersuchungsmaterials
- Art, Geschlecht, Alter, ggf. Rasse des Tieres; ferner Angaben zum Besitzer (Name, Wohnort)
- Krankheitsbeginn und -verlauf, bisherige klinische Diagnose bzw. Verdachtsdiagnose
- Angaben zu bisherigen therapeutischen Maßnahmen
- ggf. Datum des Verendens bzw. der Tötung des Tieres
- gewünschte Untersuchung, insbesondere auf welche Erreger
- Wird ein Antibiogramm oder eine stallspezifische Vakzine gewünscht?
- Ergebnisse früherer Untersuchungen (am besten die betreffenden Tagebuchnummern angeben; wichtig vor allem bei Kontroll- und Verlaufsuntersuchungen)

Hersteller bzw. Bezugsquellen für Nährböden, Reagenzien, Diagnostika etc. (kein Anspruch auf Vollständigkeit)

A. Albrecht GmbH	Hauptstr. 8	88323 Aulendorf
BAG Lich	Amtsgerichtstr. 1–5	35423 Lich
Becton & Dickinson	Tullastr. 8-12	69126 Heidelberg
Behringwerke AG	Postfach 1212	65832 Liederbach
bio Merieux GmbH	Weberstr. 8	72622 Nürtingen
Biotest AG	Landsteinerstr. 5	63353 Dreieich
Boehringer Mannheim	Sandhoferstr. 8	68305 Mannheim
Bundesgesundheitsamt (BgVV)	Diedersdorfer Weg 1	12254 Berlin
Ciba Corning Diagnostics	Industriestr. 9	35463 Fernwald-Annerod
Dako Diagnostika	Am Stadtrand 52	22047 Hamburg
Difco Laboratories	Ulmer-Str. 160a	86156 Augsburg
Fresenius AG	Borkenberg 14	61440 Oberursel
Greiner GmbH	Maybachstr. 2	72636 Frickenhausen
Hoechst Veterinär	Feldstr. 1	85716 Unterschleißheim
Hoffmann-La Roche	Emil-Barell-Str. 1	79639 Grenzach-Wyhlen
Idexx GmbH	Ober-Saulheimer-Str. 23	55286 Wörrstadt
Janssen GmbH	Raiffeisenstr. 8	41470 Neuss
Labor Diagnostika	Industriestr. 12	46359 Heiden/Westfalen
Mast Diagnostica	Feldstr. 20	23858 Reinfeld
Mega Cor GmbH	Hasenstr. 3	67346 Speyer
E. Merck	Frankfurter Str. 250	64271 Darmstadt
Murex Diagnostika	Ehlbeck 3	30938 Burgwedel
Norden Laboratories GmbH	Ingolstädter Str. 18	80807 München
Pitman-Moore GmbH	Im Langen Felde 3	30938 Burgwedel
Roche Serologie GmbH	Müllerstr. 43	80469 München
Röhm Pharma GmbH	Dr.-Otto-Röhm-Str. 2–4	64293 Darmstadt
SIFIN-Institut	Berliner Allee 317–321	13088 Berlin
Sigma Chemie GmbH	Grünwalder Weg 30	82041 Deisenhofen
Smith Kline Beecham	Sapporobogen 6–8	80809 München
Unipath GmbH (Oxoid)	Am Lippeglacis 6–8	46483 Wesel
Vemie Veterinär GmbH	St.-Huberter-Str. 69	47906 Kempen
Viramed GmbH	Albert-Schweitzer-Str. 16c	82152 Planegg (Martinsried)
WdT (Wirtschaftsgenossenschaft deutscher Tierärzte)	Dreyerstr. 8–12	30169 Hannover

Literatur

1. Bisping W, Amtsberg G. Farbatlas zur Diagnose bakterieller Infektionserreger der Tiere. Berlin, Hamburg: Parey, 1988.
2. Blobel H, Schließer T. Handbuch der bakteriellen Infektionen bei Tieren. Bd. I., 2. Aufl. Jena: Fischer, 1991.
3. Burkhardt F. Mikrobiologische Diagnostik. Stuttgart, New York: Thieme, 1992.
4. Carter GR, Chengappa MM. Microbial Diseases. A Veterinarian's Guide to Laboratory Diagnosis. Ames: Iowa State University Press, 1993.
5. Carter GR, Cole JR. Diagnostic Procedures in Veterinary Bacteriology and Mycology. 5th ed. San Diego: Academic Press Inc., 1990.
6. Fey H. Kompendium der allgemeinen medizinischen Bakteriologie. Berlin, Hamburg: Parey, 1978.
7. Gallien R. Mikrobiologische Diagnostik in der ärztlichen Praxis. Stuttgart, New York: Fischer, 1988.
8. Kraft H. Klinische Labormethoden der Veterinärmedizin bei Haussäugetieren. 3. Aufl. Stuttgart: Enke, 1989.
9. Lindner KE. Veterinärmikrobiologischer Kurs. 2. Aufl. Jena: Fischer, 1986.
10. Mayr A. Medizinische Mikrobiologie, Infektions- und Seuchenlehre. 6. Aufl. Stuttgart: Enke, 1993.
11. Olds RJ. Farbatlas der Mikrobiologie. Hengersberg: Schober, 1985.
12. Seeliger HPR, Heymer T. Diagnostik pathogener Pilze des Menschen und seiner Umwelt. Stuttgart, New York: Thieme, 1981.

30 Referenzbereiche

α-Amylase (Plasma)

	Hund	Katze	Schwein
IU/l	bis 1650	bis 1850	bis 3500[1]

[1] Merk 1992

ACTH (Plasma)

Hund:	35–60 pg/ml
	7,7–13,2 pmol/l

Aktivierte partielle Thromboplastinzeit (aPTT)

Die aufgeführten Werte sind Richtwerte für die angegebenen Reagenzien.

	Hund	Katze	Pferd	Rind	Schaf	Ziege	Schwein
Pathrombin®[1]	14,5–19,0	14,0–24,0	40,0–50,0	27,5–46,0	–	–	–
PTT-Reagenz[2]	10,0–13,1	10,6–13,4	20,2–39,6	–	–	–	11,1–14,7

[1] Fa. Behring, Marburg
[2] Fa. Boehringer Mannheim, Mannheim

Alanin-Amino-Transferase (ALT), E. C. 2.6.1.2
früher Glutamat-Pyruvat-Transaminase (GPT) (Plasma)

	Hund	Katze	Pferd	Rind	Schaf	Ziege	Schwein
IU/l	bis 55	bis 70[1]	(bis 15)[2]	bis 50	bis 14	–	bis 68
nkat/l	bis 917	bis 1167	(bis 250)[2]	bis 834	bis 233	–	bis 1134

[1] Orientalische Katzen: bis 140 IU/l = 2333 nkat/l (Hartmann 1990)
[2] Beim Pferd ohne Bedeutung als »Leberenzym«

Alkalische Phosphatase (AP) (Plasma)

	Hund	Katze	Pferd	Rind	Schaf	Ziege	Schwein
IU/l	bis 108[1]	bis 140[2]	bis 250[3]	bis 200[4]	bis 100[5]	bis 340[6]	bis 170[7]
nkat/l	bis 1800[1]	bis 2334[2]	bis 4168[3]	bis 3334[4]	bis 1667[5]	bis 5668[6]	bis 2834[7]

→ konventionelle Einheit: × 0,05999 (IU/l)

[1] Altersabhängigkeit Hund (Dereser 1989):

bis 3 Monate:	bis 530 IU/l = 8835 nkat/l
von 3 bis 6 Monaten:	bis 440 IU/l = 7335 nkat/l
von 6 bis 12 Monaten:	bis 250 IU/l = 4170 nkat/l
von 12 bis 24 Monaten:	bis 146 IU/l = 2434 nkat/l
von 2 bis 8 Jahren:	bis 100 IU/l = 1667 nkat/l
von 8 bis 10 Jahren:	bis 122 IU/l = 2034 nkat/l
über 10 Jahre:	bis 183 IU/l = 3051 nkat/l

[2] Altersabhängigkeit Katze (Hartmann 1990):

bis 3 Monate:	bis 564 IU/l = 9402 nkat/l
bis 6 Monate:	bis 333 IU/l = 5551 nkat/l
bis 12 Monate:	bis 198 IU/l = 3300 nkat/l
bis 2 Jahre:	bis 151 IU/l = 2517 nkat/l
bis 3 Jahre:	bis 100 IU/l = 1667 nkat/l
bis 5 Jahre:	bis 85 IU/l = 1417 nkat/l
bis 7 Jahre:	bis 76 IU/l = 1267 nkat/l
bis 10 Jahre:	bis 91 IU/l = 1517 nkat/l
über 10 Jahre:	bis 92 IU/l = 1534 nkat/l

[3] Altersabhängigkeit Pferd (Grimminger-Heigl 1993):

bis 1 Jahr:	bis 650 IU/l = 10,8 µkat/l
bis 4 Jahre:	bis 550 IU/l = 9,2 µkat/l
über 4 Jahre:	bis 450 IU/l = 7,5 µkat/l
Ponys, Kleinpferde:	bis 700 IU/l = 11,7 µkat/l

(1 µkat/l = 1000 nkat/l)

[4] Kalb: bis 315 IU/l = 5251 nkat/l

[5] Lamm: bis zum Zweieinhalbfachen

[6] Die individuellen Schwankungen sind sehr hoch; teilweise werden Werte von 700 IU/l erreicht (Wosnik 1991).

[7] Saugferkel: bis 1300 IU/l (22000 nkat/l)
Absatzferkel: bis 700 IU/l (11700 nkat/l)
Sauen: bis 170 IU/l (2900 nkat/l) (Merk 1992)

Ammoniak (Plasma)

	Hund	Katze	Pferd	Rind	Schaf	Ziege	Schwein
µg/dl	bis 100	bis 100	bis 70	bis 70[1]	–	–	bis 136[2]
µmol/l	bis 59	bis 59	bis 41	bis 41[1]	–	–	bis 80[2]

[1] Stöber und Gründer 1990

[2] Altersabhängigkeit:

2 bis 85 kg KM:	bis 80 µmol/l (Waldmann 1994)
65 bis 219 kg KM:	bis 69 µmol/l (Wendt 1993)

Antithrombin III (chromogenes Substrat) (Plasma)

	Hund	Katze	Pferd	Rind	Schaf	Ziege	Schwein
AT-III-Aktivität (% der Norm)	82–116	72–128	84–120	80–120	–	–	80–120
Mittlere Aktivität im Vergleich zum Menschen	121	106	170	130	–	–	110

Aspartat-Amino-Transferase (AST), E. C. 2.6.1.1
früher Glutamat-Oxalacetat-Transaminase (GOT) (Plasma)

	Hund	Katze	Pferd	Rind	Schaf	Ziege	Schwein
IU/l	bis 25	bis 30[1]	bis 250[2]	bis 80	bis 75	bis 65	bis 35[3]
nkat/l	bis 417	bis 500[1]	bis 4168[2]	bis 1334	bis 1250	bis 1084	bis 583[3]

[1] Orientalische Katzen: bis 40 IU/l oder 670 nkat/l (Hartmann 1990)
[2] Maultiere, Esel: bis 200 IU/l oder 3334 nkat/l; Kaltblüter, Ponys, Kleinpferde: bis 300 IU/l oder 5000 nkat/l
   Pferde ≤ 1 Jahr: bis 300 IU/l oder 5000 nkat/l; Haflinger, Traber: bis 350 IU/l oder 5830 nkat/l; körperlich belastete
   Pferde: bis 350 IU/l oder 5830 nkat/l (Grimminger-Heigl 1993)
[3] stark abhängig von Rasse, Alter und Reproduktionsstatus

Bilirubin (Serum, Plasma)

Gesamtbilirubin	Hund	Katze	Pferd	Rind	Schaf	Ziege	Schwein
mg/dl	bis 0,2	bis 0,2	0,5–3,5[1]	bis 0,4	bis 0,4	bis 0,4	bis 0,25
µmol/l	bis 3,4	bis 3,4	8,6–59,9[1]	bis 6,8	bis 6,8	bis 6,8	bis 4,3

[1] erhebliche Rasseunterschiede beim Pferd:
   Vollblut: bis 3,5 mg/dl = 60,0 µmol/l
   Warmblut: bis 3,1 mg/dl = 53,0 µmol/l
   Kaltblut: bis 1,9 mg/dl = 32,5 µmol/l
   Ponys: bis 1,0 mg/dl = 17,1 µmol/l
   Esel: unter 1,0 mg/dl =17,1 µmol/l

Blutgerinnung

	Hund	Katze	Pferd	Rind	Schaf	Ziege	Schwein
Vollblutgerinnungszeit nach Lee-White im Glasröhrchen[1] (min)	5,7–6,5	8,6–9,8	10,6–14,6	17,9–23,1	–	–	–

[1] nach Osbaldiston et al. 1970

Blutkörperchensenkungsreaktion (BSR)

Westergren, Makromethode, senkrecht (mm)

Pferd	10 min	30 min	60 min	120 min
Vollblut	0–0	2–12	4–40	20–80
Warmblut	4–18	3–60	30–110	70–150
Kaltblut	0–60	50–150	100–160	120–160
Pony	0–15	10–100	20–150	80–150

Hund	1 h	2 h	24 h
	0–2	2–10	19–35

Westergren, Makromethode, 60° (mm)

Hund	30 min
	20–40

De Hag, Mikromethode, senkrecht (mm)

Katze	1 h	2 h	3 h
	0–2	2–10	19–35

Bromsulfophthaleintest (BSP-Test)

	Hund	Katze	Pferd	Rind	Schaf	Ziege	Schwein
%	bis 5	bis 5	bis 5	bis 5	–	–	–

Chlorid (Serum)

	Hund	Katze	Pferd	Rind	Schaf	Ziege	Schwein
mmol/l	96–113	110–130	95–105	90–110	100–106	–	102–106

Cholesterin (Serum)

	Hund	Katze	Pferd	Rind	Schaf	Ziege	Schwein
mg/dl	120–390	70–150	90–170	50–150	45–75	77–130	77–128[1]
mmol/l	3,1–10,1	1,8–3,9	2,3–4,4	1,3–3,9	1,2–1,9	2,0–3,4	2,0–3,3[1]

[1] Bickhardt (1992)

CRH-Stimulationstest

Hund:	$ACTH_{30min}$: 950 ± 320 pg/ml

D-Xylose-Toleranztest

Hund:	Maximum der Xylosekonzentration 45 mg/dl, erreicht i. a. zwischen 30 und 90 min nach Applikation
Katze:	Die Testergebnisse von Tieren mit Resorptionsstörungen überschneiden sich sehr stark mit denen gesunder Katzen, so daß eine gesicherte Aussage nicht möglich ist.

Differentialblutbild

Differentialblutbild, relative Zahlen (Prozent)

	Hund	Katze	Pferd	Rind	Schaf	Ziege	Schwein
neutrophile Stabkernige	0–4	0–4	0–6	0–2	0–2	0–2	0–7
neutrophile Segmentkernige	55–75	60–78	45–70	20–50	20–45	30–48	10–39
Lymphozyten	13–30	15–38	20–45	45–65	40–65	50–70	49–85
Monozyten	0–4	0–4	0–5	2–6	2–6	0–4	0–5
Eosinophile	0–6	0–6	0–4	1–10	1–10	1–8	0–6
Basophile	selten (bis 1)	selten (bis 1)	0–2	0–2	0–3	0–1	0–2

Differentialblutbild, absolute Zahlen (konventionell: /μl; SI: $\times 10^6$/l)

	Hund	Katze	Pferd	Rind	Schaf	Ziege	Schwein[2]
neutrophile Stabkernige	0–500[1]	0–600[1]	0–600	0–200	0–200	0–200	0–1500
neutrophile Segmentkernige	3000–9000	3000 bis 11000	3000–7000	1000–3500	700–4000	1200 bis 6200	1000 bis 8200
Lymphozyten	1000–3600	1000 bis 4000	1500–4000	2500–5500	2000–4000	2000 bis 8000	6000– 16000
Monozyten	40–500	40–500	40–400	0–330	0–700	0–400	0–1000
Eosinophile	40–600	40–600	40–350	300–1500	100–1000	50–600	0–1300
Basophile	selten (bis 40)	selten (bis 40)	0–150	0–100	0–300	0–120	0–50

[1] Beim Hund kann durch Aufregung besonders die Zahl der neutrophilen Granulozyten erhöht sein; bei der Katze sind in der Regel durch Aufregung alle Zellarten m. o. w. gleichmäßig erhöht.
[2] nach Bickhardt (1992)

Erythrozytenindizes: mittlere Hämoglobinkonzentration der Erythrozyten (MCHC = mean corpuscular hemoglobin concentration)

	Hund	Katze	Pferd	Rind	Schaf	Ziege	Schwein
g/dl	31–34	31–35	31–36	31–34	29–34	28–31	30–35
mmol/l	19–21	19–22	19–22	19–21	18–21	17–19	19–22

Erythrozytenzahl

	Hund	Katze	Pferd	Rind	Schaf	Ziege	Schwein
$\times 10^6$/l	5,5–8,5	5,0–10,0	6,0–12,0[1]	5,0–10,0	6,5–11,3	8,0–14,0	5,8–8,1
T/l	5,5–8,5	5,0–10,0	6,0–12,0[1]	5,0–10,0	6,5–11,3	8,0–14,0	5,8–8,1

[1] Vollblut   8,0–12,0
    Warmblut   6,5–9,0
    Kaltblut   6,0–9,0
    Pony   5,5–8,5

Fibrinogenkonzentration (Plasma)

	Hund	Katze	Pferd	Rind	Schaf	Ziege	Schwein
Clauss-Methode (Humanstandard)	1,2–2,9	1,0–3,0	1,5–3,3	1,6–5,6	–	–	1,6–3,9
Gravimetrie	1,1–2,9	1,3–4,2	2,3–3,8	2,4–7,5	–	3,0–6,0	3,2–7,2

Fibrin(ogen)spaltprodukte (Latexagglutinationstest, Staphylokokken-Clumping-Test) (Plasma)

	Hund	Katze	Pferd	Rind	Schaf	Ziege	Schwein
SCT (µg/ml)	<20	<20	<20	–	–	–	–
Latexagglutinations-test (Titer)	bis 1:5	bis 1:5	bis 1:5	–	–	–	–

Fruktosamin (Serum)

	Hund	Katze
mmol/l	bis 370	bis 340
(Reusch 1992)		

Gallensäuren (Serum)

	Hund	Katze	Pferd	Rind	Schaf	Ziege	Schwein
nmol/ml	bis 20[1]	bis 20[1]	bis 12	–	–	–	bis 22[2]

[1] verdächtig für Cholestase: >20 <50 nmol/ml
[2] Minipig postprandial bis 41 nmol/ml

Gallensäuren postprandial (Serum)

Postprandialwert unter 40 nmol/ml

Gamma-Glutamyl-Transferase (GGT = γ-GT) (Plasma)

	Hund	Katze	Pferd	Rind	Schaf	Ziege	Schwein
IU/l	bis 5	ohne Aussage	bis 25	bis 27[1]	bis 32[1]	bis 23[1]	bis 26[2]
nkat/l	bis 83	ohne Aussage	bis 417	bis 451[1]	bis 533[1]	bis 383[1]	bis 433[2]

[1] bei Kälbern, Schaf- und Ziegenlämmern kommt es in Abhängigkeit von der Kolostrumaufnahme in der frühen postnatalen Periode (6–48 h p. n.) zu einer starken Erhöhung der GGT-Aktivität, da Kolostrum sehr reich an GGT ist. Dadurch kann die GGT-Bestimmung zur indirekten Kontrolle der Kolostrum-versorgung von Neugeborenen herangezogen werden (Bostedt 1983, Wosnik 1991). Wenn die GGT-Aktivität am zweiten Lebenstag unter 100 IU/l liegt, ist von einer unzureichenden Versorgung mit Kolostrum (oder einer Resorptionsstörung) auszugehen (Klee 1985).
[2] bei Pietrain-Sauen bis 44 IU/l (730 nkat/l) (Merk 1992)

Gastrin (Serum)

	Hund	Pferd
pg/ml	5–32[1]	$21,1 \pm 15,6$[2]

[1] Die Werte sind außerordentlich labor- und testabhängig. Deshalb müssen für jedes Labor und jeden Test eigene Referenzbereiche festgelegt werden. Die angegebenen Werte können daher nur als Anhaltspunkte dienen.
[2] Schusser und Obermayer-Pietsch 1992

Gerinnungsfaktoren II–XII (Plasma)

Die Werte der Einzelfaktoraktivitäten sind angegeben als Prozent der Norm.

	Hund	Katze	Pferd	Rind	Schaf	Ziege	Schwein
II	85–125	75–125	–	70–150	–	–	–
II*	110	95	–	40	–	–	–
V	70–135	40–185	70–120	70–140	–	–	–
V*	770	500	–	550	–	–	–
VII	60–180	55–150	–	50–155	–	–	–
VII*	370	125	–	5	–	–	–
VIII	60–145	70–125	50–200	50–145	–	–	–
VIII*	800	1320	–	500	–	–	–
IX	70–140	80–130	60–150	70–125	–	–	–
IX*	170	90	–	–	–	–	–
X	75–120	65–145	–	55–145	–	–	–
X*	120	60	–	30	–	–	–
XI	75–130	70–135	60–150	–	–	–	–
XI*	360	170	–	–	–	–	–
XII	70–130	50–140	–	–	–	–	–
XII*	165	135	–	–	–	–	–

* mittlere Aktivität in bezug zu Humanpoolplasma

Glukose (Blut, Serum, Plasma)

Vollblut:

	Hund	Katze	Pferd	Rind	Schaf	Ziege	Schwein
mg/dl	55–120	55–125[1]	50–90[2]	45–60[3]	40–60[3]	40–55[3]	70–115[1]
mmol/l	3,1–6,7	3,1–6,9[1]	2,8–5,0[2]	2,5–3,3[3]	2,2–3,3[3]	2,2–3,1[3]	3,9–6,4[1]

Serum oder Plasma:

	Hund	Katze	Pferd
mg/dl	70–120	70–150[1]	80–120
mmol/l	3,9–6,7	3,9–8,3[1]	4,4–6,7

[1] bei Aufregung o. a. Streßzuständen erheblich höher (bis weit über 200 mg/dl oder 11 mmol/l)
[2] nüchtern; nicht nüchterne Pferde bis 150 mg/dl
[3] Saugkälber und Sauglämmer: 80–125 mg/dl oder 4,4–6,9 mmol/l

Glutamat-Dehydrogenase (GLDH) (Plasma)

	Hund	Katze	Pferd	Rind	Schaf	Ziege	Schwein
IU/l	bis 6	bis 6	bis 8	bis 10	bis 6,5	bis 12[1]	bis 4[2,3]
nkat/l	bis 100	bis 100	bis 133	bis 167	bis 108	bis 200[1]	bis 67[2,3]

[1] In der frühen Laktationsperiode kann es zu einer Erhöhung bis auf 25 IU/l kommen.
[2] Merk 1992
[3] stark altersabhängig; Läuferschweine: bis 6 IU/l (93 nkat/l) (Plank 1988)

Hämatokrit

	Hund	Katze	Pferd	Rind	Schaf	Ziege	Schwein
%	44–52[1]	30–44	30–50[2]	28–38	30–38	28–40	33–45
l/l	0,44–0,52	0,30–0,44	0,30–0,50	0,28–0,38	0,30–0,38	0,28–0,40	0,33–0,45

[1] Trainierte Hunde, insbesondere Windhunde, zeigen wesentlich höhere Werte.
[2] Vollblut   35–50% (0,35–0,50 l/l)
   Warmblut   33–45% (0,33–0,45 l/l)
   Kaltblut   32–44% (0,32–0,44 l/l)
   Pony   30–40% (0,32–0,44 l/l)

Hämoglobin

	Hund	Katze	Pferd	Rind	Schaf	Ziege	Schwein
g/dl	15,0–19,0	9,0–15,0	11,0–17,0	9,0–14,0	8,7–12,8	8,0–12,5	10,8–14,8
mmol/l	9,3–11,8	5,6–9,3	6,8–10,6	5,6–8,7	5,4–7,9	4,9–7,8	6,7–9,2

Harnsäure (Serum)

	Hund	Katze	Pferd	Rind	Schaf	Ziege	Schwein
mg/dl	0,1–1,1	–	0,9–1,1	0,5–2,0	0,5–2,0	0,2–1,2	0,5–2,0
µmol/l	6–65	–	54–65	30–119	30–119	12–71	30–119

Harnstoff (Serum)

	Hund	Katze	Pferd	Rind	Schaf	Ziege	Schwein
mg/dl	20–50	30–68	20–40	20–30	20–30	25–35	20–50
mmol/l	3,3–8,3	5,0–11,3	3,3–6,7	3,3–5,0	3,3–5,0	4,2–5,8	3,3–8,3

Harnstoff-Stickstoff (Serum)

	Hund	Katze	Pferd	Rind	Schaf	Ziege	Schwein
mg/dl	9–23	14–32	9–23	9–19	12–23	9–23	9–23
mmol/l	3,2–8,2	5,0–11,4	3,2–8,2	3,2–6,8	4,3–8,2	3,2–8,2	3,2–8,2

Indikan (Serum)

	Hund	Katze	Pferd	Rind
qualitativ	farblos bis leicht rosa	farblos bis leicht rosa	licht- blau	rosa bis licht- blau
quantitativ (nm)	bis 30	bis 20	bis 300	bis 250

Indocyaningrüntest (ICG-Test)

Hund (bei anderen Tierarten bisher nicht ermittelt):		
C_{koeff} [min^{-1}]	$T_{1/2}$ [min]	V_P [ml/kg KM]
0,044–0,131	5,2–11,2	30–52

Kalium (Serum)

	Hund	Katze	Pferd	Rind	Schaf	Ziege	Schwein
mmol/l	3,5–5,1	3,0–4,8	2,8–4,5	3,5–4,5	3,5–4,5	–	4,0–5,0

Kalzium (Serum)

	Hund	Katze	Pferd	Rind	Schaf	Ziege	Schwein
mmol/l	2,3–3,0	2,3–3,0	2,5–3,4	2,2–2,9[1]	2,1–2,7	2,2–2,8	2,4–3,0

[1] unter der Geburt kurzfristige Absenkung auf 2,0 mmol/l (8,0 mg/dl)

Kobalamin (Vit. B$_{12}$) (Serum)

Hund:	300 bis 800 ng/l (Williams 1991)
Katze:	kein Referenzbereich bekannt

Kortisol (Plasma)

Hund (ELISA)	Basal wert	ACTH-Stimulation	Dexamethason-Suppression
µg/dl	1,5–6,5	>16,0 (20,0)	<1,0
µmol/l	0,04 bis 0,18	0,44 (0,55)	0,03

Kreatinin (Serum)

	Hund	Katze	Pferd	Rind	Schaf	Ziege	Schwein
mg/dl	0,4–1,2	0–1,9	0,8–1,8	1,0–2,0	0,6–1,4[1]	0,5–1,2	0,45–1,5
µmol/l	35–106	0–168	71–159	88–177	53–124[1]	44–106	40–133

[1] Kälber bei Geburt: 2,9 ± 1,2 mg/dl (256 ± 106 µmol/l);
ältere Kälber: 1,2 ± 0,3 mg/dl (108 ± 28 µmol/l) (Klee 1985)

Kreatinkinase (CK, CPK) (Serum)

	Hund	Katze	Pferd	Rind	Schaf	Ziege	Schwein
IU/l	bis 90	bis 130[1]	bis 130[1]	bis 100	bis 25[2]	bis 65[2]	bis 2000[3]
µkat/l	bis 1,5	bis 2,2[1]	bis 2,2[1]	bis 1,7	bis 0,4[2]	bis 1,1[2]	bis 33[3]

[1] vereinzelt bis 190 IU/l (3,2 µkat/l)
[2] unter der Geburt leicht erhöht (bis 150 IU/l = 2,5 µkat/l)
[3] stark abhängig von Alter, Rasse und Belastung

Laktosetoleranztest

Hund:	Anstieg der Blutglukose um 15 bis 30% des Ausgangswertes
Katze:	Anstieg der Blutglukose um 15 bis 30% des Ausgangswertes

Leukozytenzahl, gesamt

	Hund	Katze	Pferd	Rind	Schaf	Ziege	Schwein
Zahl/µl	6000 bis 12000[1] bis 15000[2]	6000 bis 11000[1] bis 18000[2]	5000 bis 10000	4000 bis 10000[3] 4000 bis 12000[4]	4200 bis 6200	4000 bis 10000	10000 bis 22000
Zahl × 10[6]/l	6000 bis 12000[1] bis 15000[2]	6000 bis 11000[1] bis 18000[2]	5000 bis 10000	4000 bis 10000 4000 bis 12000[4]	4200 bis 6200	4000 bis 10000	10000 bis 22000

[1] ruhig
[2] erregt
[3] erwachsenes Rind
[4] Kalb

Lipase (Plasma)

	Hund	Katze
IU/l	bis 300	bis 250
nkat/l	bis 3	bis 2,5

Magnesium (Serum)

	Hund	Katze	Pferd	Rind	Schaf	Ziege	Schwein
mg/dl	1,4–3,2	1,4–3,2	1,2–2,2	1,9–2,9	1,9–2,8	2,5–3,0	1,2–3,2
mmol/l	0,6–1,3	0,6–1,3	0,5–0,9	0,8–1,2	0,8–1,2	1,0–1,2	0,5–1,3

Megakaryopoese, Thrombopoese
Megakaryozyten-Screening nach Keller (1985)

Abschätzung des Megakaryozyten-Gehaltes im Knochenmark Megakaryozyten/Gesichtsfeld (Vergrößerung: × 150)	Beurteilung	Bedeutung für die Versorgung der Peripherie mit Thrombozyten
<0,10–0	ungenügende Megakaryopoese	Thrombozytenabfall infolge ungenügender Bildung
<0,15–0,10	noch nicht beurteilbar	unklar
<0,20–0,15	Megakaryopoese ausreichend, zumindest für beschränkte Dauer	keine unmittelbaren Auswirkungen auf periphere Thrombozytenwerte
<1,00–0,20	adäquate Megakaryopoese (»normal«)	allfällige Thrombozytopenien sind peripher bedingt
<3,00–1,00	Megakaryopoese (leicht) gesteigert (»kompensatorische Hyperplasie«)	allfällige Thrombozytopenien sind peripher bedingt

Mittlerer Hämoglobingehalt der Einzelerythrozyten (MCH = mean corpuscular hemoglobin),
HbE = Färbekoeffizient, Hämoglobin im Einzelerythrozyten

	Hund	Katze	Pferd	Rind	Schaf	Ziege	Schwein
pg	17–23	13–17	13–19	11–17	13–14	8–9	17–21
fmol	10,5–14,3	8,1–10,5	8,1–11,8	6,8–10,5	8,1–8,7	4,8–5,6	10,5–13,0

Mittleres Erythrozytenvolumen (MCV = mean corpuscular volume)

	Hund	Katze	Pferd	Rind	Schaf	Ziege	Schwein
μm^3	60–77	40–55	37–55	40–60	34–46	25–31	50–65
fl	60–77	40–55	37–55	40–60	34–46	25–31	50–65

Myelogramme klinisch gesunder, erwachsener Hunde, Katzen und Pferde

			Hund		Katze		Pferd	
			Keller & Freudiger 1983	Jain 1986	Penny 1974	Jain 1986	Jain 1986	Tschudi 1990
Myelopoese	Myeloblasten	%	0,0–5,1	0	1,65 ± 0,82	0,08 ± 0,16	0,3–1,5	2,2 ± 0,8
	Promyelozyten	%	0,0–5,8	1,3	0,84 ± 5,00	1,74 ± 1,04	1,0–1,5	1,3 ± 0,7
	neutr. Myelozyten	%	0,0–15,0	9,0	9,59 ± 2,70	4,31 ± 2,49	1,9–3,2	3,3 ± 1,0
	neutr. Metamyelozyten	%	0,0–24,4	7,5	7,17 ± 2,55	10,06 ± 3,20	2,1–7,3	7,9 ± 1,4
	neutr. Stabkernige	%	6,8–62,9	13,6	25,26 ± 5,45	14,40 ± 1,30	6,8–14,7	–
	neutr. Segmentkernige	%	0,0–44,2	18,4	9,09 ± 4,95	12,86 ± 4,85	9,6–21,0	20,4 ± 4,6
	eos. Myelozyten	%	0,0–4,2	0	1,52 ± 0,89	0,60 ± 0,42	0,2–0,8	–
	eos. Metamyelozyten	%	0,4–3,7	2,4	1,52 ± 0,78	0,54 ± 0,39	0,2–1,8	–
	eos. Stabkernige	%	0,9–2,4	0,9	–	0,49 ± 0,40	0,6–1,2	–
	eos. Segmentkernige	%	0,0–6,8	0,3	0,86 ± 0,63	0,60 ± 0,20	1,8–3,0	0,3 ± 0,2
	Basophile	%	0,0–1,3	0,0	0,001	0,0	0,0–1,4	0,2 ± 0,2
Myelopoese gesamt		%	–	53,4	57,56 ± 7,47	45,86 ± 3,78	28,1–48,4	34,6
Lymphopoese	Lymphozyten	%	0,0–15,1	0,2	7,40 ± 3,64	16,13 ± 2,92	1,8–6,7	3,8 ± 1,3
	Plasmazellen	%	0,0–3,4	–	1,56 ± 0,89	0,80 ± 0,60	0,2–1,8	0,7 ± 0,5
Monopoese	Monozyten	%	0,0–0,4	0	–	0,77 ± 0,51	0,0–1,0	0,8 ± 0,4
	Histiozyten	%	0,0–2,1	–	0,11 ± 0,14	0,06 ± 0,10	–	–
Erythropoese	Proerythroblasten	%	0,0–3,4	0,2	1,72 ± 0,62	0,17 ± 0,29	0,6–1,1	2,2 ± 0,8
	basophile Normoblasten	%	0,4–11,6	3,9	3,92 ± 1,34	4,02 ± 1,56	4,5–11,1	5,8 ± 1,8
	polychr. Normoblasten	%	3,5–27,0	27,0	9,20 ± 3,53	17,57 ± 4,48	14,7–26,0	16,2 ± 3,3
	oxyphile Normoblasten	%	0,0–25,8	15,3	11,90 ± 3,13	5,54 ± 3,15	10,7–15,4	34,9 ± 4,8
Erythropoese gesamt		%	–	46,4	26,76 ± 7,13	28,74 ± 4,64	33,2–56,2	59,1
Megakaryopoese	Megakaryozyten		0,0–1,4	–	–	–	–	–
Mitosen		%	–	–	0,63 ± 0,31	0,20 ± 0,26	0,0–0,2	1,2 ± 0,4
Unklassifizierte		%	0,0–15,7	0	6,90 ± 6,58	0,49 ± 0,28	0,52–1,45	0,6 ± 0,1
M/E Index			0,40–4,92	1,15	2,36 ± 0,92	1,63 ± 0,35	0,52–1,45	0,6 ± 0,1
I/M Index			–	–	0,33 ± 0,12	–	–	–

Myelopoesequotient (M/E-Index)

Hund:
- 1,0:1 bis 2,0:1
- 0,6:1 bis 4,4:1 (Hoff et al. 1985)
- 0,40:1 bis 4,92:1 (Keller und Freudiger 1983)

Natrium (Serum)

	Hund	Katze	Pferd	Rind	Schaf	Ziege	Schwein
mmol/l	140–155	145–158	125–150	135–157	140–160	–	140–160

Ornithin-Carbamyl-Transferase (OCT) (Plasma)

	Hund	Katze	Pferd	Rind	Schaf	Ziege	Schwein
IU/l	bis 6[1]	bis 6[2]	bis 8[3]	–	–	bis 7[4]	bis 16[5]
nkat/l	bis 100[1]	bis 100[2]	bis 133[3]	–	–	bis 117[4]	bis 267[5]

[1] Lohss 1986, Kraft 1987
[2] Sonnewald 1990
[3] vorläufiges Ergebnis (Kraft 1992)
[4] Wosnik 1991
[5] Plank 1988

Paraaminobenzoesäuretest (PABA-Test) (Serum)

	Hund	Katze
60 bis 120 min nach Applikation:	>300 µg/dl	unbrauchbar

Phenolkörper (Serum)

Sie wurden bisher nur bei Hund (Kamuf 1989) und Pferd (Zeilmann 1990) ermittelt.

	Hund	Pferd
mmol/l	0,3–0,7	0,25–0,37

Phosphat (Serum)

	Hund	Katze	Pferd	Rind	Schaf	Ziege	Schwein
mg/dl	2,1–5,0	2,4–6,0	2,2–4,5	5,0–7,1[1]	4,0–6,0	4,5–7,0	6,5–10,2
mmol/l	0,7–1,6	0,8–1,9	0,7–1,5	1,6–2,3[1]	1,3–1,9	1,4–2,3	2,1–3,3

[1] Kalb: 6,2–10,8 mg/dl oder 2,0–3,5 mmol/l
   Unter der Geburt kommt es zu einem kurzfristigen Absinken auf Werte um 4,5 mg/dl (1,4 mmol/l).

Protein (Serum)

	Hund	Katze	Pferd	Rind	Schaf	Ziege	Schwein
g/dl	5,4–7,5[1]	5,7–9,4[2]	5,5–7,5	5,0–8,0[3]	5,5–7,5	6,5–7,5	bis 8,6[4]
g/l	54–75[1]	57–94[2]	55–75	50–80[3]	55–75	65–75	bis 86[4]

Umrechnungsfaktoren:
→ SI-Einheit: × 10 (g/l)
→ konventionelle Einheit: × 0,1 (g/dl)

[1] Jungtiere <1 Jahr: 4,8–7,5 g/dl / 48–75 g/l
[2] Jungtiere <1 Jahr: 4,8–8,8 g/dl / 48–88 g/l
[3] Kälber 5,0–7,0 g/dl (50–70 g/l), erwachsene Rinder 6,0–8,0 g/dl (60–80 g/l) (Stöber und Gründer 1990)
[4] Bickhardt 1992

Proteinfraktionen (Serum)

	Hund	Katze	Pferd	Rind	Schaf	Ziege	Schwein
in Prozent							
Albumin	47–59	45–60	45–60	45–55[1]	–	–	40–50
α_1-Globulin	4–7	4–14	4–6	10–20	–	–	14–23
α_2-Globulin	5–12	7–12	5–13	–	–	–	–
β_1-Globulin	10–18	5–16	12–17	5–20	–	–	8–23
β_2-Globulin	11–20	11–15	10–20	–	–	–	–
γ-Globulin	8–18	10–28	8–22	20–45	–	–	15–23
in g/dl							
Albumin	2,5–4,4	2,6–5,6	2,5–4,5	3,0–4,0	2,4–3,0	2,7–3,9	1,8–3,1[1]
α_1-Globulin	0,2–0,5	0,2–1,3	0,2–0,5	0,7–1,3	–	–	0,3–0,4
α_2-Globulin	0,3–0,9	0,4–1,1	0,3–1,1	–	–	–	1,2–1,5
β_1-Globulin	0,5–1,4	0,3–1,5	0,7–1,3	0,5–1,0	–	–	0,1–0,3
β_2-Globulin	0,6–1,5	1,1–1,4	0,6–1,5	–	–	–	1,3–1,7
γ-Globulin	0,4–1,4	0,6–2,6	0,4–0,9	1,5–2,5	–	–	2,2–2,5
in g/l							
Albumin	25–44	26–56	25–45	30–40	24–30	27–39	18–31[1]
α_1-Globulin	2–5	2–13	2–5	7–13	–	–	3–4
α_2-Globulin	3–9	4–11	3–11	–	–	–	12–15
β_1-Globulin	5–14	3–15	7–13	5–10	–	–	1–3
β_2-Globulin	6–15	11–14	6–15	–	–	–	13–17
γ-Globulin	4–14	6–26	4–9	15–25	–	–	22–25
Verhältnis Albumin zu Globulin							
	0,6–1,1	0,6–1,2	0,7–1,1	0,8–1,2	0,4–0,8	0,6–1,3	0,37–0,51

[1] stark altersabhängig (Benjamin 1978)

Quick-Test (Thromboplastinzeit, Prothrombinzeit)

	Hund	Katze	Pferd	Rind	Schaf	Ziege	Schwein
% der Norm	75–130	60–150	70–120	–	–	–	–
PTR	0,84–1,15	0,86–1,14	0,75–1,25	0,80–1,20	–	–	0,92–1,10

PTR: Prothrombin-Ratio

Reifungsindex (I/M)

0,21–0,26 (Penny 1974, Spurling 1977)

Reifungsindizes der Erythropoese (I/Me) und der Granulopoese (I/Mg)

- EMI: 3,6 (1,3–4,9)
- MMI: 8,8 (2,6–26,7)

Beide Berechnungsweisen führen in der Aussage zum gleichen Ergebnis.

Retikulozytenzahl

	Hund	Katze	Pferd	Rind	Schaf	Ziege	Schwein
Promille	5–10	5–20	ohne Bedeutung	0 bis 2 Tage nach Geburt: bis 10 bis 2 Jahre: vereinzelt	ohne Bedeutung	ohne Bedeutung	ohne Bedeutung

Säure-Basen-Haushalt (Blut)

	Hund	Katze	Pferd	Rind	Schaf	Ziege	Schwein
pH-Wert	7,32–7,44	7,30–7,40	7,34–7,44	7,40–7,46	7,42	–	7,42
pO_2 (mmHg)	85–95	85–95	90–100	98	98	–	98
pCO_2 (mmHg)	36–40		42–48	35–53	33–41	–	50
aktuelles Bikarbonat (mval/l)	19–24	19–24	24–28	22–28	20–30	–	20–30
Basenexzeß (mval/l)	– 2,5 bis + 2,5	– 2,5 bis + 2,5	– 2,5 bis + 2,5	– 3,5 bis + 3,5	– 3,5 bis + 3,5	–	– 3,5 bis + 3,5

Sorbit-Dehydrogenase (SDH) (Plasma)

	Hund	Katze	Pferd	Rind	Schaf	Ziege	Schwein
IU/l	bis 2	bis 2	bis 2	bis 6	bis 10	bis 14	bis 1
nkat/l	bis 33	bis 33	bis 33	bis 100	bis 167	bis 233	bis 17

Thrombelastogramm

	Hund	Katze	Pferd	Rind	Schaf	Ziege	Schwein
r (min)	1,9–5,6	1,5–6,1	4,6–14,7	–	–	–	–
k (min)	1,6–6,6	2,0–14,0	*	–	–	–	–
ma (mm)	41–59	34–59	15–41	–	–	–	–

* teilweise auch beim gesunden Pferd nicht meßbar, da die Maximalamplitude 20 mm nicht erreicht

Thrombozytenzahl

	Hund	Katze	Pferd	Rind	Schaf	Ziege	Schwein
× 10³/μl (× 10⁹/l)	150–500	180–550	90–300	300–800	280–650	350–650	220–620

Thyroxin, Freies (FT₄) (Serum)

Hund:	0,6–3,7 ng/dl
	7,7–47,6 pmol/l

Thyroxin, Gesamt (T₄) (Serum)

	Hund	Katze	Pferd	Rind	Schaf	Ziege	Schwein
μg/dl	1,5–4,5	1,5–4,0	1,3–4,1	3,8–8,2	3,8–8,0	3,0–8,0	3,1–4,3
nmol/l	19–58	19–51	17–53	49–106	49–103	39–103	40–55

Säuglinge und Jungtiere haben erheblich höhere Werte, Ferkel 65–130 nmol/l

Triglyzeride (Serum)

	Hund	Katze	Pferd	Rind	Schaf	Ziege	Schwein
mg/dl	25–340	50–100	100–500	15–45	5–30[1]	–	bis 44[2]
mmol/l	0,29–3,88	0,57–1,14	1,14–5,70	0,17–0,51	0,06–0,34[1]	–	bis 0,50[2]

[1] bei Zwillingsträchtigkeit höhere Werte (20–40 mg/dl)
[2] Bickhardt 1992

Trijodthyronin, Gesamt (T₃) (Serum)

	Hund	Katze	Pferd	Rind	Schaf	Ziege	Schwein
ng/dl	20–206	30–200	–	–	–	–	84–156
nmol/l	0,30–3,16	0,46–3,07	–	–	–	–	1,3–2,4[1]

[1] Gürtler (1987)

TSH

Hund:	–0,6 ng/ml

Xylose s. D-Xylose-Toleranztest

Harn

Dichte, spezifisches Gewicht (SG)

Hund	Katze	Pferd	Rind	Schaf	Ziege	Schwein
1,001–1,045	1,001–1,065 (bis 1080)	1,001–1,040	1,001[1]–1,040	1,001–1,040	1,001–1,040	1,001–1,040

[1] Der Harn von Kälbern ist physiologischerweise weniger konzentriert als der erwachsener Rinder. Er liegt zwischen 1,005 und 1,012, bei Erwachsenen zwischen 1,020 und 1,040.

Enzyme

in IU/g Urin-Kreatinin	Hund	Katze
U-AAP[1]	bis 14	bis 4
U-NAG	bis 10	bis 10
U-α-HBDH	bis 9	bis 6
U-LDH	bis 24	bis 6
U-AP	bis 55	bis 248
U-GGT	bis 38	bis 22
U-ALT	bis 6	bis 1
U-AST	bis 4	bis 1

(nach Reusch 1992)
[1] Urin-Alaninaminopeptidase

	Kühe[1]	Jungrinder[1]	Kälber[2] männlich	weiblich
IU/g	0,7–9,8	0,6–18,8	3,2–32	4,3–68
IU/mol	80–1100	70–2100	360–3600	480–7600

[1] nach Liesenhoff (1990)
[2] ab dem vierten Lebenstag; nach Schürmann (1992)

Harnvolumen

	Hund	Katze	Pferd	Rind	Schaf	Ziege	Schwein
ml/kg KM/d	24–50	9–20	5–30	16–50[1]	10–40	10–40	20–80
ml/kg KM/h	1–2	1(0,5)–2	0,5–1,25	0,5–2[1]	0,5–1,5	0,5–1,5	0,8–3,3

[1] Kalb je nach Trinkmenge; bei Ad-libitum-Tränke: 3,2–6,2 ml/kg KM/h (Fisher und Martinez 1978)

Spezifisches Gewicht, Konzentrationsprüfung

Hund	Katze	Pferd	Rind	Schaf	Ziege	Schwein
>1,029	>1,034	>1,024	>1,019	>1,019	>1,019	>1,019

Kreatinin-Clearance

	Hund	Rind (Kuh)	Kalb
ml/min/kg KM	2,98 ± 0,96	1,16–2,20[1]	1–1,4[2]

[1] Jaffé-Methode (Poulsen 1957)
[2] Vogel 1962

Phenolrot-Test (PSR-Test)

PSP_{60}-**Clearance:**	*Hund:*	>80 µg/dl
PSP_{30}-**Clearance:**	*Rind:*	>50 µg/dl
Exkretionstest:	Ausscheidung von 21 bis 66% des Farbstoffs innerhalb 20 min (Osborne et al. 1971)	

Protein/Kreatinin-Verhältnis (U-P/C)

Hund	Katze
bis 0,5	bis 0,33

Wasserstoffionenkonzentration (pH-Wert)

Hund	Katze	Pferd	Rind	Schaf	Ziege	Schwein
5,5–7,0	5,0–7,0	7,6–9,0	7,4–8,4	7,5–8,5	7,5–8,5	5,5–8,0[1]

[1] stark von der Fütterung abhängig

Kot

Chymotrypsinbestimmung

Hund, Katze: >1 IU/g

Elastase der polymorphkernigen neutrophilen Granulozyten (PMN-Elastase)

Hund:	keine Ergebnisse bekannt
Katze:	bis 2,9 µg/dl Kot (Fischer 1992)

Lysozym

	Hund	Katze
µg/g Kot	bis 35[1]	bis 2,6[2]

[1] Kottrockenmasse (Warlies 1988)
[2] Fischer 1992

Östrogennachweis

Werte >15 ng/g Kot sind ein Hinweis für eine bestehende Trächtigkeit.
Die Fehlergrenze liegt bei ca. 3 %.

Milchsäure

| *Hund:* | bis 25 mg/g Fäzes (Flasshoff 1977) |
| *Katze:* | Die Werte von gesunden und kranken Tieren unterscheiden sich nicht. |

Plasmaprotein

| *Hund:* | Spur |
| *Katze:* | Sowohl gesunde als auch kranke Katzen scheiden Spuren von Plasmaprotein aus (Fischer 1992). |

Liquor

Chloride

180 bis 250 mmol/l

Protein

bis 0,3 g/l (30 mg/dl)

Globulin

keine Globuline vorhanden

Zellzahl, Gesamt

bei allen Tierarten bis 15/3 Zellen/µl (5 Zellen/µl)

Glukose

40–70 mg/dl oder 2,2–3,9 mmol/l

Magensaft

Magensekretuntersuchung

Hund:	● pH-Magensonde:
	– Basal-pH-Wert: 0,7 bis 1,7
	– pH-Wert nach Pentagastrin: 0,6 bis 0,8
	● Magensaftgewinnung:
	– Basalsekretion H^+-Ionen: <1,7 mval/l (Spitzenwerte bis 6,7 mval/l)
	– Maximalsekretion H^+-Ionen (6 µg Pentagastrin/kg): 14–40 mval/h
	– Maximalsekretion (ml/h): 99–270 ml

Pansen

Chlorid

| – *ruminierende Rinder:* | unter 30 mmol/L (Dirksen 1990) |
| – *milchgetränkte Kälber:* | bis 100 mmol/L (Dirr 1988) |

pH-Wert

| – *ruminierende Rinder:* | 5,5–6,8 (kraftfutterreiche Ration) |
| | 6,3–7,4 (rauhfutterreiche Ration) |

Sperma

Dichte

Rüde:	100 000–300 000/mm³
Hengst:	100 000–500 000/mm³

pH-Wert

Rüde:	6,7–7,1
Hengst:	7,2–7,6

Spermien lebend/tot

Rüde, Hengst: bis 80% lebende Spermien

Spermienbeweglichkeit

	Hund	Hengst
Massenbewegung	–	+/–
Vorwärtsbewegung (%)	60–70	65–75
Orts-, Kreis-, Rückwärts-bewegung und Unbeweglichkeit (%)	30–40	25–35
Agglutination	keine	keine

Synovia

Differentialzellbild

Hund (Sawyer 1963):
  Monozyten 39,7 %
  Polymorphkernige 1,4 %
  Lymphozyten 44,2 %
  große mononukleäre Zellen 4,2 %

Pferd (van Pelt 1962):
  Monozyten 31,4 bis 56,9 %
  Lymphozyten 33,9 bis 56,5 %
  (abhängig von verschiedenen Gelenken)
  Polymorphkernige 0 bis 7,6 %
  große mononukleäre Zellen 4,1 bis 9,3 %
  eosinophile Granulozyten bis 1 %

Rind (van Pelt und Conner 1963):
  Monozyten 38 %
  Polymorphkernige 6 %
  Lymphozyten 49 %
  große mononukleäre Zellen 6 %

Gesamtleukozytenzahl

bis zu 1500, beim Rind
bis 725 (van Pelt 1963) Zellen/µl

Protein

Pferd (Eggers 1959):
Albumin: 39,6 ± 4,47 %
α-Globuline: 10,5 ± 2,3 %
β-Globuline: 21,3 ± 4,2 %
γ-Globuline: 28,7 ± 4,0 %

Tracheobronchialsekret

Zytologie

	TBS	BAL
respiratorische Epithelzellen	bis 60 %	bis 15 %
Makrophagen	bis 30 %	bis 70 %
neutrophile Granulozyten	bis 10 %	bis 10 %
eosinophile Granulozyten	bis 5 %	bis 5 %
andere Zellarten	nur vereinzelt	nur vereinzelt

Literatur

1. Archer RK. Bone marrow biopsy in the horse: a study of the normal marrow cytology in cross-breed ponies. Vet Rec 1954; 66: 261-4.
2. Benjamin MM. Outline of veterinary clinical pathology. 3rd ed. Ames, Iowa: Iowa State University Press 1978.
3. Bickhardt K. Kompendium der allgemeinen inneren Medizin und Pathophysiologie für Tierärzte. Pareys Studientexte 69. Berlin, Hamburg: Parey 1992.
4. Bostedt H. Vergleichende Untersuchungen über die Entwicklung des Enzymprofiles im Blut von Kälbern und Lämmern in der neonatalen Adaptationsperiode. Berl Münch Tierärztl Wochenschr 1983; 96: 431.
5. Calhoun ML. A cytological study of costal marrow. I. The adult horse. Am J Vet Res 1954; 15: 181-96.
6. Dereser R. Blutchemische Referenzbereiche in der Labordiagnostik des Hundes. Diss. München 1989.
7. Dietl A. Zur Wertigkeit der Kenngrößen Trijodthyronin, Thyroxin und Freies Thyroxin zur Diagnostik der Hypothyreose beim Hund. Diss. München 1993.
8. Dirksen G. Verdauungsapparat. In: Die klinische Untersuchung des Rindes. Dirksen G, Gründer H-D, Stöber M, Hrsg. 3. Aufl. Berlin, Hamburg: Parey 1990.
9. Dirr L. Untersuchungen über die Dysfunktionen des Schlundrinnenreflexes beim jungen Kalb. Diss. München 1988.
10. Eggers H. Elektrophoretische Untersuchungen der Synovia. Schweiz Arch Tierheilk 1959; 101: 514-7.
11. Fischer S. Zur Aussagefähigkeit des N-Benzoyl-L-Tyrosyl-Paraaminobenzoesäure- und Xylose-Tests bei der Katze sowie der Lysozym-, Elastase-, Milchsäure- und Plasmaproteinbestimmung im Katzenkot. Diss. München 1992.
12. Fisher EW, Martinez AA. Studies in neonatal calf diarrhoea. VII. The effects of milk intake. Br Vet J 1978; 139: 234-42.
13. Flasshoff HJ. Zur Diagnostik des Laktasemangels beim Hund. Kleintierpraxis 1977; 22: 64-6.
14. Franken P, Wensing TH, Schotman JH. The bone marrow of the horse. I. the techniques of sampling and examination and values of normal warm-blooded horses. Zbl Vet Med A 1982; 29: 16-22.
15. Grimminger-Heigl G. Referenzbereiche in der Labordiagnostik des Pferdes: Blutglukose, Gesamteiweiß, CK, AST, AP, LDH, a-HBDH, G-GT, GLDH. Diss. München 1993.
16. Gürtler H. Mittelwerte und Streuungsbereiche diagnostisch nutzbarer Parameter. In: Schweinekrankheiten. Neuendorf R, Seidel H, Hrsg. 3. Aufl. Stuttgart: Enke 1987.
17. Hartmann K. Referenzbereiche in der Labordiagnostik der Katze. Diss. München 1990.
18. Hoff B, Lumsden JH, Valli VEO. An appraisal of bone marrow biopsy in assessment of sick dogs. Can J Comp Med 1985; 49: 34-42.
19. Horn VU, Jahn U, Wille H. Das Knochenmarkszellbild im Sternalpunktat des gesunden Hundes. Arch Exp Veterinärmed 1953; 7: 177-91.
20. Jain NC. Schalm's Veterinary Hematology. 4th ed. Philadelphia: Lea & Febiger 1986.
21. Kamuf M. Intragastrische pH-Metrie über 24 Stunden am Hund. Erstellen eines Referenzbereiches. Diss. München 1989.
22. Keller P, Freudiger U. Atlas zur Hämatologie von Hund und Katze. Berlin, Hamburg: Parey 1983.
23. Keller P. Die Beurteilung hämatologischer Befunde bei Hund und Katze: Möglichkeiten zur Objektivierung und Interpretation von Laborresultaten im Hinblick auf Diagnose, Prognose und Therapie. Schweiz Archiv Tierheilkd 1986; 128: 121-39.
24. Klee W. Untersuchungen über die Nierenfunktion bei gesunden und bei an akutem Durchfall erkrankten Kälbern. Habil. München 1985.
25. Kraft W. Diagnostik von Leberkrankheiten bei Hund, Katze und Pferd. Tierärztl Prax 1987; 15: 343-7.
26. Lawrence JS, et al. Infectious feline agranulocytosis. Amer J Pathol 1940; 16: 333.
27. Liesenhoff B. Referenzwerte für den GGT-Kreatinin-Quotienten im Harn von Rindern. Diss. Hannover 1990.
28. Lohss E. Die Ornithin-Carbamyl-Transferase als Diagnostikum von Hepathopathien beim Hund. Diss München 1986.
29. Melveger BE et al. Sternal bone marrow biopsy in the dog. Lab Anim 1969; 19: 866.
30. Merk G. Einfluß von Alter, Rasse, Haltung, Fütterung und Fortpflanzungsstadium auf Serumenzymwerte beim Schwein. Diss. München 1992.
31. Osbaldiston GW, Stowe EC, Griffith PR. Blood coagulation: coparative studies in dogs, cats, horses and cattle. Br Vet J 1970; 126: 512-21.
32. Osborne CA, Low DG, Johnson KH. Renal Disease. Vet Clin North Am 1971; 1: 323-53.
33. Pelt RW van. Properties of equine synovial fluid. J Am Vet Med Assoc 1962; 141: 1051-61.
34. Pelt RW van, Conner GH. Synovial fluid from the normal bovine tarsus. I. Cellular constituents, gross appearance. Am J Vet Res 1963; 24: 112-21.
35. Pelt RW van. The practical value of equine synovial fluid analysis in the horse. Proc. 8th Am Assoc Equine Pract, Chicago 1963; 221-34.
36. Penny RHC. The bone marrow of the dog and cat. J Small Anim Pract 1974; 15: 553-62.
37. Plank G. Untersuchungen über den Einfluß der Infektion mit Eperythrozoon suis auf das Hämostasepotential des Schweines. Diss. München 1988.
38. Poulsen E. Renal clearance studies in cows. Thesis Kopenhagen 1957.
39. Reusch C. Untersuchung zur Aussagekraft von Proteinurie und Enzymurie für die Diagnose von Nierenerkrankungen unter besonderer Berücksichtigung der diabetischen Nephropathie. Habil. München 1992.
40. Sawitzky A, Meyer LM. The bone marrow of the normal cats. J Lab Clin Med 1947; 32: 70.
41. Sawyer DC. Synovial fluid analysis of canine joints. J Am Vet Med Assoc 1963; 143: 609.
42. Schrywer HF. The bone marrow of the cat. J Vet Res 1963; 24: 1012.
43. Schürmann HD. GGT-Kreatinin-Quotient und Kreatininausscheidung im Harn neugeborener Kälber. Diss. Hannover 1992.
44. Schusser GF, Obermayer-Pietsch B. Plasmagastrinspiegel bei Pferden mit Kolik. Tierärztl. Prax 1992; 20: 395-8.
45. Sonnewald M. Die Ornithin-Carbamyl-Transferase (OCT) als Diagnostikum von Hepathopathien der Katze. Diss. München 1988.

46. Spurling NW. The hematology of the dog. In: Comparative Clinical Hematology. Archer RK, Jeffcott LB, Eds. Oxford: Blackwell 1977.

47. Stöber M, Gründer H-D. Kreislauf. In: Die Klinische Untersuchung des Rindes. Dirksen G, Gründer H-D, Stöber M, Hrsg. 3. Aufl. Berlin, Hamburg: Parey 1990.

48. Tschudi P. Die Knochenmarkuntersuchung beim Pferd. Tierärztl Prax 1990; 18: 619-22.

49. Tschudi P, et al. Secondary anemia in the horse. In: Proceedings of the First International Symposium of Equine Hematology. Kitchen H, Krebhiel JD, eds. Golden Colorado: Amer Ass Equine Pract 1976; 362.

50. Vogel G. Beiträge zur Kenntnis der Nierenphysiologie einiger Haussäugetiere. Zentralbl Veterinärmed 1962; Beiheft 3.

51. Waldmann KH. Klinische Untersuchungen zur Nierenfunktion des Schweines bei normalem und gestörtem Flüßigkeitshaushalt. Habil. Hannover 1994.

52. Warlies SK. Die Bestimmung von Lysozym und Plasmaproteinen im Stuhl gesunder und kranker Hunde. Diss. Hannover 1988.

53. Wendt M. Untersuchungen zur Diagnostik und zur Charakterisierung von Harnwegsinfektionen der Sau unter besonderer Berücksichtigung von Eubacterium suis. Habil. Hannover 1993.

54. Williams DA. Exocrine pancreatic disease. In: Canine Medicine and Therapeutics. Oxford: Blackwell 1991.

55. Wosnik M. Einfluß der normalen Geburt auf Enzymaktivität und Selenkonzentration im Blutplasma von Ziegen und ihren Lämmern. Diss. Gießen 1991.

56. Zeilmann M. Laborwerte und deren Verlaufskontrolle bei Pferden mit Kolikerkrankung unter besonderer Berücksichtigung der freien Serumphenole. Diss. München 1990.

Sachverzeichnis

Die fett hervorgehobenen Seitenzahlen verweisen auf Haupttextstellen